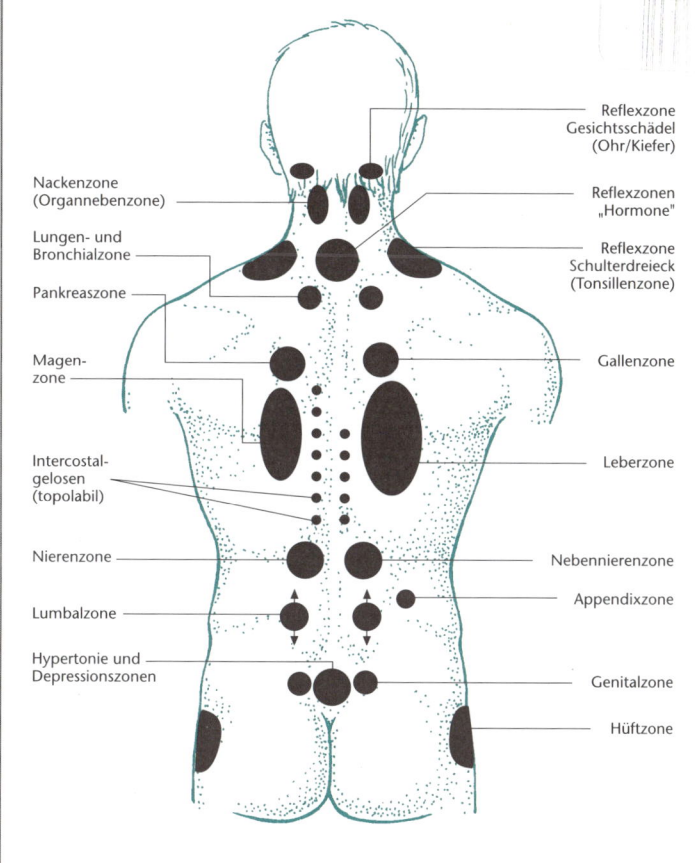

Reflexzone
Gesichtsschädel
(Ohr/Kiefer)

Nackenzone
(Organnebenzone)

Reflexzonen
„Hormone"

Lungen- und
Bronchialzone

Reflexzone
Schulterdreieck
(Tonsillenzone)

Pankreaszone

Magen-
zone

Gallenzone

Intercostal-
gelosen
(topolabil)

Leberzone

Nierenzone

Nebennierenzone

Lumbalzone

Appendixzone

Hypertonie und
Depressionszonen

Genitalzone

Hüftzone

Schröpfzonen (nach J. Abele)

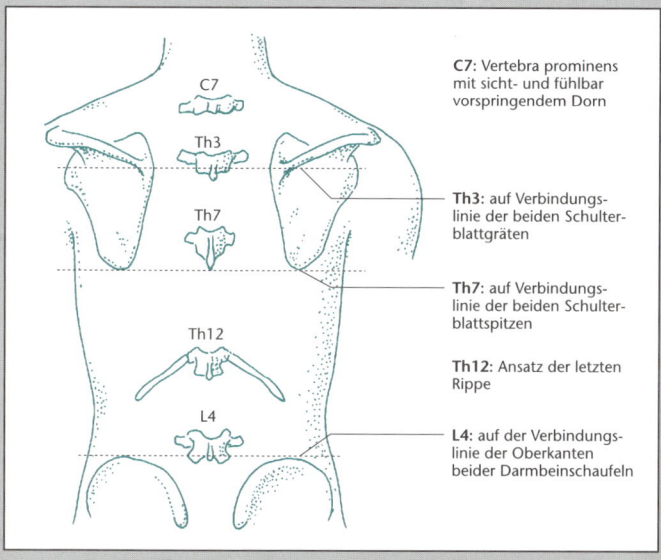

C7

Th3

Th7

Th12

L4

C7: Vertebra prominens
mit sicht- und fühlbar
vorspringendem Dorn

Th3: auf Verbindungs-
linie der beiden Schulter-
blattgräten

Th7: auf Verbindungs-
linie der beiden Schulter-
blattspitzen

Th12: Ansatz der letzten
Rippe

L4: auf der Verbindungslinie der Oberkanten
beider Darmbeinschaufeln

Orientierungsschema für Wirbelkörper

M. Lohmann

Therapiehandbuch Naturheilkunde

Maria Lohmann

Therapiehandbuch Naturheilkunde

Medizinische Grundlagen, Diagnose, Therapie

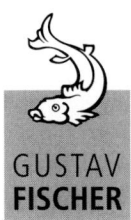

GUSTAV FISCHER

Ulm   Stuttgart   Jena   Lübeck

Zuschriften und Kritiken an:
Maria Lohmann, Sendlinger Str. 28, 80331 München

Wichtiger Hinweis: Die Erkenntnisse in der Medizin unterliegen laufendem Wandel durch Forschung und klinische Erfahrungen. Die Autorin dieses Werkes hat große Sorgfalt darauf verwendet, daß die in diesem Werk gemachten therapeutischen Angaben (insbesondere hinsichtlich Indikation, Dosierung und unerwünschten Wirkungen) dem derzeitigen Wissensstand entsprechen. Das entbindet den Benutzer dieses Werkes aber nicht von der Verpflichtung, anhand der Beipackzettel zu verschreibender Präparate zu überprüfen, ob die dort gemachten Angaben von denen in diesem Buch abweichen, und seine Verordnung in eigener Verantwortung zu bestimmen.

Die deutsche Bibliothek – CIP-Einheitsaufnahme

Lohmann, Maria:
Therapiehandbuch Naturheilkunde : medizinische Grundlagen,
Diagnose, Therapie / Maria Lohmann. – Ulm ; Stuttgart ; Jena ;
Lübeck : G. Fischer, 1997
   ISBN 3-437-55260-0

Lektorat: Dr. med. Sabine Schmidt, Ulm; Dr. med. Tilmann Schmitz, Ulm;
Dr. med. Barbara Linder-Saupp, Köln
Redaktion: Dr. med Jutta Wagner, Maisach
Herstellung: Birgit Dahl
Satz: Typomedia Satztechnik GmbH, Scharnhausen
Druck und Bindung: Friedrich Pustet GmbH & Co. KG, Regensburg
Umschlaggestaltung: SRP GmbH, Ulm
Titelfoto: R. Eggstein/MEV-Verlag, Augsburg

Gedruckt auf 100g/m^2 Praximatt 1,15 f. Volumen.

Printed in Germany

für meine Mutter

Geleitwort

„Das aber ist der größte Fehler
bei der Behandlung der Krankheiten,
daß es Ärzte für den Körper und Ärzte
für die Seele gibt, wo beides doch
nicht getrennt werden kann."

Platon

In den mehr als 20 Jahren persönlicher und beruflicher Auseinandersetzung mit der Naturheilkunde habe ich viele Entwicklungen in der Medizin beobachten können. Noch überwiegt die Orientierung an der Pathogenese von Erkrankungen und „objektiven" Fakten. Den Menschen in Gesundheit und Krankheit allein über diese analytischen und meßbaren Methoden verstehen zu wollen, ist sicher nicht richtig.

Aus meiner Erfahrung ist Krankheit mit dem Wesen eines Menschen eng verbunden und daher steht es außer Frage, alle Aspekte eines Menschen, seine psychische Biographie und seine Lebenspläne in die Behandlung mit einzubeziehen. Das ist Naturheilkunde.

In anderen Kulturen ist eine Trennung von Körper, Seele, Geist, wie sie in den westlichen Ländern vielfach vorgenommen wird, fremd und unverständlich.

Mit dem vorliegenden Buch ist es gelungen, diese naturheilkundlichen Prinzipien klar, verständllich und präzise darzustellen.

Bonn, im Frühjahr 1997

Christian J. Kellersmann

Vorwort

Es ist kein Zufall, daß in diesem Buch die naturheilkundlichen Therapiekonzepte durch einen Abschnitt mit „schulmedizinischen" Grundlagen bereichert und ergänzt wurden. Hinter der zweifelsohne wichtigen Information steht auch die Absicht, eine sinnvolle Zusammenarbeit der beiden medizinischen Richtungen aufzuzeigen und Trennungen aufzulösen, denn „Naturheilverfahren sind ein Teil der Gesamtmedizin" *(Caspers)*.

Im Vordergrund einer naturheilkundlichen Medizin steht die individuelle Behandlung mit konstitutionell ausgewählten Reiz- und Regulationstherapien. Zu dieser Individualmedizin gehört auch, gemeinsam mit dem Patienten eine Therapieentscheidung zu treffen – und nicht in allen Fällen wird eine naturheilkundliche Behandlung die richtige sein.

Wenn möglich, wurde in den naturheilkundlichen Therapiekonzepten auf Organpräparate verzichtet, und zwar aus der Überzeugung heraus, daß Heilung möglich ist, ohne daß dabei andere Lebewesen wie Tiere geopfert werden müssen. Die Entscheidung, in unserer Arbeit den naturheilkundlichen Ansatz zu betonen, kann nicht an der Praxistür abgelegt werden. Nach meinem Empfinden ist mit unserer Arbeit auch eine ökologische Verantwortung verbunden, die sich u. a. in einem verantwortungsvollen und liebevollen Umgang mit den uns anvertrauten Menschen und Tieren zeigt.

Ich danke dem Gustav Fischer Verlag für die Möglichkeit, ein praxisorientiertes Therapiehandbuch der Naturheilkunde zu verwirklichen. Zwar existieren bereits zahlreiche Bücher zum Thema Naturheilkunde, jedoch fehlen bisher allzu häufig konkrete Aussagen und Angaben. Diese Lücke, so hoffe ich, kann mit diesem Buch geschlossen werden. An dieser Stelle möchte ich besonders den Lektoren Frau Dr. med. Sabine Schmidt und Herrn Dr. med. Tilmann Schmitz vom Gustav Fischer Verlag für die sehr konstruktive und angenehme Zusammenarbeit danken.

Mein herzlicher Dank geht auch an meine Kollegen Frau HP Susanne Geyer, Herrn HP Dietrich Jahn, Frau Dr. Susanne Mutert, Herrn Dr. med. Rüdiger Schellenberg und Herrn Dr. med. Raimund Wagner. Ohne ihre wertvolle fachliche Beratung und Unterstützung wäre die Umsetzung dieses Therapiehandbuches in so absehbarer Zeit nicht möglich gewesen.

München, im Frühjahr 1997

Maria Lohmann

Abkürzungen

A	
A., Aa.	Arterie, Arteriae
aa	ana partes aequales (zu gleichen Teilen)
AK	Antikörper
Amp.	Ampulle(n)
ASS	Acetylsalicylsäure
AT	Autogenes Training
AVK	Arterielle Verschlußkrankheit
B	
B	Punkt auf Blasen-Meridian
BB	Blutbild
BGA	Blutgasanalyse
Btl.	Beutel
BSG	Blutkörperchensenkungsgeschwindigkeit
BTM-Vv	Betäubungsmittel-Verschreibungsverordnung
BWK	Brustwirbelkörper
BWS	Brustwirbelsäule
BZ	Blutzucker
C	
C	Centesimalpotenz (Potenzierung 1 : 100)
C	Cervikalsegment
conc.	concisus (zerschnitten)
Cort.	Cortex (Rinde)
cP	chronische Polyarthritis
CRP	C-reaktives Protein
CT	Computertomogramm
CVI	Chronisch-venöse Insuffizienz
D	
D	Dezimalpotenz (Potenzierung 1 : 10)
D.	Da (gib)
DD	Differentialdiagnose

Di	Punkt auf Dickdarm-Meridian
Diff.-BB	Differential-Blutbild
Dos.	Dosierung
Drg.	Dragee(s)
D. S.	Da, Signa (gib und bezeichne)
Dü	Punkt auf Dünndarm-Meridian
E	
3 E	Dreifacher Erwärmer-Meridian
EB	Eigenblut
EL	Eßlöffel
Ex	Extrapunkt
Extract.	Extractum (Extrakt)
F	
Flor.	Flores (Blüten)
Fol.	Folia (Blätter)
Fruct.	Fructus (Früchte)
FSME	Frühsommer-Meningoenzephalitis
G	
G	Punkt auf Gallenblasen-Meridian
Glob.	Globuli
H	
H	Punkt auf Herz-Meridian
Hb	Hämoglobin
HDL	high densitiy lipoproteins (Lipoproteine mit hoher Dichte)
Herb.	Herba (Kraut)
HLA	human leucocyte antigen (Gewebeantigen)
HWK	Halswirbelkörper
HWS	Halswirbelsäule
I	
i. c.	intracutan
i. m.	intramuskulär
Inf.	Infusion

Infus	Infusum (Aufguß)
Inj.	Injektion
i. v.	intravenös

K

KG	Punkt auf Konzeptionsgefäß
KG	Körpergewicht
KI	Kontraindikation(en)
KO	Komplikation(en)
Kps.	Kapsel(n)
KS	Punkt auf Kreislauf-Sexualität-Meridian

L

l	Liter
LDL	low density lipoproteins (Lipoproteine mit geringer Dichte)
Le	Punkt auf Leber-Meridian
LG	Punkt auf Lenkergefäß
Liq.	Liquidum
LM	LM-Potenz (Potenzierung 1 : 50.000)
LP	Liquorpunktion
Lsg.	Lösung
Lu	Punkt auf Lungen-Meridian
LWK	Lendenwirbelkörper
LWS	Lendenwirbelsäule

M

M	Punkt auf Magen-Meridian
M., Mm.	Musculus, Musculi
M.	Morbus
max.	maximal
M. D.	Misce, Da (mische und gib)
M. D. S.	Misce, Da, Signe (mische, gib und bezeichne)
M. f.	Misce, fiat (mische und stelle her)
Min.	Minute(n)
ML	Meßlöffel
Mon.	Monat(e)
MP	Punkt auf Milz-Pankreas-Meridian
MRT	Magnetresonanztomogramm („Kernspin")

N

N., Nn.	Nervus, Nervi
NaCl	Natriumchlorid („Kochsalz")
n.Bed.	nach Bedarf
Ni	Punkt auf Nieren-Meridian
NSAR	Nichtsteroidale Antirheumatika
NW	Nebenwirkung(en)

O

OP	Operation

P

Past.	Pastillen
PHS	Periarthropathia humero-scapularis
p. o.	per os (über den Mund)

R

Rad.	Radix (Wurzel)
Rhiz.	Rhizoma (Wurzelstock)
Rp	Rezipe (nehme ein)

S

S	Sakralsegment
S.	Signa (bezeichne)
Sek.	Sekunde(n)
s. o.	siehe oben
Spec.	Species (Tee)
St.	Stück
Stip.	Stipites (Stengel)
Std.	Stunde(n)
stdl.	stündlich
Strob.	Strobuli (Dolden, Zapfen)
s. u.	siehe unten
supp.	Suppositorien (Zäpfchen)
Syn.	Synonym(e)

T

T_3	Trijodthyronin
T_4	Tetrajodthyronin
Tbl.	Tablette(n)
TCM	Traditionelle Chinesische Medizin
tgl.	täglich
Th	Thorakalsegment
Tinct.	Tinktur
TL	Teelöffel

Tr.	Tropfen
TSH	thyreoideastimulierendes Hormon
U	
UV	Ultraviolett
V	
V., Vv.	Vene, Venae
V. a.	Verdacht auf
v. a.	vor allem
VD	Verdachtsdiagnose
Vit.	Vitamin
VLDL	very low density lipoproteins (Lipoproteine mit sehr geringer Dichte)
W	
Wo.	Woche(n)
Z	
Z. n.	Zustand nach

Symbole

α	Alpha; griechischer Buchstabe
β	Beta; griechischer Buchstabe
<	Verschlimmerung
>	Verbesserung
$\emptyset$	Urtinktur

Ohrakupunktur

●	Punkt auf Ohrvorderseite
◑	Punkt halbverdeckt
◉	Punkt auf Innenseite
◌	Punkt halbverdeckt auf Innenseite
········	Punkte auf der Kante
▭	Punktzonen
△	Energetisches Dreieck

Inhaltsverzeichnis

1 Einführung

*„Die natürliche Heilkraft in jedem von uns
ist die größte Kraft,
um wieder gesund zu werden."*

Hippokrates

Wer sich heutzutage näher mit der Naturheilkunde beschäftigen möchte, findet eine große, unüberschaubare Auswahl an Büchern, Zeitschriften und Kursen zu diesem Thema. Gleichzeitig mangelt es an präzisen, klaren Therapiehandbüchern und -konzepten. Besonders in der Ausbildung oder noch am Beginn der praktischen Tätigkeit stehend, brauchen Therapeuten konkrete Angaben und Unterstützung: Dosierungen, Rezepte, Therapieempfehlungen, Hinweise zur Therapiedauer, Richtlinien bei der Durchführung usw. In Gesprächen mit Kollegen wurde immer wieder deutlich, wie groß der Bedarf nach einem solchen Therapiehandbuch ist, das die Arbeit in der täglichen Praxis unterstützt.

An dieser Stelle möchte ich betonen, daß die Voraussetzung unserer therapeutischen Arbeit die Anerkennung eigener Grenzen ist. Es sollte nur mit denjenigen Therapiemethoden gearbeitet werden, bei denen auch eine entsprechende Ausbildung vorliegt.

Aus Gründen besserer Lesbarkeit wurde in der Anrede auf eine Unterscheidung nach Geschlecht verzichtet. Die hier verwendete männliche Form ist neutral zu verstehen. Zum Nachschlagen von vielleicht unbekannten naturheilkundlichen Begriffen, findet sich im Kap. 11 ein Glossar.

Medizinische Grundlagen

Im Sinne eines ganzheitlichen Therapieanspruches wurden jedem Krankheitsbild mehrere Absätze mit den „schulmedizinischen" Grundlagen in Krankheitsverständnis, Diagnose, Differentialdiagnose und Therapie zugeordnet. Immer wieder lassen sich Patienten „doppelgleisig" und ergänzend sowohl in der konventionellen Arztpraxis wie in der Naturheilkundepraxis behandeln. Für den naturheilkundlich tätigen Therapeuten kann dabei ein Verständnis für die grundsätzlichen diagnostischen und therapeutischen Strategien in der konventionellen Medizin von entscheidender Bedeutung sein, nicht zuletzt auch, um ratsuchenden Patienten ein kompetenter Ansprechpartner zu sein.

Es wurde Wert auf die Darstellung der Grenzen sowohl der „Schulmedizin" (z. B. bei chronischen Erkrankungen) als auch der Naturheilkunde (z. B. bei lebensbedrohlichen Notfällen) gelegt. Die Vielzahl diagnostischer und therapeutischer Abläufe erforderte die Konzentration auf eine Auswahl von Differentialdiagnosen sowie wichtiger diagnostischer und therapeutischer Vorgehensweisen. Es sei ausdrücklich festgestellt, daß die Darstellungen lediglich einen orientierenden und keinen vollständigen Charakter haben. Dies gilt auch für die Nennung der Nebenwirkungen der Arzneimittel. In der Auswahl wurde darauf geachtet, den naturheilkundlich tätigen Therapeuten einerseits auf häufig vorkommende Nebenwirkungen (z. B. gastrointestinale Störungen), andererseits auf besonders gefährliche (z. B. Agranulozytose) hinzuweisen. In

vielen Fällen erfährt der naturheilkundlich tä-
tige Therapeut vom Patienten viel früher über
medikamentöse Nebenwirkungen als der ver-
ordnende Arzt.

Naturheilkundliche Diagnostik und Therapie

▪ Diagnostik

Aus der Vielfalt der naturheilkundlichen Diagnoseverfahren wurden solche ausgewählt, die
relativ einfach und ohne technischen Aufwand
einsetzbar sind. Siehe dazu auch die Abbildungen im Buchdeckel zu den Head-Zonen,
den Schröpfzonen und dem Orientierungsschema für die Wirbelkörper sowie zu den
Alarmpunkten und Zustimmungspunkten. Im
Anhang finden sich Abbildungen zu Fußreflexzonen und Irisdiagnose (vgl. Abb. 11.1,
11.2, 11.3).

Bei der Auflistung der Diagnoseverfahren ist
zu beachten, daß dies mit keiner Wertung
verbunden ist. Die hier vorgestellten naturheilkundlichen diagnostischen Verfahren sind
lediglich Mosaiksteinchen auf dem Weg zu
einer sicheren Diagnosestellung. Das Kapitel
erhebt keinen Anspruch auf Vollständigkeit.

Absicht ist es vielmehr zu zeigen, daß mit
einer sorgfältigen Anamnese und vergleichs-
weise einfachen Techniken bereits eine gute
Diagnostik möglich ist. Ziel ist eine sinnvolle
Kombination von moderner medizinischer
und naturheilkundlicher Diagnostik. Dem
kann auch in manchen Fällen die Einholung
eines fachärztlichen Konsils dienen.

▪ Therapeutische Strategie

Aus der Vielfalt naturheilkundlicher Verfahren wurden in diesem Therapiehandbuch vorzugsweise klassische traditionelle Verfahren

wie Diätetik, Phytotherapie, Homöopathie,
Körper- und Ohrakupunktur, Neuraltherapie,
Ausleitungs- und Umstimmungsverfahren, Eigenbluttherapie und physikalische Maßnahmen berücksichtigt. Diese Naturheilverfahren
sind allesamt Reiz- und Regulationstherapien,
die den Organismus zu heilsamen Reaktionen
befähigen können. Die Berücksichtigung weiterer Therapieverfahren hätte den Rahmen
dieses Buches gesprengt.

Das vorliegende Therapiehandbuch kann
Lehrbücher selbstverständlich nicht ersetzen.
Ziel ist es vielmehr, daß sich der Leser mit
verschiedenen Therapieverfahren intensiv aus-
einandersetzt, tiefer in die umfassende Mate-
rie eindringt und das Interesse für weiterführende Literatur geweckt wird. Die Arbeit
mit diesem Buch setzt Grundkenntnisse
selbstverständlich voraus.

Es kann durchaus sein, daß während der Behandlung das Therapiekonzept neu überdacht
werden muß, weil sich die Lebensumstände
des Patienten und seine innere Einstellung
sowie die Therapeut/Patientenbeziehung verändert haben.

Allgemeine Grundsätze, die bei der Behandlung berücksichtigt werden sollten:
- Grundprinzip der Naturheilkunde ist die
  Umstimmung des Organismus, um die
  Selbstheilungskräfte anzuregen. Paracelsus
  sprach in diesem Zusammenhang vom „inneren Arzt", der letztlich die Heilung voll-
  bringt; die medizinische Behandlung wirkt
  unterstützend.
- zu einer naturheilkundlichen Behandlung
  gehört immer die Ausleitung der freigesetzten Stoffe und Toxine, sonst kann es zu
  einer Verschlechterung der Symptomatik
  kommen. Eine Drainage von Stoffwechsel-
  endprodukten kann z. B. mit einem Lymph-,
  Leber- oder Nierenmittel erfolgen.
- eine Ausleitung erfolgt nur über ein ge-
  sundes Organ. Ist das Organ bereits er-

krankt oder belastet, so muß die Ausleitung über ein anderes Organ erfolgen. Ausleitungsorgane sind Darm, Niere, Haut und Lunge.

- Berücksichtigung der *Arndt-Schulzschen-Regel*:
  - schwache Reize regen die Lebenstätigkeit des Organismus an
  - mittelstarke Reize fördern die Lebenstätigkeit
  - starke Reize hemmen die Lebenstätigkeit
  - sehr starke Reize heben sie auf.

Die Reizantwort ist dabei individuell verschieden.

Medikamente und Dosierungen

Die genannten Fertigpräparate stellen nur eine kleine Auswahl möglicher Präparate dar. Aus Platzgründen konnten leider viele weitere, ebenfalls gut wirksame Präparate nicht genannt werden. Die Angaben erheben keinen Anspruch auf Vollständigkeit.

Akupunktur

- vor der Akupunktur: Hautdesinfektion!
- eine Akupunktursitzung dauert in der Regel 20–30 Min. Die Nadeln werden so lange belassen, bis sie sich leicht und mühelos entfernen lassen.
- abhängig vom Krankheitsbild wird 1–2 × pro Wo. bis zu 1 × tgl. behandelt, insgesamt etwa zwischen 6–15 Sitzungen. Eine Wiederholung kann nach 1 Jahr, bei hartnäckigen Erkrankungen bereits nach 3–6 Monaten notwendig sein.
- der Patient wird am besten liegend behandelt, um einem Kollaps vorzubeugen.
- es werden entweder Einmalnadeln oder sterilisierte Mehrfachnadeln (meist Stahlnadeln) verwendet. Sterilisation: Heißluftsterilisation 30 Min. bei 180 °C; Autoklav (Dampfdrucksterilisation) 1 atü – 20 Min. bei 120 °C; 2 atü – 5 Min. bei 134 °C.

- die in den jeweiligen Kapiteln aufgeführten Punkte sind lediglich als eine Auswahl zu verstehen. Auf keinen Fall sollen alle genannten Punkte gleichzeitig gestochen werden, sie sind lediglich als Vorschlag zu betrachten. Die Kunst liegt in der vernünftigen Auswahl von wenigen Punkten.
- Fernpunkte bevorzugt bei akuten Beschwerden, lokale Punkte bei chronischen Beschwerden einsetzen. Über die Fernpunkte soll eine Ableitung der Schmerzen erreicht werden. Bei chronischen Erkrankungen ist es günstig, den jeweiligen Zustimmungspunkt auf dem Blasen-Meridian mitzubehandeln.
- je nach Lokalisation werden die Nadeln unterschiedlich tief gestochen. Angaben hierzu liefert jeder Akupunkturatlas. Beim Einstechen der Nadel zeigt sich die Auslösung des De-Qi-Gefühls beim Patienten durch ein Schweregefühl, Kribbeln oder elektrisierendes Gefühl.

Es werden allgemein **2 Stichtechniken** unterschieden:

- zur Tonisierung:
  - Nadel im Uhrzeigersinn drehen
  - Nadel in Richtung des Meridianverlaufes stechen
  - Einstichstelle mit Tupfer schließen.
- zur Sedierung:
  - Nadel gegen den Uhrzeigersinn drehen
  - Nadel entgegen der Richtung des Meridianverlaufes stechen
  - Einstichstelle offenlassen.

Ohrakupunktur

Die in den jeweiligen Kapiteln aufgeführten Punkte sind lediglich als eine Auswahl zu verstehen. Sie werden nur gestochen, wenn die Areale irritiert sind. Es sollten möglichst nicht mehr als 5 Nadeln gleichzeitig gestochen werden. In der Ohrakupunktur wird in der Regel über die kontralaterale Seite behandelt, d.h. bei einem Rechtshänder über die linke Ohrmuschel und umgekehrt. Bei einseitigen Beschwerden und Erkrankungen des Bewegungsapparates wird dagegen vorzugsweise über die homolaterale Seite behandelt.

Bach-Blüten

Wichtigster Indikationsbereich der Bach-Blüten sind Störungen und Blockaden im seelischen Bereich sowie funktionelle Beschwerden.

Die 38 Bach-Blüten und Rescue (die sogenannten Notfalltropfen, eine Kombination aus 5 Bach-Blüten) sind in Konzentratflaschen (stock bottles) erhältlich.
Anfertigung: In ein 10 ml Fläschchen (mit Pipette oder Tropfeinsatz) eine Alkohol-Wasser-Mischung im Verhältnis 1 : 3 füllen. Aus einer Auswahl von Bach-Blüten je 1 Tr. aus der jeweiligen stock bottle entnehmen und in das 10 ml Fläschchen füllen. Vor der ersten Einnahme schütteln.
Ausnahme: bei Rescue 2 Tr. aus der stock bottle auf 10 ml Flüssigkeit geben.

Gelegentlich benötigt der Patient nur eine einzige Blüte, in vielen Fällen ist jedoch eine Mischung aus mehreren Bach-Blüten sinnvoll. Eine Beschränkung auf wenige, aber gut gewählte Blüten, möglichst nicht mehr als 5 bis maximal 8, ist zu empfehlen.
Standarddosierung: 4 × tgl. 4 Tr., vor dem Essen einnehmen und im Munde zergehen lassen.
- akute Beschwerden:
  - alle 10–30 Min. 4 Tr., bis Zeichen der Besserung eintreten
  - Wasserglasmethode: aus jeder ausgewählten stock bottle 2 Tr. in ein Glas Wasser geben, je nach Zustand innerhalb von Std. oder über den Tag verteilt in kleinen Schlucken trinken
- Bach-Blüten können auch direkt auf die Haut aufgetragen werden, z. B. Plexus solaris und Herzregion.

Bach-Blüten können über mehrere Mon. eingenommen werden; etwa alle 4 Wo. sollte die Blütenmischung neu bestimmt werden.

Eigenbluttherapie

Für die Herstellung einer Eigenblutnosode das Blut am besten aus der Vene entnehmen, notfalls auch aus der Fingerbeere. Es gibt 2 Methoden zur Herstellung einer Eigenblutnosode: Einglas- und Mehrglasmethode. Die Mehrglasmethode ist aufwendiger, aber exakter und sollte daher in der Praxis bevorzugt eingesetzt werden.

Durchführung der Mehrglasmethode:
Material: 10 Fläschchen (mit Tropfeinsatz) à 10 ml; 30% Alkohol; Fläschchen von Nr. 1–10 kennzeichnen
- in die Fläschchen jeweils 100 Tr. Alkohol füllen
- in Fläschchen Nr. 1 einen Tr. Patientenblut füllen und 10 × schütteln (abwärts in Richtung Erdmittelpunkt) = C1
- aus Fläschchen Nr. 1 einen Tr. in das Fläschchen Nr. 2 geben und 10 × schütteln = C2
- Vorgang bis zur gewünschten Potenz wiederholen, Einstiegspotenz ist häufig C5 oder C7.

Durchführung der Einglasmethode (nach *v. Korsakoff*):
Material: 1 Fläschchen (mit Tropfeinsatz) à 10 ml; 30% Alkohol
- die Potenzierung wird in einem Fläschchen durchgeführt
- in das Fläschchen 100 Tr. Alkohol und einen Tr. Patientenblut füllen und 10 × schütteln (abwärts in Richtung Erdmittelpunkt) = C1
- beim Ausschütten dieser Flüssigkeit bleibt an der Wand des Gefäßes ein Tropfen zurück. Diese Restmenge dient als Ausgangssubstanz für die nächste Potenz.
- erneutes Auffüllen mit 100 Tr. und 10 × schütteln = C2

- Vorgang bis zur nächsten Potenz wiederholen, Einstiegspotenz ist häufig C5 oder C7.

Standarddosierung: 1 × pro Wo. 5 Tr. oral; eine Eigenblutnosode ist im Kühlschrank mehrere Wo. haltbar.

Ernährung, Diätetik

Von großer Bedeutung ist die Ernährung, da sie Einfluß auf vielerlei Erkrankungen nehmen kann. Sie verlangt aber ein hohes Maß an Eigeninitiative und Disziplin. Es hat sich eine möglichst naturbelassene, einfache Kost mit viel frischem Obst, Gemüse und Getreide und nur wenig Fleisch als Basisernährung bei nahezu allen Erkrankungen als sinnvoll erwiesen. Diese sogenannte Vollwertkost beruht auf einem ausgeglichenen Verhältnis von Nährstoffen, Vitaminen und Spurenelementen. Zucker, Konserven und Fertigprodukte gelten dagegen als minderwertig und sollten ebenso wie Nahrungsmittel mit Zusatzstoffen, z. B. Konservierungsstoffen, möglichst ganz gemieden werden.

Auch aus ökologischen und Tierschutz-Gründen wird eine überwiegend laktovegetabile Ernährung empfohlen. Der Einsatz von Medikamenten wie Hormonen, Antibiotika usw. in der Massentierhaltung ist hinsichtlich der Wirkung auf den menschlichen Organismus in seinem ganzen Ausmaß heute noch nicht absehbar.

Homöopathie

Die Grundlage der Homöopathie ist die von Samuel Hahnemann (1755–1843) begründete Ähnlichkeitsregel: „Similia similibus curentur"; „Ähnliches möge mit Ähnlichem geheilt werden".

Bei den im Text aufgeführten Homöopathika handelt es sich lediglich um eine Auswahl von häufig in Frage kommenden Substanzen.

Applikation

- *Darreichungsformen:* Tabletten, Globuli, Tropfen, Verreibungen und Injektionen (Ampullen)
- *Auswahl der Darreichungsform:* Einige Stoffe liegen in niedrigen Potenzen nur in fester Form vor. Ab D6 sind jedoch alle Potenzen auch als Tropfen erhältlich.

Die Auswahl der Darreichungsform erfolgt außerdem nach individuellen Gesichtspunkten: viele Patienten mögen keine alkoholischen Tropfen; z. B. sollten Kindern vorzugsweise Globuli verordnet werden.

Potenzierung

Es werden 3 Formen der Potenzierung unterschieden:

- *Dezimalpotenz* (D): 1 Teil Substanz wird mit 9 Teilen Trägersubstanz durch 10 × schütteln vermischt, hiervon wird wiederum 1 Teil mit 9 Teil Trägersubstanz vermischt usw.
- *Centesimalpotenz* (C): 1 Teil Substanz wird mit 99 Teilen Trägersubstanz durch 10 × schütteln vermischt, hiervon 1 Teil mit 99 Teil Trägersubstanz vermischt usw.
- *Quinquagesimillesimapotenz* (LM): Die ersten 3 Potenzierungsschritte werden als Verreibungen wie Centesimalpotenzen hergestellt, danach wird mit getränkten Globuli im Mischungsverhältnis 1 : 50 000 potenziert.
- *toxische Mittel*, z. B. Arsen und Quecksilber, sind in niedrigen Potenzen verschreibungspflichtig. Werden diese Mittel über einen längeren Zeitraum eingenommen, können sie chronische Vergiftungen hervorrufen; daher in diesem Fall erst mit höheren Potenzen (ab D12) einsteigen.
- *ab der Potenz D24* ($1 : 10^{24}$), also über die Lohschmidtsche Zahl hinausgehend, ist kein Molekül der Ausgangssubstanz mehr

in einem homöopathischen Mittel nachweisbar.
- die in den Kapiteln genannten Potenzen
  sind die gebräuchlichsten Verordnungen.
  Sie können aber lediglich als Anhalt dienen.
  Die Auswahl erfolgt nach individuellen
  Gesichtspunkten.

Dosierung

1 Gabe = 1 Tbl. oder 5 Tr. oder 5 Glob. oder 1
Messerspitze Verreibung; vor dem Essen einnehmen und im Mund zergehen lassen.
- Potenzen bis D6 (tiefe Potenzen): 3 × tgl. 1
  Gabe
- Potenzen bis D12 (mittlere Potenzen): 1–2 ×
  tgl. 1 Gabe
- Hochpotenzen, z. B. C30, C200 (Konstitutionsmittel): nur einmalige Gabe bzw. in
  größeren Abständen verabreichen (1 × pro
  Wo., 1 × pro Mon. oder seltener)
- in akuten Situationen die Dosierung von
  tiefen und mittleren Potenzen erhöhen: z. B.
  1/2 stdl. – 1stdl. 1 Gabe einnehmen.

Die Dosierung sollte entsprechend des Krank-
heitsverlaufes variiert werden; entsprechende
Erfahrungen mit der homöopathischen Behandlung sind Voraussetzung für eine erfolgreiche Therapie.

Reaktionen auf das homöopathische Mittel:

- bei *Erstverschlimmerung* mit einer Verschlimmerung der Symptome: das Mittel
  absetzen und die weitere Wirkung abwarten
- beim *Nachlassen* der Symptomatik die Gaben reduzieren, beim Verschwinden der
  Symptome das Mittel ganz absetzen
- die *Entwicklung* des Heilungsverlaufes in
  folgende Richtungen wird als positiv be-
  wertet (Gesetz nach *Hering*):

- von innen nach außen
- von oben nach unten
- von jetzt zu früher.

> *Antidot:* Während einer homöopathischen Behandlung
> sollte auf den Konsum von Koffein, kampferhaltigen
> Zahncremes sowie starken ätherischen Ölen verzichtet
> werden, da sie die Wirkung der homöopathischen Mit-
> tel aufheben können.

Neuraltherapie

In diesem Buch werden überwiegend einfache,
risikoarme Injektionstechniken beschrieben,
die dennoch sehr wirkungsvoll sind. Neben
den vorgestellten Quaddelschemata in den jeweiligen Kapiteln sollten jeweils auch Maxi-
malpunkte bzw. hyperalgetische Punkte in die
Therapie einbezogen werden.

Weiterführende Techniken, wie z. B. die Behandlung des gynäkologischen Raumes, müssen in speziellen Kursen erlernt werden und
werden in diesem Buch nicht dargestellt.

Die gebräuchlichsten Lokalanästhetika sind
Procain 1% und Lidocain 1%. *NW:* Allergien,
Kollaps.

Phytotherapie

Alle Heilpflanzen sind, wenn nicht anders erwähnt, für die innerliche Anwendung gedacht.
In der Regel werden die lateinischen Bezeich-
nungen der Stammpflanze/ Familie genannt,
nicht jedoch die einzelnen Bestandteile der
Pflanze aufgelistet.

Bei den im Text aufgeführten Phytotherapeutika handelt es sich lediglich um eine Auswahl
von häufig in Frage kommenden Pflanzen und
Medikamenten.

Allgemeine Regeln für Teerezepte

Getrocknete Pflanzen oder Pflanzenteile werden als Drogen bezeichnet. Ein Teerezept baut
sich aus mehreren Einzelbestandteilen auf, die
verschiedene Aufgaben besitzen:

– *Leitdrogen* als Basismittel
– *Ergänzungsdrogen* zur Verstärkung oder Er-
  gänzung des Basismittels (Adjuvans)
– *Hilfsdrogen* für Geschmack, Aussehen und
  Aroma (Korrigens)
– *Füll- oder Stabilisierungsdrogen*, um das
  Teegemisch homogen zu halten.

Teemischungen sollten aus möglichst wenig
Bestandteilen bestehen. Eine Beschränkung
auf 3 Basismittel hat sich bewährt, insgesamt
sollten nicht mehr als maximal 7 Pflanzen für
1 Rezept eingesetzt werden.

Standarddosierung: 1–2 TL Pflanzenteile auf 1
Tasse Wasser (150 ml), 3 × tgl. 1 Tasse

Die Daueranwendung von Arzneitees ist u.a.
aus Gründen des Gewöhnungseffektes nicht
zu empfehlen. Eine Teekur sollte den Zeitraum von 4–6 Wo. nicht überschreiten.

Zubereitungsformen:

Die Auswahl der Zubereitungsmethode richtet sich
nach den verwendeten Pflanzenteilen.

• *Infus* (Aufguß)
  Zubereitungsart für zarte Pflanzenteile (Blüten, Blätter, Kraut, Samen und Früchte); Übergießen der
  Pflanzenteile mit kochendem Wasser, Gefäß abdecken, 5–10 Min. ziehen lassen, anschließend abseihen

• *Dekokt* (Abkochung)
  Abkochung von harten Pflanzenteilen (Rinde, Wur-
  zel, Früchte und Hölzer)
  Pflanzenteile mit kaltem Wasser ansetzen, zum Sie-
  den bringen, je nach Beschaffenheit der Pflanzenteile 1–20 Min. köcheln lassen, anschließend abseihen

• *Mazerat* (Kaltauszug)
  Kaltwasserauszug, vorwiegend für schleimhaltige
  Pflanzen (z.B. Leinsamen, Eibischwurzel und die
  gerbstoffhaltigen Bärentraubenblätter)
  Pflanzenteile mit kaltem Wasser ansetzen, 6–12 Std.
  zugedeckt ziehen lassen, abseihen und portionsweise aufwärmen. **Cave:** hohe mikrobielle Belastung! Bei den anderen Zubereitungsarten werden
  ca. 90% der Keime durch Kochen bzw. Überbrühen
  zerstört.

2 Atopischer Formenkreis / Allergien

2.1 Allergien

- **Allergie:** erworbene Überempfindlichkeit des Organismus gegenüber bestimmten körperfremden Substanzen (Antigenen) nach erfolgter Sensibilisierung. Wie die physiologische Abwehrreaktion durch Antigen-Antikörper-Reaktionen ausgelöst, aber im Gegensatz zu dieser überschießend bis hin zum lebensbedrohlichen anaphylaktischen Schock
- **Atopie:** erbliche Prädisposition für allergische Erkrankungen wie Asthma bronchiale, Rhinitis, Konjunktivitis, Enteritis, Neurodermitis und Urtikaria mit Bildung von Antikörpern (Soforttyp), z. B. gegen Blütenpollen, Hausstaubmilben, Tierhaare, Medikamente und Nahrungsmittel
- **Kontaktallergie:** lokal begrenzte allergische Reaktion (Spättyp) auf der Haut.

Pathogenese

Nach dem ersten Kontakt (Sensibilisierung) mit einem bestimmten Antigen bildet der Organismus spezifische Antikörper. Bei erneutem Antigenkontakt kommt es zu einer überschießenden allergischen Reaktion. Die Veranlagung kann vererbt werden. 10–20% der Bevölkerung sind Allergiker. Die Häufigkeit allergischer Erkrankungen nimmt zu, möglicherweise auch durch zunehmende Schadstoffbelastung der Umwelt.
Einteilung in 2 verschiedene allergische Reaktionsmechanismen:
- allergische Reaktionen vom *Frühtyp*: werden über humorale Immunantwort (B-Lymphozyten, Immunglobuline) stimuliert. Dazu gehört die gefürchtete anaphylaktische Reaktion (*Soforttyp*).
- allergische Reaktion vom *Spättyp*: wird über zelluläre Immunantwort (T-Lymphozyten) stimuliert.

Klinik

Individuell unterschiedliche Symptome wie z. B.
- Urtikaria: rote, stark juckende Quaddeln
- Schwellung von Haut und Schleimhäuten: z. B. Lippen, Bindehaut des Auges, Nasen- und Darmschleimhaut
- Hypersekretion: Naselaufen, tränende Augen
- Atemnot: durch Verengung der Atemwege, Glottisödem
- allgemeine Abgeschlagenheit
- bei Kontaktallergie: Haut gerötet, manchmal geschwollen, Juckreiz, Bläschenbildung; bei chronischen Formen rauhe, rissige Haut
- typisch ist die Wiederholbarkeit der Symptome bei erneutem Kontakt mit dem Antigen.

Anaphylaktischer Schock

- *Symptomatik:* sofort nach Verabreichung des Allergens, z. B. eines Medikaments, Unruhe, Juckreiz, Urtikaria; dann Schwindel, Angstgefühl, Übelkeit, Bronchospasmus mit Dyspnoe, Hypotonie, Krampfanfall, Bewußtlosigkeit, Kreislaufstillstand
- *therapeutische Erstmaßnahmen:* Allergenzufuhr beenden; Notarzt rufen!, i.-v.-Zugang; wenn möglich: Gabe von Adrenalin, Glukokortikoiden, Antihistaminika, Theophyllin, Volumenzufuhr; evtl. notfallmäßige Reanimation.

Medizinische Diagnostik

- **Anamnese:** Symptomatik, Auslöser, Medikamente, familiäre Belastung, berufliche Exposition, Begleiterkrankungen
- **körperliche Untersuchung:** Inspektion von Haut und Schleimhäuten; Auskultation der Lunge

- **Allergietest:** z.B. Hauttests wie Pricktest und Epikutantest, Auslaßdiät bei V.a. Nahrungsmittelallergie, Provokationstest (v.a. bei inhalativen Allergenen); der Patient inhaliert unter ärztlicher Kontrolle das verdächtige Allergen. **Cave:** Es besteht das Risiko eines anaphylaktischen Schocks; deshalb gehören diese Untersuchungen in die Hand des erfahrenen Facharztes mit Möglichkeiten zur Reanimation.
- **Laboruntersuchungen:** z.B. Immunglobuline (z.B. IgE, IgG), Diff.-BB (Eosinophilie), evtl. präzipitierende Antikörper.

Differentialdiagnose

- **Pseudoallergie:** Symptomatik gleicht Allergie; wird durch nicht-immunologische Prozesse schon bei Erstkontakt durch Mastzellen-aktivierende Stoffe ausgelöst, z.B. in Nahrungsmitteln (z.B. Erdbeeren, Fisch, Käse, Rotwein, Schokolade), Medikamente (z.B. NSAR), Lebensmittelzusätze (z.B. Benzoesäure) oder Glutamat
- **toxisches Kontaktekzem:** durch äußere Einflüsse (z.B. mechanische Irritation, Laugen, Säuren, Lösungsmittel) ausgelöste Intoleranzreaktion der Haut.

Medizinische Therapie

- **Allergenkarenz:** auslösendes Antigen meiden oder reduzieren, z.B. bei Hausstaubmilbenallergie
- **Hyposensibilisierung:** v.a. bei jüngeren Patienten mit kurzer Erkrankungsdauer; erfolgversprechend besonders bei Pollen- und Insektengiftallergien; Injektion 1× pro Wo. s.c. stark verdünnter Antigenextrakte im symptomfreien Intervall, langsame Steigerung der Dosis; Therapie oft über mehrere Jahre nötig. **Cave:** allergische Reaktionen bis hin zum anaphylaktischen Schock und Spätreaktionen (bis 8 Std.) möglich; Therapie gehört in die Hand des erfahrenen Facharztes mit Möglichkeit zur Reanimation.
- **medikamentös:**
  - *Antihistaminika:* z.B. Astemizol (z.B. Hismanal®), blockieren die Histaminrezeptoren im Organismus. *NW:* (bei Astemizol gering ausgeprägt) Sedierung, Mundtrockenheit, Obstipation, allergische Reaktionen

  - *Cromoglicinsäure:* (z.B. Intal®): schützt vor der Histaminausschüttung der Mastzellen, lokale Applikation. *NW:* bronchiale Irritationen, allergische Reaktionen
  - *Glukokortikoide:* oral, z.B. Prednison (z.B. Decortin®) oder topisch, z.B. Budenosid (z.B. Pulmicort®) oder Diflucortolon (Nerisona® Creme). Glukokortikoide wirken über verschiedene Mechanismen ausgeprägt antiallergisch, antiphlogistisch und immunsuppressiv. *NW:* bei kurzer Anwendungsdauer praktisch keine; bei langer Anwendung mit systemischer Resorption Vielzahl von NW im Sinne eines Cushing-Syndroms (z.B. Diabetes, Osteoporose, Hypertonie, psychische Veränderungen, Gewichtszunahme, „Mondgesicht", Ödeme), Atrophie der Muskulatur und Haut. Bei lokaler Gabe Candida-Besiedlung auf Schleimhäuten möglich.

Komplikationen

- anaphylaktischer Schock (Klinik s.o.)
- Glottisödem: allergisches Ödem der Kehlkopfschleimhaut, Erstickungsgefahr!
- Gruppenallergie: Ausweitung der Allergie auf andere, chemisch verwandte Antigene
- Chronifizierung und Sekundärinfektionen bei allergischen Hauterkrankungen

Prognose

Günstige Prognose bei Allergenkarenz und/oder erfolgreicher Hyposensibilisierung. Häufig aber lebenslanger Verlauf. Allergien können zur Berufsunfähigkeit führen, z.B. das sog. „Maurerekzem" bei Chromallergie, Allergien gegen Färbemittel bei Friseuren, „Bäckerasthma" durch Mehlstaub.

2

Allergien

Diagnostik

Anamnese

Neben der medizinischen Anamnese in einem ausführlichen Gespräch fragen nach:

- *Verdauung:* Eine intakte Darmflora und das darmassoziierte Immunsystem sind für die Abwehrlage des Körpers von großer Bedeutung. Daher Symptome abklären, die auf eine Störung bzw. Dysbiose hindeuten können, z.B. Meteorismus, Flatulenz, Stuhlanomalien.
- *Belastungen:* Negativer Streß und Dauerkonflikte schwächen das Immunsystem.
- *Familie:* Einzelkinder leiden häufiger unter Allergien als Kinder mit Geschwistern.
- *Lebensumstände:* Freundschaften, Distanz-Nähe-Konflikte, Beziehung zur „Umwelt"
- *Auslöser:* seit wann? Häufige Antibiotikagaben? Zeitlicher Zusammenhang mit Impfungen? Häufig Irritation des Immunsystems durch Impfungen. Viele Impfstoffe sind auf Basis von Hühnereiweiß hergestellt.
- *Schadstoffen:* Wohnraumbelastung, z.B. Formaldehyd, Holzschutzmittel.

Störfelddiagnose

Grundsätzlich sollte bei der Untersuchung abgeklärt werden, ob potentielle Störfelder vorliegen: Zahnstatus, Tonsillen, Nasennebenhöhlen und Narben.

Irisdiagnose

Eine Vaskularisierung der Skleren weist auf eine allergische Diathese hin. In der Iris gibt es keine spezifischen Allergiezeichen. Beachtung verdient aber das hypophysäre Zeichen, eine kleine Lakune bei 12 Uhr, das auf eine übergeordnete Störung der hormonellen Achse hinweist. Zu einer allergischen Disposition neigt besonders die lymphatische Konstitution.

Stuhlprobe

Bei Verdacht auf eine Störung der Darmflora bzw. Darmmykose sollte eine mikrobiologische Stuhluntersuchung durchgeführt werden.

Auslaß- und Provokationsdiät

Die Allergensuche gestaltet sich häufig als sehr schwierig, da sich die Überempfindlichkeit auch gegen Zusatzstoffe, z.B. Konservierungsmittel, Aromastoffe sowie Umweltgifte und Schimmelpilze an Obst und Getreide richten kann. Grundsätzlich kann jeder Bestandteil der Nahrung als Allergen in Frage kommen und nicht selten bestehen multiple Allergien.

Die Auslaßdiät testet mit einer Beschränkung auf wenige, ausgesuchte Nahrungsmittel die Verträglichkeit. Schrittweise werden dann nach und nach weitere Nahrungsmittel gegessen. In dieser Zeit soll der Patient jede Reaktion genau beobachten; bei einer Verschlimmerung wird das Nahrungsmittel weggelassen. Mit dieser Diät haben bereits viele Patienten (mehrmals) Erfahrungen gesammelt. Wegen der langwierigen und strengen Durchführung braucht es in der Regel mehrere Anläufe.

Bei der Provokationsdiät werden verdächtige Nahrungsmittel verabreicht und die Wirkung beobachtet.

Therapeutische Strategie

Allergien haben in den letzten Jahren stark zugenommen. Der tägliche Kontakt mit unzähligen Reizstoffen aus Nahrung, Luft, Wasser, Kleidung usw. kann zu einer Überforderung des Immunsystems führen. Unter diesen Umständen wird die Behandlung von Allergien immer schwieriger, da sich der Patient den Belastungen nicht oder nur teilweise entziehen kann. Zwar sind einzelne Allergene gut untersucht, aber über ihr Zusammenwirken im Körper ist noch sehr wenig bekannt. Erschwerend kommt hinzu, daß viele Patienten mit Allergieverdacht häufig unspezifische Beschwerden äußern, z. B. Leistungsschwäche, Müdigkeit, Depressionen, die sich in ihrer Symptomatik von anderen Krankheiten kaum oder gar nicht unterscheiden.

Die Erfahrung zeigt jedoch, daß mit einer naturheilkundlichen Behandlung in vielen Fällen eine Umstimmung bzw. eine veränderte Reaktionsweise des Organismus erreicht werden kann. Bewährt hat sich die Behandlung mit Ernährungstherapie, Akupunktur, Homöopathie, Phytotherapie, Eigenblut, umstimmenden und ausleitenden Maßnahmen.

Die Wechselbeziehung zwischen Immunsystem und seelischem Gleichgewicht ist altes Wissen der Naturheilkunde, das jetzt wissenschaftlich unter dem Begriff „Psychoneuroimmunologie" untersucht wird. Eine längerfristige Behandlung zielt daher auf eine psychologische Unterstützung der Patienten im Umgang mit emotionalen Problemen und Partnerschaftskonflikten. Als weitergehende Verfahren kommen dann in Frage: konstitutionelle Homöopathie, Entspannungsverfahren und Psychotherapie.

Tips zur Lebensführung

- Allergenkarenz (wenn möglich)
- Wohnung: möglichst keine Teppichböden; Staubsauger mit Mikrofilter verwenden
- „Staubfänger" verringern: schwere Vorhänge, Federbetten, offene Bücherregale usw.
- keine Blumen und Pflanzen im Schlafzimmer
- neue Kleidungsstücke vor dem ersten Tragen waschen
- Sport stärkt das Immunsystem
- Sauna, 1 × pro Wo., wenn keine Kontraindikationen bestehen

Spezielle Therapie

▪ Ernährung, Diätetik, Orthomolekulare Medizin

Allergische Reaktionen hängen häufig mit dem Verzehr bestimmter Nahrungs-und Lebensmittel zusammen. Eine individuelle Ernährungsumstellung ist daher zentraler Aspekt der Behandlung ebenso wie die Ausschaltung der Allergene. Nicht in allen Fällen gelingt es jedoch, die Nahrungsallergene ausfindig zu machen. Im Zweifelsfall empfiehlt sich dann der (weitgehende) Verzicht auf folgende Nahrungsmittel:
- Milch und Milchprodukte
- Eier, besonders Eiklar
- Zitrusfrüchte, Kiwis
- Meeresfrüchte und Fisch
- Getreide (Weizen) und Nüsse.

Als Therapiebeginn empfiehlt sich zur Umstimmung zunächst für 1 Wo. Heilfasten mit Gemüsebrühe oder die milde Ableitungsdiät. Bei Kindern sollte kein Heilfasten durchgeführt werden, der Schwerpunkt liegt hier auf dem Vermeiden bestimmter Nahrungsmittel. **Cave:** Strenge Diäten können – besonders bei Kindern – zu Mangelerscheinungen führen!

Viele Patienten bevorzugen Nahrungsmittel, die zu einer latenten Azidose des Körpers führen, was den Krankheitsverlauf bei Allergien beeinflussen kann. Zucker, Schweinefleisch und daraus hergestellte Wurst sollten grundsätzlich weggelassen werden. Empfohlen wird eine basenüberschüssige, vorwiegend vegetarische Vollwertkost. Die Ernährung sollte einfach und naturbelassen sein; Fertigprodukte und Konserven sollten nicht verwendet werden wegen verborgener Zusatzstoffe und ihres Gehaltes an Milcheiweiß.

Als Nahrungsergänzung bei Allergien kommt in Frage: Calcedon® Brausetabletten oder Frubiase® Calcium Trinkampullen, 1 × tgl. 1 Trinkamp. Calcium reguliert Permeabilitätsvorgänge an der Zelle. Es gibt Hinweise, daß Calcium allergische Reaktionen dämpfen kann.

Darmsanierung

In vielen Fällen ist eine Darmsanierung notwendig. Dazu steht eine Reihe von Präparaten zur Verfügung; es empfiehlt sich z.B. folgendes Schema (modifiziert nach *Herget*):

- zur Vorbereitung auf die Darmsanierung und mit dem Ziel einer Reduktion der entarteten Darmflora tgl. 1 Wo. lang 1 TL Bittersalz (Magnesiumsulfat) auf 1 Glas lauwarmes Wasser morgens nüchtern trinken
- anschließend Stimulation der exkretorischen Verdauungsorgane und Stabilisierung des Dünndarmmilieus durch pflanzliche Bitterstoffe und Milchzucker, z.B. Amara-Tropfen-Pascoe®, Pascopankreat® Tropfen, jeweils 3 × tgl. 15 Tr. und Milchzucker, z.B. Edelweiss®-Milchzucker DAB, 3 × tgl. 1 TL, bzw. mit Bifidusbakterien angereichert, z.B. Acidophilus-Jura®, 3 × tgl. 1 TL, etwa 3 Wo. durchführen. Bei Bedarf zusätzlich ein Lebermittel, z.B. hepa-loges® N, z.B. 3 × tgl. 1 Drg.
- danach mikrobiologische Therapie mit apathogenen Escherichia coli-Präparaten, z.B. Colibiogen®, morgens 1 TL (einschleichend

dosieren mit 10 Tr.), insgesamt etwa 2–3 Mon. einnehmen.
- Medikation mit Bitterstoffen und Milchzucker in dieser Phase weiterführen, mit 1 Dosis tgl.

■ Phytotherapie

Bei Allergien werden bevorzugt Pflanzen mit allgemein stoffwechselumstimmenden Eigenschaften ausgewählt. Beim Einsatz von Phytotherapie ist besondere Vorsicht zu empfehlen, da einige pflanzliche Zubereitungen ein allergisches Potential besitzen. Besonders bei parenteraler oder lokaler Anwendung, z.B. Kamille und Arnika, kann es bei entsprechender Disposition zu Überempfindlichkeitsreaktionen kommen.

Heilpflanzen

Löwenzahn (Taraxacum officinale): „blutreinigend", leberstärkend
Brennessel (Urtica urens, Urtica dioica): „blutreinigend"
Sandsegge (Carex arenaria): stoffwechselanregend
Bittersüß (Solanum dulcamara): juckreizstillend, antiallergisch, stoffwechselumstimmend
Stiefmütterchen (Viola tricolor): antiphlogistische Wirkung, Umstimmungsmittel
Taiga-Strauch (Eleutherococcus senticosus): adaptogene Wirkung, tonisierend
Johanniskraut (Hypericum perforatum): bei psychovegetativen Störungen und nervöser Unruhe; antidepressive Wirkung.

Stoffwechseltee

Rp.		
	Herb. Hyperici	30,0
	Stip. Dulcamarae	20,0
	Rad. Taraxaci c. Herb.	30,0
	Herb. Urticae	20,0

M. f. spec. D. S. 1 TL auf 1 Tasse Wasser, 15 Min. ziehen lassen, 3–4 Tassen über den Tag verteilt trinken

Fertigpräparate

Tee: z. B. Hevert®-Stoffwechsel-Tee S, 3 × tgl. 1 Tasse
Kombinationen: z. B. Allergosan®, 3 × tgl. 1 Tbl.
Bittersüß: z. B. Cefabene®, 3 × tgl. 1 Tbl.
Johanniskraut: z. B. Hyperforat®, 3 × tgl. 2 Drg.
Anregung der Nierenstoffwechsels: z. B. Solidagoren® N, 3 × tgl. 20 Tr.
Anregung der Leberstoffwechsels: Legalon®, 2 × tgl. 1 ML
Externa: z.B. Lymphdiaral® L Salbe, 2 × tgl. zur (perkutanen) Lymphdrainage.

Lokale Behandlung

Zur Behandlung allergischer Hauterkrankungen werden eine Vielzahl von Externa angeboten. Meist haben die Patienten mit mehr oder weniger Erfolg schon diverse Salben oder Cremes ausprobiert (beachte: Glukokortikoidpräparate). Die Behandlung ist abhängig vom aktuellen Hautzustand. Allgemein gilt: bei trockener Haut Fettsalben (W/Ö); bei entzündlicher Haut wasserhaltige Emulsionen (Ö/W) verwenden. Merke: „feucht auf feucht" und „trocken auf trocken".
Therapievorschläge: vgl. Neurodermitis.

▨ Homöopathie

Da es sich bei Allergien häufig um chronische Erkrankungen mit erblicher Belastung handelt, ist eine so tiefgreifende Behandlung wie die Homöopathie zu empfehlen mit dem Ziel einer energetischen Umstimmung des Organismus. In erster Linie sollten konstitutionell wirkende Homöopathika eingesetzt werden. Für eine Konstitutionsbehandlung ist eine individuelle Mittelwahl nach ausführlicher Repertorisation notwendig.

Akutmittel

– *Cardiospermum D3:* bewährte Indikation bei entzündlichen und allergischen Hauterkrankungen; Urtikaria, Juckreiz; Verwendung auch als Externum, z. B. Halicar® Salbe
– *Apis D3:* akute und subakute Entzündungen der Haut mit Brennen, Stechen, Rötung, Ödemen und Hitze (bienenstichartig); Berührung, Druck und Hitze sind unerträglich
– *Galphimia D4:* bewährte Indikation bei allergischer Rhinitis, Heuschnupfen, Asthma
– *Rhus toxicodendron D6*: urtikarielle Hautausschläge, Bläschenbildung, heftiges Brennen und Juckreiz, ekzemartige Ausschläge, Drüsenschwellungen
– *Urtica D2:* juckende Flecke, Nesselsucht; brennende Hitze, heftiges Jucken; bewährte Indikation bei Urtikaria; harnsaure Diathese.

– *Injektion mit Acidum formicicum D6 , D12, D30:* zur allgemeinen Umstimmung; allergische Diathese; peroral kaum wirksam; s. a. Eigenbluttherapie.

Komplexmittel

Alternativ oder ergänzend steht eine Reihe gut wirksamer homöopathischer Komplexmittel zur Verfügung:
- Urtikaria: z. B. Urtica Pentarkan®, 3 × tgl. 20 Tr.; akut 1–2 × pro Std. 10 Tr.
- Allergien: z. B. Gerner Mixtura Antiallergica, 3 × 1 TL; Proaller® spag., 3 × tgl. 20 Tr.
- Anregung der Hypophyse: z. B. Phyto-Hypophyson® C, 3 × tgl. 50 Tr.
- Störungen im Stoffwechselgeschehen: z. B. Dyskratox®, 3 × tgl. 15 Tr.
- Injektionen: z. B. Regasinum® antiallergicum, 2 × pro Wo. 1 Amp. s. c.

- Immuntherapie: z. B. Spenglersan® Kolloid K, 3 × tgl. 5–10 Tr. perkutan in die Ellbeuge einreiben (4 – 8 Wo.); zur Dauertherapie 1–2 × pro Wo.

Eigenbluttherapie

Die Eigenblutbehandlung wird als Reiztherapie mit dem Ziel eingesetzt, eine tiefgreifende Umstimmung des Organismus zu erreichen bzw. um die Reaktionslage zu verändern. Unter der Therapie kommt es zu einem proteolytischen und antiphlogistischen Effekt sowie zu einer Anregung der körpereigenen Abwehrkräfte. Bei der Behandlung gilt: Je akuter der Zustand, desto öfter, je chronischer der Zustand, desto größere Abstände sollten zwischen den Injektionen bzw. der oralen Einnahme liegen. **Cave:** Eigenblutbehandlung nicht im akuten Zustand.

Eigenblutinjektionen

Durchführung: 0,2 ml Eigenblut mit homöopathischer Injektionslösung, z. B. Formidium® D6 bzw. D12, mischen und i. m. injizieren. Bei allergischer Diathese wird etwa jede Wo. 1 Injektion in ansteigender Dosierung: 0,5 ml – 1,0 ml – 1,5 ml – 2 ml – 2,5 ml – 3 ml durchgeführt. Bei starker Reaktion Dosis reduzieren und Abklingen der Symptome abwarten. Im Anschluß an diese Behandlungsserie kann bei Bedarf etwa alle 4–6 Wo. eine Wiederholungsinjektion durchgeführt werden.

Eigenblutnosode

Potenziertes Eigenblut ist eine sanfte Methode, die sich besonders bei Kindern gut bewährt. Aber auch bei Patienten, die sehr sensibel sind oder eine Abneigung gegen Spritzen haben, stellt sie eine wirksame Alternative zur Eigenblutinjektion dar. Erforderlich ist eine regelmäßige Einnahme über mehrere Mon.

Behandlungsschema bei Kindern (nach *H. Krebs*):
C7 Potenz 1 × pro Wo. 5 Tr., insgesamt 6 mal
C9 Potenz 1 × pro Wo. 5 Tr., insgesamt 6 mal
C10 Potenz 1 × pro Wo. 5 Tr., insgesamt 6 mal
C12 Potenz 1 × pro Wo. 5 Tr., insgesamt 6 mal oder länger.

Akupunktur

Nach Auffassung der TCM sind Allergien Ausdruck einer Schwäche der Abwehrenergie. In der Akupunktur gibt es bewährte „Stoffwechselpunkte" und abwehrstärkende Punkte, die bei Allergien zur adjuvanten Therapie eingesetzt werden können.

Körperakupunktur

Di 11	Tonisierungspunkt, Stärkung der Abwehrenergie, immunmodulierend
Di 4	Quellpunkt, immunmodulierend
Lu 7	Luo-Punkt; Einschaltpunkt für Konzeptionsgefäß
B 40	allergische Hauterkrankungen; stoffwechselanregend
MP 6	Allergien, Hauterkrankungen; Kreuzungspunkt der 3 Yin-Meridiane am Fuß
MP 10	allergische Diathese, Pruritus; stoffwechselanregend
LG 14	immunstimulierende Wirkung, Ekzeme, psychisch ausgleichend
M 36	„Göttlicher Gleichmut", psychische und physische Tonisierung

Ohrakupunktur

78 – Allergiepunkt, 55 – Shen Men, 22 – Endokrinum, 13 – Nebenniere, 29 – Polster, 51 – Vegetativum I, 95 – Niere, 101 – Lunge, 97 – Leber, 8 – Auge, 71 – Urtikaria-Zone.

Durchführung: Die Behandlung erfolgt zunächst 2 × pro Wo., insgesamt mindestens 10 Behandlungen. In der Regel sind Wiederholungssitzungen erforderlich. Körper und Ohrakupunktur lassen sich gut kombinieren.

2

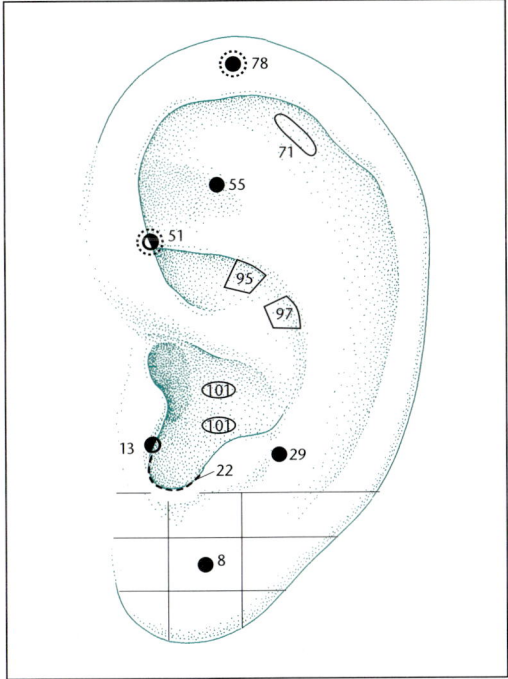

Hinweis: Tritt bei Nadelentfernung eine Blutung auf, so kann man diese im Sinne eines Mikroaderlasses bluten lassen; dies gilt insbesondere für den Akupunkturpunkt B 40.

Fälle aus der Praxis

Fallbeispiel I

Eine 41jährige Patientin, Altenpflegerin, leidet unter diversen Nahrungsmittelunverträglichkeiten: Zitrusfrüchte, Äpfel, Erdbeeren, Meeresfrüchte, Nüsse usw. Sie hat den Eindruck, daß sie zunehmend weniger Nahrungsmittel verträgt. Sie ißt viel Fleisch, ist leicht adipös und leidet häufig unter Meteorismus und Flatulenz. Die Patientin macht einen nervösen und hektischen Eindruck; ihre Arbeit ist sehr

anstrengend und stressig. Rezidivierende Atemwegsinfektionen. Z. n. Hepatitis B. Diagnose: Druckschmerzhaft sind folgende Punkte: Le 14 – Alarmpunkt Leber, B 25 – Zustimmungspunkt Dickdarm, Lu 1 – Alarmpunkt Lunge. Irisdiagnose: Lymphatische Konstitution, vereinzelte Gefäße in der Sklera, einige weisen auf das Lungenfeld hin; Zeichen der Übersäuerung. Bei dieser Patientin war es wichtig, die ausgeprägte Allergiebereitschaft aufzuhalten und eine Umstimmung des Organismus zu erreichen, um weitere Verschlechterungen, z. B. allergische Atemwegserkrankungen, zu verhindern.

Therapie

- Ernährung, Diätetik: milde Ableitungsdiät für 3 Wo., mit Ausschaltung unverträglicher Nahrungsmittel; Ernährungsumstellung auf basenreiche Kost, überwiegend vegetarisch; Darmsanierung (Schemata s. o.)
- Phytotherapie: Stoffwechseltee für 3 Wo., 3 × tgl. 1 Tasse (Rezept s. o.); Johanniskraut, Hyperforat®, 3 × tgl. 1 Drg.; hepa-loges® N, 3 × tgl. 1 Drg. als Lebermittel
- Homöopathie: Proaller® spag., 3 × tgl. 20 Tr. als Komplexmittel
- Eigenblut: 8 Injektionen mit Formidium® (Schema s. o.).

Epikrise

Unter der Therapie kam es zunächst zu keiner Veränderung. Die milde Ableitungsdiät wurde 3 Wo. durchgeführt und führte zu einer Entlastung des Organismus und einer Gewichtsabnahme von 2 kg. Der Stoffwechseltee, das homöopathische Mittel und die Darmsanierung führten zu einer Entlastung des Stoffwechsels und förderten die Ausscheidung von Toxinen. Die Eigenbluttherapie bewirkte ebenfalls eine Umstimmung der Reaktionslage. Das Johanniskraut führte auf der vege-

tativen Ebene zu einer deutlichen Stabilisierung. Die Patientin muß weiterhin obenge-
nannte Nahrungsmittel weglassen, fühlt sich
aber insgesamt viel ausgeglichener und stabiler. Die Anzahl der Atemwegsinfektionen ist
deutlich zurückgegangen.

■ Fallbeispiel II

Eine 26jährige Patientin, Goldschmiedin, leidet unter rezidivierenden Ekzemen an Armen
und Hals. Erstmaliges Auftreten vor ca. 6 Jahren. In der Hautklinik wurden Allergien auf
diverse Stoffe festgestellt; Allergiepaß. Die
akuten Beschwerden, seit 2 Mon. bestehend,
traten in Verbindung mit einem beruflichen
Stellungswechsel auf, obwohl die Patientin
jetzt nicht mehr in der Fertigung, sondern im
Verkauf tätig ist und damit keinen direkten
Kontakt mit den Allergenen hat. Essen unregelmäßig, mittags häufig Fast food. Raucherin 20 Zigaretten tgl. Irisdiagnose: harnsaure Diathese, Hypophysenzeichen, Hinweis
auf Übersäuerung, Pigmentierungen topolabil. Häufig Obstipation im Wechsel mit
schmierigem Stuhl.

Therapie

* Ernährung, Diätetik: Ernährungsumstellung auf basenreiche Ernährung, mittags
  Obst und Salat; Neukönigsförder Mineral-
  tabletten®, 3 × tgl. 1 Tbl. als Basen- und
  Mineralmittel; Darmsanierung (Schema
  s. o.)
* Homöopathie: Phyto-Hypophyson® C, 3 ×
  tgl. 50 Tr., wegen hormoneller Störung
  (Irisdiagnose)
* Ohrakupunktur: 78, 22, 13, 29, 51, 95, 97
* lokale Behandlung: Halicar® Salbe.

Epikrise

Unter der Therapie kam es etwa nach 3 Wo.
zu einer Besserung. Die Patientin fühlte sich
insgesamt viel vitaler und kräftiger. Das Ekzem hatte sich nach 4 Wo. vollständig zu-
rückgebildet.

Eigene Notizen

2

2.2 Allergische Rhinitis

Erkrankung des atopischen Formenkreises. Häufigste Form „Heuschnupfen" durch jahreszeitlich begrenzte Pollenallergie; bei Allergien gegen Tierhaare, Nahrungsmittel, Bettfedern, Hausstaubmilben oder sog. Berufsallergene, z.B. Mehl bei Bäckern, auch ganzjährig. Symptomatik: Entzündung der Nasenschleimhaut mit Niesen, Sekretbildung und behinderter Nasenatmung. Häufig in Kombination mit anderen allergischen Erkrankungen.

Manifestation meist im Kindes- und jungen Erwachsenenalter; häufig Abnahme der Symptome mit dem Alter.

Klinik

Nasensekretion, behinderte Nasenatmung, Niesattacken. Häufig auch Symptome einer allergischen Konjunktivitis mit Juckreiz sowie geröteten, tränenden Augen. In einigen Fällen starkes Krankheitsgefühl, Appetitlosigkeit.

Medizinische Diagnostik

- **Anamnese:** Symptome, Auslöser (z.B. Spaziergang, Wohnung), saisonale Einflüsse (z.B. zeitiges Frühjahr), berufliche Exposition, Kontakt mit Tieren, Atopiezeichen (z.B. Milchschorf in Säuglingsalter), familiäre Belastung
- **Allergietest:** Hauttests wie Pricktest oder Epikutantest
- **Laboruntersuchungen:** IgE, Diff.-BB, eosinophile Zellen im Nasensekret.

Differentialdiagnose

- Rhinitis *viraler Genese*, sog. banaler Infekt
- *vasomotorische* Rhinitis: vegetative Störung der Nasenschleimhautgefäße
- *Schädigung* der Nasenschleimhaut durch chronischen Gebrauch abschwellender Nasentropfen
- Rhinitis bei chronischer *Sinusitis*.

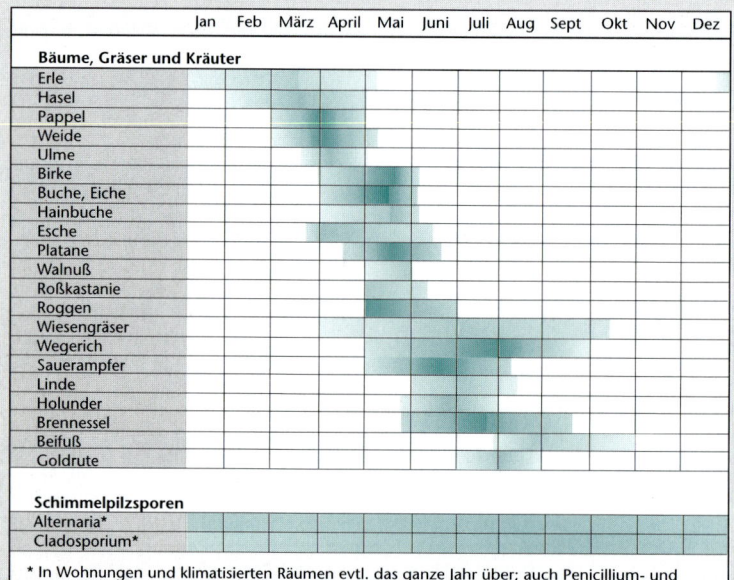

* In Wohnungen und klimatisierten Räumen evtl. das ganze Jahr über; auch Penicillium- und Aspergillusarten in schlecht belüfteten und/oder feuchten Räumen möglich

Abb. 2.2: Pollenflugkalender

Medizinische Therapie

- **Allergenkarenz:** auslösendes Antigen meiden oder reduzieren; z.B. bei Hausstaubmilbenallergie, spezielle Bettwäsche (keine Federbetten) verwenden, keine Teppichböden; bei Tierhaarallergie z.B. Haustiere abgeben; bei Pollenallergie Klimawechsel in den kritischen Zeiträumen (z.B. Hochgebirge >1500 m, Meeresklima)
- **Hyposensibilisierung:** v.a. bei jüngeren Patienten mit kurzer Erkrankungsdauer; erfolgversprechend besonders bei Pollenallergien; wöchentliche Injektion s.c. stark verdünnter Antigenextrakte im symptomfreien Intervall, langsame Steigerung der Dosis; Therapie oft über mehrere Jahre nötig. **Cave:** allergische Reaktionen bis hin zum anaphylaktischen Schock und Spätreaktionen (bis 8 Std.) möglich; Therapie gehört in die Hand des erfahrenen Facharztes mit Möglichkeit zur Reanimation.
- **medikamentös:** symptomatische Behandlung, evtl. prophylaktisch kurz vor Beginn der Pollenflugzeit
  - *Cromoglicinsäure:* z.B. Vividrin® Nasenspray, schützt vor der Histaminausschüttung der Mastzellen, lokale Applikation. *NW:* Reizerscheinungen in der Nase, allergische Reaktionen
  - *Antihistaminika:* z.B. Terfenadin (z.B. Teldane®), blockieren die Histaminrezeptoren im Organismus, prophylaktische Gabe (z.B. vor Spaziergang). *NW:* (bei Terfenadin gering ausgeprägt) Sedierung, Mundtrockenheit, Obstipation, allergische Reaktionen
  - *abschwellende Nasentropfen oder -spray:* z.B. Xylometazolin (z.B. Otriven®; 0,05% für Kinder; bis zu 0,1% für Erwachsene). *NW:* Tachykardie, Kopfschmerzen, Schleimhautatrophie mit chronischer Rhinitis bei Langzeitanwendung
  - *Glukokortikoide:* lokal, z.B. Beclometason (z.B. Beconase®). *NW:* Reizungen in Nase und Rachen, Geschmacksstörungen, Glaukom.

Komplikationen

- **Sinusitis:** v.a. bei Erwachsenen; durch Verlegung der Nasennebenhöhlenöffnungen durch die geschwollene Nasenschleimhaut
- **Otitis media:** v.a. bei Kindern; durch Schwellung der Schleimhaut der Eustachischen Röhre und Sekretverhalt.

Prognose

Meistens Besserung der Symptome mit zunehmendem Alter; ein vollständiges Verschwinden ist jedoch selten. Ein Teil der Patienten entwickelt jedoch eine andere Erkrankung des atopischen Formenkreises, z.B. ein allergisches Asthma bronchiale.

2

Allergische Rhinitis

Diagnostik

Anamnese

Neben der medizinischen Anamnese in einem ausführlichen Gespräch fragen nach:

- *Abwehrschwäche:* Anzahl der Atemwegsinfektionen pro Jahr? Welche Impfungen wurden durchgeführt? Häufig Irritation des Immunsystems durch Impfungen
- *Belastungen:* „verschnupft" sein über bestimmte Umstände; „die Nase voll haben" als Zeichen von Überforderung. Ständige Überforderung und negativer Dauerstreß schwächen das Immunsystem
- *Verdauung:* Eine intakte Darmflora und das darmassoziierte Immunsystem sind für die Abwehrlage des Körpers von großer Bedeutung. Daher Symptome abklären, die auf eine Störung bzw. Dysbiose hindeuten können, z.B. Meteorismus, Flatulenz, Stuhlanomalien.

Irisdiagnose

Bei allergischer Rhinitis sind häufig Reizzeichen im tracheonasalen Raum rechts bei 2–3 Uhr und links bei 9–10 Uhr zu erkennen. Zu beachten sind auch Reizzeichen im Sektor innerer Organe, z.B. Leber, Niere und Darmregion. Eine Vaskularisierung der Skleren weist auf eine allergische Diathese hin.

Störfelddiagnose

Grundsätzlich sollte bei der Untersuchung abgeklärt werden, ob potentielle Störfelder vorliegen: Zahnstatus, Tonsillen, Nasennebenhöhlen und Narben.

Therapeutische Strategie

Erfahrungsgemäß sind bei allergischer Rhinitis gute Erfolge mit einer naturheilkundlichen Therapie zu erzielen. Bewährt hat sich die Behandlung mit Eigenblut, Akupunktur, Homöopathie, umstimmenden und ausleitenden Maßnahmen sowie Phytotherapie. Die Kombination mehrerer Verfahren hat sich als günstig erwiesen. Ziel ist eine Umstimmung sowie eine verbesserte Regulationsfähigkeit des Organismus. Zeigt sich in der Diagnose ein Hinweis auf eine lymphatische Konstitution, so sollte eine konstitutionsbezogene Behandlung erfolgen. Die Anregung des Lymphsystems und des Stoffwechsels, z.B. mit homöopathischen Mitteln und ausleitenden Verfahren, ist besonders bei der lymphatischen Diathese indiziert. Häufig sind Zusammenhänge zwischen einem gestörten Darmmilieu und Störungen des Immunsystems zu erkennen. In diesen Fällen ist eine Darmsanierung erforderlich.

Die Wechselbeziehung zwischen Immunsystem und seelischem Gleichgewicht ist altes Wissen der Naturheilkunde, das jetzt wissenschaftlich unter dem Begriff „Psychoneuroimmunologie" untersucht wird. Eine längerfristige Behandlung zielt auf eine psychologische Unterstützung der Patienten im Umgang mit emotionalen Problemen und Streß. Als weitergehende Verfahren kommen dann in Frage: konstitutionelle Homöopathie und Entspannungsverfahren.

2

Tips zur Lebensführung

- keine abschwellenden Nasentropfen verwenden, da Gewöhnungseffekt sowie Austrocknung und Schädigung der Schleimhaut als Folge
- Urlaub im Hochgebirge oder an der See in die Zeit der Hauptblüte legen.
- abendliches Haarewaschen entfernt Pollen, die sich tagsüber festgesetzt haben.
- Wäsche während der Blütezeit nicht im Freien trocknen
- keine sportlichen Aktivitäten im Freien während der Blütezeit
- alles meiden, was die Schleimhäute reizt: Zigarettenrauch, Haarsprays, Deos usw.

Spezifische Therapie

▉ Ernährung, Diätetik

Da bei allergischer Rhinitis bereits eine Belastung des Immunsystems vorliegt, ist eine allergenarme, überwiegend laktovegetabile Vollwertkost zu empfehlen. Denaturierte Lebensmittel wie Weißmehl, Zucker sowie Fertigprodukte und Konserven sollten völlig gemieden werden. Bei Hinweisen auf eine Dysbakterie sollte Milchzucker mit Bifidusbakterien verordnet werden, z. B. Acidobif®, 3 × tgl. 1 TL. Anschließend kann eine mikrobiologische Therapie mit Escherichia coli-Präparaten durchgeführt werden, z. B. Rephalysin®, 3 × tgl. 2 Drg. Zur Regeneration der Darmflora und zur Entgiftung sollte zusätzlich ein Mittel verordnet werden, z. B. Sulfredox®, 3 × tgl. 2 Drg. Eine Darmsanierung dauert erfahrungsgemäß mehrere Wo. bis Mon.

▉ Akupunktur

Bei allergischer Rhinitis sind mit Akupunktur gute bis sehr gute Erfolge zu erzielen. Nach Auffassung der TCM handelt es sich bei allergischer Rhinitis um eine Schwäche des Abwehr-Qi bzw. um das Eindringen pathogener Energien wie Wind und Hitze. Ziel ist eine Stärkung des Qi bzw. die Wiederherstellung des Immungleichgewichts.

Körperakupunktur

Di 20	lokaler Punkt; sekretolytische Wirkung
B 2	lokaler Punkt; Niesreiz, Augentränen
Ex 1	„Yintang"; erleichtert die Nasenatmung
G 14	bei Konjunktivitis
Di 4	Quellpunkt; starke Schleimhautwirkung
Di 11	immunmodulierende Wirkung; Tonisierungspunkt
MP 10	allergische Diathese; immunmodulierende Wirkung
LG 14	immunstimulierende Wirkung; psychisch ausgleichend

Ohrakupunktur

78 – Allergiepunkt, 16 – innere Nase, 8 – Auge, 101 – Lunge, 22 – Endokrinum, 13 – Nebenniere, 55 – Shen Men, 29 – Polster.

Durchführung: Akupunkturpunkte im Gesicht werden nur oberflächlich und sehr vorsichtig gestochen. **Cave:** Nervenverletzung. Im sensiblen Kopfbereich hat sich die Verwendung von sehr feinen Nadeln mit Führungsröhrchen (z. B. Seirin® C-Type Nr. 02) bewährt. Der Einstich wird kaum als schmerzhaft empfunden (vgl. Abbildung 2.3).

Die Behandlung erfolgt zunächst 2 × pro Wo., nach 2 Wo. 1 × pro Wo. Insgesamt ist mit etwa 10 Sitzungen zu rechnen. Im darauf folgenden Jahr ist eine frühzeitige prophylaktische Behandlung sinnvoll. Körper- und Ohrakupunktur können gut kombiniert werden. *Hinweis:* Tritt beim Entfernen der Ohrnadeln Blut aus, so sollte man dies im Sinne eines Mikroaderlasses bluten lassen (vgl. Abb. 2.3).

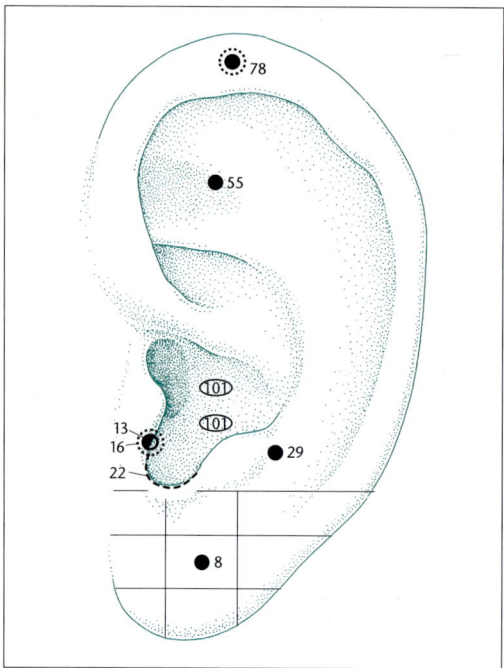

Abb. 2.3: Ohrakupunktur bei allergischer Rhinitis

Homöopathie

In der Homöopathie gibt es eine große Zahl von Mitteln, die eine Beziehung zu Erkrankungen der Atemwege bzw. einer allergischen Diathese haben. Bei akuten Beschwerden ist die Behandlung oft sehr erfolgversprechend. Für eine Konstitutionsbehandlung ist dagegen eine individuelle Mittelwahl nach ausführlicher Repertorisation notwendig.

Akutmittel

– *Allium cepa D4:* scharfes Nasensekret, mildes Augensekret; wässriger Schnupfen, Niesreiz, starkes Augentränen; Augenbrennen; Wärme <
– *Euphrasia D3:* scharfes Augensekret, mildes Nasensekret; rote, entzündete Augen; dauernd scharfer, wundmachender Tränenfluß; starker Fließschnupfen

– *Arsenicum album D6:* brennende, scharfe Augen- und Nasensekrete; sehr lichtempfindlich; Atembeschwerden, Durst; unruhige, frierende Patienten, Ordnungszwang
– *Galphimia D4:* verquollene Augen, Juckreiz, Fließschnupfen, Atembeschwerden
– *Natrium muriatricum D6:* starker wässriger, brennender Fließschnupfen; Niesattacken, v. a. morgens, mit brennenden, tränenden Augen; Lidschwellung; Herpes labialis; introvertiert
– *Sabadilla D6:* krampfartiges Niesen mit viel Fließschnupfen, heftige Niesattacken; Augentränen; Wärme >, frösteln, rote Augenlider; Denken bewirkt Kopfschmerzen.

– *Injektion mit Acidum formicicum D6, D12, D30:* zur allgemeinen Umstimmung; allergische Diathese; peroral kaum wirksam; s. a. Eigenbluttherapie.

Komplexmittel

Alternativ oder ergänzend steht eine Reihe gut wirksamer homöopathischer Komplexmittel zur Verfügung:
- Akutphase: z. B. Heuschnupfenmittel DHU®, 3 × tgl. 10 Tr.; Proaller® spag., 4 × tgl. 20 Tr.
- Lymphmittel: z. B. Lymphomyosot®, 3 × tgl. 20 Tr.
- Injektionen: z. B. Cupridium®, 2 × pro Wo. 1 Amp. s. c. oder mit Eigenblut i. m.
- Externa: z. B. Euphrasia Pentarkan® Augentropfen, 20 Tr. in 1 Tasse abgekochtes Wasser
- Immuntherapie: z. B. Spenglersan® Kolloid K, 3 × tgl. 5–10 Tr. perkutan in die Ellbeuge einreiben (4–6 Wo.), anschließend 1 × pro Wo.; zur Heuschnupfenprophylaxe ab Oktober/November 1 × pro Wo.

■ Eigenbluttherapie

Die Eigenblutbehandlung wird als Reiztherapie mit dem Ziel eingesetzt, eine tiefgreifende Umstimmung des Organismus zu erreichen. Unter der Therapie kommt es zu einem proteolytischen und antiphlogistischen Effekt sowie zu einer Anregung der körpereigenen Abwehrkräfte. Bei der Behandlung gilt: Je akuter der Zustand, desto öfter, je chronischer der Zustand, desto größere Abstände sollten zwischen den Injektionen bzw. der oralen Einnahme liegen. Die Behandlung sollte bei Heuschnupfen frühzeitig, d. h. in der symptomfreien Zeit (Herbst/Winter) beginnen und im nächsten Jahr wiederholt werden.

Eigenblutinjektionen

Durchführung: Eigenblut (EB) mit homöopathischer Injektionslösung, z. B. Acidum formicicum DHU, mischen und i. m. injizieren. Je nach Reaktion sollte etwa alle 7–14 Tage eine Injektion in ansteigender Dosierung verabreicht werden. Bei starker Reaktion Dosis reduzieren und Abklingen der Symptome abwarten. Im Anschluß an die Behandlungsserie wird bei Bedarf etwa alle 4 Wo. 1 Wiederholungsinjektion durchgeführt.

1. Injektion: 0,2 ml EB + 1 Amp. Acidum formicum D6
2. Injektion: 0,5 ml EB + 1 Amp. Acidum formicum D6
3. Injektion: 0,5 ml EB + 1 Amp. Acidum formicum D12
4. Injektion: 1,0 ml EB + 1 Amp. Acidum formicum D12
5. Injektion: 1,0 ml EB + 1 Amp. Acidum formicum D30
6. Injektion: 1,5 ml EB + 1 Amp. Acidum formicum D30
7. Injektion: 2,0 ml EB + 1 Amp. Acidum formicum D30.

Eigenblutnosode

Potenziertes Eigenblut ist eine sanftere Methode, die sich besonders bei Kindern gut bewährt. Aber auch bei Patienten, die sehr sensibel sind oder eine Abneigung gegen Spritzen haben, stellt sie eine wirksame Alternative zur Eigenblutinjektion dar.

Behandlungsschema bei Kindern (nach *H. Krebs*):
C7 Potenz 1 × pro Wo. 5 Tr., insgesamt 6 mal
C9 Potenz 1 × pro Wo. 5 Tr., insgesamt 6 mal
C12 Potenz 1 × pro Wo. 5 Tr., insgesamt 6 mal.

■ Phytotherapie

Bei Heuschnupfen werden bevorzugt Pflanzen mit stoffwechselumstimmenden Eigenschaften eingesetzt. Im Umgang mit Heilpflanzen ist eine gewisse Vorsicht ratsam, da auch Kräutertees Unverträglichkeitsreaktionen auslösen können. Auch bei lokaler Anwendung, z. B. Kamille, Arnika, kann es bei entsprechender Disposition zu Überempfindlichkeitsreaktionen kommen.

Heilpflanzen

Salbeigamander (Teucrium scorodonia): zur Umstimmung, stoffwechselanregend
Löwenzahn (Taraxacum officinale): „blutreinigend", leberstärkend
Brennessel (Urtica urens, Urtica dioica): „blutreinigend"
Sandsegge (Carex arenaria): stoffwechselanregend.

Fertigpräparate

Salbeigamander: z. B. Scordal,® 3 × tgl. 1 Kps.
Tee: z. B. Hevert® Stoffwechsel-Tee, 3 × tgl. 1 Tasse
Externa: z. B. Lymphdiaral® L Salbe, 2 × tgl. zur (perkutanen) Lymphdrainage

2

Bienenpollen: z. B. Pollinose® S Ronneburg Kapseln, 2–4 Kps. tgl; günstig ist die prophylaktische Einnahme; Beginn 6 Wo. vor der Heuschnupfenphase bis Saisonende; im nächsten Jahr wiederholen.

■ Physikalische Therapie

Diese Maßnahmen werden mit dem Ziel eingesetzt, die Nasenschleimhaut zu beruhigen und zu reinigen. Gleichzeitig haben sie eine abhärtende Wirkung.

Kalter Gesichtsguß

Bei manchen Patienten führt diese Maßnahme zu einer subjektiven Beschwerdelinderung: 2 × tgl. 5–10 Sek. kaltes Wasser über die Nasenwurzel laufen lassen; bei Sinusitis kontraindiziert.

Nasenspülungen

Eine Nasenspülung ist zunächst etwas unangenehm. Sie ist jedoch sehr wirkungsvoll und die Patienten gewöhnen sich erfahrungsgemäß rasch daran.

Nasenspülungen

Ein Nasenloch zuhalten; abwechselnd mit dem anderen Nasenloch etwas lauwarmes oder kaltes Wasser (Menge langsam steigern) aus der hohlen Hand aufsaugen. Den Kopf leicht nach hinten legen, damit die Flüssigkeit in den Rachenraum gelangt, anschließend ausspucken; 2× tgl. und bei Bedarf. Besonders wirkungsvoll bei akuten Beschwerden, um Blütenpollen auszuspülen. Alternativ Nasenspray mit Vit. C: 1 g Vit. C + 20 ml NaCl-Lösung, mehrmals tgl. 1 Sprühstoß.

Fälle aus der Praxis

■ Fallbeispiel I

Ein 34jähriger Patient, Ingenieur, leidet seit 13 Jahren unter Heuschnupfen. Fließschnupfen, starke Augenrötung, Jucken, Brennen, Konjunktivitis. Beginn jedes Jahr im Februar. In Allergietests wurde eine Pollenallergie auf Erle und Haselnuß festgestellt. Die Mutter hat ebenfalls Heuschnupfen. Eine beim Allergologen durchgeführte Hyposensibilisierung hatte nicht den gewünschten Erfolg gebracht. In geschlossenen Räumen waren die Beschwerden besser, während es im Freien sofort zu starken Niesanfällen und ödematösen Schwellungen der Augen kam. Der Patient hielt sich deswegen von Februar bis Juni/Juli vorwiegend im Haus auf und nahm an keinerlei Aktivitäten mehr teil, worunter auch das Familienleben litt.

Therapie

- Eigenbluttherapie: Injektionen (Schema s. o.)
- Akupunktur: Ohrakupunktur: 78, 16, 22, 13 , 55, 29.
- Spenglersane: Spenglersan® K, 3 × tgl. 5 Tr. in die Ellbeuge einreiben
- physikalische Maßnahmen: Nasenspülungen 2 × tgl. und bei Bedarf.

Epikrise

Der Patient hatte sich im Januar, in einer beschwerdefreien Zeit also, in die Behandlung begeben. Nach der 3. Eigenblutinjektion kam es zu einer Verschlimmerung der Beschwerden. Es wurde eine 1wöchige Pause eingelegt, um die Symptomatik abzuwarten; anschließend Weiterführung der Therapie. Insgesamt reagierte der Patient sehr positiv auf die Behandlung, die Beschwerdesymptomatik war deutlich abgemildert. Im nächsten Winter wurde die Therapie frühzeitiger eingeleitet:

Bereits im November wurde die Eigenbluttherapie begonnen und prophylaktisch 1 × pro Wo. eine perkutane Einreibung mit Spenglersan® K durchgeführt. In dem darauffolgenden Behandlungsjahr traten keine nennenswerten Beschwerden mehr auf.

Fallbeispiel II

Ein 16jähriges Mädchen, Schülerin, leidet seit 1 Jahr unter Heuschnupfen. Augenrötung und -schwellung; schleimiger, wundmachender Schnupfen. Die Beschwerden führen zu einer Beeinträchtigung ihrer Konzentrations- und Leistungsfähigkeit. Die Beschwerden sind bereits ausgebrochen, als die Patientin zum 1. Mal in der Praxis erscheint. Beginn des Heuschnupfens im Mai, bis Juli andauernd. Außerdem: seit der Kindheit rezidivierende Atemwegsinfektionen, Meteorismus, Dysbiosezeichen im Auge, lymphatische Konstitution.

Therapie

- Eigenbluttherapie: Nosode (Schema s. o.)
- Homöopathie: Heuschnupfenmittel DHU®, 3 × tgl. 10 Tr. und bei Bedarf; Lymphomyosot® als Lymphmittel, 3 × tgl. 20 Tr.
- Ernährung: Umstellung auf Vollwertkost; keine denaturierten Lebensmittel; Sanierung der Darmflora mit Acidobif®, 3 × tgl. 1 TL; Sulfredox®, 3 × tgl. 2 Drg.

Epikrise

Durch die Therapie konnten die Beschwerden abgemildert werden. Im darauffolgenden Jahr wurde die Behandlung frühzeitig, d. h. im Februar eingeleitet. Diesmal war die Symptomatik deutlich reduziert und die Patientin fühlte sich nur noch wenig eingeschränkt. Nach einer dritten Behandlungsserie im darauffolgenden Jahr konnte die Behandlung abgeschlossen werden.

Eigene Notizen

2.3 Asthma bronchiale

Anfallsweise auftretende Atemnot durch ganz oder teilweise reversible Atemwegsobstruktion, ausgelöst durch endogene oder exogene Reize.
Prävalenz: 3–4% der Erwachsenen, 7–9% der Kinder (häufigste chronische Erkrankung); Prävalenz insgesamt zunehmend.

Formen

- **exogen-allergisches** („extrinsic") Asthma: bei ca. 10% der Patienten allergische Reaktion, z.B. gegen Hausstaubmilben, Blütenpollen, Mehlstaub, Nahrungsmittel (z.B. Nüsse) oder Tierhaare; gehört zu den atopischen Erkrankungen
- **nicht-allergisches** („intrinsic") Asthma: bei ca. 10% der Patienten ausgelöst durch Atemwegsinfektionen, körperliche Anstrengung, psychische Faktoren (z.B. Streß) oder Inhalation atemwegsreizender Substanzen
- **Mischformen**: bei ca. 80% der Patienten.

Bei Kindern und Jugendlichen überwiegt das exogenallergische Asthma; im Alter > 45 Jahre ist das Infektasthma am häufigsten.

Pathogenese

Bei einem hyperreaktiven Bronchialsystem (häufig genetisch bedingt) führen äußere Reize zu Entzündungen der Bronchialschleimhaut und diese zu:

- Bronchospasmen
- Ödem der Bronchialschleimhaut
- vermehrter Sekretion von zähem Schleim.

Das allergische Asthma entspricht der allergischen Soforttyp-Reaktion (Typ I, IgE-vermittelt).

Klinik

- **Husten**: v.a. zu Beginn des Asthmaanfalls. Am Ende des Anfalls hustet der Patient oft zähen, glasigen Schleim aus. Bei Kindern ist Husten oft das einzige Symptom.
- **akute Atemnot:** mit typischer erschwerter und verlängerter Ausatmung und giemenden, pfeifenden und brummenden Nebengeräuschen (exspiratorischer Stridor). Bei starker Lungenüberblähung können die charakteristischen Atemnebengeräusche aber wieder verschwinden!

- **typische Haltung** im Asthmaanfall: aufrechter Sitz mit vornübergeneigtem Oberkörper; so wird die Atemhilfsmuskulatur eingesetzt.

> **!** **Alarmsymptome:** verlangsamte, unregelmäßige Atmung, vermindertes Atemgeräusch, Zyanose, Tachykardie und paradoxer Puls (Abnahme der Pulsamplitude bei der Einatmung um mehr als 10 mmHg).

Medizinische Diagnostik

- **Anamnese:** Symptome, Auslöser (z.B. Spaziergang, körperliche Anstrengung, kalte Luft, Federbetten, Teppichböden, feuchte Wände mit Schimmelbefall, psychische Belastungen), saisonale Einflüsse (z.B. zeitiges Frühjahr), berufliche Exposition (z.B. Mehl, Lösungsmittel), Medikamente (z.B. NSAR, β-Blocker), Kontakt mit Tieren, Atopiezeichen (z.B. Neurodermitis, Heuschnupfen), vorausgegangene Atemwegsinfektionen, familiäre Belastung
- **körperliche Untersuchung:**
  - *Inspektion*: Dyspnoe, Hyperventilation, Einsatz der Atemhilfsmuskulatur
  - *Perkussion:* hypersonorer Klopfschall, eingeschränkte Verschieblichkeit der Lungengrenzen
  - *Auskultation:* Tachykardie, verlängerte Expiration, Atemnebengeräusche (exspiratorisches Giemen, Pfeifen, Brummen)
- **fachärztlich-internistisch/pulmologisches Konsil**
- **weitere Untersuchungen:** Röntgen-Thorax, Lungenfunktionsprüfung, EKG, Labor (Diff.-BB, IgE, BGA, präzipitierende Antikörper, im Sputum Nachweis von eosinophilen Zellen), Allergietest (im anfallsfreien Intervall).

Differentialdiagnose

- chronisch-obstruktive Lungenerkrankungen (COLD)
- Asthma cardiale: Atemnot durch akute Linksherzinsuffizienz mit Lungenödem
- inspiratorischer Stridor bei Verlegung der oberen Atemwege (z.B. Fremdkörper)
- Hyperventilation
- Lungenembolie
- pseudoallergisches Asthma: häufig Intoleranz gegenüber ASS (z.B. Aspirin®)
- Spannungspneumothorax: Seitendifferenz bei der Auskultation.

Medizinische Therapie

Dauertherapie

Stufenschema der Asthma-Therapie bei Erwachsenen (nach *Deutsche Atemwegsliga*)		
Stufe 1	**Stufe 2**	**Stufe 3**
inhalatives Glukokortikoid *oder* Cromoglicinsäure *und* inhalatives β₂-Mimetikum bei Bedarf	inhalatives Glukokortikoid *und* inhalatives β₂-Mimetikum bei Bedarf *und* Theophyllin *und/oder* orales β₂-Mimetikum	inhalatives Glukokortikoid *und* inhalatives β₂-Mimetikum bei Bedarf *und* Theophyllin *und/oder* inhalatives β₂-Mimetikum *und/oder* orales β₂-Mimetikum *und* orales Glukokortikoid

Wichtige Antiasthmatika

- **Glukokortikoide:** inhalativ z.B. Budenosid (z.B. Pulmicort®), oral z.B. Prednison (z.B. Decortin®) antiphlogistisch, antiallergisch. *NW:* bei systemischer Resorption Vielzahl von NW im Sinne eines Cushing-Syndroms (z.B Diabetes, Osteoporose, Gewichtszunahme, „Mondgesicht", Ödeme), Atrophie der Muskulatur und Haut, bei lokaler Gabe Candida-Besiedlung
- **β₂-(Sympatho-)Mimetika:** lokal z.B. Salbutamol (z.B. Sultanol®), oral z.B. Fenoterol (z.B. Berotec®) Erweiterung der Bronchien. *NW:* Tremor, Tachykardie, Hypertonie, pektanginöse Beschwerden
- **Theophyllin:** z.B. Bronchoretard®; Erweiterung der Bronchien, Stärkung der Atemmuskulatur (positive Inotropie), zentrale Atemstimulation. *NW:* Tachykardie, gastrointestinale Störungen
  - *Cromoglicinsäure:* bei allergischer Genese (z.B. Intal®), schützt vor der Histaminausschüttung der Mastzellen, lokale Applikation. *NW:* bronchiale Reizerscheinungen, allergische Reaktionen
- **Expektoranzien:** z.B. Acetylcystein (z.B. Fluimucil®), Ambroxol (z.B. Mucosolvan®); gleichzeitig reichliche Flüssigkeitszufuhr!
- **Hyposensibilisierung:** bei allergischer Genese; v.a. bei jüngeren Patienten mit kurzer Erkrankungsdauer; erfolgversprechend besonders bei Pollenallergien; wöchentliche Injektion s.c. stark verdünnter Antigenextrakte im symptomfreien Intervall, langsame Steigerung der Dosis; Therapie oft über mehrere Jahre nötig. **Cave:** allergische Reaktionen bis hin zum anaphylaktischen Schock und Spätreaktionen (bis 8 Std.) möglich; Therapie gehört in die Hand des erfahrenen Facharztes.

Nicht-medikamentöse Therapie

- **Atemtherapie:** beim Ausatmen wird mit der „Lippenbremse" ein leichter bronchialer Überdruck erzeugt, der das Kollabieren der Alveolen und Bronchiolen verhindert. Ziel: Verminderung des Hustens, Unterstützung der Expektoration, Angstminderung
- **Inhalationstherapie:** sterile NaCl-Lösung, evtl. mit Zusatz von bronchospasmolytischen (z.B. β₂-Mimetika) oder antiallergischen Substanzen
- **Klimatherapie:** stationäre Aufenthalte in Seereizklima.

Therapie des Asthmaanfalls

- sitzende Lagerung
- Glukokortikoide i.v. (z.B. 250–1000 mg Urbason®); antiphlogistisch, erhöhen die Empfindlichkeit der Atemwege für Bronchodilatatoren (z.B. β₂-Mimetika), die im Anfall sonst oft nicht mehr wirken können

- Theophyllin i.v. (z.B. Euphyllin® 240 mg)
- Sauerstoffgabe 2–4 l Min. über Nasensonde
- bei Bewußtseinstrübung und muskulärer Erschöpfung Klinikeinweisung mit Notarzt!

Komplikationen

- bakterielle Superinfektionen: Bronchitis, Pneumonie
- Status asthmaticus: über Std. bis Tage folgt ein Asthmaanfall dem anderen. Lebensgefahr besteht bei allgemeiner Erschöpfung des Patienten, verminderter Ansprechbarkeit oder Abfall der Herzfrequenz.
- chronisch obstruktive Lungenerkrankung (C COLD) bis hin zum obstruktiven Lungenemphysem

- pulmonale Hypertonie mit Cor pulmonale: Widerstanderhöhung im kleinen Kreislauf mit nachfolgender Rechtsherzbelastung
- respiratorische Insuffizienz.

Prognose

Ausheilung bei Kindern in mehr als 50% der Fälle, bei ca. 20% der Erwachsenen. Eine konsequente Dauertherapie hat einen positiven Einfluß auf die Prognose. Die Langzeitprognose hängt davon ab, ob durch immer wiederkehrende Anfälle irreversible Schädigungen wie Lungenemphysem oder Cor pulmonale entstehen.

Asthma bronchiale

Diagnostik

Anamnese

Neben der medizinischen Anamnese in einem ausführlichen Gespräch fragen nach:

- *Haut:* Die Wechselwirkung zwischen Lunge und Haut ist bekannt. Unterdrückte Ekzeme führen oft zu asthmatischen Beschwerden
- *Ernährung:* Nahrungsmittelunverträglichkeiten, z. B. Milch, Eier
- *Verdauung:* Eine intakte Darmflora und das darmassoziierte Immunsystem sind für die Abwehrlage des Körpers von großer Bedeutung. Daher Symptome abklären, die auf eine Störung bzw. Dysbiose hindeuten können, z. B. Meteorismus, Flatulenz, Stuhlanomalien
- *Lebensgefühl:* Atmung als Symbol für den harmonischen Rhythmus von Geben und Nehmen. Oftmals geben die Patienten sich und anderen zu wenig Raum. Erfahrungsgemäß liegt bei Asthmatikern häufig eine Aggressionshemmung bzw. ein verleugneter Dominanzanspruch vor.
- *Belastungen:* Umgang mit Streß
- *Schadstoffe:* Wohnraumbelastung, z. B. Formaldehyd, Holzschutzmittel.

Angesichtsdiagnose

Funktion und Zustand der Lungen und Atemwege lassen sich (nach *Bach*) an den unteren Nasenflügeln einschätzen. Große, plastische Nasenflügel weisen auf eine gute Konstitution hin; kleine, spannungslose Flügel hingegen auf eine verstärkte Disposition zu Lungenerkrankungen.

Störfelddiagnose

Grundsätzlich sollte bei der Untersuchung abgeklärt werden, ob potentielle Störfelder vorliegen: Zahnstatus, Tonsillen, Nasennebenhöhlen und Narben.

Irisdiagnose

In vielen Fällen liegt eine lymphatische Konstitution bei Lungenerkrankungen vor. Bei Asthma bronchiale finden sich häufig Reiz- oder Schwächezeichen bzw. Pigmente im Lungen- und Bronchialsektor rechts etwa zwischen 8–10 Uhr und links zwischen 2–4 Uhr. In schweren Fällen sind Herz- oder Nierenzeichen zu sehen. Häufig sind Krampfringe in der Iris zu beobachten, die auf eine allgemeine Krampfbereitschaft des Patienten hinweisen.

Diagnose nach Zeitpunkt

Beschwerden, die regelmäßig zur gleichen Uhrzeit auftreten, können einen Hinweis auf funktionsgestörte Organe liefern. Eine große Zahl der Patienten leidet überwiegend nachts und am frühen Morgen unter Atembeschwerden. So deuten z. B. Probleme in der Zeit von 1–3 Uhr auf eine Störung der Leber, von 3–5 Uhr auf eine Störung der Lunge und in der Zeit von 5–7 Uhr auf eine Dickdarmstörung hin (vgl. Abb. 2.4).

Therapeutische Strategie

Erfahrungsgemäß sind bei Asthma bronchiale mit einer naturheilkundlichen Therapie gute bis befriedigende Ergebnisse zu erzielen. Bewährt hat sich die Behandlung mit Akupunktur, Homöopathie, Phytotherapie, Eigenblut, umstimmenden und ausleitenden Maßnah-

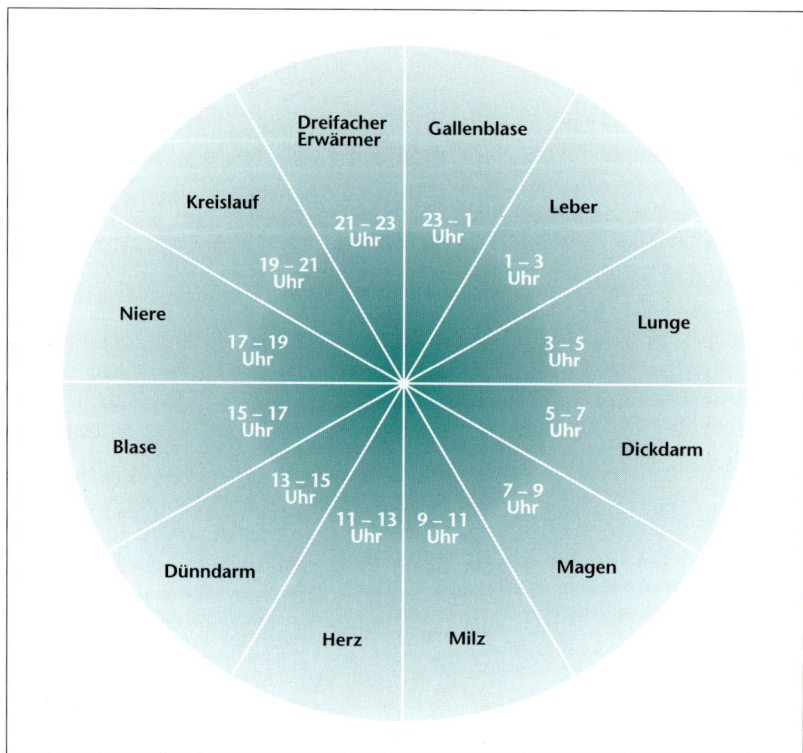

Abb. 2.4:

Chinesische Organuhr

men sowie Neuraltherapie. Gute Erfahrungen gibt es auch mit Fußreflexzonenmassage und Bach-Blüten: Häufig ist Crab Apple oder Rock Water passend. Bei leichteren akuten Beschwerden sind Rescue Tropfen oftmals hilfreich (kein Ersatz für Notfallmedikamente!).

In einem frühen Stadium der Erkrankung läßt sich in der Regel eine bleibende Stabilisierung und Umstimmung des Körpers erreichen. Je länger das Asthma besteht, desto schwieriger ist eine positive Beeinflussung. In den meisten Fällen ist es jedoch möglich, die Beschwerden zu lindern und evtl. Asthmamedikamente zu reduzieren. Wichtig ist eine vorsichtige Behandlungsweise mit einschleichenden Dosierungen ohne eine zu starke Reizsetzung.

Finden sich Hinweise auf eine allergische Beteiligung, so muß eine entsprechende Therapie eingeleitet werden. Bei überwiegend vegetativen und psychischen Ursachen haben psychotrop wirkende Pflanzen, vegetative und psychotrope Akupunkturpunkte, Neuraltherapie sowie umstimmende Verfahren einen hohen Stellenwert. Zeigt sich eine Krampfneigung, so steht die spasmolytische Therapie im Vordergrund, mit entkrampfend wirkenden Pflanzen und Akupunktur. Befindet sich der Patient in einem Füllezustand, so werden ausleitende Maßnahmen, wie z. B. Aderlaß, eingesetzt. Bei einem Leerezustand sind aufbauende Maßnahmen indiziert, z. B. Moxa. Bei chronisch-rezidivierenden Atemwegsinfektionen als ursächlicher Faktor steht eine Stärkung des Abwehrsystems im Vordergrund.

Es muß weiterhin berücksichtigt werden, daß bei Asthma häufig psychische Ursachen eine große Rolle spielen. Eine längerfristige Behandlung zielt daher auf eine psychologische Unterstützung der Patienten im Umgang mit emotionalen Konflikten. Als weitergehende Verfahren kommen dann in Frage: konstitutionelle Homöopathie, Psychotherapie und Hypnose.

Tips zur Lebensführung

- Allergenkarenz (wenn möglich)
- Nikotinverzicht
- Bewegung, z.B. Spaziergehen, Wandern
- Urlaub am Meer oder im Hochgebirge
- Inhalationen, z.B. Sole, ätherische Öle.
  Cave: nur vorgefertigte Verdünnungen verwenden!
- Wohnung: möglichst keine Teppichböden; Staubsauger mit Mikrofilter verwenden

---

Spezielle Therapie

Ernährung, Diätetik, Mikrobiologische Therapie

Häufig ist Asthma bronchiale auf eine Nahrungsmittelunverträglichkeit oder -allergie zurückzuführen. Bei entsprechendem Verdacht sollten verdächtige Nahrungsmittel weggelassen werden. Eine Überempfindlichkeit besteht häufig gegen folgende Nahrungsmittel: Milch, Eier, Getreide. Milch sollte bei Asthma bronchiale aufgrund der Verschleimungsneigung möglichst generell weggelassen werden. Asthmatiker sollten mindestens 2 l tgl. trinken, wegen Verflüssigung des Schleims.

Regelmäßiges Heilfasten oder Rohkosttage haben sich zur Umstimmung und Entlastung des Organismus bewährt, besonders bei allergischer Diathese. Erfahrungsgemäß lassen sich – bei Hinweisen auf eine Dysbiose – durch eine mikrobiologische Therapie mit Laktobakterien, Acidophilus-Jura®, 3 × tgl.

1 TL, und Stoffwechselprodukten von Escherichia coli-Bakterien, z.B. Colibiogen®, 1 TL morgens (mit 10 Tr. beginnen), eine Verbesserung der Beschwerden erreichen. Eine Darmsanierung dauert erfahrungsgemäß mehrere Wo. bis Mon.

Phytotherapie

Bei Asthma bronchiale werden bevorzugt Pflanzen mit bronchospasmolytischen und expektorierenden Eigenschaften ausgewählt. Indikationsbereiche sind leichte asthmatische Beschwerden sowie der adjuvante Einsatz bei schwereren Verlaufsformen. Unterstützend können sedative und herzwirksame Heilpflanzen eingesetzt werden.

Heilpflanzen

Meerträubchen (Ephedra vulgaris): bronchodilatatorisch, antiödematös; Sympathomimetikum, daher nur kurzzeitige Anwendung empfohlen wegen zahlreicher *NW* (z.B. Blutdruckerhöhung) und *KI*, u.a. Hypertonie, Thyreotoxikose

Khella (Ammi visnaga): spasmolytische Wirkung auf Bronchiolen und Koronargefäße

Efeu (Hedera helix): spasmolytisch, Expektorans; nicht für Teezubereitung geeignet

Thymian (Thymus vulgaris): broncholytisch, sekretolytisch, sekretomotorisch, antiseptisch

Sonnentau (Drosera rotundifolia): hustenstillend, bronchospasmolytisch, reizlindernd

Spitzwegerich (Plantago lanceolata): reizmildernd, antibakteriell

Anis (Pimpinella anisum): mildes Expektorans, spasmolytisch; Geschmackskorrigens

Pestwurz (Petasites hybridus): spasmolytisch, analgetisch, Verwendung als Fertigpräparat

Melisse (Melissa officinalis): beruhigende Wirkung

Weißdorn (Crataegus oxyacantha): bei nachlassender Herzleistung, Stenokardie.

Asthma- und Bronchialtee

Rp.	Herb. Thymi	
	Herb. Droserae	
	Herb. Plantaginis lanc.	
	Fruct. Anisi	aa ad 100,0

M. f. spec. D. S. 1 TL auf 1 Tasse Wasser, 15 Min. ziehen lassen, 3 × tgl. 1 Tasse

Fertigpräparate

Khella: z. B. Khellangan® N, 2 × tgl. 1 Drg.
Kombinationen: z. B. Cefedrin® N, 3 × tgl. 20 Tr.; Equisil®, 3 × tgl. 1 TL
Tee: z. B. Gerner Antibronchicum N, 3 × tgl. 1 Tasse
Pestwurz: z. B. Petadolex®, 3 × tgl. 2 Tbl.
Sedativum: z. B. Sedariston®, 3 × tgl. 20 Tr.
Kardiakum: z. B. Crataegutt® forte, 3 × tgl. 1 Kps.

■ Akupunktur

Nach Auffassung der TCM handelt es sich bei Asthma bronchiale um eine Störung im Funktionskreis Lunge – Dickdarm. Jüngere Patienten befinden sich häufig in einem Füllezustand, erkennbar an Symptomen wie z. B. viel Sputum, kräftiger Atmung und Wärmeintoleranz. Patienten mit einer chronischen Verlaufsform entwickeln sich allmählich in Richtung eines Leerezustandes mit einer eher schwachen Atmung, wenig Sputum, Kälteintoleranz, Infektneigung und einer Schwäche der Nierenenergie. Als Körpergewebe ist dem Funktionskreis Lunge die Haut zugeordnet.

Körperakupunktur

B 13	Zustimmungspunkt Lungen-Meridian, stärkt die Lungenenergie
Lu 7	Luo-Punkt, Einschaltpunkt für Konzeptionsgefäß
Di 4	starke Schleimhautbeziehung, spasmolytische Wirkung, Quellpunkt
KG 17	Meisterpunkt des Respirationstraktes, Alarmpunkt des oberen 3E
KG 22	nervöser Husten, Verschleimung
B 12	„Tor des Windes", Infektneigung
B 23	Zustimmungspunkt Nieren-Meridian, bei Schwäche der Nierenenergie
Ni 27	Asthma, chronischer Husten, thorakale Schmerzen
M 40	schleimlösende Wirkung, bei Sekretstau
Le 3	spasmolytische Wirkung

Ohrakupunktur

101/102 – Lungen und Bronchien, 31 – Asthmapunkt, 78 – Allergiepunkt, 51 – Vegetativum I, Vegetativum II, 55 – Shen Men, 29 – Polster, 13 – Nebenniere, 22 – Endokrinum, Antiaggressionpunkt, Angstpunkt.

Durchführung: Die Behandlung erfolgt zunächst 2 × pro Wo., nach einer Besserung 1 × pro Wo., insgesamt etwa 10 Sitzungen. Ohr- und Körperakupunktur lassen sich gut kombinieren. Erfahrungsgemäß sind nach einigen Mon. mehrere Wiederholungssitzungen notwendig (vgl. Abb. 2.5).

■ Homöopathie

In der Homöopathie gibt es eine große Zahl von Mitteln, die eine Beziehung zu Atemwegserkrankungen haben. Bei der Behandlung von leichteren Asthmabeschwerden kommen bevorzugt Mittel mit einer spasmolytischen Wirkung zum Einsatz. Für eine Konstitutionsbehandlung ist dagegen eine individuelle Mittelwahl nach ausführlicher Repertorisation notwendig. **Cave:** Der akute Asthmaan-

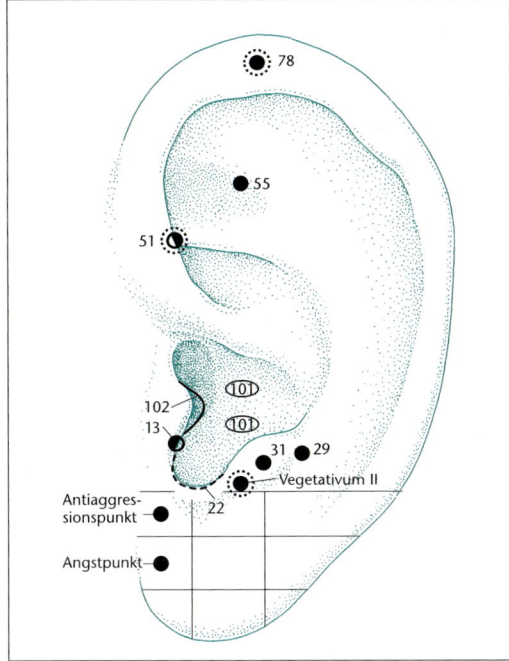

78

55

51

102
13

101
101

31 29
Vegetativum II

Antiaggres-
sionspunkt

22

Angstpunkt

Abb. 2.5: Ohrakupunktur bei Asthma bronchiale

fall ist kein Indikationsbereich für Homöopathie!

Akutmittel

- *Cuprum metallicum D6:* Krampfdiathese
  der glatten Muskulatur, Atemnot, Krampfhusten bis zum Ersticken, Röcheln, Zyanose; kalte Getränke >, nachts und vor der
  Menses <
- *Ammi visnaga D2:* bewährte Indikation bei
  spastischer Bronchitis und Asthma
- *Lobelia inflata D4:* Dyspnoe, Zusammen-
  schnüren der Brust, trockener Reizhusten,
  Spasmen, Übelkeit mit Erbrechen, Zyanose,
  morgens <
- *Grindelia D2:* Schleimrasseln; Asthma mit
  reichlich, schwer löslichem Auswurf; Erstik-
  kungsgefühl; Atmung setzt aus, kann im
  Liegen nicht atmen, Emphysembronchitis

- *Kalium jodatum D6:* tiefsitzender Husten,
  wenig Auswurf, Krampfhusten, innere Unruhe, nervös, lebhaft, schlanke Patienten,
  chronische Katarrhe der oberen Atemwege
- *Aralia racemosa D3:* Verschlimmerung nach
  dem Hinlegen, pfeifendes Einatemgeräusch
- *Tartarus emeticus D6:* Rechtsherzinsuffizi-
  enz; starke chronische (hörbare) Verschlei-
  mung, Lungenaffektionen bei alten Menschen, Hinfälligkeit, Dyspnoe, Zyanose, Erbrechen >.

Konstitutionsmittel

Übersicht über Polychreste mit einer Beziehung zu asthmatischen Beschwerden:
- *Arsenicum album:* Angst und Unruhe;
  Atemnot, muß sich aufsetzen; Auswurf gering, zäh; quälender Husten, schwache, asthenische Patienten, von Mitternacht bis
  3 Uhr <, Nachtschweiß, Brennschmerz, Ekzemneigung, sehr ordentlich, zwanghaft
- *Calcium carbonicum:* nächtlicher Husten,
  Erstickungsanfälle, Brust sehr berührungsempfindlich, Polypen, gelber stinkender
  Schnupfen; gedunsene, schlaffe Patienten;
  geistig schwerfällig, phlegmatisch, Kinder
  mit großem Kopf, Milchschorf, Kopf- und
  Fußschweiße
- *Sulfur:* Atemnot, abends und nachts <, reißt
  die Fenster auf; Wechselbeziehung zwischen
  Ekzem und Asthma, nach Unterdrückung
  von Hautausschlägen, trockene und unreine
  Haut, infektanfällig, „Reaktionsmittel",
  Neigung zur Chronizität; selbstbezogen
- *Tuberculinum:* harter, trockener Husten
  während des Schlafs; kurzatmig, Erstik-
  kungsgefühl, vergrößerte Mandeln, Angst
  vor großen Tieren, unbeständig, wechselt
  häufig die Interessen und den Partner; reist
  gerne, beginnt viel, führt wenig zu Ende;
  Infektneigung.

- *Injektion mit Acidum formicicum D6, D12,
  D30:* zur allgemeinen Umstimmung; allergische Diathese; peroral kaum wirksam; 1–2

Amp. pro Wo. s. c., i. m.; (s. a. Eigenbluttherapie).

Komplexmittel

Alternativ oder ergänzend steht eine Reihe
von gut wirksamen homöopathischen Komplexmitteln zur Verfügung:
- Asthma: z. B. Cefaspasmon®, 3 × tgl. 20 Tr.;
  besonders in Kombination mit Cefedrin® (s.
  Phytotherapie) zu empfehlen
- ständiger Hustenreiz: z. B. Ephedra Synergon Nr. 126, 6 × tgl. 15 Tr.
- nervöses Asthma: z. B. Cuprum aceticum
  Synergon Nr. 125, 4 × tgl. 15 Tr.
- Asthma mit Herzschwäche: z. B. Asthma-
  vowen®, 3 × tgl. 20 Tr.
- Injektionen: z. B. Rufebran 9 N®, 1 × tgl.
  1 Amp.; Injectio antiasthmatica Fides S, 2 ×
  pro Wo. 1 Amp. s. c., i. m.
- Immuntherapie bei allergischem Asthma:
  z. B. Spenglersan® Kolloid K, 3 × tgl. 5–10
  Tr. perkutan in die Ellbeuge einreiben (4–8
  Wo.); zur Dauertherapie 1–2 × pro Wo.

Eigenbluttherapie

Die Eigenblutbehandlung wird als Reiztherapie mit dem Ziel eingesetzt, eine Umstimmung
des Organismus zu erreichen. Unter der Therapie kommt es zu einem proteolytischen und
antiphlogistischen Effekt sowie zu einer Anregung der körpereigenen Abwehrkräfte. Bei der
Behandlung gilt: Je akuter der Zustand, desto
öfter, je chronischer der Zustand, desto größere Abstände sollten zwischen den Injektionen bzw. der oralen Einnahme liegen.

Eigenblutinjektionen

Durchführung: 0,2 ml Eigenblut mit homöopathischer Injektionslösung, z. B. 1 Amp. Acidum formicicum oder Cupridium®, mischen
und i. m. injizieren. Bei chronischen Beschwerden wird etwa jede Woche eine Injektion in
ansteigender Dosierung: 0,5 ml – 1,0 ml –

1,5 ml – 2 ml – 2,5 ml – 3 ml durchgeführt, bis
eine deutliche Besserung der Symptomatik
eingetreten ist. Bei starker Reaktion Dosis
reduzieren und Abklingen der Symptome abwarten. Im Anschluß an diese Behandlungsserie wird bei Bedarf etwa alle 4 Wo. eine
Wiederholungsinjektion durchgeführt.

Eigenblutnosode

Potenziertes Eigenblut ist eine sanfte Methode, die sich besonders bei Kindern gut
bewährt. Aber auch bei Patienten, die sehr
sensibel sind oder eine Abneigung gegen
Spritzen haben, stellt sie eine wirksame Alternative zur Eigenblutinjektion dar.

Behandlungsschema bei Kindern (nach
Krebs):
C5 Potenz 1 × pro Wo. 5 Tr., insgesamt 4 mal
C7 Potenz 1 × pro Wo. 5 Tr., insgesamt 4–6
mal
C9 Potenz 1 × pro Wo. 5 Tr., insgesamt 4–6
mal
C12 Potenz 1 × pro Wo. 5 Tr., insgesamt 4–6
mal
C15 Potenz 1 × pro Wo. 5 Tr., insgesamt 6–8
mal.

Neuraltherapie

Vor der Therapie prüfen, ob eine Allergie
gegen die eingesetzten Lokalanästhetika besteht!

Zunächst muß abgeklärt werden, ob potentielle Störfelder vorliegen, besonders im Bereich der Nasennebenhöhlen. Die Lokaltherapie wird anschließend mit dem Ziel eingesetzt,
die Lunge und Bronchien reflektorisch zu beeinflussen und die regionale Durchblutung zu
fördern.

Quaddelschema: Quaddelung des thorakalen
Raums mit einem Lokalanästhetikum und/
oder einer homöopathischen Injektionslösung, z. B. Cupridium®, ventral und dorsal,

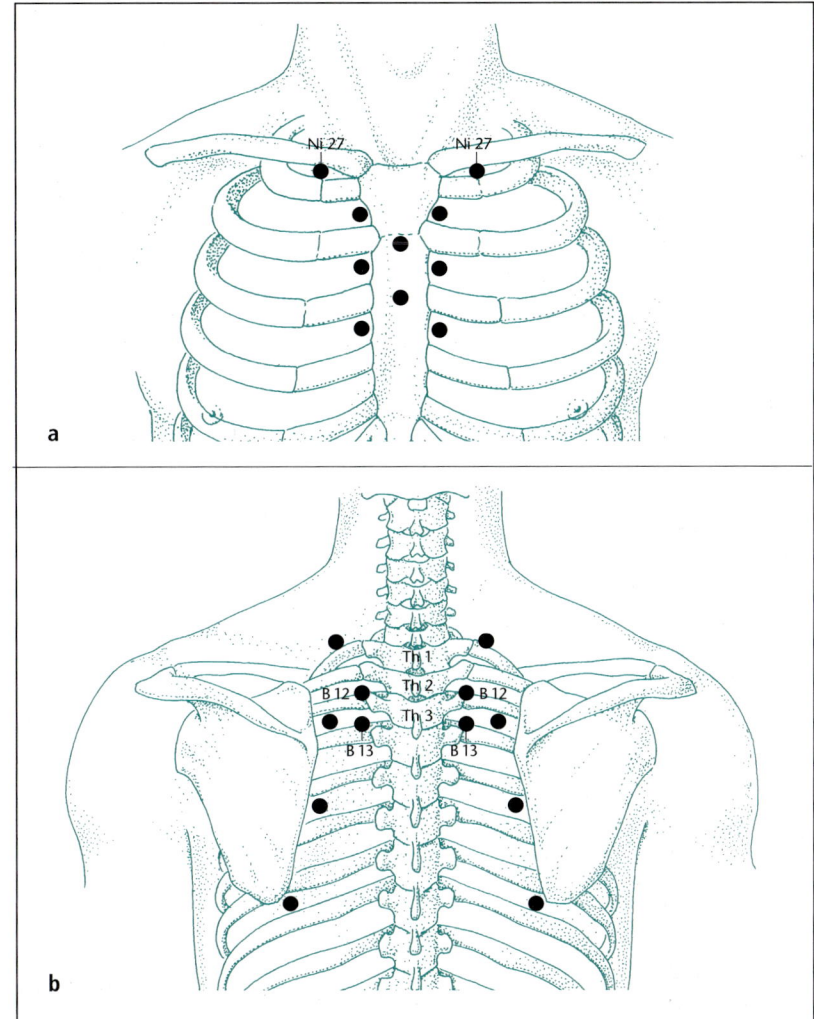

Abb. 2.6:

Neuraltherapie bei
Asthma bronchiale.
a: Behandlung ventral;
b: Behandlung dorsal

möglichst unter Einbeziehung der Akupunkturpunkte Ni 27, B 12 und B 13.

Ausleitungs- und Umstimmungsverfahren

Bei der Behandlung von Asthma bronchiale
steht die konstitutionsbezogene Therapie im
Mittelpunkt. Bei Füllepatienten sind sedie-

rende Maßnahmen, bei asthenischen und geschwächten Patienten sind eher zuführende
Maßnahmen indiziert.

Schröpfen

Zunächst erfolgt eine Palpation der dorsalen
Reflexzone Lungen – Bronchien in Höhe von
BWK 3 paravertebral (entspricht dem Aku-
punkturpunkt B 12, „Tor des Windes"). Ge-

losen an dieser Zone geben Hinweise auf eine Störung dieses Bereichs. Schlecht durchblutete Zonen, die sich leicht eindellen lassen, deuten auf einen energetischen Leerezustand hin. Trockenes Schröpfen an diesen Stellen führt zu einer verbesserten Durchblutung und reflektorischen Stimulation der Lunge. Ergänzend kann auch ventral im Thoraxbereich trocken geschröpft werden.

Ödematöse Verquellungszonen sprechen dagegen für einen Füllezustand. Hier ist eine blutige Schröpfung an der Lungenzone zur Entlastung sowie Anregung der Ausscheidung indiziert, vorausgesetzt der energetische Gesamtzustand des Patienten ist kräftig genug. Diese Maßnahme kann regelmäßig etwa alle 6–8 Wo. wiederholt werden.

Baunscheidtieren

Sind durch eine trockene Schröpf-Behandlung keine positiven Änderungen erzielt worden, so kommt eine Baunscheidtierung des oberen Rückens in Frage, die mit einer deutlich ausgeprägteren Reizwirkung verbunden ist. Die Anwendung führt zu einer starken Tonisierung und reflektorischen Beeinflussung der inneren Organe. *Hinweis:* Wichtig ist die Aufklärung der Patienten über mögliche Nebeneffekte (Narben, Hyperpigmentierungen).

Aderlaß

Der Hämatokrit ist bei Patienten mit Asthma bronchiale häufig erhöht. Ein Aderlaß ist indiziert bei Füllezuständen und Störungen der Mikrozirkulation. Er entlastet den Organismus und beeinflußt die Rheologie positiv.

Durchführung: Bei akuten Beschwerden, im Sinne einer starken Blutfülle bzw. Stauung, werden etwa 100 bis maximal 150 ml Blut abgelassen; größere Blutmengen würden die reaktive Erythropoese zu stark anregen. Wiederholung bei Bedarf nach 2–4 Wo. Die stärkste Wirkung läßt sich erfahrungsgemäß bei abnehmendem Mond, d. h. in der 1. Woche nach Vollmond, erzielen. **Cave:** den Patienten während und nach dem Aderlaß überwachen, wegen möglicher Kreislaufreaktionen. Der Flüssigkeitsverlust wird durch reichliche Zufuhr von Wasser oder Tee ausgeglichen.

■ Physikalische Therapie

Physikalische Maßnahmen werden mit dem Ziel eingesetzt, eine reflektorische Beeinflussung des Bronchialspasmus und eine vegetative Umstimmung zu erreichen. Intensive Kalt- und Warmreize sind nur bei stabiler Verfassung indiziert. Kaltes Wasser regt die Ausschüttung von körpereigenem Kortison an.
• kalte Waschungen
• ansteigende Armbäder.

Sie wirken nicht unmittelbar auf das Bronchialsystem, sondern führen über eine vegetative Entspannung und eine reflektorische Gefäßweitstellung zu einer Bronchodilatation.

 Ansteigendes Armbad

Wasser mit einer Temperatur von 35 °C in ein Waschbecken mit Überlauf einfüllen, evtl. Zusatz von Thymian. In bequemer Sitzhaltung werden die Arme etwa bis zur Mitte des Oberarms eingetaucht. Anschließend wird die Temperatur innerhalb von 12–15 Min. bis auf 39 °C erhöht. Abtrocknen und Behandlung damit beenden, kein kaltes Bad zum Abschluß.

Brustwickel

Bei chronischem Asthma bronchiale liegt häufig eine Leerezustand vor. Hier sind vorwiegend warme bzw. heiße Wickel indiziert mit bronchodilatatorischem und schleimlösendem Effekt.

Brustwickel

Den Saft einer 1/2 Zitrone in heißes Wasser (etwa 40 °C) geben. Leinentuch eintauchen, auswringen und in zügiger Arbeitsweise faltenfrei um den Brustbereich legen. Nacheinander ein Baumwolltuch und ein Wolltuch drumherum wickeln. Anschließend zudecken. Der Wickel sollte etwa eine 1/2 Std. liegen bleiben.

Fälle aus der Praxis

■ Fallbeispiel I

26jährige Patientin, Büroangestellte, leidet akut seit einigen Mon. unter asthmatischen Beschwerden. Nächtliche Atemnot, Hustenreiz, Brustenge. Auslöser war die Trennung von ihrem Freund. Beginn des Asthmas in der Pubertät mit 14 Jahren, jedoch bisher nur gelegentlich Beschwerden. Die Patientin setzt bei Bedarf Asthma-Spray ein. Allergene: u. a. Hausstaub, Pollen; Aufregung verschlimmert die Beschwerden; Familienanamnese positiv; Raucherin. Irisdiagnose: Krampfdiathese, im Lungenbereich geringfügige Schwächezeichen. Ziel ist eine vegetative Umstimmung und Behandlung der spastischen Diathese.

Therapie

- Lebensführung: Nikotinkarenz, Atemübungen, zur Entspannung Tai Chi
- Eigenbluttherapie: 8 Injektionen mit Cupridium® (Schema s. o.)
- Phytotherapie, Homöopathie: Cefedrin®, 3 × tgl. 20 Tr. + Cefaspasmon®, 3 × tgl. 20 Tr., für 2 Wo., anschließend bei Bedarf
- Ohrakupunktur: 101/102, 31, 78, 51, 29, 22, Antiaggressionpunkt; im Wechsel.

Epikrise

Nach einer anfänglich geringfügigen Erstverschlimmerung kam es innerhalb von 2 Wo. zu einer deutlichen Reduzierung der Beschwerden. Zu diesem Zeitpunkt wirkten bereits das phytotherapeutische und das homöopathische Mittel, es wurden vorwiegend spasmolytisch wirkende Präparate ausgewählt. Die Akupunktur, zunächst 2 × pro Wo., ab der 3. Wo. 1 × pro Wo. durchgeführt, führte zu einer allgemeinen Entspannung und Beruhigung. Auf die Eigenbluttherapie reagierte die Patientin ohne nennenswerte Symptome.

■ Fallbeispiel II

Ein 62jähriger Patient, Rentner, leidet seit 20 Jahren unter Asthma. Untersetzter Habitus, übergewichtig, gerötetes Gesicht, gelegentlich Lippenzyanose. Der Patient macht einen jovialen Eindruck, vermittelt aber unterschwellig einen Aggressionsstau. War schon bei zahlreichen Therapeuten in Behandlung, ohne dauerhaften Erfolg, u. a. Eigenbluttherapie. An der dorsalen Lungenreflexzone sind gespannte Gelosen und Verhärtungen zu tasten. Polyglobulie. Iris: Herzzeichen, Reiz- und Schwächezeichen im Lungenbereich, Dysbiosezeichen. Zunge braun-gelblich belegt, was auf eine Störung der Darmfunktion hinweist. Der Patient ißt gerne üppig, viel Alkohol. Bei diesem Patienten sind ableitende, sedierende Maßnahmen sowie eine mikrobiologische Therapie notwendig.

Therapie

- Lebensführung: Gewichtsreduktion, Vollwertkost, viel Bewegung, Atemübungen
- Ausleitungsverfahren: blutiges Schröpfen der dorsalen Lungenzone, einmalig, Wiederholung nach 4 Wo.
- Homöopathie: Asthmavowen®, 3 × tgl. 20 Tr.

2

Im 2. Behandlungsmonat:
- Neuraltherapie: Quaddelung des thorakalen Raums, mit Cupridium®, 2 × pro Wo.
- Akupunktur: B 13, Lu 7, Di 4, KG 17, Ni 27, B 23 als Hauptpunkte.

Epikrise

Nach dem Schröpfen kam es zu einer eindrucksvollen Besserung der Beschwerden. Diese Wirkung hielt etwa 3 Wo. an. Nach 4 Wo. Wiederholung, jedoch zeigte sich diesmal überhaupt keine Wirkung. Daraufhin wurde eine Behandlung mit Akupunktur und Neuraltherapie eingeleitet, die die Beschwerden etwas lindern konnte, aber ebenfalls zu keinen befriedigenden Ergebnissen führte. Eine geplante Darmsanierung wurde von dem Patienten halbherzig und damit ohne Erfolg durchgeführt. Ernährungsweise und Eßverhalten wurden nicht korrigiert. Insgesamt keine bleibende Verbesserung.

Eigene Notizen

2

2.4 Neurodermitis

Erkrankung des atopischen Formenkreises. Chronisch-rezidivierende Entzündung der Haut mit Juckreiz, Rötung, Nässen, Schuppen und Krustenbildung sowie insgesamt trockener Haut.
Prävalenz: ca. 5% der Erwachsenen und 10–20% der Kinder; Häufigkeit in den letzten Jahrzehnten zunehmend. Erstmanifestation meist schon im Säuglingsalter (>3. Lebensmonat), selten nach der Pubertät. Bei ca. 70% der Kinder Abheilung nach der Pubertät.
Syn.: endogenes Ekzem, atopische Dermatitis.

Pathogenese

Ätiologie nicht genau bekannt. Eine Rolle spielen:
- erbliche Belastung
- Neigung zu allergischen Reaktionen vom Typ I (Soforttyp) mit erhöhten IgE-Antikörpern im Serum
- Unterfunktion der Talg- und Schweißdrüsen
- äußere Einflüsse: z.B. Kontakt mit Allergenen (z.B. Pollen, Tierhaare, Hausstaubmilben, Nahrungsmittel), Streß, Klimafaktoren.

Klinik

- **typische Symptome** bei allen Altersgruppen: starker Juckreiz und trockene Haut
- **Verschlimmerung** oft durch psychische Belastungen, kalte Witterung, überheizte Innenräume oder durch bestimmte Waschmittel und Kleidermaterialien, v.a. Wolle
- **Entwicklungsstörungen:** Trübungen der Augenlinse, Hornhautverformungen und Hodenhochstand
- **Säuglinge** und **Kleinkinder:** Haut gerötet, stark juckende Bläschen und Knötchen. Beginn an Wangen und Stirn, später auch behaarter Kopf („Milchschorf")
  Durch Kratzen nässen die Hautveränderungen, später Krustenbildung. Hohe Neigung zu bakteriellen Superinfektionen. Es gibt Hinweise, daß Stillen als Prophylaxe für familiär belastete Säuglinge das Ausbrechen der Krankheit möglicherweise verhindern oder wenigstens hinauszögern kann.
- **Kinder:** trockene, spröde Haut mit entzündlichen Rötungen und Knötchen. Durch Kratzen entstehen kleine Hautverletzungen und Verkrustungen, später Vergröberung der Hautfelderung und kleine Hauteinrisse. Betroffen sind v.a. die großen Gelenkbeugen (Kniekehlen, Ellbogen, Handgelenke), Nacken, Gesicht, Augenlider, Fußrücken und Hände

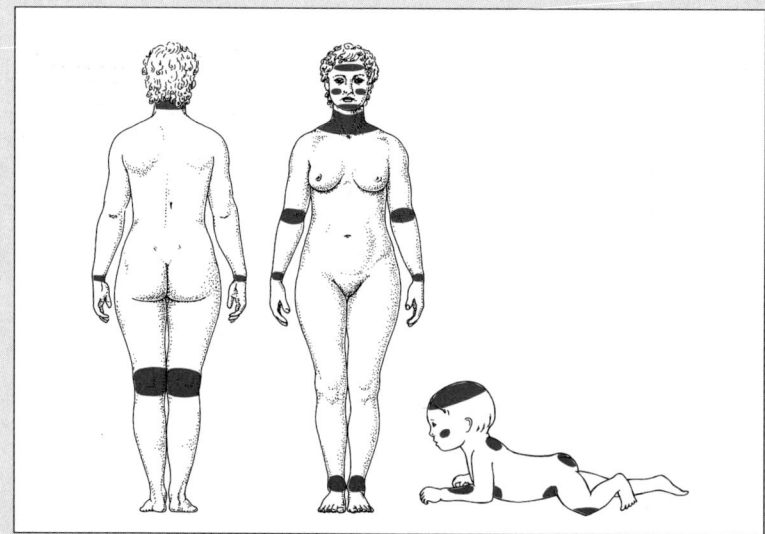

Abb. 2.7:
Prädilektionsstellen bei Neurodermitis

- **Jugendliche** und **Erwachsene:** trockene, entzündlich gerötete Haut, Knötchen, Vergröberung der Hautfelderung. Zusätzlich meist symmetrischer Befall von Gesicht, Hals, Brust und Schultergürtel sowie Handrücken
- **weitere Erkrankungen:** überdurchschnittlich häufig aus dem atopischen Formenkreis, wie z.B. allergische Rhinitis und/oder Asthma bronchiale sowie andere Hauterkrankungen, z.B. Ichthyosis oder Pigmentstörungen.

Medizinische Diagnostik

- **Anamnese:** atopische Erkrankungen, Verschlimmerung in den Wintermonaten, psychischer Streß, familiäre Belastung
- **körperliche Untersuchung:** Prädilektionsstellen, weißer Dermographismus
- **Allergietests:** Hauttests, z.B. Pricktest, Intrakutantest (an gesunden Flächen)
- **Laboruntersuchungen:** z.B. Diff.-BB, IgE, präzipitierende Antikörper im Serum, evtl. weitere immunologische Untersuchungen.

Differentialdiagnose

- Kontaktekzem
- seborrhoische Dermatitis
- Psoriasis
- Pilzerkrankungen
- Krätze
- bei Säuglingen zusätzlich: Stoffwechselerkrankungen, die mit Ekzemen einhergehen, z.B. Phenylketonurie.

Medizinische Therapie

- **im akuten Schub:**
  - *Glukokortikoidsalben oder -cremes:* z.B. Prednicarbat (Dermatop®). *NW:* (bei längerer Anwendung) lokale Reizungen, Hautatrophie, Steroidakne

  - *Antihistaminika:* gegen Juckreiz orale Gabe von z.B. Dimetinden (Fenistil®), blockieren die Histaminrezeptoren. *NW:* Sedierung, Mundtrockenheit, Obstipation, allergische Reaktionen
- **im Intervall:** Teerbäder, harnstoffhaltige Salben, z.B. Basodexan®, nicht auf offene Stellen auftragen. *NW:* Hautreizungen
- **bei bakterieller Superinfektion:** antibiotikahaltige Salben, z.B. Fusidinsäure (Fucidine®)
- **allgemeine Maßnahmen:** Hautaustrocknung vermeiden. Ölbäder, z.B. Balneum Hermal®; rückfettende Hautreinigungsmittel
- **Allergenkarenz:** z.B. Kontakt mit Haustieren vermeiden; Diät bei Nahrungsmittelallergie
- **UV-Lichttherapie:** bei Erwachsenen
- **Psychotherapie.**

Komplikationen

- Superinfektion mit Staphylokokken (Impetigenisierung)
- Superinfektion mit Herpes-simplex-Virus (Ekzema herpeticatum)
- Auftreten von Dellwarzen (Molluscum contagiosum).

> **!** Ekzema herpeticatum kann bei Säuglingen und Kleinkindern zu einer generalisierten, manchmal lebensbedrohlichen Herpesinfektion mit Fieber und schlechtem Allgemeinzustand führen.

Prognose

Mit zunehmendem Alter oft Besserung der Symptome, v.a. nach der Pubertät. Die Haut bleibt jedoch meist trocken und empfindlich. Über 1/3 der Patienten entwickelt später eine andere Erkrankung des atopischen Formenkreises, am häufigsten eine allergische Rhinitis und/oder Asthma bronchiale.

Neurodermitis

Diagnostik

Anamnese

Neben der medizinischen Anamnese in einem ausführlichen Gespräch fragen nach:
- *Auslösefaktoren:* Nahrungsmittel, Wollkleidung, kalte Jahreszeit, Streß? Zeitlicher Zusammenhang mit Impfungen? Häufig Irritation des Immunsystems durch Impfungen. Viele Impfstoffe sind auf Basis von Hühnereiweiß hergestellt.
- *Medikamente:* bisherige Behandlung und Medikamente
- *Verdauung:* Stuhlanomalien, Obstipation, Meteorismus usw. Diese Aussagen liefern Hinweise auf Magen-Darm-Störungen bzw. auf gestörte Stoffwechselvorgänge im weitesten Sinne bzw. Fehlfunktionen des darmassoziierten Immunsystems
- *Lebensgefühl:* „sich in seiner Haut nicht wohl fühlen; nicht aus seiner Haut können", Wechselwirkung zwischen Haut und Psyche. Bedeutung der Haut als Kontaktorgan: zärtliche Berührung, Schmerz usw. Thema Autoaggressionen: Blutigkratzen. Häufig sind die Patienten mutlos und deprimiert wegen der scheinbar hoffnungslosen Situation.
- *Folgen:* Oft ist ein Ambivalenzverhalten bei Neurodermitikern im Verhältnis zu ihrer Umwelt zu beobachten: Suche nach Annäherung, Beziehung und zugleich Rückzug und Abwehr. Häufig Überbehütung durch die Mutter. Hauterkrankungen, die zu einer „Entstellung" führen, belasten zwischenmenschliche Beziehungen.

Visuelle Diagnose

Charakteristische Merkmale bei Neurodermitis sind:
- Veränderungen im Gesicht, z. B. die typischen Atopiefalten im Bereich der Unterlider, das Fehlen der lateralen Augenbrauen und trockene Lippen
- vermehrte und vertiefte Furchungen der Haut, v. a. an der Hand
- verminderte Schweißbildung und gesteigerte Reaktion der Haaraufrichter bei Berührung, Kälte oder emotionalen Reizen
- Neigung zu trockener und reizempfindlicher Haut
- Neigung zu Kopfschuppen und Schuppungen im Gesicht sowie an den oberen Extremitäten
- Neigung zu Ekzemen an Brustwarzen und Händen sowie zu Hautinfektionen.

Irisdiagnose

Der Zustand des Ziliarrandes (äußerer Irisrand) liefert Hinweise auf die Hautfunktion. Bei normaler Hautfunktion ist er unauffällig, bei gestörter Funktion zeigt sich hingegen eine deutliche Abdunklung. Zu einer allergischen Verlaufsform neigt besonders die lymphatische Diathese (blaue Iris mit Radiären, die an feuchtes Haar erinnern). Eine Aufhellung der Radiären deutet auf eine Übersäuerung hin. Zu beachten sind weiterhin Reiz- oder Schwächezeichen im Bereich innerer Organe, z. B. Leber.

Alarmpunkte und Zustimmungspunkte

Druckschmerzhaftigkeit der Punkte deutet auf Störungen des jeweiligen Organs und seines Meridians hin. Bei Neurodermitis sind oft folgende Alarm- und Zustimmungspunkte empfindlich:

Le 14 – Alarmpunkt Leber
Lu 1 – Alarmpunkt Lunge
B 25 – Zustimmungspunkt Dickdarm-Meridian
B 27 – Zustimmungspunkt Dünndarm-Meridian.

Störfelddiagnose

Grundsätzlich sollte bei der Untersuchung abgeklärt werden, ob potentielle Störfelder vorliegen: Zahnstatus, Tonsillen, Nasennebenhöhlen und Zahnherde.

Auslaß- und Provokationsdiät

Bei allergisch disponierten Patienten empfiehlt sich der (weitgehende) Verzicht auf folgende Nahrungsmittel:

- Milch und Milchprodukte
- Eier, besonders Eiklar
- Zitrusfrüchte, Kiwis
- Meeresfrüchte und Fisch
- Getreide (Weizen) und Nüsse.

Zur Identifizierung unverträglicher Nahrungsmittel werden zwei Vorgehensweisen genannt: Die Auslaßdiät testet mit einer Beschränkung auf wenige, ausgesuchte Nahrungsmittel die Verträglichkeit. Schrittweise werden dann nach und nach weitere Nahrungsmittel gegessen. In dieser Zeit soll der Patient jede (Haut-)Reaktion genau beobachten; bei einer Verschlimmerung wird das Nahrungsmittel weggelassen. **Cave:** Mit dieser Diät haben bereits viele Patienten (mehrmals) Erfahrungen gesammelt. Wegen der langwierigen und strengen Durchführung braucht es in der Regel mehrere Anläufe.

Bei der Provokationsdiät werden verdächtige Nahrungsmittel verabreicht und die Wirkung beobachtet.

Therapeutische Strategie

Die Behandlung der Neurodermitis ist nicht einfach. Die Schwere der Erkrankung verlangt eine Kombinationsbehandlung, um den unklaren bzw. multifaktoriellen Ursachen gerecht zu werden. Bewährt hat sich die Behandlung mit diätetischen und mikrobiologischen Maßnahmen, Phytotherapie, Homöopathie, Eigenbluttherapie, Akupunktur, ausleitenden Verfahren und Psychotherapie.

Aus naturheilkundlicher Sicht wird die Haut nicht isoliert behandelt, sondern der gesamte Organismus miteinbezogen. Die Erfahrung zeigt, daß häufig das Verdauungssystem behandelt werden muß, damit Verbesserungen eintreten. Allgemein gilt bei der Therapie: Je akuter das Ekzem, desto sanfter die Therapie.

Zur Basistherapie zählt eine Ernährungsumstellung, da in vielen Fällen ein enger Zusammenhang zwischen den Hauterscheinungen und Nahrungsmittelallergien bzw. -unverträglichkeiten besteht. *Hinweis:* individuelle Diätempfehlungen, denn es gibt keine „Neurodermitis-Diät"! Zweiter Pfeiler der Basistherapie ist die lokale Behandlung der Haut bzw. eine gründliche Hautpflege. Die Erfahrung zeigt, daß sich jeder Patient bei der Vielzahl von angebotenen Externa seine individuelle Pflege zusammenstellen muß. Lokale Neurodermitisbehandlung ist immer Individualtherapie. Zu einer naturheilkundlichen Behandlung gehört weiterhin die Ausleitung der freigesetzten Stoffe und Toxine, sonst kann es zu einer Verschlechterung der Symptomatik kommen, da eine enge Beziehung zwischen Ekzemen und Stoffwechselstörungen besteht.

Es muß jedoch berücksichtigt werden, daß bei Neurodermitis häufig psychische Ursachen eine große Rolle spielen. Oft unterhalten die Negativreaktionen einen Teufelskreis, aus dem Neurodermitiker und ihre engsten Bezugspersonen nur schwer herauskommen: jukkendes Ekzem – Vorwürfe – Frustration – erneutes Kratzen – Entzündung – verstärkter Juckreiz. Manchmal ist nicht mehr zu erkennen, was Auslöser und Folge ist: Psyche oder Hautbeschwerden. Tatsache ist, daß die Chronizität der Erkrankung und besonders der quälende Juckreiz eine sehr starke psychische Belastung darstellen. Eine längerfristige Behandlung zielt daher auf eine psychologische Unterstützung der Patienten und der engen Bezugspersonen im Hinblick auf die Krankheitsbewältigung und die Lösung bzw. Aufdeckung von (unbewußten) Konflikten, die die Hauterscheinungen negativ beeinflussen. Als weitergehende Verfahren kommen in Frage: Entspannungsverfahren und Entwicklung von Coping-Strategien.

Tips zur Lebensführung

- Hautreinigung mit alkalifreien Syndets, z.B. pH5 Eucerin®
- keine Vollbäder, sie trocknen die Haut aus; besser kurz und lauwarm duschen
- Sonne, vorsichtig dosieren; zuviel Sonne schwächt das Immunsystem
- Urlaub an der See oder im Hochgebirge
- keine Weichspüler verwenden, wegen hautreizender Stoffe
- Kleidung aus Naturfasern tragen; Wolle nicht direkt auf der Haut tragen
- mindestens 2 l tgl. trinken, zur Ausleitung von Toxinen
- Entspannungsverfahren, z.B. Yoga, Qi Gong, Tai Chi
- Neurodermitis-Tagebuch: Patient führt Buch über alle Faktoren, Lebensgewohnheiten usw., die den Hautbefund verbessert haben. Auswertung gemeinsam mit dem Therapeuten

---

Spezielle Therapie

■ Ernährung, Diätetik, Orthomolekulare Medizin

In vielen Fällen besteht ein Zusammenhang zwischen Neurodermitis und Nahrungsmittelallergien bzw. -unverträglichkeiten. Eine Ernährungsumstellung ist daher zentraler Aspekt der Behandlung ebenso wie die Ausschaltung verdächtiger Noxen. Als Therapiebeginn empfiehlt sich zur Umstimmung zunächst für einige Tage Heilfasten (mit Gemüsebrühe) oder Rohkost. Da Neurodermitis-Patienten selten übergewichtig sind, ist in vielen Fällen die milde Ableitungsdiät oder Kartoffeldiät zu bevorzugen, weil schonender. Bei Kindern sollte kein Heilfasten durchgeführt werden, der Schwerpunkt liegt hier auf dem Vermeiden bestimmter Nahrungsmittel.

Cave: Strenge Diäten können zu Mangelerscheinungen führen und bei mangelnder Einsicht des Kindes das Verhältnis zu den Eltern stören.

Ernährungsumstellung

Viele Patienten ernähren sich einseitig bzw. bevorzugen Nahrungsmittel, die zu einer latenten Azidose des Körpers führen, was den Krankheitsverlauf bei Neurodermitis negativ beeinflußt. Zucker, Schweinefleisch und daraus hergestellte Wurst sollten völlig weggelassen werden. Empfohlen wird eine basenüberschüssige, vorwiegend vegetarische Vollwertkost. Die Ernährung sollte einfach und naturbelassen sein; Fertigprodukte und Konserven sollten nicht verwendet werden, wegen verborgener Zusatzstoffe, z.B. sehr häufig Milcheiweiß, und wegen des hohen Anteils an Konservierungsstoffen. Zur Beeinflussung des Säure-Basen-Haushalts kann unterstützend ein Basen- und Mineralstoffmittel, z.B. Neukönigsförder Mineraltabletten®, 3 × tgl. 1–2

2

Tbl., verordnet werden, zur kurmäßigen Anwendung.

Als Nahrungsergänzung kommen in Frage:
- Calcedon® Brausetabletten oder Frubiase® Calcium Trinkampullen, bedarfsweise bei akutem Juckreiz
- Nachtkerzenöl: Diskutiert wird bei Neurodermitikern ein Enzymmangel, der die Umwandlung von Linolsäure in Gammalinolensäure hemmt. Eine Verwertungsstörung dieser ungesättigten Fettsäuren führt zu einer rauhen, empfindlichen Haut. Es dauert einige Wo. bis sich Symptome bessern, daher ist in der Akutphase kein positiver Effekt zu erwarten. Die Therapie ist kostenintensiv und nicht alle Patienten profitieren davon. Nachtkerzenöl: z. B. Gammacur, 2 × tgl. 2–6 Kps.

Darmsanierung

Bei Neurodermitis-Patienten ist oft eine Störung der Darmflora bzw. ein Pilzbefall zu beobachten. Bei entsprechendem Verdacht sollte eine mikrobiologische Stuhluntersuchung durchgeführt werden. Ist die Stuhlprobe positiv, dann folgende Vorgehensweise:
- ggf. antimykotische Therapie, in schweren Fällen
- Anti-Pilz-Diät (kohlenhydratarm, zuckerfrei), mind. 3 Wo.
- Stoffwechselprodukte oder Bestandteile von Bakterien, z. B. Synerga®, einschleichend dosieren, 10 Tr., anschließend 1 × tgl. 1 TL steigern bis auf 3 × tgl. 1 TL
- Acidophilus Bakterien, z. B. Acidophilus-Jura®, 3 × tgl. 1 TL

Eine mikrobiologische Therapie ist nur sinnvoll bei entsprechender Änderung der Ernährung.

▪ Lokale Behandlung

Es werden eine Vielzahl von Externa angeboten. Meist haben die Patienten mit mehr oder weniger Erfolg schon diverse Salben oder Cremes ausprobiert. (beachte: Glukokortikoidpräparate). Die Behandlung ist abhängig vom aktuellen Hautzustand. Allgemein gilt: bei trockener Haut Fettsalben (W/Ö); bei entzündlicher Haut wasserhaltige Emulsionen (Ö/W) verwenden. Merke: „feucht auf feucht" und „trocken auf trocken".

Akutes, entzündliches Stadium

In diesem Stadium wirken kühlende Umschläge mit Zusätzen antiphlogistisch und juckreizstillend. Gleichzeitig lösen sie Auflagerungen wie Krusten und Sekrete ab. Die durchtränkten Kompressen müssen oft gewechselt werden, um den kühlenden Effekt zu erhalten. Locker auflegen und solange anwenden, wie als angenehm empfunden.
- *Stiefmütterchen* (Viola tricolor): 2 TL mit 1/2 l Wasser überbrühen, abkühlen lassen
- *Heilerde:* 2 l kaltes Wasser mit einer Handvoll Lehm verrühren
- *Eichenrinde* (Cortex Quercus): adstringierend, entzündungshemmend; bei nässenden Ekzemen, 1 EL mit 1/2 l Wasser kochen lassen, abseihen und Flüssigkeit unverdünnt anwenden
- *Haferstroh:* bei Juckreiz, entzündlichen Hauterscheinungen
- *Fertigpräparate:* z. B. Brandessenz Wala® 1 EL auf 1/4 l Wasser, zur Reinigung und für Umschläge.

Chronisches, nicht-entzündliches Stadium

Die Erfahrung zeigt, daß die Patienten eine Reihe von Präparaten ausprobieren müssen, bis sie eine ihrem Hauttyp am besten verträgliche Creme oder Salbe gefunden haben. Mit der Zeit läßt jedoch die anfänglich gute Wirksamkeit häufig nach oder es kommt sogar zu allergischen Reaktionen.

Fertigpräparate

Salben: z. B. Halicar®, Dercut®spray
Ölbäder: z. B. Balneum Hermal®, Ölbad Töpfer®, Voll- oder Teilbad 1–2 × pro Wo.
Weizenkleie: z. B. Kleiebad Töpfer®, nach Bedarf.

Wenn Salben oder Cremes wenig helfen, dann Versuch mit Eigenurin. Einreibungen wirken wegen des Harnstoffgehalts juckreizlindernd und werden in der Regel von den Patienten überraschend gut akzeptiert. 2 × tgl. einreiben; wenn Geruch störend, nach etwa 1 Std. abwaschen.

▪ Phytotherapie

Bei der Behandlung der Neurodermitis gibt es eine Reihe von Heilpflanzen, die gut einsetzbar sind. Da die Haut als Ausleitungsorgan bei Neurodermitis überfordert ist, erfolgt eine verstärkte Ausleitung über Darm, Leber und Niere. Zum Einsatz kommen bevorzugt Pflanzen mit stoffwechselanregenden, vegetativ beruhigenden Eigenschaften sowie Pflanzen mit Bezug zur Haut. Um eine Gewöhnung des Organismus zu vermeiden, ist ein Wechsel der Mittel bzw. das Einlegen von Pausen sinnvoll (4 bis maximal 6 Wo.). Auch im Bereich der lokalen Neurodermitis-Behandlung (s. o.) spielen Pflanzen eine wichtige Rolle.

Heilpflanzen

Bittersüß (Solanum dulcamara): juckreizstillend, antiallergisch, antiphlogistisch, unterstützt Heilungsverlauf der Haut, stoffwechselumstimmend
Stiefmütterchen (Viola tricolor): antiphlogistische Wirkung, Umstimmungsmittel
Walnuß (Juglans regia): adstringierend, juckreizstillend

Sarsaparilla (Smilax utilis): umstimmende Wirkung, stoffwechselanregend
Queckenwurzel (Rhizoma graminis): stoffwechselanregend, diuretisch
Löwenzahn (Taraxacum officinale): „blutreinigend"
Brennessel (Urtica urens, Urtica dioica): „blutreinigend"
Johanniskraut (Hypericum perforatum): vegetativ beruhigend und stabilisierend.

Stoffwechseltee		
Rp.	Herb. Violae tricolor.	30,0
	Stip. Dulcamarae	20,0
	Rad. Taraxaci c. Herb.	30,0
	Herb. Urticae	20,0

M. f. spec. D. S. 1 TL auf 1 Tasse Wasser, 15 Min. ziehen lassen, 3–4 Tassen über den Tag verteilt trinken

Fertigpräparate

Bittersüß: z. B. Cefabene®, 3 × tgl. 1 Tbl.
Kombinationen: z. B. Allergosan®, 3 × tgl. 1 Tbl.
Johanniskraut: z. B. Hyperforat®, 3 × tgl. 2 Drg.
Anregung der Nierenstoffwechsels: z. B. Solidagoren® N, 3 × tgl. 20 Tr.
Anregung der Leberstoffwechsels: Legalon®, 2 × tgl. 1 ML
Leberstörung mit Pankreopathien: z. B. LPK Wecoton® Leber Pankreas, 3 × tgl. 2 Kps.

▪ Homöopathie

Da es sich bei der Neurodermitis um eine chronische Erkrankung mit erblicher Belastung handelt, ist eine so tiefgreifende Behandlung wie die Homöopathie zu empfehlen, mit dem Ziel einer energetischen Umstimmung des Organismus. Im Vordergrund steht die konstitutionelle Behandlung.

2

Akutmittel

– *Cardiospermum D3:* bewährte Indikation bei entzündlichen und allergischen Hauterkrankungen; Juckreiz; Verwendung auch als Externum, z. B. Halicar® Salbe
– *Mezereum D3:* nässendes Ekzem, unerträglicher Juckreiz; Bildung von Bläschen und Krusten, Eiterungen; Kältegefühl in den betroffenen Gebieten, aber Bettwärme <
– *Sulfur D6 – D12:* Stoffwechsel- und Reaktionsmittel, starke Hautbeziehung, chronische Ekzeme, infektanfällig; Waschen <; cave: Sulfur nie in Hochpotenzen geben wegen Gefahr der starken Erstverschlimmerung!
– *Viola tricolor D4:* Ekzeme im Gesicht und an den Ohren, Milchschorf; Pusteln mit Krustenbildung; „Schleimhautdrainagemittel", Verwendung auch für Umschläge und Tee
– *Petroleum D6:* trockene, rissige Haut; Rhagaden an Mundwinkeln, Brustwarzen, Nase und Ohren; schmerzhafte Ekzeme am Kopf, kalte Jahreszeit <.

Konstitutionsmittel

Übersicht über häufig eingesetzte Mittel bei Neurodermitis:
– *Calcium carbonicum:* Milchschorf, Borken, nässende Ekzeme, infektanfällig, Asthma, Drüsenschwellungen, chronischer Schnupfen, Polypen, Kinder mit großem Kopf und dickem Bauch, blasses Gesicht, partielle Schweiße, Verlangen nach Eiern und Süßigkeiten, Milchunverträglichkeit, schlaffe Patienten, übergewichtig, unkonzentriert, rasch müde
– *Psorinum:* unerträgliches Jucken, kratzt sich blutig; borkige Ausschläge, übelriechende Absonderungen, schmutzig-bräunliches Aussehen der Haut; großer Appetit, muß in der Nacht essen; sehr kälteempfindlich, inneres Frieren, schwächliche, gehemmte Patienten, sieht alles schwarz

– *Graphites:* trockene, rissige, Haut, aber auch nässendes Ekzem; gelbliche, klebrige (honigartig) Sekrete, v. a. am Kopf, hinter den Ohren und an den Gelenkbeugen; starker Juckreiz; Lidekzeme, Mundwinkelrhagaden, frieren leicht, oft übergewichtig, gedunsen, mentale Trägheit, vergeßlich, phlegmatisch, verlangsamt, furchtsam, weint bei Musik
– *Arsenicum album:* brennende, juckende Hautausschläge, mitternachts und in Ruhe <; eher trockene Ekzeme, rauh, schuppend, aber auch nässend; Asthma, unruhige, getriebene, erschöpfte Patienten, sehr ordentlich, pedantisch, überempfindlich, mißtrauisch.

Komplexmittel

Alternativ oder ergänzend steht eine Reihe gut wirksamer homöopathischer Komplexmittel zur Verfügung:
- trockenes Ekzem: z. B. Graphites Pentarkan®, 3 × tgl. 1 Tbl.
- nässendes Ekzem: z. B. Scabiosa-N-Komplex-Hanosan®, 3 × tgl. 10 Tr.
- starker Juckreiz, Juckkrisen: z. B. Cistus canadensis Oligoplex®, 3 × tgl. 15 Tr.
- Allergien; Anregung des Stoffwechsels: z. B. Gerner Mixtura Antiallergica, 3 × 1 TL; Cefasulfon®, 3 × tgl. 20 Tr.
- Lymphatismus: z. B. Alymphon®, 3 × tgl. 1 TL
- zur vegetativen Stabilisierung: z. B. dystologes®, 3 × tgl. 10 Tr.
- Injektionen: z. B. Lophakomp®-Graphites, 2 × pro Wo. 1 Amp. s. c., i. m.

▮ Eigenbluttherapie

Die Eigenblutbehandlung wird als Reiztherapie mit dem Ziel eingesetzt, eine tiefgreifende Umstimmung des Organismus zu erreichen bzw. um die Reaktionslage zu verändern. Unter der Therapie kommt es zu einem pro-

teolytischen und antiphlogistischen Effekt sowie zu einer Anregung der körpereigenen Abwehrkräfte. Bei der Behandlung gilt: Je akuter
der Zustand, desto öfter, je chronischer der
Zustand, desto größere Abstände sollten zwischen den Injektionen bzw. der oralen Einnahme liegen. **Cave:** Eigenblutbehandlung
nicht im akuten Schub.

Eigenblutinjektionen

Durchführung: 0,2 ml Eigenblut mit homöopathischer Injektionslösung z. B. 1 Amp. Acidum formicicum D6 DHU oder Injectio der-
matica Fides® S, mischen und i. m. injizieren.
Bei chronischen Ekzemen wird etwa jede Wo.
eine Injektion in ansteigender Dosierung:
0,5 ml – 1,0 ml – 1,5 ml – 2 ml – 2,5 ml – 3 ml
und 1 Amp. Injektionslösung durchgeführt.
Bei starker Reaktion Dosis reduzieren und
Abklingen der Symptome abwarten. Im Anschluß an diese Behandlungsserie kann bei
Bedarf etwa alle 4–6 Wo. eine Wiederholungsinjektion durchgeführt werden.

Eigenblutnosode

Potenziertes Eigenblut ist eine sanfte Methode, die sich besonders bei Kindern gut
bewährt. Aber auch bei Patienten, die sehr
sensibel sind oder eine Abneigung gegen
Spritzen haben, stellt sie eine wirksame Alternative zur Eigenblutinjektion dar.

Behandlungsschema bei Kindern (nach *H. Krebs*):
C7 Potenz 1 × pro Wo. 5 Tr., insgesamt 6 mal
C9 Potenz 1 × pro Wo. 5 Tr., insgesamt 6 mal
C10 Potenz 1 × pro Wo. 5 Tr., insgesamt 6 mal
C12 Potenz 1 × pro Wo. 5 Tr., insgesamt 6 mal
oder länger.

◼ Akupunktur

Nach Auffasung der TCM liegt bei Neurodermitis eine Störung im Funktionskreis
Lunge-Dickdarm vor. In der Akupunktur
sind bewährte „Stoffwechselpunkte" und abwehrstärkende Punkte bekannt, die bei der
Neurodermitis als adjuvante Therapie eingesetzt werden können.

Körperakupunktur

B 40	allergische Hauterkrankungen, stoffwechselan-regend
Di 11	Tonisierungspunkt, Stärkung der Abwehrener-gie, immunmodulierend
Di 4	Quellpunkt, immunmodulierend, Ekzeme im Bereich Kopf und Gesicht
Lu 7	Luo-Punkt, Einschaltpunkt für Konzeptions-gefäß
MP 6	Hauterkrankungen, Allergien, Kreuzungspunkt der 3 Yin-Meridiane am Fuß
MP 10	allergische Diathese, Pruritus, stoffwechselan-regend
LG 14	immunstimulierende Wirkung, Ekzeme, psy-chisch ausgleichend

Ohrakupunktur

30 – Parotispunkt, 78 – Allergiepunkt, 13 –
Nebenniere, 22 – Endokrinum, 55 – Shen
Men, 71 – Urtikaria-Zone, 95 – Niere, 91 –
Kolon, 97 – Leber, Antiaggressionspunkt.

Durchführung: Die Behandlung erfolgt zunächst 2 × pro Wo., insgesamt mindestens 10
Behandlungen. In der Regel sind Wiederholungssitzungen erforderlich. Körper und Ohrakupunktur lassen sich gut kombinieren.

Hinweis: Tritt bei Nadelentfernung eine Blutung auf, so kann man diese im Sinne eines
Mikroaderlasses bluten lassen; dies gilt insbesondere für den Akupunkturpunkt B 40. (vgl.
Abb. 2.8)

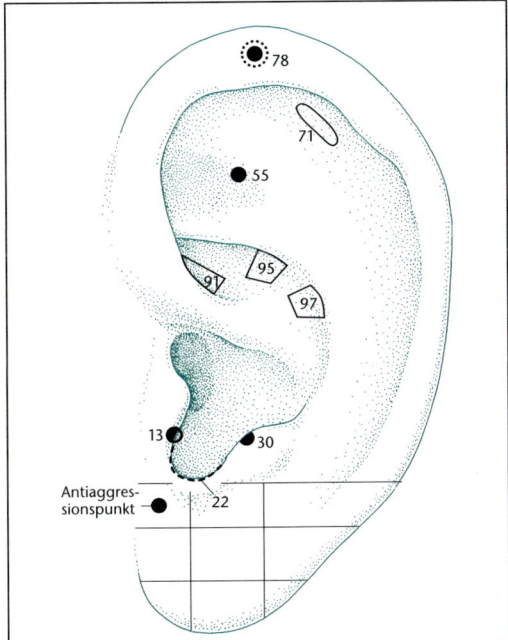

Abb. 2.8: Ohrakupunktur bei Neurodermitis

Fälle aus der Praxis

Fallbeispiel I

Eine 32jährige Frau, 2 Kinder, halbtags berufstätig, Ekzeme im Gesicht und an den Händen. Rezidivierende Atemwegsinfektionen. Streß verschlechtert die Symptomatik. Stuhlbefund: Candidabefall.

Therapie

- Ernährung, Diätetik, Anti-Pilz-Diät für 3 Wo., anschließend Aufbau der Darmflora mit Acidophilus-Jura®, 3 × tgl. 1 TL und Colibiogen®, morgens 1 TL nüchtern, einschleichend dosieren mit 10 Tr.
- Phytotherapie: zur Umstimmung Allergosan®, 3 × tgl. 1 Tbl., stoffwechselanregend

- Homöopathie: zur Unterstützung des Vegetativums dysto-loges® 3 × tgl. 10 Tr.
- Eigenblutbehandlungen: Injektionen (Schema s. o.)
- lokale Behandlung: Dercut® spag. Salbe, bei Bedarf.

Epikrise

Unter der Behandlung kam es zu einer raschen Besserung. Wahrscheinlich trug vor allem die Stärkung des Vegetativums entscheidenden Anteil daran. Das Ekzem war nach 4 Wo. verschwunden.

Fallbeispiel II

Ein 4jähriger Junge leidet an Neurodermitis. Zur Zeit ist die Haut trocken, rissig und spröde. Extremitäten mit Gelenkbeugen befallen. 2 Jahre Behandlung bei verschiedenen Haus- und Kinderärzten ohne Besserung der Beschwerdesymptomatik. Ständiger Juckreiz belastet das Kind und die gesamte Familie. Anamnese: Milchschorf im 1. Lebensjahr, Familienanamnese positiv, Nahrungsmittelallergie gegen Milch- und Milchprodukte, Nüsse. Lymphatische Diathese: Mundatmung, hellhaarig usw.

Therapie

- Ernährung, Diätetik: Beibehaltung der bisherigen Diät (keine Milch und Milchprodukte); Darmsanierung mit Acidobif®, 3 × tgl. 1 TL und Synerga®, 1/2 TL morgens nüchtern
- lokale Behandlung: Kleiebad Töpfer®, nach Bedarf
- Eigenbluttherapie: Eigenblutnosode (Schema s. o.)
- Homöopathie: Gerner Mixtura Antiallergica, 3 × 1 TL, wegen allergischer Belastung und Bellis Oligoplex®, 3 × tgl. 1 Tbl. bei trockenem Ekzem; später Wechsel, weil nässendes Ekzem, auf Scabiosa-N-Komplex-

Hanosan®, 3 × tgl. 10 Tr. und wegen starkem Juckreiz, Cistus canadensis Oligoplex®, 3 × tgl. 15 Tr.

Epikrise

Die Behandlung gestaltete sich als äußerst schwierig. Zunächst kam es zu einer leichten Hautverbesserung. Nach 3 Wo. Verschlechterung des Hautzustandes mit heftigen Juckkrisen. Homöopathische und phytotherapeutische Behandlung zeigten in dieser Zeit keine positive Wirkung. Die Beschwerden waren so stark, daß die Gabe von Glukokortikoiden erforderlich war. Äußerlich Umschläge mit Eichenrinde. Wechsel des homöopathischen Mittels. Die naturheilkundliche Behandlung lief in dieser Zeit weiter. Die Eigenblutnosode wurde über viele Mon. eingenommen. Trotz einiger Rückschläge hat sich der Hautzustand des Kindes nach 1 Jahr deutlich gebessert. Pause der Behandlung. Nach 10 Mon. wieder in der Praxis vorstellig, vereinzelte Ekzemstellen, erneute Behandlung.

Eigene Notizen

2

3 Erkrankungen des Bewegungsapparates

3.1 Wirbelsäulensyndrome

3.1.1 Zervikalsyndrom

Degenerative und/oder funktionelle Veränderungen der Halswirbelsäule. Syn.: Halswirbelsäulensyndrom, HWS-Syndrom.

> **Einteilung**
>
> - **radikuläre Syndrome:** auf das Versorgungsgebiet eines Spinalnerven beschränkt, segmental begrenzt. Ursachen: mechanische Reizung einer Spinalnervenwurzel, z.B. bei Bandscheibenerkrankungen, bei degenerativen Veränderungen der Wirbel mit Einengung der Zwischenwirbellöcher, bei reversiblen Blockierungen der kleinen Wirbelgelenke, chronischer Polyarthritis, Tumoren und Metastasen
> - **pseudoradikuläre Syndrome:** Spinalnerven nicht betroffen, daher keine segmentale Begrenzung der Symptome. Ursachen: degenerative Veränderungen der Grund- und Deckplatten der Wirbelkörper, Fehlhaltungen und muskuläre Verspannungen der Hals- und Nackenmuskulatur, Schleudertrauma.

Klinik

- **akutes lokales Zervikalsyndrom:** Bewegungseinschränkung der HWS, Verspannungen der Muskulatur von Nacken und Schultern, oft auch umschriebene Verhärtungen (Myogelosen)
- **oberes Zervikalsyndrom:** meist nicht radikulär bedingt; Kopfschmerzen, oft „helmförmig" vom Hinterkopf beginnend über Scheitel und Schläfen; Schwindel, v.a. beim Zurückbeugen und Drehen des Kopfes

- **unteres Zervikalsyndrom:** häufig radikulär bedingt, bzw. mit pseudoradikulärer Symptomatik; z.B. Schmerzen im Bereich von Nacken und Schultern, oft ausstrahlend in den Arm bis zu den Fingerspitzen sowie Mißempfindungen wie Taubheitsgefühl und Kribbeln, v.a. in den Fingern.

Medizinische Diagnostik

- **Anamnese:** plötzlicher oder allmählicher Beginn, Unfall, Infektion, Beschwerden bei bestimmten Bewegungen, Schmerzlokalisation, Schmerzcharakter, Parästhesien, psychische Belastungen, soziales Umfeld, Beruf
- **körperliche Untersuchung:** Kopfhaltung, Schulterstand, Bewegungseinschränkung, Muskelverhärtungen, Schmerzpunkte, Muskeleigenreflexe, sensible und/oder motorische Ausfälle, (betroffene Dermatome), Feinmotorik, grobe Kraft in den oberen Extremitäten
- evtl. fachärztlich-orthopädisch/neurologisches **Konsil**
- **apparative Untersuchungen:** Fragestellung nach degenerativen Veränderungen, Fraktur, Tumor
  - *Röntgenaufnahmen der HWS* in 2 Ebenen und Schrägaufnahmen
  - *CT* und/oder *MRT.*

Differentialdiagnose

- funktionelle Störungen
- ausstrahlende Schmerzsyndrome anderer Gelenke, z.B. der Schulter bei Periarthritis humeroscapularis oder des Ellbogens bei Epicondylitis („Tennisellenbogen", „Golferarm")
- rheumatoide Arthritis
- ausstrahlende Nervenkompressionssyndrome, z.B. Karpaltunnelsyndrom
- Kopfschmerz-Syndrome, z.B. Migräne
- Insuffizienz der A. vertebralis mit Schwindel als Folge

- HWS-Verletzungen, z.B. Bänderriß, Wirbelfrakturen und -luxationen
- Fibromyalgiesyndrom
- M. Bechterew
- Fehlstellungen des Halteapparates, die sich durch eine reaktive Gegenreaktion auf die HWS auswirken, z.B. Beckenschiefstand bei Beinlängendifferenz
- Tumoren
- angeborene Anomalien der HWS.

Medizinische Therapie

- **medikamentös:**
  - *NSAR:* z.B. Diclofenac (z.B. Voltaren®); analgetische und antiphlogistische Wirkung. *NW:* gastrische Beschwerden, Magenulzera, Bronchospasmen, pseudoallergische Reaktionen, Schädigung der Nierenfunktion. **Cave:** Daueranwendung
  - *Muskelrelaxantien:* z.B. Tetrazepam (z.B. Musaril®). **Cave:** es handelt sich um ein Benzodiazepin. *NW:* Abhängigkeit, Sedierung, Sturzgefahr
  - *Lokalanästhetika:* z.B. Procain (z.B. Novocain®), Infiltration von Schmerzpunkten (Triggerpunkte). *NW:* lokale Reaktionen

- **konservativ:** Krankengymnastik, Halskrawatte für maximal 2 Wo. bei Schleudertrauma, Wärme bei Myogelosen (z.B. Fangopackungen, Heißluft, Wärmflasche, Rotlicht)
- **operativ:** z.B. bei Bandscheibenvorfall, Einengung der Zwischenwirbellöcher mit neurologischen Folgeerscheinungen wie Lähmungen und Muskelatrophien.

Komplikationen

- Chronifizierung mit ständigen Schmerzen und dauerhafte Bewegungseinschränkung der HWS
- neurologische Folgeerkrankungen wie Lähmungen und Muskelatrophien, v.a. an der Hand.

Prognose

Die Prognose ist je nach Ursache unterschiedlich: beim Schleudertrauma und bei funktionellen Störungen meist günstig, bei degenerativen Veränderungen bis zur „Einsteifung" oft jahrelang problematischer Verlauf. Bandscheibenerkrankungen können auch nach chirurgischen Eingriffen noch erhebliche Beschwerden verursachen.

3

Zervikalsyndrom

Diagnostik

Anamnese

Neben der medizinischen Anamnese in einem ausführlichen Gespräch fragen nach:
- *Durchsetzungsvermögen:* Kann sich der Patient emotional und beruflich „behaupten"?
- *Aggressionen:* Umgang mit Aggressionen. Erfahrungsgemäß besteht oftmals eine Beziehung zwischen gehemmter Aggression und eingeschränkter Beweglichkeit.
- *Anspannung:* Hartnäckige Probleme im Beruf oder Privatleben führen zu starken Muskelanspannungen im Nackenbereich.
- *Haltung:* Wirkt der Patient „halsstarrig" in seinen Ansichten oder flexibel?
- Gebißstellung: Häufig kommt es durch Fehlbiß, z. B. bei Zahnprothesen, zu starken Muskelverspannungen im HWS-Bereich.
- *Tonsillen, Zähne:* häufige Entzündungen, Operation, Zahnstatus.

Störfelddiagnose

Grundsätzlich sollte bei der Untersuchung abgeklärt werden, ob potentielle Störfelder vorliegen: Zahnstatus, Tonsillen und Nasennebenhöhlen.

Reflexzonen

Schmerzen im Bereich der HWS können durch eine Störung im Bereich des Ileosakralgelenks ausgelöst werden (Gegenblockade). Muskuläre Verspannungen im rechten Schulterbereich und Nacken hängen oft mit Leber-Galle-Belastungen zusammen, auf der linken Seite können sie auf Herz- oder Magen-Störungen hinweisen.

Angesichtsdiagnose

Wulstförmige Erhebungen über den inneren Augenbrauen deuten (nach *Bach*) auf krankhafte Veränderungen der HWS hin. Querfalten über der Nasenwurzel sind dagegen vermehrt bei muskulären Verspannungen im Schulter-Nacken-Bereich zu beobachten.

Alarmpunkte und Zustimmungspunkte

Druckschmerzhaftigkeit der Punkte deutet auf Störungen des jeweiligen Organs und seines Meridians hin. Beim Zervikalsyndrom ist gelegentlich empfindlich:
G 24 – Alarmpunkt Galle.

Fußreflexzonen

Sehr häufig sind die Zonen von Nacken und Wirbelsäule, besonders HWS und BWS, druckschmerzhaft sowie die Zonen Schulter und Arm. Auffälligkeiten im Bereich der Zähne sollten beachtet werden (mögliche Störfelder!).

Irisdiagnose

Bei akuten Beschwerden sind oftmals Reizradiären im Bereich von Nacken und Hals zu sehen. Beachtung verdienen auch Zeichen im Bereich innerer Organe, z. B. Leber, Galle. Eine rheumatische Disposition ist anzunehmen bei hydrogener Konstitution mit weißen, ziliar aufgelagerten Flocken („Wattebäuschchen").

Therapeutische Strategie

Erfahrungsgemäß sind beim Zervikalsyndrom mit einer naturheilkundlichen Therapie gute bis befriedigende Erfolge zu erzielen. Im aku-

3

ten Stadium ist eine vorübergehende Ruhigstellung sowie eine Wärme- oder Kältebehandlung je nach Verträglichkeit indiziert. Chronische Erkrankungen machen meist eine langwierige Behandlung erforderlich und auch bei degenerativen Veränderungen im HWS-Bereich läßt sich in den meisten Fällen zumindest eine Schmerzlinderung erreichen. Dabei sollte die Halswirbelsäule nicht isoliert behandelt, sondern die angrenzenden Gelenke wie das Schultergelenk und die umgebende Muskulatur und auch das Becken einbezogen werden. Diese Gelenke sind durch die Schonhaltung im Nackenbereich meistens in Mitleidenschaft gezogen.

Ziel der naturheilkundlichen Behandlung ist eine Verbesserung der Durchblutung und des Stoffwechsels im Gelenkbereich mit einer Lockerung der meist erheblichen Muskelspannung. Bewährt hat sich die Therapie mit Akupunktur, Neuraltherapie, Ausleitungsverfahren, Homöopathie, Phytotherapie sowie Vitaminen.

Die Erfahrung zeigt, daß sich die Kombination mehrerer Verfahren bewährt. Therapie der ersten Wahl ist die Akupunktur und die Neuraltherapie. Bei Torticollis ist vor allem die Ohrakupunktur sehr wirkungsvoll. Die Phytotherapie wird begleitend eingesetzt. Füllezustände und Verhärtungen im Nackenbereich sind Indikationen für Ausleitungsverfahren. Gute Ergebnisse sind auch mit der Fußreflexzonenmassage zu erzielen.

Zeigt sich in der Irisdiagnose eine Disposition zu rheumatischen Erkrankungen, sollte der Stoffwechsel allgemein angeregt werden, z. B. mit phytotherapeutischen Mitteln. Besteht ein Zusammenhang mit inneren Organen, z. B. Galle und Leber, müssen diese ebenfalls in die Behandlung einbezogen werden. Bei Neuralgien werden zusätzlich B-Vitamine eingesetzt.

Hat sich in der Diagnose ein Hinweis auf eine Blockierung ergeben, so ist eine manuelle Therapie wie Chiropraktik oder Osteopathie indiziert. Immer sollte dabei ein Beckenschiefstand und eine Beinlängendifferenz ausgeschlossen bzw. nach Überweisung zum Orthopäden ausgeglichen werden. Liegt eine Spondylarthrose vor, so ist eine symptomatische Therapie im Sinne einer Schmerzlinderung möglich, z. B. Baunscheidtieren, Neuraltherapie, Phytotherapie und Akupunktur. Physikalische Maßnahmen haben ebenfalls ihren festen Platz, z. B. Massage, Rotlicht, Heublumenpackung usw.

Die psychische Komponente spielt beim Zervikalsyndrom eine wichtige Rolle: Emotionaler Streß führt zu Muskelverspannungen im Nackenbereich und diese wiederum zu einer verschlechterten regionalen Durchblutung und Nährstoffversorgung. Erfahrungsgemäß leiden viele Patienten mit Zervikalsyndrom unter depressiven Verstimmungszuständen. Eine längerfristige Behandlung zielt daher nicht alleine auf eine „mechanische" Lockerung der Muskulatur, sondern auch auf eine psychologische Unterstützung des Patienten im Umgang mit emotionalen Konflikten, besonders im Umgang mit Aggressionen. Als weitergehende Verfahren kommen dann in Frage: Entspannungsverfahren und körperorientierte Psychotherapie.

Tips zur Lebensführung

- Bewegungstherapie, z.B. Feldenkrais, zur Korrektur von Fehlhaltungen
- viel Bewegung, die Spaß macht, z.B. Tanzen, Waldspaziergang
- Schwimmen: nur Rückenschwimmen und Kraulen, kein Brustschwimmen
- Entspannungsverfahren, z.B. Atemübungen
- Sauna, wenn keine Kontraindikationen vorliegen

Spezielle Therapie

◼ Akupunktur

Knochen und Skelett werden dem Funktionskreis Niere zugeordnet. Nach Auffassung der TCM handelt es sich beim Zervikalsyndrom um eine Energieblockade. Die Auswahl der Punkte richtet sich nach der Schmerzlokalisation: Das Lenkergefäß läuft unmittelbar über die Dornfortsätze nach oben. Betroffen sind außerdem die gekoppelten Meridiane Dünndarm und Blase (Tai Yang) am Nacken und die etwas mehr seitlich verlaufenden gekoppelten Meridiane Gallenblase und Dreifacher Erwärmer (Shao Yang). Auch die Art der Bewegungseinschränkung liefert einen Hinweis auf die betroffenen Meridiane: Schmerzen bei Ante- und Retroflexion des Kopfes weisen auf eine Störung des Tai Yang; Schmerzen bei Rotation dagegen auf eine Störung des Shao Yang hin.

Körperakupunktur

LG 14	zentraler Punkt bei Zervikalsyndrom; Verbindung mit allen Yang-Meridianen
B 10	v.a. oberes Zervikalsyndrom, Kopfschmerzen, Drehschwindel
G 20	bei Winderkrankungen; halbseitige Verspannungen und Schmerzen
Dü 3, 8	bei akuter Nackensteife; Schmerzen im Bereich der HWS und Schulter
B 11	Meisterpunkt der Knochen; entspannt die Rückenmuskulatur
3E 15	Neuralgien in Nacken, Schulter und Arm; Torticollis
3E 5	rheumatoide Schmerzen; Wetterfühligkeit
LG 16	Schwindel, Zephalgien; bei Winderkrankungen; fördert die Gehirndurchblutung
G 39	Schmerzen und Steifheit im Nacken; Schulterschmerzen
B 60	Nackensteife; wichtiger Punkt bei Wirbelsäulenbeschwerden.

Ohrakupunktur

HWS-Segment C1 bis C7 und vegetative Rinne, 82 – Nullpunkt, 41 – Hals, 64 – Schultergelenk, 65 – Schulter, 29 – Polster, 55 – Shen Men, 29b – Point de Jérôme, 51- Vegetativum I, Vegetativum II; bei akutem Trauma: 26a – Thalamus.

Durchführung: In der Akutphase sollte tgl. bzw. jeden 2. Tag behandelt werden. Bei akuten Schmerzen werden bevorzugt Fernpunkte eingesetzt, bei chronischen Beschwerden dagegen Nahpunkte. Besonders gute Ergebnisse sind mit einer segmentalen Vorgehensweise zu erreichen. Da die Ohrakupunktur eine sehr rasche Wirkung entfaltet, jedoch nicht so lange vorhält, ist eine Kombination mit der Körperakupunktur ideal. Es sollten insgesamt nicht mehr als 10–15 Punkte genadelt werden.

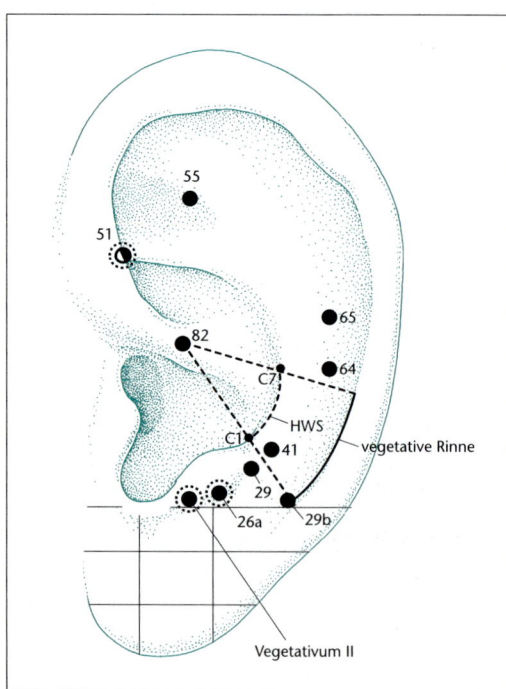

Abb. 3.1: Ohrakupunktur bei Zervikalsyndrom

Bei chronischen Beschwerden können bis zu 15 Sitzungen notwendig sein.

■ Neuraltherapie

Zunächst muß abgeklärt werden, ob potentielle Störfelder vorliegen, besonders im Bereich der Tonsillen und der Zähne. Anschließend wird die Lokaltherapie eingesetzt, um die regionale Durchblutung zu fördern, innere Organe reflektorisch zu beeinflussen und um eine Schmerzstillung zu erreichen.

Durchführung: Quaddelung paravertebral und über den Dornfortsätzen, bzw. Quaddelung der schmerzhaften Punkte mit einem Lokalanästhetikum und/oder einer homöopathischen Injektionslösung, z. B. Traumeel®; Cefossin® H. Bewährt haben sich auch subkutane Injektionen in die Akupunkturpunkte im Schulter-Nackenbereich sowie Injektionen im Bereich der kleinen Wirbelgelenke.

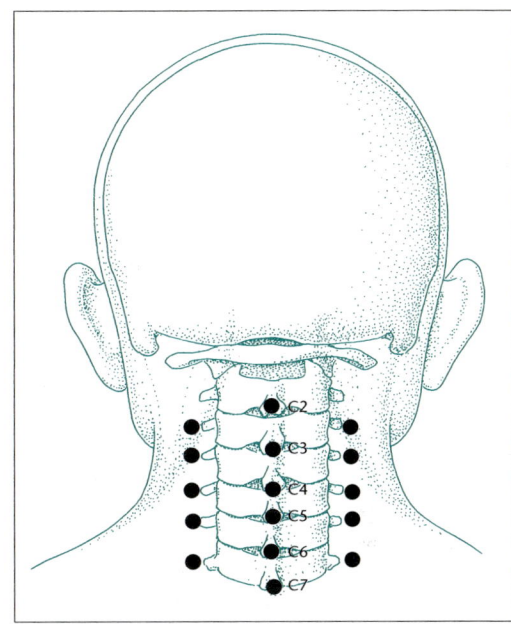

Abb. 3.2: Neuraltherapie bei Zervikalsyndrom

■ Homöopathie

In der Homöopathie gibt es eine Reihe von Mitteln, die eine Beziehung zu Erkrankungen des Bewegungsapparates haben. Bei akuten Beschwerden ist die Wirkung oft sehr gut, bei chronischen Schmerzen oder wenn bereits degenerative Veränderungen vorliegen, ist die Behandlung erfahrungsgemäß eher schwierig.

Akutmittel

– *Cimicifuga D6:* rheumatische Beschwerden in Nacken und Rücken; starke Muskelverspannungen; Taubheit; steifer und verkrampfter Nacken; Gefühl, als ob ein Nerv eingeklemmt wäre; Halswirbel sehr druckempfindlich; depressive Verstimmung; überwiegend Frauen
– *Arnica D4:* nach Sturz oder Unfall; sehr berührungsempfindlich; Zerschlagenheitsgefühl; wie verrenkt; geringste Bewegung,

naßkaltes Wetter <; muskulöse, vollblütige Patienten
– *Gelsemium D4:* Nackenschmerzen mit Schwindel und Ohrensausen; schmerzhafte Muskelverspannungen; Hinterhauptschmerzen, krampfartige Kopfschmerzen, die im Nacken beginnen und über den Kopf zu den Augen ziehen; Occipitalneuralgie
– *Ruta D4:* Schmerzen und Verspannungen des Nackens durch Computer- und Schreibtischarbeiten mit Überanstrengung der Augen und Kopfschmerzen
– *Lachnanthes D4:* Nackensteifigkeit, Arthritis der HWS; Frostigkeit; Kältegefühl zwischen den Schulterblättern
  – *Symphytum D4:* Wirkung auf Knochen und Knochenhaut (bewährte Indikation)
  – *Hypericum D4:* stechender Schmerz; bei Neuralgien; Kribbeln, Schmerzen in den Fingern
  – *Rhus toxicodendron D12:* akute Distor-

sion; Nackensteifheit; Schmerzen in Ruhe; Neuralgien; rheumatoide Muskelschmerzen; Entzündung an Sehnen, Bändern und Gelenken.

Komplexmittel

Alternativ oder ergänzend steht eine Reihe gut wirksamer homöopathischer Komplexmittel zur Verfügung:

- zur Schmerzlinderung: z. B. Arthrisan®, 3 × tgl. 2 Tbl.; Ranunculus® Oligoplex, 3 × tgl. 15 Tr.; metaossylen® 3 × tgl. 20 Tr.
- bei Myalgien, Myogelosen: z. B. Myogeloticum® N, 2 × pro Wo. 1 Amp. i. m.
- Bandscheibenmittel: z. B. Chiroplexan® H, 3 × tgl. 15 Tr.; Injektion, 2 × pro Wo. i. c., s. c.
- Injektionen: z. B. Spondylose-Injektopas® oder Cefossin® H, 2 × pro Wo. 1 Amp. s. c., i. m.

▪ Phytotherapie

Bei der Behandlung des Zervikalsyndrom kann die Phytotherapie gut als Begleittherapie eingesetzt werden. Die hier vorgestellten Pflanzen stammen vornehmlich aus der Behandlung rheumatischer Erkrankungen mit entzündlichem und systemischem Charakter, sind aber auch bei einem Beschwerdebild wie dem Zervikalsyndrom geeignet. Ausgewählt werden Pflanzen mit analgetisch-antiphlogistischen und stoffwechselanregenden Eigenschaften. Bei lokaler Anwendung steht die hyperämisierende Wirkung im Vordergrund. Bei einer vegetativen Beteiligung sind dagegen pflanzliche Sedativa oder Antidepressiva angezeigt.

Pflanzen für Teerezepturen

Weide (Salix alba, Salix purpurea): antiphlogistische, analgetische Wirkung
Löwenzahn (Taraxacum officinale): „blutreinigend"

Brennessel (Urtica urens, Urtica dioica): „blutreinigend"
Holunder (Sambucus nigra): unterstützend bei akuten entzündlichen Prozessen
Johanniskraut (Hypericum perforatum): bei depressiver Verstimmung
Baldrian (Valeriana officinalis): beruhigend, schlaffördernd.

Tee

Rp.   Cort. Salicis
           Herb. Urticae
           Herb. Hyperici
           Rad. Taraxaci c. Herb.
           Flor. Sambuci   aa 20,0

M. f. spec. D. S. 2 EL mit 1/2 l kochendem Wasser überbrühen, 15 Min. ziehen lassen, morgens und abends trinken

---

Fertigpräparate

Kombinationen: z. B. Phytodolor®, bei Neuralgien, schmerzlindernd, 4 × tgl. 20 Tr.; magnet activ® Rheuma, stoffwechselanregend, 3 × tgl. 2 Tbl.
Tee: z. B. Kneipp® Rheuma-Tee N, 3 × tgl. 1 Tasse
Sedativa: z. B. Sedacur® forte Beruhigungsdragees, 3 × tgl. 1 Drg.
Antidepressiva: z. B. Hyperforat®, 3 × tgl. 2 Drg.

Heilpflanzen zur äußerlichen Anwendung

Ätherische Öle: Einreibungen bewirken eine lokale Hyperämie; Kiefernadelöl, Pfefferminzöl usw., z. B. Dolo-cyl® Öl
Beinwell (Symphytum officinale): entzündungshemmend, z. B. Symphytum ad usum externum DHU®, 1 : 10 in Wasser für Umschläge.
Rosmarin (Rosmarinus officinalis): durchblutungsfördernd, z. B. Rosarthron® Salbe
Arnika (Arnica montana): durchblutungsför-

3

dernd, schmerzstillend, z. B. Arnica-Salbe DHU®
Johanniskraut: schmerzlindernd, Neuralgien, z. B. Jukunda Rotöl®.

■ Ausleitungs- und Umstimmungsverfahren

Bei der Behandlung des Zervikalsyndroms wird versucht, über ausleitende Verfahren Einfluß auf den Bindegewebsstoffwechsel zu nehmen und die Durchblutung sowie eine Drainage von Lymphe und Schmerzmediatoren zu erreichen.

Schröpfen

Zunächst erfolgt eine Palpation des Schulter-Nacken-Bereichs. Füllegelosen in der Schulterdreieckszone auf der Höhe des Akupunkturpunktes 3E 15 kommen sehr häufig vor und stellen eine Indikation für blutiges Schröpfen dar. Dieser Bereich, auch als „Tonsillendreieck" bezeichnet, ist besonders bei vertebragenen Störungen druckschmerzhaft. Er kann außerdem auf ein Störfeld der Nasennebenhöhlen und Tonsillen hinweisen sowie auf eine Störung von Galle oder Herz. Bei heißen Gelosen kommt auch eine blutige Schröpfung der Nackenzone im Bereich C3 und C4 und der oberen BWS-Zone in Frage.

Stehen Muskelverspannungen im Vordergrund, so wirkt trockenes Schröpfen bzw. eine Schröpfkopfmassage im oberen BWS-Bereich sehr entspannend. **Cave**: Auf keinen Fall darf im Bereich der HWS mit stehenden Gläsern trocken geschröpft werden, d. h. es sind nur Schröpfkopfmassagen erlaubt.

Baunscheidtieren

Sind durch die Schröpf-Behandlung keine positiven Änderungen erzielt worden, so kommt eine Baunscheidtierung des Nacken-Bereichs bis zur oberen BWS in Frage, die mit einer

ausgeprägteren Reizwirkung verbunden ist. Erfahrungsgemäß lassen sich damit beim Zervikalyndrom gute Resultate erzielen. Die Anwendung führt zu einer starken Hyperämisierung und Tonisierung in dem schmerzenden Bezirk sowie zu einer Drainage von Lymphflüssigkeit. *Hinweis:* Aufklärung des Patienten über mögliche Nebeneffekte (Narben, Hyperpigmentierungen).

■ Physikalische Therapie

Bei degenerativen Wirbelsäulenveränderungen kommen vornehmlich Wärmeanwendungen zum Einsatz. Die Maßnahmen haben einen durchblutungsfördernden und schmerzlindernden Effekt im Hals-Nacken-Bereich. Sie bewirken eine Lockerung der Muskulatur und sind damit eine gute Vorbereitung für anschließende Bewegungsübungen. Feuchtwarme Anwendungen haben eine bessere Tiefenwirkung als trockene Wärmeanwendungen. Hier einige Anwendungsbeispiele:
- Bäder mit Zusätzen: z. B. Heublumen oder Fichtennadeln; Leukona®-Rheuma-Bad N
- Heublumenpackungen.

 Heublumenpackung

Ein Baumwollbeutel wird mit 500 g Heublumen gefüllt und in einen Topf mit Einsatz gelegt. Der Heublumensack soll nicht direkt im siedenden Wasser liegen, sondern ca. 20–30 Min. vom Wasserdampf durchzogen werden. Dann so heiß wie möglich anlegen, Dauer ca. 1 Std. Es gibt auch Fertigpackungen, z. B. Kneipp Heupack Herbatherm®.

Fälle aus der Praxis

■ Fallbeispiel I

Ein 45jähriger Patient leidet seit einem Jahr unter einem Zervikalsyndrom. Die Beschwerden äußern sich in einer schmerzhaften Bewegungseinschränkung der HWS, Schwäche und Taubheitsgefühl in den Armen. Morgens sind die Finger leicht angeschwollen und steif. Durch die Beschwerden ist die Muskulatur im Nacken- und Schulterbereich schmerzhaft und verhärtet. Die orthopädische Untersuchung einschließlich Röntgen hatte keinen organischen Befund ergeben und die anschließende symptomatische Behandlung mit Vitamin B 12, Antirheumatika und Elektrotherapie hatte nur vorübergehend geholfen. Der Patient ist psychovegetativ belastet, sein Beruf mit großem Streß verbunden. Ziel ist die Lockerung der verspannten Muskulatur, die Durchbrechung des chronifizierten Geschehens sowie eine vegetative Stabilisierung.

Therapie

- Akupunktur: LG 14, G 20, 3E 15, B 11, Dü 3, G 39 als Hauptpunkte; Ohrakupunktur: 51 – Vegetativum, 29 – Polster, 29b – Point de Jérôme, HWS-Segment und vegetative Rinne
- Neuraltherapie: Quaddelung der druckdolenten Punkte mit Myogeloticum® N „Harnosan",1 Injektion 2 × pro Wo., Ziel: Entspannung der Muskulatur
- physikalische Maßnahmen: Kneipp Heupack Herbatherm®, zur Entspannung und Förderung der Durchblutung
- Lebensführung: Feldenkrais, um mehr Körperkontakt zu gewinnen, Korrektur von Fehlhaltungen.

Epikrise

Durch die Chronifizierung und die sympathikotone Streßlage war der Patient in einen Leere-Zustand geraten. Es bewährte sich bei diesem Patienten eine Kombination von Körper- und Ohrakupunktur. Nach jeder Akupunktursitzung wurde Neuraltherapie eingesetzt, insgesamt 10mal. Heublumenpackungen wurden 2–3 × pro Wo. über 1 Monat vom Patienten selbst angelegt. Infolge der Behandlung kam es zu einer baldigen Lockerung der Muskulatur und zu einer Schmerzreduzierung. Dem Patienten wurde als weiterführende Maßnahme Feldenkrais empfohlen.

■ Fallbeispiel II

27jährige Patientin, akuter Schiefhals, ausgelöst durch (wie selbst formuliert) „naßkaltes Wetter". Im Nacken- und Schulterbereich sind schmerzhafte Muskelverspannungen zu tasten. Fortlaufende, leichte Bewegung lindert etwas. Der Kopf kann nur unter Schmerzen gedreht werden. Dies spricht für eine Störung in der Meridianachse G-3E (Shao Yang). Die Patientin wirkt unruhig. In der weiteren Untersuchung keinerlei Auffälligkeiten.

Therapie

- Ohrakupunktur: 26a – Thalamus, 29b – Point de Jérôme, 55 – Shen Men, 51 – Vegetativum, HWS-Segment und 96 – Galle als Hauptpunkte
- physikalische Therapie zur Muskelentspannung: Kneipp Heupack Herbatherm®, durchblutungsfördernd
- Homöopathie: Rhus toxicodendron D12, 3 × tgl. 5 Tr. wegen passender Symptomatik.

Epikrise

Die Patientin kam 2 Tage hintereinander zur Behandlung. Danach waren die Schmerzen verschwunden. Die Ohrakupunktur stand im Mittelpunkt der Therapie, da sie erfahrungsgemäß bei akuten Beschwerden besonders effektiv ist. Unterstützend wurde Homöopathie verordnet. Wärmeanwendungen wurden als sehr angenehm empfunden, die Heublumenpackungen förderten die Durchblutung im Nackenbereich und führten zu einer Muskelentspannung.

Eigene Notizen

3.1.2 Lumbalsyndrom

Degenerative und/oder funktionelle Veränderungen der LWS, z.T. mit Ausstrahlung in Gesäß und Beine.
Syn.: LWS-Syndrom.

Einteilung

- **radikuläre Syndrome:** auf das Versorgungsgebiet eines Spinalnerven beschränkt (segmental begrenzt). Ursachen: degenerative Veränderungen der LWS, z.B. Spondylarthrosen (Arthrosen der kleinen Wirbelgelenke), Bandscheibenerkrankungen mit Protrusion und Prolaps, Spondylolisthesis (Wirbelgleiten), Tumoren
- **pseudoradikuläre Syndrome:** Spinalnerven nicht betroffen, daher keine segmentale Begrenzung der Symptome. Ursachen: Blockierung des Ileosakralgelenkes, muskuläre Verspannungen z.B. durch chronische Fehlhaltung, Fehlstellungen wie z.B. Beinlängendifferenz, Skoliose.

Klinik

- **Lumbago, Lumbalgie** („Hexenschuß"): Schmerzen im unteren LWS-Bereich ohne Schmerzausstrahlung; Bewegungseinschränkung, Muskelverspannungen
- **radikuläres Lumbalsyndrom** (Lumboischialgie, Ischialgie, Ischias): Schmerzausstrahlung in Gesäß und Beine; evtl. neurologische Symptome im Versorgungsgebiet des jeweiligen Spinalnerven, z.B. Mißempfindungen, Lähmungen sowie Störungen der Blasen- und Mastdarmentleerung
- **pseudoradikuläres Lumbalsyndrom:** vom Rücken über das Gesäß in die Leiste oder bis zum Knie ausstrahlende Schmerzen.

🔲 Bandscheibenvorfall

Typischerweise plötzlich auftretende, starke Rückenschmerzen mit Ausstrahlung in das vom betroffenen Spinalnerven versorgte Gebiet, evtl. Mißempfindungen und Lähmungen. Auch schleichender Verlauf über Tage bis Wochen mit zunehmenden Sensibilitätsstörungen und Parese möglich. Bei Lähmungen sowie bei Störungen der Blasen- und Mastdarmfunktion sofortige stationäre Einweisung. Absolute OP-Indikation bei Kauda-Syndrom (schlaffe Lähmung der Beine mit Reithosenanästhesie).

Medizinische Diagnostik

- **Anamnese:** plötzlicher oder allmählicher Beginn, Unfall, nach Heben schwerer Lasten, einseitige Belastung, sitzende Tätigkeit, Beschwerden bei bestimmten Bewegungen, Schmerzlokalisation, Schmerzcharakter, ausstrahlende Schmerzen, Parästhesien, Stuhlgang, Miktion, psychische Belastungen, soziales Umfeld, Beruf
- **körperliche Untersuchung:** Rumpfvorneigung, Bewegungseinschränkung, Muskelverhärtungen, Schmerzpunkte, Muskeleigenreflexe, sensible und/oder motorische Ausfälle (betroffene Dermatome), Reithosenanästhesie, Finger-Bodenabstand, Feinmotorik, grobe Kraft in den unteren Extremitäten, Lasèguesches Zeichen (Dehnschmerz des N. ischiadicus), Schober-Test (Messung der LWS-Beweglichkeit bei Beugung)
- evtl. fachärztlich-orthopädisch/neurologisches **Konsil**
 apparative Untersuchungen: Fragestellung nach degenerativen Veränderungen, Fraktur, Tumor
    – *Röntgenaufnahme:* LWS in 2 Ebenen, evtl. Beckenübersicht, Hüftgelenke
    – *CT* und/oder *MRT:* bei V.a. Bandscheibenvorfall
- **Laboruntersuchungen:** BSG, CRP, Diff.-BB bei V.a. entzündliche Erkrankung; HLA B27 bei V.a. M. Bechterew; Urin-Streifentest zum Ausschluß Harnwegsinfektion.

Differentialdiagnose

- Polyneuropathie
- Osteoporose
- ausstrahlende Schmerzsyndrome, von den Hüftgelenken ausgehend: Koxarthrose, Koxarthritis
- Inguinal- oder Schenkelhernie
- urologische Erkrankungen: z.B. Pyelonephritis, Nieren- oder Harnleitersteine
- gynäkologische Erkrankungen: z.B. Adnexitis, extrauterine Gravidität, Lageanomalien des Uterus
- Erkrankungen des Gastrointestinaltraktes: z.B. chronische Pankreatitis, Cholezystitis, M. Crohn, Colitis ulcerosa
- Knochentumoren, Metastasen
- M. Bechterew.

Medizinische Therapie

- **medikamentös:**
  - *NSAR:* z.B. Diclofenac (z.B. Voltaren®); analgetische und antiphlogistische Wirkung. *NW:* gastrische Beschwerden, Magenulzera, Bronchospasmen, pseudoallergische Reaktionen, Schädigung der Nierenfunktion. **Cave:** Daueranwendung
  - *Muskelrelaxantien:* z.B. Tetrazepam (z.B. Musaril®), **Cave:** es handelt sich um ein Benzodiazepin. *NW:* Abhängigkeit, Sedierung, Sturzgefahr
  - *Lokalanästhetika:* z.B. Procain (z.B. Novocain®), Infiltration von Schmerzpunkten (Triggerpunkte). *NW:* lokale Reaktionen
- **konservativ:** Krankengymnastik, Elektrotherapie (Stangerbad), Wärme bei Myogelosen (z.B. Fangopackungen, Heißluft, Wärmeflasche, Rotlicht)

- **operativ:** heute selten durchgeführt, nur noch bei bei Kauda-Syndrom und Bandscheibenvorfällen mit progredienten neurologischen Ausfallerscheinungen sowie bei schwerer Spondylolisthesis.

Komplikationen

- Chronifizierung, Arbeitsunfähigkeit, Berufsunfähigkeit
- bleibende neurologische Ausfälle bei Bandscheibenvorfall.

Prognose

Bei akutem Lumbalsyndrom ist die Prognose gut. Radikuläre und pseudoradikuläre Lumbalsyndrome neigen zu chronisch-rezidivierenden Verläufen.

3

Lumbalsyndrom

Diagnostik

Anamnese

Neben der medizinischen Anamnese in einem ausführlichen Gespräch fragen nach:
- *Sexualität:* Beschwerden im LWS-Bereich treten häufig im Zusammenhang mit sexuellen Ängsten auf, besonders bei Männern. Potenzstörungen, gestörte Libido
- *Frustration:* Oftmals liegt eine verborgene Frustration vor, z. B. über bestehende Lebenssituation; „midlife crisis" bei Männern, die tief in ihrem Selbstverständnis verunsichert sind.
- *Alkoholkonsum:* Alkoholiker leiden häufig an Ischiasbeschwerden bzw. Neuritis.
- *Verdauung:* chronische Obstipation kann zu Lumbalgien führen bzw. Verstärkung der Beschwerden durch Meteorismus.

Untersuchung der Wirbelsäule

Lumbalgien können auch von höher gelegenen Blockierungen (Gegenblockade) ausgelöst werden, daher sollte der gesamte Wirbelsäulenbereich untersucht werden. Eine seitenbetonte Druckempfindlichkeit der paravertebralen Muskulatur bzw. der Dornfortsätze weist auf eine Blockierung hin. Eine funktionelle Untersuchung der einzelnen Wirbelsäulenabschnitte bestätigt meist den Palpationsbefund.

Reflexzonen

Störungen innerer Organe, z. B. von Blase, Darm und Adnexen, können in die Lumbalregion projiziert werden („referred pain").

Alarmpunkte und Zustimmungspunkte

Druckschmerzhaftigkeit der Punkte deutet auf Störungen des jeweiligen Organs hin. Beim Lumbalsyndrom sind oft folgende Alarm- und Zustimmungspunkte empfindlich:
B 23 – Zustimmungspunkt Nieren-Meridian
B 28 – Zustimmungspunkt Blasen-Meridian
B 27 – Zustimmungspunkt Dünndarm-Meridian.

Angesichtsdiagnose

Bei Rücken- und Wirbelsäulenbeschwerden ausgelöst durch muskuläre Verspannungen ist häufig eine Querfalte über der Nasenwurzel zu beobachten. Ein Kinngrübchen deutet dagegen eher auf eine Wirbelsäulen- oder Bandscheibenerkrankung hin.

Störfelddiagnose

Grundsätzlich sollte bei häufigen Rezidiven an ein Störfeld gedacht werden, vor allem im Bereich der Zähne und Tonsillen. Die oberen und unteren Schneidezähne scheinen jeweils in einer Wechselbeziehung zum LWS-Bereich und Kreuzbein zu stehen.

Fußreflexzonen

Bei Ischialgien bzw. Lumbalgien sind die Zonen von LWS und Ileosakralgelenken druckschmerzhaft. Zusätzlich sind häufig die Bereiche von HWS, Nieren, Plexus solaris, Hüftgelenken und Genitale empfindlich.

Irisdiagnose

Bei Erkrankungen der Wirbelsäule sind oftmals keine oder nur unspezifische Iriszeichen vorhanden. Allerdings sind in der Iris häufig

Zeichen einer Bindegewebsschwäche zu sehen, z. B. Kaliberschwankungen des Stromas mit großen Lakunen, mit einer Neigung zu Organsenkungen und Dislokation der Wirbelsäule. Bei akuten Prozessen ist im Bereich des Ischiasnervs meistens ein Reizzeichen erkennbar. Auch der Nierensektor sollte beachtet werden.

Therapeutische Strategie

Erfahrungsgemäß sind mit einer naturheilkundlichen Therapie bei Lumbago bzw. Lumboischialgien gute bis befriedigende Erfolge zu erzielen. Bei akuten Beschwerden werden vorzugsweise Neuraltherapie, Akupunktur, Homöopathie und Vitamine eingesetzt. Bei chronischen Beschwerden spielen zusätzlich phytotherapeutische Mittel sowie ausleitende und umstimmende Verfahren eine Rolle. Zeigt sich eine allgemeine Schwäche der Lumbalregion bzw. ein Leere-Zustand, so haben aufbauende Maßnahmen wie trockenes Schröpfen oder Baunscheidtieren einen hohen Stellenwert. Bei Hinweisen auf eine Störung innerer Organe, die reflektorisch die Lumbalregion beeinflussen, müssen diese entsprechend behandelt werden. Hat sich in der Diagnose ein Hinweis auf eine Blockierung ergeben, so ist eine manuelle Therapie wie Chiropraktik oder Osteopathie indiziert. Physikalische Maßnahmen haben ebenfalls ihren festen Platz, z. B. Massage, Rotlicht, Heublumenpackungen.

Im Mittelpunkt steht die Schmerzlinderung. Es muß jedoch berücksichtigt werden, daß beim Lumbalsyndrom häufig psychische Ursachen eine große Rolle spielen. Eine längerfristige Behandlung zielt daher auf eine psychologische Unterstützung des Patienten im Umgang mit Partnerschaftskonflikten und Sexualität. Als weiterführende Verfahren kommen dann in Frage: Psychotherapie, insbesondere auch körpertherapeutisch orientierte Methoden.

Tips zur Lebensführung

- Rückenschule, Haltungskorrektur
- Stärkung der Rücken- und Bauchmuskulatur, z.B. Rückenschwimmen, Gymnastik
- Gewichtsreduktion bei Übergewicht
- längeres Sitzen vermeiden, häufige Positionswechsel anstreben
- bandscheibenschonende Sportarten: z.B. Wandern auf weichem Boden, Radfahren
- regelmäßig Sauna, wenn keine Kontraindikationen bestehen

3

Spezielle Therapie

■ Akupunktur

Nach Auffassung der TCM stehen Lumbalsyndrome mit einer Störung der Lebensenergie in Verbindung. Sie werden dem Funktionskreis Blase-Niere zugeordnet. Der typische Schmerzbereich bei Lumbalgien, bzw. der bei Ischialgien bis in die Beine ausstrahlende Schmerz entspricht auffallend dem Verlauf des Blasenmeridians. Eine laterale Schmerzausstrahlung deutet mehr auf eine Beteiligung des Gallenblasen-Meridians hin. Ziel ist es, die Blockierung im LWS-Bereich aufzulösen bzw. fehlende Energie hinzuleiten. Bei chronischer Schwäche ist oftmals Moxa indiziert.

Körperakupunktur

B 27, 28, 31, 32, 36	lokale Punkte bei Schmerzen und Neuralgien, Ischialgien
G 30, 31, 34, 39	Schmerzen lateral; Ischialgien; Lähmung der unteren Extremität
LG 3, 4	LWS-Syndrom, Bezug zu Urogenitalorganen
B 23	Zustimmungspunkt Nieren-Meridian; aktiviert Lendenbereich
B 40	Lumbalgie, ausstrahlender Schmerz, Paresen
B 60	Schmerzen im Rücken- und Lendenbereich
Ni 7	Tonisierungspunkt; Paresen und Schwäche der Beine
LG 14	Fernpunkt; Rückenschmerzen, Erschöpfung
LG 26	bei Akutsituationen; Lumbalgie, Verrenkungen
Dü 3	Einschaltpunkt für Lenkergefäß; Lumbago; Taubheit.

Ohrakupunktur

52 – Ischiaszone, LWS-Segmente und vegetative Rinne, HWS-Segment und vegetative Rinne, 49a, 49b – Knie, 82 – Nullpunkt, 55 – Shen Men, 29b – Point de Jérôme, Analgesiepunkt, 51 – Vegetativum I, Vegetativum II, 95 – Niere; bei akutem Trauma: 26a – Thalamus.

Durchführung: Im akuten Zustand ist eine tgl. Behandlung sinnvoll. Bei subakuten und chronischen Beschwerden wird zunächst 2 × pro Wo., nach Besserung der Symptomatik 1 × pro Wo. behandelt, insgesamt ca. 10 Sitzungen. Da die Ohrakupunktur eine sehr rasche Wirkung entfaltet, jedoch nur begrenzte Zeit vorhält, ist eine Kombination mit der Körperakupunktur ideal.

Bei der Ohrakupunktur wird am besten eine Behandlungslinie zwischen Nullpunkt, Ischiaszone und empfindlichen Reflexzonen, z. B. Knie, gesetzt. Bei akuten Schmerzen werden in der Körperakupunktur bevorzugt Fern-

punkte verwendet, bei chronischen Beschwerden dagegen Nahpunkte. Bei akuten, heftigen Schmerzen ist die Behandlung über die kontralaterale Seite möglich.

◼ Neuraltherapie

Die Neuraltherapie ist bei Ischialgien und Lumbalgien sehr wirkungsvoll. Durch die Infiltration eines Lokalanästhetikums wird die regionale Durchblutung gefördert, innere Organe reflektorisch beeinflußt und eine Schmerzstillung bzw. Besserung der Beweglichkeit erreicht.

Durchführung: Quaddelung der schmerzhaften Punkte im Bereich von Kreuzbein und Ileosakralgelenk sowie der unteren LWS mit einem Lokalanästhetikum und/oder einer ho-

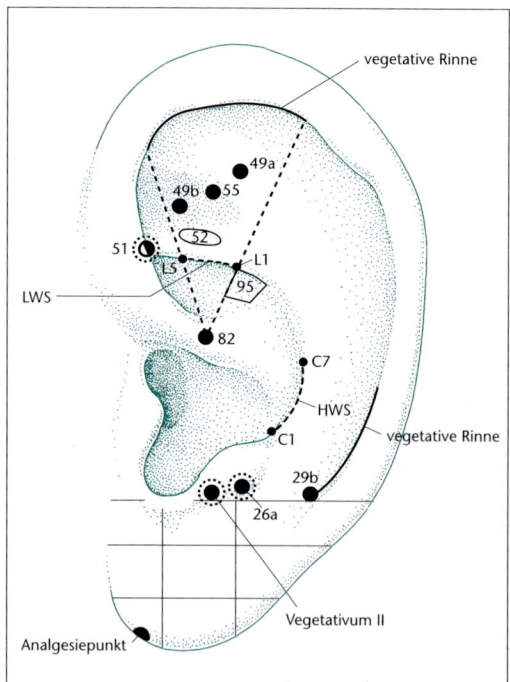

Abb. 3.3: Ohrakupunktur bei Lumbalsyndrom

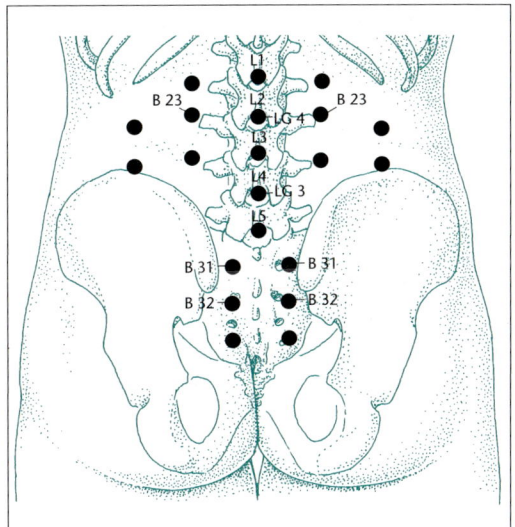

Abb. 3.4: Neuraltherapie bei Lumbalsyndrom

möopathischen Injektionslösung, z. B. Gnaphalium S-Injektopas®; AP VII®.

Quaddelschema: Bei Lumbalgien paravertebral rechts und links sowie über den Dornfortsätzen; im Ileosakralbereich ein ungefähr der Sakralform entsprechendes Schema quaddeln; dabei möglichst die Akupunkturpunkte B 23, B 31, B 32, LG 3 und 4 einbeziehen. *Hinweis:* Nicht zu viele Punkte spritzen, sondern eine Auswahl treffen. Behandlung tgl. bis alle 2 Tage, bis eine Besserung der Beschwerden eintritt.

Ergänzend zu dieser segmentalen Behandlung ist bei Ischialgien bzw. Neuralgien die Injektion an die Nervenaustrittsstellen der betroffenen Nervenwurzeln sowie an die Ileosakralgelenke sehr wirkungsvoll.

■ Homöopathie

In der Homöopathie gibt es eine Reihe von Mitteln, die eine Beziehung zu Ischialgien, Lumbalgien und Bandscheibenleiden haben. Bei akuten Beschwerden ist die Wirkung oft eindrucksvoll. Erfahrungsgemäß läßt sich die Homöopathie sehr gut mit anderen Verfahren, z. B. Neuraltherapie, kombinieren. Für eine Konstitutionsbehandlung ist eine individuelle Mittelwahl nach ausführlicher Repertorisation notwendig.

Akutmittel

– *Aconit D6:* plötzlicher Beginn; durch Abkühlung und Wind; heftiger schießender Schmerz; sehr berührungsempfindlich; Neuralgien
– *Rhus toxicodendron D6:* reißende Schmerzen in der Lendenregion; durch Überanstrengung, Kälte, Nässe; Taubheit; Wurzelreizung; große Unruhe; fortgesetzte Bewegung >, Wärme >
– *Gnaphalium D6:* heftige Schmerzen; Taubheitsgefühl bis zu den Zehen; als ob das Bein eingeschlafen sei; Ameisenlaufen; Wadenkrämpfe; Sitzen und Liegen >
– *Colocynthis D6:* heftige einschießende Ischiasschmerzen, krampfartig; besonders rechts; Hüftgelenksschmerzen; Vorwärtsneigen>, Ruhe und Wärme >
– *Bryonia D6:* stechende Schmerzen; geringste Bewegung <; Folge von Ärger oder Abkühlung; Wärme <; durstig; verdrießliche Stimmung
– *Nux vomica D4:* Lumboischialgie; Schmerzen schlimmer 3 Uhr nachts; morgens <; muß sich im Bett beim Umdrehen aufsetzen; Neigung zu Magen-Darm-Erkrankungen; reizbar, ungeduldig; geringe Schmerztoleranz; sitzende Lebensweise
– *Sepia D6:* Kreuzschmerzen; gynäkologische Beschwerden, Senkungsgefühl bei der Frau
– *Terebinthina Ø:* bewährte Indikation bei chronischen Ischiasbeschwerden.

„Bindegewebsmittel"

– *Calcium fluoratum D6:* konstitutionelle Schwäche des Bindegewebes und der elastischen Fasern; Kreuzschmerzen; Organsenkungen; Hauptmittel für das Stützgewebe
– *Silicea D12:* Wirkung auf Bindegewebe, Knochen und Nerven; frostig; schwächlich
– *Aletris D4:* Rückenschmerzen; Bindegewebsschwäche; Uterussenkungsbeschwerden.

Komplexmittel

Alternativ oder ergänzend steht eine Reihe gut wirksamer homöopathischer Komplexmittel zur Verfügung:

- bei Schmerzen: z. B. Gnaphalium Pentarkan®, 3 × tgl. 20 Tr.; Ischias®-Complex, 3 × tgl. 10 Tr.; metaossylen®, 3 × tgl. 20 Tr.
- Spondylarthrose: z. B. Steirocall®, 3 × tgl. 30 Tr.; Gerner® mixtura symphytum, 3 × tgl. 1 TL
- Bindegewebsschwäche: z. B. Calcium fluoratum® Oligoplex, 3 × tgl. 15 Tr.
- Injektionen: z. B. Gnaphagin®; Gnaphalium S-Injektopas®; AP VII®
- Externa: z. B. Aconit-Nervenöl® oder Nettinerv®, mehrmals tgl. einreiben.

▪ Phytotherapie

Die Phytotherapie wird bei Lumbalsyndrom ergänzend eingesetzt mit dem Ziel einer lokalen Schmerzlinderung und einer Regulation des Stoffwechsels. Ausgewählt werden Pflanzen mit analgetischen und stoffwechselanregenden Eigenschaften. Zur äußerlichen Anwendung werden hautreizende Pflanzen (Rubefazienzien) eingesetzt, die zu einer lokalen Steigerung der Tiefendurchblutung führen. Cave: Allergien, starke Hautreizung v. a. bei empfindlicher Haut.

Heilpflanzen für die innerliche Anwendung

Weide (Salix alba, Salix purpurea): antiphlogistische, analgetische Wirkung
Holunder (Sambucus nigra): unterstützend bei Neuralgien und Ischialgien; am wirksamsten ist der Saft aus Holunderbeeren
Johanniskraut (Hypericum perforatum): nervenberuhigend; bei depressiver Verstimmung
Löwenzahn (Taraxacum officinale): stoffwechselverbessernd
Brennessel (Urtica urens, Urtica dioica): stoffwechselverbessernd, milde Diurese
Baldrian (Valeriana officinalis): beruhigende, schlaffördernde Wirkung.

„Tee bei Nervenwurzelreizung"

Rp.	Cort. Salicis	
	Fruct. Sambuci	
	Herb. Hyperici	ad 100,0

M. f. spec. D. S. 2 EL mit 1/2 l Wasser kalt ansetzen, kurz aufkochen, morgens und abends trinken (nach *E. Rauch*)

Fertigpräparate

Kombinationen: z. B. Phytodolor®, 3 × tgl. 30 Tr.; Schmerzetten®, 3 × tgl. 1 Drg.
Tee: z. B. Gerner® Rheumatee, 3 × tgl. 1 Tasse
Zur Beruhigung: z. B. Plantival®, 3 × 2 Drg.
Bei depressiven Verstimmungen: z. B. Jarsin®, 3 × tgl. 1 Drg.

Heilpflanzen für die äußerliche Anwendung

Johanniskraut (Hypericum perforatum): schmerzlindernd bei Rückenschmerzen und Lumboischialgien, Verwendung als Öl, z. B. Hypericum Flos 25% Weleda®
Paprika (Capsicum annuum): Erregung der Schmerz- und Wärmerezeptoren in der Haut, z. B. ABC-Wärmepflaster® N

Ätherische Öle: Einreibungen bewirken eine lokale Hyperämie; Kiefernadelöl, Pfefferminzöl usw., z. B. Dolo-cyl® Öl.

◼ Ausleitungs- und Umstimmungsverfahren

Bei der Behandlung des Lumbalsyndroms wird versucht, über ausleitende Verfahren einen Einfluß auf den Bindegewebsstoffwechsel, die Durchblutung sowie eine Drainage von Lymphe und Schmerzmediatoren zu erreichen. Die Behandlung des LWS- und Kreuzbeinbereichs bewirkt eine reflektorische Beeinflussung von Genitalorganen und Darm.

Schröpfen

Bei Lumbalgien und Ischialgien finden sich auffällig oft Verhärtungen und Gelosen im Bereich der Lumbagozonen (Darmzonen) und auch im Bereich der Nierenzonen, die entsprechend mitbehandelt werden.
- an heißen Gelosen wird eine einseitige blutige Schröpfung vorgenommen. Es wird nur auf der Seite des Schmerzes geschröpft!
- stehen Muskelverspannungen im Vordergrund, so wirkt trockenes Schröpfen im LWS-Bereich, speziell der Lumbagozonen (L2 – L4), bzw. eine flächige Schröpfkopfmassage des Rückens sehr entspannend. Diese Maßnahme kommt bevorzugt bei asthenischen, energiearmen Patienten mit chronischen LWS-Beschwerden zum Einsatz.

Baunscheidtieren

Sind durch die Schröpf-Behandlung keine positiven Änderungen erzielt worden, so kommt eine Baunscheidtierung des LWS-Bereichs in Frage, die mit einer ausgeprägteren Reizwirkung verbunden ist. Erfahrungsgemäß lassen sich damit beim Lumbalsyndrom gute Resultate erzielen. Die Anwendung führt zu einer starken Hyperämisierung und Tonisierung

in dem schmerzenden Bezirk sowie einer Drainage von Lymphflüssigkeit. *Hinweis:* Wichtig ist die Aufklärung des Patienten über mögliche Nebeneffekte (Narben, Hyperpigmentierungen).

Cantharidenpflaster

Auch diese Therapie kommt erst zum Einsatz, wenn die Schröpf-Behandlung nicht den gewünschten Erfolg gebracht hat. Beim Lumbalsyndrom sind mit dem Cantharidenpflaster erfahrungsgemäß gute Ergebnisse zu erzielen, denn es hat einen starken Effekt auf die regionale Durchblutung und den Lymphfluß. Das Pflaster wird auf die schmerzhafteste Stelle, paravertebral oder auf die Dornfortsätze gesetzt, steril verbunden und je nach Empfindlichkeit 12–24 Std. belassen. *Hinweis:* Durch die Blasenbildung kann sich ein unangenehmer Brennschmerz entwickeln. Bei dunklen, pigmentreichen Menschen kann es in seltenen Fällen zu Hyperpigmentierungen kommen. Neben dieser kosmetischen Problematik muß der Patient in jedem Fall darauf hingewiesen werden, daß durch die Behandlung eine Wunde entsteht, die entsprechend versorgt werden muß. Ein Pflaster kann bei Bedarf mehrmals auf dieselbe Stelle angebracht werden.

◼ Physikalische Therapie

Bei akuten Zuständen können Kälteanwendungen, wenn subjektiv gewünscht, appliziert werden. Postakute und chronische Stadien sprechen dagegen gut auf Wärme an. Die physikalischen Maßnahmen haben einen durchblutungsfördernden und schmerzlindernden Effekt. Sie bewirken eine Lockerung der Muskulatur und sind damit eine gute Vorbereitung für anschließende Bewegungsübungen. Feucht-warme Anwendungen haben eine bessere Tiefenwirkung als trockene Wärme-

3

anwendungen. Hier einige Anwendungsbeispiele:
- Bäder mit Zusätzen: z. B. Heublumen oder Fichtennadeln; z. B. Leukona®-Rheuma-Bad N
- Rotlichtbestrahlungen
- Heublumenpackungen.

Heublumenpackung

Ein Baumwollbeutel wird mit 500 g Heublumen gefüllt und in einen Topf mit Einsatz gelegt. Der Heublumensack soll nicht direkt im siedenden Wasser liegen, sondern auf dem Einsatz ca. 20–30 Min. von Wasserdampf durchzogen werden. Dann so heiß wie möglich anlegen, Dauer ca. 1 Std. Es gibt auch Fertigpackungen, z. B. Kneipp Heupack Herbatherm®.

Kartoffelpackungen

Kartoffelauflagen sind eine sehr einfache, aber wirkungsvolle Maßnahme bei chronischen LWS-Beschwerden. Sie führen zu einer Entspannung der Muskulatur und werden vom Patienten als sehr angenehm empfunden.

Kartoffelpackung

5–6 Kartoffeln in der Schale weich kochen, in Küchenpapier (Wäscheschutz) legen und zerdrücken. Anschließend in ein Baumwolltuch einwickeln, so heiß wie möglich auf den Rücken legen und mit einem Wolltuch fixieren. **Cave:** Verbrennungsgefahr, da die Kartoffeln die Hitze sehr lange speichern (Temperaturkontrolle am Unterarm).

Ernährung, Diätetik, Orthomolekulare Medizin

Erfahrungsgemäß liegen bei Lumbago häufig Verdauungsprobleme vor, z. B. eine Darmdysbiose. Dieser Zusammenhang wird auch deutlich bei den dorsalen Lumbagozonen, die – auch als Darmzonen bezeichnet – die Durchblutung im gesamten Bauchraum beeinflus-

sen. Bei hartnäckiger Lumbago sind daher häufig mit Heilfasten und anschließender Darmsanierung erstaunlich gute Ergebnisse zu erzielen.

B-Vitamine zeigen nachweislich eine gute Wirksamkeit bei Lumbalsyndromen, besonders wenn auch neuralgische Beschwerden auftreten. Die neurotropen B-Vitamine haben eine analgetische und durchblutungsfördernde Wirkung, z. B. Milgamma®-NA Kps., 3 × tgl. 1 Kps.; Lophakomp®-B 12 Depot 1000, 1 Amp. pro Wo. i. m.

Fälle aus der Praxis

Fallbeispiel I

Ein 41jähriger EDV-Fachmann erleidet eine akute Lumbago mit stechenden Schmerzen als Folge einer Drehbewegung. Jede Bewegung und Lageveränderung ist sehr schmerzhaft. Ruhe bessert, Wärme und Druck wird nicht vertragen. Der Patient hatte schon früher häufiger Kreuzschmerzen in Verbindung mit seiner sitzenden Tätigkeit und mangelnder Bewegung. Der Patient ist sehr ärgerlich und schlecht gelaunt wegen der Beschwerden, bringen sie doch seine Zeitplanung durcheinander.

Therapie

- Ohrakupunktur: Behandlungslinie zwischen Nullpunkt, Ischiaszone und empfindlichen Punkten, 26a – Thalamus, 55 – Shen Men, 29b – Point de Jérôme, Analgesiepunkt als Hauptpunkte, 5 Sitzungen
- Neuraltherapie: Quaddelung des Lendenbereichs (Abb. s. o.) mit Lokalanästhetikum
- Homöopathie: Bryonia D30; 1 × 5 Glob. einmalig

- Lebensführung: nach Abklingen der Akutphase mehr Bewegung und Stärkung der Rückenmuskulatur durch Rückengymnastik.

Epikrise

Bereits nach der 2. Ohrakupunktursitzung ließen die Symptome deutlich nach. Gleichzeitig wurde die schmerzhafte Lendenregion gequaddelt. Bei dem homöopathischen Mittel reichte eine einmalige Gabe, da die Besserung stabil blieb. Nach 3 Behandlungen war der Patient beschwerdefrei. Im Abschlußgespräch wurde mit dem Patienten besprochen, daß er seine „Schwachstelle" Rücken durch viel Bewegung und Gymnastik stärken muß. Dies ist die beste Prophylaxe vor weiteren Kreuzbeschwerden.

■ Fallbeispiel II

Ein 45jähriger Patient, Sozialpädagoge, leidet unter chronischer Lumbago. Der Patient ist geschieden und seit einem Jahr neu liiert. Erstmals sind die Beschwerden vor 3 Jahren aufgetreten. Die orthopädische Untersuchung ergab keinen organischen Befund; die dortige Behandlung war zunächst erfolgreich, hielt aber nicht lange vor. Der Patient hat eine schwache Rückenmuskulatur, ist von asthenischem Körperbau und wirkt energetisch geschwächt. Wärme und Ruhe bessern die Beschwerden. Er leidet unter chronisch kalten Füßen. Die Zustimmungspunkte des Nieren- und Blasen-Meridians sind druckschmerzhaft. In der Iris ist eine Bindegewebsschwäche erkennbar. Sein Gesamtzustand weist auf eine Schwäche des Nieren-Yin und allgemeine Erschöpfung hin. Ziel ist eine aufbauende und stärkende Behandlung.

Therapie

- Akupunktur: B 23, LG 3, LG 4, LG 14, B 27, B 28, B 31, B 32, B 60, Ni 3, Ni 7 wechselnd als Hauptpunkte. Zunächst Moxa, später Nadelung
- Homöopathie: z. B. Calcium fluoratum Oligoplex®, 3 × tgl. 1 Tbl., zur Stärkung des Bindegewebes
- Phytotherapie: Phytodolor®, 3 × tgl. 30 Tr., bei Schmerzen, stoffwechselanregend; Jarsin®, 3 × tgl. 1 Drg. wegen depressiver Verstimmung
- physikalische Maßnahmen: Wärmetherapie mit Kartoffelauflagen zu Hause
- Lebensführung: Bewegungstraining, Stärkung der Rückenmuskulatur.

Epikrise

Zunächst war es wichtig, den Patienten energetisch zu stärken. Daher wurden die Akupunkturpunkte gemoxt. Nach dreimaliger Behandlung konnten die Punkte genadelt werden. Diese Behandlung führte gemeinsam mit phytotherapeutischen und homöopathischen Mitteln zu einer Muskelentspannung und einem Nachlassen der Beschwerden. Der Patient machte zu Hause regelmäßig Kartoffelauflagen, wodurch die Verspannungen gelöst und die Durchblutung verbessert wurde. In einem vertraulichen Gespräch erzählte der Patient später, daß sich unter der Therapie auch seine Potenzprobleme gebessert hätten. Bei seiner Schilderung entstand jedoch der Eindruck, daß die sexuellen Störungen Folge einer unbefriedigenden Beziehung sind. Ziel einer weiterführenden Behandlung, z. B. mit einer Psychotherapie, ist die Bewältigung des unbewußten Konflikts und der sexuellen Frustrationen.

3.2 Schulter-Arm-Syndrom

- **Schulter-Arm-Syndrom**: Sammelbegriff für Schmerz- bzw. Reizzustände des Schultergelenks mit Funktionseinschränkung des Armes. Ätiologie: traumatisch oder degenerativ bedingte Veränderungen des Schultergelenkes, z.T. mit Einrissen, Verkalkungen und/oder Fibrosierungen der Sehnen oder der Gelenkkapsel
- **Periarthropathia humeroscapularis** (PHS): Sammelbegriff für chronische Schmerzzustände der Schulter. Ätiologie: Tendopathie der Rotatorenmanschette oder der langen Bizepssehne, Bursitis subacromialis, Ruptur der Rotatorenmanschette, Fibrose der Gelenkkapsel (Schultersteife).

Formen

- **Omarthrose:** Arthrose des Schultergelenkes, meist nach Frakturen, Nekrosen des Oberarmkopfes, durch freie Gelenkkörper oder als Folge rheumatischer Erkrankungen
- **Omarthritis**: Entzündung des Schultergelenkes, meist rheumatisch oder bakteriell
- **Arthrose des Akromioklavikulargelenkes:** oft Folge einer Gelenkverletzung oder chronischer Überlastung
- **Bursitis subacromialis:** Reizzustand des Schleimbeutels zwischen Akromioklavikulargelenk und Rotatorenmanschette
- **Bizepssehnentendinose:** degenerative Veränderungen der langen Bizepssehne mit Knochenhautreizung, oft Spontanruptur.

Klinik

- *schmerzhafte Bewegungseinschränkung* des Schultergelenkes; Schmerzen oftmals in den (Ober-) Arm ausstrahlend, insbesondere bei Rotation und Abduktion. Bei Erkrankungen der Rotatorenmanschette typisch ist die schmerzhafte Abduktion zwischen 60° – 120°, der sogenannte „painful arc". Bei Omarthrose und Omarthritis ist die Bewegung dagegen in allen Richtungen schmerzhaft eingeschränkt. Die Arthrose des Akromioklavikulargelenkes verursacht v.a. bei Verrichtungen oberhalb der Horizontalen Schmerzen; oft sind die Schmerzen in der Nacht besonders stark, v.a. beim Liegen auf der erkrankten Seite.

- sekundär *muskuläre Verspannungen* im Bereich des Schultergürtels; Patient kann die Schmerzpunkte (Triggerpunkte) oft genau zeigen!

Medizinische Diagnostik

- **Anamnese:** Schmerzlokalisation, Schmerzcharakter, plötzlicher oder allmählicher Beginn, Unfall, alte Verletzungen, Schmerzen bei bestimmten Bewegungen (z.B. Kämmen), nächtliche Schmerzverstärkung, einseitige Bewegungsabläufe am Arbeitsplatz
- **körperliche Untersuchung:** Inspektion, Entzündungszeichen, Konturveränderungen, Muskelatrophie, Funktionsprüfung des Gelenkes, Nackengriff, Bewegungseinschränkung, Krepitationen
- evtl. fachärztlich-neurologisch/orthopädisches **Konsil**
- **apparative Untersuchungen:** Röntgen in 2 Ebenen (degenerative Veränderungen), Sonographie (Verkalkungen oder Fibrosierungen der Sehnen), Arthrographie, Szintigramm (bei V.a. Tumor, Arthritis), CT, MRT
- **Laboruntersuchungen:** BSG, Diff.-BB und CRP bei V.a. entzündliche Erkrankung.

Differentialdiagnose

- Zervikalsyndrom
- Karpaltunnelsyndrom und andere Nervenkompressionssyndrome, z.B. Skalenussyndrom, Halsrippensyndrom
- gut- und bösartige Tumoren (z.B. Enchondrom, Osteosarkom) des Oberarmes bzw. des Schulterblattes, Metastasen
- Entzündungen im Bereich des Oberarmes oder der Halswirbelsäule, z.B. Osteomyelitis, Knochentuberkulose.

Medizinische Therapie

- **allgemeine Maßnahmen:** keine Ruhigstellung, sondern stetig maßvolle Bewegungsübungen; Reizungen vermeiden, z.B. keine Über-Kopf-Arbeiten
- **physikalische Therapie:** Kälte im akuten Stadium, z.B. Eisauflagen; Wärmeanwendungen im chronischen Stadium, Reizstrom, Ultraschall, Iontophorese
- **Krankengymnastik:** zur Verhinderung einer Versteifung des Schultergelenkes („frozen shoulder")

- **medikamentös:**
  - *NSAR:* oral z.B. Ibuprofen (z.B. Anco®); analgetische und antiphlogistische Wirkung. *NW:* gastrische Beschwerden, Magenulzera, Bronchospasmen, pseudoallergische Reaktionen, Schädigung der Nierenfunktion. **Cave:** Daueranwendung. Lokale Anwendung z.B. Diclofenac (z.B. Voltaren® Emulgel). *NW:* lokale Hautreaktionen, bei großflächiger Anwendung auch systemische NW
  - *Lokalanästhetika:* z.B. Procain (z.B. Novocain®), Infiltration von Schmerzpunkten (Triggerpunkte). *NW:* lokale Reaktionen

- **operativ:** bei Therapieresistenz in einigen Fällen möglich, z.B. Dekompression und Entfernung von Kalkablagerungen.

Komplikationen

Irreversible Schulterversteifung („frozen shoulder").

Prognose

Bei akutem Schulter-Arm-Syndrom ist die Prognose meist gut; im chronischen Stadium oft jahrelange Verläufe mit zunehmender Therapieresistenz möglich.

3

Schulter-Arm-Syndrom

Diagnostik

Anamnese

Neben der medizinischen Anamnese in einem ausführlichen Gespräch fragen nach:

- *Belastungen:* „Last auf den Schultern", Umgang mit Streß
- *Beruf:* Konkurrenzdruck, hohe Leistungsanforderung; welche Rolle spielt Ehrgeiz?
- *Partnerschaft:* Konflikte in der Beziehung; häufig besteht ein Zusammenhang
- *Aggressionen:* Umgang mit Aggressionen; erfahrungsgemäß besteht oftmals eine Beziehung zwischen gehemmter Aggression und eingeschränkter Beweglichkeit.
- *Verantwortung*: Fühlt sich der Patient leicht überfordert?
- *Tonsillen, Zähne:* häufige Entzündungen, Operation, Zahnstatus.

Störfelddiagnose

Grundsätzlich sollte bei der Untersuchung abgeklärt werden, ob potentielle Störfelder vorliegen: Zahnstatus, Tonsillen, Nasennebenhöhlen und Narben. Die Backenzähne auf der gleichen Seite scheinen jeweils in einer Wechselbeziehung zur Schulter und zum Ellbogen zu stehen.

Reflexzonen

Muskuläre Verspannungen im rechten Schulterbereich und Nacken hängen oft mit Leber-Galle-Belastungen zusammen, auf der linken Seite können sie auf Herz- oder Magen-Störungen hinweisen.

Alarm- und Zustimmungspunkte

Druckschmerzhaftigkeit der Punkte deutet auf Störungen des jeweiligen Organs und seines Meridians hin. Beim Schulter-Arm-Syndrom sind mitunter folgende Alarm- und Zustimmungspunkte empfindlich:

KG 12 – Alarmpunkt Magen und Dreifacher Erwärmer
G 24 – Alarmpunkt Galle
B 13 – Zustimmungspunkt Lungen-Meridian.

Fußreflexzonen

Sehr häufig sind die Zonen von Schulter, Arm sowie der Wirbelsäule, besonders HWS und BWS, druckschmerzhaft. Auffälligkeiten im Bereich der Zähne sollten beachtet werden.

Irisdiagnose

Häufig ist in der Iris eine hydrogene Konstitution sichtbar, mit weißen Flocken in der Ziliarzone, was auf eine rheumatische Disposition hindeutet. Bei akuten Beschwerden sind oftmals Reizradiären im Schulterbereich bei etwa 10 Uhr rechts bzw. bei 2 Uhr links zu sehen. Beachtung verdienen auch Zeichen im Bereich innerer Organe, wie Leber und Galle usw.

Therapeutische Strategie

Erfahrungsgemäß sind beim Schulter-Arm-Syndrom mit einer naturheilkundlichen Therapie gute bis befriedigende Erfolge zu erzielen. Im akuten Stadium ist eine vorübergehende Ruhigstellung sowie eine Wärme- oder Kältebehandlung je nach Verträglichkeit indiziert. Chronische Erkrankungen machen meist eine langwierige Behandlung erforderlich und auch bei degenerativen Veränderungen im Gelenkbereich läßt sich in den meisten Fällen zumindest eine Schmerzlinderung erreichen. Dabei sollte das Schultergelenk nicht isoliert behandelt, sondern die angrenzenden Gelenke wie die Halswirbelsäule und die umgebende Muskulatur mit einbezogen werden. Diese sind durch die Schonhaltung im Schulterbereich meistens in Mitleidenschaft gezogen.

Ziel der naturheilkundlichen Behandlung ist eine Verbesserung der Durchblutung und des Stoffwechsels im Gelenkbereich. Die Erfahrung zeigt, daß sich die Kombination mehrerer Verfahren bewährt. Therapie der ersten Wahl ist die Akupunktur und die Neuraltherapie. Bei akuten Beschwerden ist auch die Homöopathie sehr wirkungsvoll. Auch neurotrope Vitamine spielen eine Rolle. Die Phytotherapie gehört nicht zur Basistherapie, sondern wird begleitend eingesetzt. Füllezustände und Verhärtungen im Schulterbereich sind Indikationen für Ausleitungsverfahren.

Zeigt sich in der Irisdiagnose eine Disposition zu rheumatischen Erkrankungen, sollte der Stoffwechsel allgemein angeregt werden, z.B. mit phytotherapeutischen Mitteln. Besteht ein Zusammenhang mit inneren Organen, z.B. Galle und Leber, müssen diese ebenfalls in die Behandlung einbezogen werden.

Hat sich in der Diagnose ein Hinweis auf eine Blockierung ergeben, so ist eine manuelle Therapie wie Chiropraktik oder Osteopathie indiziert. Besteht gleichzeitig eine Arthrose im Schultergelenk, wird eine sanfte Mobilisationstechnik eingesetzt. Physikalische Maßnahmen haben ebenfalls ihren festen Platz, z.B. Massage, Rotlicht, Heublumenpackungen.

Die psychische Komponente spielt beim Schulter-Arm-Syndrom eine wichtige Rolle: Emotionaler Streß führt zu Muskelverspannungen im Schultergürtel und diese wiederum zu einer verschlechterten regionalen Durchblutung und Nährstoffversorgung. Eine längerfristige Behandlung zielt daher nicht alleine auf eine „mechanische" Lockerung der Muskulatur, sondern auch auf eine psychologische Unterstützung des Patienten im Umgang mit emotionalen Konflikten, besonders im Umgang mit Aggressionen und Streß. Als weiterführende Verfahren kommen dann in Frage: Psychotherapie, insbesondere auch körpertherapeutisch orientierte Verfahren und konstitutionelle Homöopathie.

Tips zur Lebensführung

- Haltungskorrektur und tägliche Gymnastik
- Schwimmen, besonders Rückenschwimmen
- leichte Bewegung, die Spaß macht, z.B. Spazierengehen, Tanzen
- Übergewicht vermeiden wegen Gelenkbelastung
- Sauna 1× pro Wo., wenn keine Kontraindikationen bestehen

Spezielle Therapie

■ Akupunktur

Schmerzzustände wie das Schulter-Arm-Syndrom sprechen gut auf eine Behandlung mit Akupunktur an. Die Auswahl der Punkte richtet sich u.a. nach der Schmerzlokalisation:

- ventral: Lungen-Meridian
- lateral: Dickdarm-Meridian
- dorsal: 3E-Meridian und Dünndarm-Meridian.

Ergänzend können spontan schmerzhafte Punkte einbezogen werden.

Auch die Art der Bewegungseinschränkung liefert häufig einen Hinweis auf den betroffenen Meridian:

- bei eingeschränkter Anteversion: häufig Störung des Dickdarm-Meridians
- bei eingeschränkter Abduktion: Störung des 3E-Meridians
- bei eingeschränkter Retroversion: Störung des Dünndarm-Meridians.

Nach Auffassung der TCM wird der Funktionskreis der Leber in die Behandlung einbezogen, da er mit den Sehnen und Muskeln des Körpers in Verbindung steht.

Körperakupunktur

Di 15	Hauptpunkt bei Schulter-Arm-Schmerzen
3E 15	Meisterpunkt der Arme; bei Wetterfühligkeit
Di 14	Schulterschmerzen lateral
3E 13, 14	Schulterschmerzen dorsal
Dü 9, 10, 11	Schulterschmerzen dorsal
Lu 2	Schulterschmerzen ventral
LG 13	Schulterschmerzen in Verbindung mit der HWS
Di 11	Schulterschmerzen allgemein, Tonisierungspunkt
3E 8	Wirkung auf die 3 Yang-Meridiane der Hand, Gruppen-Luo-Punkt
Le 3	Quellpunkt, die Leberenergie harmonisierend
M 38	Fernpunkt bei Schulterschmerzen

Ohrakupunktur

64 – Schultergelenk, 65 – Schulter, 66 – Ellbogen, 82 – Nullpunkt, HWS-Segment C1 bis C7 und vegetative Rinne, 29 – Polster, 55 – Shen Men, 29b – Point de Jérôme; bei akutem Trauma: 26a – Thalamus.

Durchführung: In der Akutphase jeden 2. – 3. Tag eine Behandlung, ca. 10–20 Min. Bei akuten Schmerzen werden bevorzugt Fernpunkte eingesetzt, bei chronischen Beschwerden dagegen Nahpunkte. Da die Ohrakupunktur eine sehr rasche Wirkung entfaltet, die jedoch nur eine begrenzte Zeit vorhält, ist eine Kombination mit der Körperakupunktur ideal. Dabei sollten insgesamt nicht mehr als 10–15 Punkte genadelt werden. Bei chronischen Beschwerden können bis zu 15 Sitzungen notwendig sein.

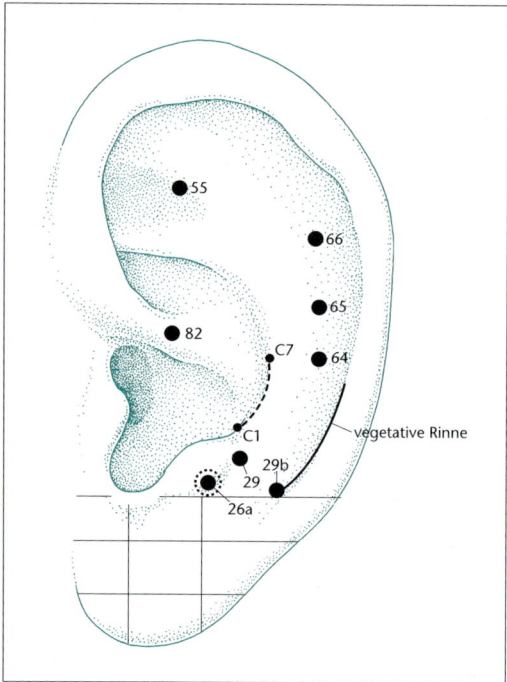

Abb. 3.5: Ohrakupunktur bei Schulter-Arm-Syndrom

■ Neuraltherapie

Zunächst muß abgeklärt werden, ob potentielle Störfelder vorliegen, besonders im Bereich der Tonsillen und der Zähne. Weiterhin sind vertebragene Ursachen auszuschließen, sonst muß in diesem Bereich behandelt werden. Die Lokaltherapie wird anschließend mit dem Ziel eingesetzt, die regionale Durchblutung zu fördern, innere Organe reflektorisch zu beeinflussen und um eine Schmerzstillung zu erreichen.

Durchführung: Quaddelung der schmerzhaften Punkte mit einem Lokalanästhetikum und/oder einer homöopathischen Injektionslösung, z. B. Traumeel®; Formicain® oder einem Mistelpräparat, z. B. Plenosol®. Bewährt haben sich auch subkutane Injektionen in die

Akupunkturpunkte im Schulterbereich. Die Injektion in das Schultergelenk bleibt erfahrenen und sicheren Therapeuten vorbehalten. **Cave:** Infektionsgefahr. Dabei werden 2–5 ml Procain oder Lidocain vorzugsweise von vorn in das Gelenk injiziert. Bei herunterhängendem und supiniertem Arm läßt sich medial vom Humeruskopf der Gelenkspalt tasten. Der Einstich erfolgt unterhalb der Klavikula.

■ Homöopathie

In der Homöopathie gibt es eine Reihe von Mitteln, die eine Beziehung zu Erkrankungen des Bewegungsapparates haben. Bei akuten Beschwerden ist die Wirkung oft sehr gut, bei chronischen Schmerzen oder wenn bereits degenerative Veränderungen vorliegen, ist die Behandlung erfahrungsgemäß eher schwierig. Es ist daher sinnvoll, die Homöopathie mit anderen Verfahren zu kombinieren.

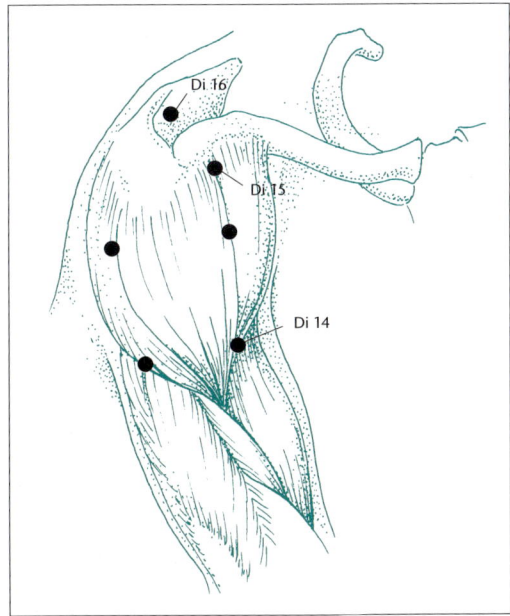

Abb. 3.6: Neuraltherapie bei Schulter-Arm-Syndrom

Akutmittel

– *Arnica D4:* nach akuter Quetschung, Prellung, Zerrung; nach Sturz auf die Schulter; mit Bluterguß; geringste Bewegung <; Myalgie nach Überlastung
– *Chelidonium D3:* rechte Schulter; dauernde Schmerzen im Gelenk und Schulterblatt; rheumatische Beschwerden; Leber-Galle-Beziehung
– *Cimicifuga D6:* rheumatische Beschwerden im Nacken und Rücken; Muskelverspannungen; Taubheit der Arme; Gefühl, als ob ein Nerv eingeklemmt wäre; Wirbelsäule empfindlich
– *Ferrum phosphoricum D6 – D12:* linke Schulter; steht nachts auf; muß umhergehen
– *Ferrum metallicum D6 – D12:* rechte Schulter; Nackensteife; bohrender Schmerz
– *Hypericum D4:* stechender Schmerz; Druck entlang der Ellenseite des Arms, Neuralgie
– *Rhus toxicodendron D12:* akute Distorsion; nach Überanstrengung; Steifheit des Gelenks; Schmerzen in Ruhe; Neuralgien; rheumatoide Muskelschmerzen; Entzündungen an Sehnen, Bändern und Gelenken; Bewegung >
– *Sanguinaria D4:* rechte Schulter; Beschwerden besonders im M. deltoideus; Arm kann nicht gehoben werden.

„Bewährte Indikationen" (nach *Dorcsi*)

– *Calcium fluoratum D6 – D12:* bei Bindegewebsschwäche; zur Stärkung von Bändern und Sehnen
– *Hekla lava D6:* Krachen im Gelenk; Exostosen.

Komplexmittel

Alternativ oder ergänzend steht eine Reihe gut wirksamer homöopathischer Komplexmittel zur Verfügung:

- bei entzündlichen Prozessen, nach Trauma: z. B. Traumeel®, 3 × tgl. 1 Tbl., Inj.: akut 1 Amp. tgl.
- bei Zervikalsyndrom, Myalgien: z. B. meta-ossylen®, 3 × 20 Tr.; Ranunculus® oplx, 3 × tgl. 15 Tr., Inj.: akut 1 Amp. tgl.
- bei Bindegewebsschwäche: z. B. Chiroplexan® H, 3 × tgl. 15 Tr.
- bei degenerativen Prozessen: z. B. Araniforce® forte, 3 × tgl. 30 Tr.

■ Ausleitungs- und Umstimmungsverfahren

Bei der Behandlung des Schulter-Arm-Syndroms wird versucht, über ausleitende Verfahren einen Einfluß auf den Bindegewebsstoffwechsel und die Durchblutung zu nehmen sowie eine Drainage von Lymphe und Schmerzmediatoren zu erreichen.

Schröpfen

Zunächst erfolgt eine Palpation des Schulter-Nacken-Bereichs. Füllegelosen in der Schulterdreieckszone auf der Höhe des Akupunturpunktes 3E 15 kommen sehr häufig vor und stellen eine Indikation für blutiges Schröpfen dar. Dieser Bereich, auch als „Tonsillendreieck" bezeichnet, ist druckschmerzhaft, besonders bei vertebragenen Störungen. Er kann außerdem auf ein Störfeld der Nasennebenhöhlen und Tonsillen hinweisen sowie auf eine Störung von Galle oder Herz. Bei Bedarf kann zusätzlich die Nackenzone und obere BWS-Zone blutig geschröpft werden.

Stehen Muskelverspannungen im Vordergrund oder liegt ein Zervikalsyndrom vor, so wirkt trockenes Schröpfen bzw. eine Schröpfkopfmassage im oberen BWS-Bereich sehr entspannend.

Baunscheidtieren

Sind durch die Schröpf-Behandlung keine positiven Änderungen erzielt worden, so kommt eine Baunscheidtierung des Schulter-Nacken-Bereichs in Frage, die mit einer ausgeprägteren Reizwirkung verbunden ist. Erfahrungsgemäß lassen sich damit beim Schulter-Arm-Syndrom gute Resultate erzielen. Die Anwendung führt zu einer starken Hyperämisierung und Tonisierung in dem schmerzenden Bezirk sowie zu einer Drainage von Lymphflüssigkeit. *Hinweis:* Wegen möglicher Nebeneffekte (Narben, Hyperpigmentierungen) ist Baunscheidtieren nicht die Therapie der ersten Wahl. Wichtig ist die entsprechende Aufklärung des Patienten.

Cantharidenpflaster

Auch diese Therapie kommt erst zum Einsatz, wenn die Schröpf-Behandlung nicht den gewünschten Erfolg gebracht hat. Beim Schulter-Arm-Syndrom sind mit dem Cantharidenpflaster erfahrungsgemäß gute Ergebnisse zu erzielen, denn es hat einen starken Effekt auf die regionale Durchblutung und den Lymphfluß. Das Pflaster wird auf die schmerzhafteste Stelle im Gelenkbereich angebracht, steril verbunden und je nach Empfindlichkeit 12–24 Std. belassen. *Hinweis:* Dabei kann sich ein unangenehmer Brennschmerz entwickeln. Bei dunklen, pigmentreichen Menschen kann es in seltenen Fällen zu Hyperpigmentierungen kommen. Neben dieser kosmetischen Problematik muß der Patient in jedem Fall darauf hingewiesen werden, daß durch die Behandlung eine Wunde entsteht, die entsprechend versorgt werden muß.

Kohlwickel

Kohlwickel haben eine schmerzlindernde und entzündungshemmende Wirkung. Außerdem werden Krankheitsstoffe ausgeleitet. Die Auflagen sind besonders indiziert bei Beschwerden mit entzündlicher Beteiligung.

Kohlumschlag

Bei frischen Weißkohlblättern (möglichst aus biologischem Anbau) die Mittelrippe entfernen und anschließend mit einer Glasflasche quetschen, damit die Wirkstoffe des Kohls an die Oberfläche treten. Die Blätter werden dachziegelartig auf der Schulter angebracht, mit einem Tuch bedeckt und mit einer Binde oder einem Schal befestigt. Der Kohlwickel kann bis zu 12 Std. liegen bleiben, am besten über Nacht.

Phytotherapie

Bei der Behandlung des Schulter-Arm-Syndroms kann die Phytotherapie gut als Begleittherapie eingesetzt werden. Die hier vorgestellten Pflanzen stammen vornehmlich aus der Behandlung von rheumatischen Erkrankungen mit entzündlichem und systemischem Charakter, sind aber auch bei einem Beschwerdebild wie dem Schulter-Arm-Syndrom geeignet. Ausgewählt werden Pflanzen mit analgetisch-antiphlogistischen und stoffwechselanregenden Eigenschaften. Bei lokaler Anwendung steht die hyperämisierende Wirkung im Vordergrund. Die Heilpflanzen müssen über mehrere Mon. verordnet werden, sonst ist die Therapie wenig erfolgreich. Um eine Gewöhnung des Organismus zu vermeiden, ist ein Wechsel der Mittel bzw. das Einlegen von Pausen sinnvoll.

Pflanzen für Teezubereitung

Weide (Salix alba, Salix purpurea): antiphlogistische, analgetische Wirkung
Bittersüß (Solanum dulcamara): stoffwechselumstimmend, entzündungshemmend
Löwenzahn (Taraxacum officinale): „blutreinigend"
Brennessel (Urtica urens, Urtica dioica): „blutreinigend"

Sandsegge (Carex arenaria): stoffwechselanregend
Holunder (Sambucus nigra): unterstützend bei akuten entzündlichen Prozessen
Stiefmütterchen (Viola tricolor): antiphlogistische Wirkung.

Tee		
Rp.	Cort. Salicis	
	Stip. Dulcamar.	
	Herb. Urticae	
	Rad. Taraxaci c. Herb.	
	Flor. Sambuci	aa 20,0

M. f. spec. D. S. 2 EL mit 1/2 l kochendem Wasser überbrühen, 15 Min. ziehen lassen, morgens und abends trinken

Heilpflanzen für die äußerliche Anwendung

Arnika (Arnica montana): Tinktur für Umschläge, 1 EL auf 1/2 l Wasser; antiphlogistische Wirkung
Rosmarin (Rosmarinus officinalis): als Salbe, hyperämisierend
Johanniskraut (Hypericum perforatum): Zubereitung als Öl, schmerzlindernd.

Heublumenpackung

Ein Baumwollbeutel wird mit 500 g Heublumen gefüllt und in einen Topf mit Einsatz gelegt. Der Heublumensack soll nicht direkt im siedenden Wasser liegen, sondern ca. 20–30 Min. vom Wasserdampf durchzogen werden. Dann so heiß wie möglich anlegen, Dauer ca. 1 Std. Es gibt auch Fertigpackungen, z.B. Kneipp Heupack Herbatherm®.

Fertigpräparate

Kombinationen: z. B. Phytodolor®, bei Neuralgien, schmerzlindernd, 4 × tgl. 20 Tr.; magnet activ® Rheuma, stoffwechselanregend, 3 × tgl. 2 Tbl.

3

Tee: z. B. Kneipp® Rheuma-Tee N, 3 × tgl.
1 Tasse
Frischpflanzensäfte: z. B. Stoffwechselkur mit
Löwenzahn- und Brennesselsaft® Kneipp
Injektion: Mistel (*Viscum album*) zur Quaddel-
oder Segmenttherapie, z. B. Plenosol®
Externa: z. B. Jukunda Rotöl®; Cefarheumin®
N Salbe oder Rosarthron® Salbe, mehrmals
tgl. einmassieren.

◼ Ernährung, Diätetik, Orthomolekulare Therapie

B-Vitamine zeigen erfahrungsgemäß eine gute
Wirksamkeit beim Schulter-Arm-Syndrom,
besonders wenn auch neuralgische Beschwerden auftreten. Die neurotropen B-Vitamine
haben eine analgetische und durchblutungsfördernde Wirkung, z. B. Milgamma®-NA
Kps., 3 × tgl. 1 Kps.

Fälle aus der Praxis

◼ Fallbeispiel I

Ein 43jähriger Mann leidet seit einem Jahr
unter einem rechtsseitigen Schulter-Arm-Syndrom. Die bisherige Therapie bei einem Orthopäden brachte wenig Besserung. Der Patient, Produktmanager bei einer großen Be-
kleidungsfirma, hat eine vorwiegend sitzende
Tätigkeit am Computer oder vornübergebeugt
am Schreibtisch. Er ist Rechtshänder. Sein
Beruf ist offensichtlich mit sehr viel Streß und
großem Konkurrenzdruck verbunden.

Der Patient ist normalgewichtig und bisher
noch nie ernsthaft krank gewesen. Die Beschwerden sind wahrscheinlich auf eine Über-
beanspruchung des rechten Armes bzw. auf
Haltungsfehler zurückzuführen. Kalkablagerungen im Gelenkbereich sind nachgewiesen.
Eine psychische Komponente seiner Be-

schwerden kann der Patient nicht erkennen.
Die Schmerzen treten besonders stark in der
Nacht auf. Dabei handelt es sich um einen
drückenden Schmerz, der in den Arm aus-
strahlt. Das Heben des Armes ist erschwert.

In der Iris finden sich keine besonderen Hinweise. Druckschmerzhaft sind die Alarmpunkte Leber – Le 14, Galle – G 24 und
Magen – KG 12 sowie der Zustimmungspunkt
Galle – B 19. Der Patient wirkt angespannt,
eine Schonhaltung der rechten Schulter ist zu
beobachten. Der gesamte Schulter-Nacken-
Bereich ist verhärtet und schmerzempfindlich.
Der Patient betont, für eine aufwendige Behandlung keine Zeit zu haben. Ziel ist in diesem Fall eine Schmerzlinderung und eine Stärkung des Leber-Galle-Systems. Der Patient
sieht derzeit keine Möglichkeit, seinen beruflichen Streß zu reduzieren und ist auch nicht
bereit, sich mit seinen emotionalen Belastungen auseinanderzusetzen.

Therapie

* Neuraltherapie: Quaddelung mit einem Lokalanästhetikum und einem homöopathischen Mittel, Formicain® sowie Injektionen
in Gelenknähe mit einer 20er Kanüle, insgesamt 10 Behandlungen
* Akupunktur: Ohrakupunktur: 64, 65, 66,
HWS-Segment und vegetative Rinne, 55,
29, 29b, 96, 97, insgesamt 10 Behandlungen
* Homöopathie: metaossylen® 3 × tgl. 20 Tr.,
muskelentspannend, stoffwechselanregend;
Chelidonium D6, 3 × tgl. 1 Tbl., wegen einer Leber-Galle-Beziehung
* Orthomolekulare Medizin: Milgamma®-
NA Kps. (Vit. B), 3 × tgl. 1 Kps., wirkt
schmerzlindernd und durchblutungsfördernd
* Phytotherapie: hyperämisierende Salbe Ce-
farheumin® Salbe mehrmals tgl. vorsichtig
einmassieren.

Epikrise

Unter der Therapie kam es zu einer vorübergehenden Besserung der Beschwerden. Die
Neuraltherapie wurde, ebenso wie die Akupunktur, über einen Zeitraum von 5 Wo. 2 ×
pro Wo. durchgeführt. Nach ca. 1 Jahr nahmen die Beschwerden wieder zu. Eine erneute
Behandlung brachte ebenfalls eine Linderung
für mehrere Mon., dann erfolgte erneut eine
Zunahme der Schmerzen. Der Patient sieht
sich grundsätzlich nicht in der Lage, den Streß
sowie seine Arbeitsweise, die mit einer ständigen Überlastung des rechten Armes verbunden ist, zu ändern. Da bereits massive
Kalkablagerungen vorliegen, entschließt sich
der Patient nach einem Gespräch mit seiner
Therapeutin für die neuartige Stoßwellen-An-
wendung zur Zertrümmerung von Kalkablagerungen im Gelenkbereich. Der Patient hat
zur Zeit kaum Beschwerden.

◼ Fallbeispiel II

Eine 60jährige Patientin leidet seit längerer
Zeit an einem rechtsseitigen Schulter-Arm-
Syndrom, das aber erst seit kurzem wirklich
Beschwerden bereitet. Gleichzeitig liegt eine
Arthrose vor. Wärme bessert die Beschwerden. Die Patientin ist Hausfrau und etwas
korpulent. Die täglichen Arbeiten bereiten
Mühe. Die rechte Schulter fühlt sich minder-
durchblutet und kalt an. In der Irisdiagnose
ist eine hydrogene Konstitution zu sehen, die
auf eine rheumatische Prädisposition hinweist. Am Fuß ist die Reflexzone des Schulterbereichs und des Nackens sehr schmerzempfindlich. Ziel ist eine Schmerzlinderung, eine
Verbesserung des Gelenkstoffwechsels und
der Durchblutung in diesem Bereich.

Therapie

- Neuraltherapie: Quaddelung der schmerz-
haften Punkte mit einem schmerzstillenden
Lokalanästhetikum, insgesamt 10 Behand-
lungen
- Ausleitungsverfahren: Baunscheidtierungen
über dem schmerzhaften Schulterbereich
sowie paravertebral im Bereich der oberen
BWS, insgesamt 3 x, im Abstand von 4 Wo.;
Ziel: Tonisierung und Förderung der Mi-
krozirkulation
- Phytotherapie: Araniforce® forte, 3 × tgl. 30
Tr., wegen des degenerativen Prozesses
- Fußreflexzonenmassage
- physikalische Therapie: Wärmetherapie mit
Kneipp Heupack Herbatherm® für die An-
wendung zu Hause.

Epikrise

Da die Patientin im Schulterbereich sehr
schmerzempfindlich war und Akupunktur ab-
lehnt, wurde zunächst ein therapeutischer Zu-
gang über die Fußreflexzonenmassage ge-
wählt. Nach der 3. Behandlung konnte die
Schulter besser bewegt werden. Nun war die
Patientin bereit für eine direkte Behandlung
des Schulterbereichs: 10 Behandlungen mit
Neuraltherapie, zunächst 2 x, dann 1 × pro
Wo. Da Wärmeanwendungen als sehr angenehm empfunden wurden, benutzte die Patientin bei Bedarf ein Heupack. In einem neu-
raltherapiefreien Zeitraum wurde der Schulterbereich baunscheidtiert, die Behandlung
nach 1 und nach 2 Mon. wiederholt. Unter
dieser Therapie kam es zu einer deutlichen
Besserung der Beschwerden. Die Patientin
kommt etwa jedes Jahr zu einer Nachbehandlung (Fußreflexzonenmassage, Neuraltherapie).

3

3.3 Arthrosen

Chronisch degenerative Gelenkveränderungen durch Mißverhältnis von Belastbarkeit und tatsächlicher Gelenkbelastung mit zunehmender Funktionseinschränkung und Schmerzen. Am häufigsten betroffen sind Kniegelenke (Gonarthrose), Hüften (Koxarthrose), Schulter (Omarthrose) und Fingergelenke (z.B. Rhizarthrose, Heberden-Arthrose). Unterschieden werden primäre Arthrosen (idiopathisch, Ätiologie unbekannt) von sekundären Formen (Folge von Risikofaktoren, Belastungen und/oder Erkrankungen). In der Regel sind mehr Frauen als Männer betroffen, meist Beginn in der 2. Lebenshälfte.

Pathogenese

Durch den mechanischen Verschleiß oder die biochemisch bedingte Aufweichung des Gelenkknorpels entzündet sich die Gelenkinnenhaut; dabei freiwerdende Enzyme schädigen den Knorpel weiter. Später auch Beeinträchtigung der angrenzenden Knochen mit Verdichtungen, Zysten und Knochenanbauten an den Gelenkkanten. Reflektorisch kommt es zu Muskelverspannungen.

Formen

- **Gonarthrose:** häufigste Arthrose; bei primärer Arthrose sind besonders Frauen nach der Menopause betroffen; sekundäre Arthrose als Folge von Fehlstellungen, z.B. X- oder O-Beine, Verletzungen des Meniskus oder des Bandapparates, Arthritis, freie Gelenkkörper („Gelenkmaus": Osteochondrosis dissecans) und Übergewicht
- **Koxarthrose:** Risikofaktoren sind v.a. Übergewicht; familiäre Belastung, z.B. Hüftdysplasie (2–4% der Bevölkerung) und einseitige Belastung, z.B. bei Beinlängendifferenz. Seltenere Ursachen sind Hüftkopfnekrosen (z.B. bei M. Perthes, Diabetes mellitus, langjährigem Alkoholabusus), rheumatische Erkrankungen, bakterielle Hüftentzündung, Frakturen (bei Kindern v.a. an der Wachstumsfuge). Bei ca. 1/3 der Fälle ist die Ursache unbekannt.
- **Fingergelenkarthrosen:** *Rhizarthrose* (Arthrose des Daumensattelgelenkes) durch chronische Überlastung oder nach Verletzungen oder im Rahmen einer Polyarthrose; *Heberden-Arthrose* (Arthrose der

Fingerendgelenke), familiäre Belastung, typisch phasenweiser Verlauf
- **Omarthrose:** v.a. nach Verletzungen des Schultergelenks, Nekrose des Oberarmkopfes, nach rheumatischen Erkrankungen oder durch freie Gelenkkörper
- **Sprunggelenkarthrose:** Ursachen sind Verletzungen, Schwäche des Bandapparates, Infektionen und rheumatische Erkrankungen.

Klinik

- **Schmerzen:** anfangs uncharakteristische Beschwerden (z.B. „Wetterfühligkeit"), dann typischer (morgendlicher) „Anlaufschmerz", Belastungsschmerzen, im fortgeschrittenen Stadium Dauerschmerzen. Häufig auch Schmerzausstrahlung, z.B. bei Koxarthrose: häufig Angabe von Schmerzen in Oberschenkel und Kniegelenk!
- **Funktionseinschränkung** des Gelenks: zunehmende Versteifung
- **Gelenkerguß** mit Schwellneigung nach Belastung
- **Muskelverspannungen** und **Muskelatrophien:** in späten Stadien oft irreversibel
- **Krepitationen** und Reibegeräusche bei Bewegung
- **Gelenkdeformierungen:** gelegentlich knorpelige/knöcherne Wucherungen, z.B. bei der Heberden-Arthrose an den Fingerendgelenken.

Medizinische Diagnostik

- **Anamnese:** Schmerzlokalisation, Schmerzausstrahlung, Schmerzverlauf, Trauma, chronische Überlastung, familiäre Belastung
- **körperliche Untersuchung:** Gangbild, Bewegungseinschränkung, Gelenkschwellung, Überwärmung, Muskelatrophie, Krepitationen mit Reibegeräuschen, Beinlängendifferenz, Fehlstellungen
- evtl. fachärztlich-orthopädisches **Konsil**
- **Röntgen:** betroffene Gelenke in 2 Ebenen
- **Laboruntersuchungen**: Diff.-BB, BSG, CRP und Rheumafaktoren bei V.a. entzündliche Grunderkrankung.

Differentialdiagnose

- rheumatische Erkrankungen: z.B. chronische Polyarthritis
- Gicht: Arthritis urica
- Arthritis bei anderen Erkrankungen wie Psoriasis oder

chronisch entzündlichen Darmerkrankungen (v.a. M. Crohn)
- Traumata: z.B. Meniskusschaden
- Osteoporose.

Medizinische Therapie

- **allgemeine Maßnahmen**: Gewichtsreduktion, Bewegung ohne Belastung (Schwimmen, Radfahren); Entlastung, z.B. durch Gehstützen; Korrektur von Fehlstellungen oder Beinlängendifferenz durch orthopädische Schuhe bzw. Schuherhöhung. **Cave:** Immobilisierung führt rasch zur Versteifung (insbesondere Schultergelenk)
- **physikalische Therapie:** Wärmeanwendungen, z.B. Fangopackungen; im aktivierten (akuten) Stadium wird oft Kälte besser vertragen (Eisauflagen); evtl. Reizstrom (Kniegelenke, Schulter), Iontophorese mit NSAR
- **Krankengymnastik:** Verbesserung der Gelenkbeweglichkeit, Prophylaxe von Kontrakturen
- **medikamentös:** z.B. NSAR oral im akuten Schub, z.B. Ibuprofen (z.B. Anco®); analgetische und antiphlogistische Wirkung. *NW:* z.B. gastrische Beschwerden, Magenulzera, Bronchospasmen, pseudoallergische Reaktionen, Schädigung der Nierenfunktion; lokal z.B. Diclofenac (z.B. Voltaren® Emulgel). *NW:* lokale Hautreaktionen, bei großflächiger Anwendung auch systemische NW. **Cave:** Daueranwendung

- entlastende **Gelenkpunktion:** bei starkem Erguß im akuten Schub
- **operativ:** gelenkerhaltende Operation (z.B. Umstellungsosteotomie) bei Gelenkfehlstellung; bei sehr weit fortgeschrittener Arthrose sowie nach Ausschöpfung aller konservativen Therapiemöglichkeiten Implantation einer Gelenkendoprothese (v.a. Hüft- und Kniegelenkersatz).

Komplikationen

- chronische Gelenkschmerzen, Gelenkversteifung, Immobilität, irreversible Kontrakturen
- nach Gelenkersatz: Infektion, Prothesenlockerung.

Prognose

Fortschreiten der Erkrankung über viele Jahre. Eine konservative Therapie kann diesen Prozeß nicht aufhalten, wohl aber verlangsamen und die Funktionsfähigkeit lange erhalten.

3

Arthrosen

Diagnostik

Anamnese

Neben der medizinischen Anamnese in einem ausführlichen Gespräch fragen nach:

- *Stoffwechselbelastungen:* Toxinen, z. B. Amalgam, Blei
- *Leber-, Galle-, Darm- und Nierenbelastungen:* Eine hohe Zufuhr von tierischem Eiweiß belastet den Stoffwechsel. Erfahrungsgemäß leiden Arthrose-Patienten häufig unter einer gestörten Leberfunktion.
- *Umgang mit Gefühlen:* Können auch negative Emotionen geäußert werden oder reagiert der Patient auf Probleme mit Rückzug? Die Versteifung eines Gelenks als Ausdruck innerer Unbeweglichkeit?
- *Folgen der Arthrose:* Je nach Schweregrad treten Folgeprobleme auf, die in der Behandlung berücksichtigt werden sollten. Beispiele: Mangel an sozialen Kontakten durch eingeschränkte Beweglichkeit, Belastung durch chronisches Geschehen, Hilflosigkeit.

Störfelddiagnose

Grundsätzlich sollte bei der Untersuchung abgeklärt werden, ob potentielle Störfelder vorliegen, vornehmlich Tonsillen- und Zahn/Kiefer-Bereich. Die oberen und unteren Schneidezähne scheinen jeweils in einer Wechselbeziehung zum Knie und zur Hüfte zu stehen. Auch Narben im Bereich der betroffenen Gelenkes sollten beachtet werden.

Reflexzonen

Aus naturheilkundlicher Sicht und aus Sicht der TCM werden Skelett und Knochen dem Funktionskreis Niere zugeordnet.

Fußreflexzonen

Sehr häufig sind die Zonen des betroffenen Gelenks und der Wirbelsäule druckschmerzhaft. Auffälligkeiten im Bereich der Verdauungsorgane und des Lymphsystems sollten ebenfalls beachtet werden.

Irisdiagnose

Bei vielen degenerativen Gelenkerkrankungen finden sich in der Iris keine oder nur unspezifische Zeichen. Veränderungen im Sektor des betroffenen Gelenkes sollten beachtet werden, z. B. Knie und Hüfte bei 6 Uhr rechts und links. Bei aktiven Prozessen bilden sich verschiedene Gelenkzeichen im Irisstroma wie Reizfasern, Krypten und Lakunen, die, topografisch zugeordnet, Hinweise auf akute Krankheitsabläufe zulassen. Eine hydrogene Konstitution mit weißen, ziliar aufgelagerten Flocken deutet auf eine rheumatische Disposition.

Therapeutische Strategie

Erfahrungsgemäß sind bei Arthrosen mit einer naturheilkundlichen Therapie gute bis befriedigende Erfolge zu erzielen. Im akuten Stadium ist eine vorübergehende Ruhigstellung sowie eine Wärme- oder Kältebehandlung je nach Verträglichkeit indiziert. Chronische Erkrankungen erfordern meist eine langwierige Behandlung. Bei degenerativen Veränderungen im Gelenkbereich läßt sich in den meisten Fällen zumindest eine Schmerzlinderung erreichen. Dabei sollte das betroffene Gelenk nicht isoliert behandelt, sondern die angrenzenden Gelenke und die umgebende Muskulatur einbezogen werden. Diese sind durch die Schonhaltung im schmerzhaften Gelenk meistens in

Mitleidenschaft gezogen. Die Bewegungstherapie spielt eine große Rolle, denn häufig werden die Beschwerden weniger durch die röntgenologisch sichtbaren Gelenkveränderungen, sondern vielmehr durch ausgeprägte Muskelverspannungen ausgelöst.

Ziel der naturheilkundlichen Behandlung ist eine Verbesserung der Durchblutung und des Stoffwechsels im Gelenkbereich sowie die Anregung des Lymphflusses. Die Erfahrung zeigt, daß sich die Kombination mehrerer Verfahren bewährt. Therapie der ersten Wahl sind die Akupunktur und die Neuraltherapie. Bei akuten Beschwerden ist auch die Homöopathie sehr wirkungsvoll. Die Phytotherapie wird begleitend eingesetzt. Füllezustände bzw. Ergüsse im Gelenkbereich sind Indikationen für Ausleitungsverfahren. Ebenfalls haben physikalische Maßnahmen, wie z. B. Heublumenpackung, Rotlicht, sowie Vitamine ihren festen Platz.

Die Veränderungen an den Gelenken sind aus naturheilkundlicher Sicht nur Teilerscheinung eines umfassenderen Krankheitsgeschehens, das sich vor allem am Mesenchym abspielt. So kann eine jahrelange falsche Ernährung mit hoher Zufuhr von tierischem Eiweiß zu Blockierungen und einer „Überfüllung" des Bindegewebes führen. Folge ist eine örtliche Azidose mit einer unzureichenden Sauerstoff- und Nährstoffversorgung des Gelenk(-knorpels). In diesem Zusammenhang kann eine Ernährungsumstellung im Sinne einer laktovegetabilen, basischen Kost sinnvoll sein. Zeigt sich in der Irisdiagnose eine Disposition zu rheumatischen Erkrankungen, sollte der Stoffwechsel allgemein angeregt werden, z. B. mit phytotherapeutischen Mitteln. Der naturheilkundliche Ansatz versucht, über künstlich gesetzte Entzündungsreize, z. B. mit Misteltherapie, das körpereigene Abwehrsystem zu stimulieren und den Verlauf der Krankheit positiv zu beeinflussen.

Arthrosen gehen erfahrungsgemäß oft mit einem allgemeinen Nachlassen der körperlichen Kräfte und einer inneren Mattigkeit einher. Diese psychischen Faktoren (z. B. Depression, Abgeschlagenheit, Schlafstörungen, Angst) müssen im therapeutischen Konzept im Sinne einer Stabilisierung des inneren Gleichgewichts berücksichtigt werden, z. B. mit Hilfe von Phytotherapie, Homöopathie, Akupunktur oder auch Psychotherapie.

3

Tips zur Lebensführung

- Normalgewicht anstreben; Übergewicht belastet die Gelenke
- viel Bewegung ohne Gelenkbelastung: z.B. Gymnastik, Schwimmen im Warmwasser, Radfahren
- Haltungskorrektur, gezielte Gymnastik, zunächst unter krankengymnastischer Anleitung
- Überanstrengungen vermeiden
- Sauna, wenn keine Kontraindikationen vorliegen

Spezielle Therapie

◼ Akupunktur

Schmerzzustände wie die Arthrose sprechen gut auf eine Behandlung mit Akupunktur an. Knochen und Skelett werden allgemein dem Funktionskreis Niere zugeordnet. Nach Auffassung der TCM sind degenerative Gelenkveränderungen auf eine Blockade des Qi oder eine Yin-Erkrankung (Leere) zurückzuführen. Ziel ist daher die Anregung des Energieflusses. Die Auswahl der Punkte richtet sich nach der Schmerzlokalisation. Im Vordergrund steht die lokale Behandlung am befallenen Gelenk. Dabei können auch spontan- oder druckschmerzhafte Punkte in die Auswahl einbezogen werden.

Körperakupunktur

B 60	wichtiger Schmerzpunkt bei Erkrankungen des Bewegungsapparates
G 34	Meisterpunkt für Muskeln und Sehnen
3E 5	Schmerzpunkt bei Rheuma; bei Wetterfühligkeit
G 41	Meisterpunkt der großen Gelenke
MP 5	Meisterpunkt für das Bindegewebe (nach *Bischko*)
M 36	„großer Heiler der Knie und Füße", psychisch ausgleichend
B 23	Zustimmungspunkt Nieren-Meridian, bei Kälteüberempfindlichkeit

Lokale Akupunkturpunkte (Nahpunkte)

Kniegelenk: M 34, M 36, G 34, B 40, Knieaugen lateral und medial der Patella, Le 8, Ni 10
Hüftgelenk: G 30, G 31, G 34, B 40, B 60, G 41
Handgelenk: 3E 5, 3E 3, Dü 5, KS 7, Di 4, Lu 9
Fingergelenk: 4 Punkte auf der Palmarseite in der Mitte der Interphalangealgelenke
Fußgelenk: B 60, B 62, G 40, M 41, MP 5, Ni 6, Ni 3
Zehengelenk: „8 Teufel", 4 Punkte an jedem Fuß, vertikal zwischen den Zehengliedern, am Übergang vom roten zum weißen Fleisch.

Ohrakupunktur

Korrespondenzpunkt des befallenen Gelenks: 49a, 49b – Kniegelenk, 57 – Hüfte, Sprunggelenk, 67 – Handgelenk; 13 – Nebenniere, 55 – Shen Men, 29 – Polster, 26a – Thalamus.

Durchführung: Zunächst 2 × pro Wo. eine Behandlung, danach 1 × pro Wo. Bei akuten Schmerzen werden bevorzugt Fernpunkte eingesetzt, bei chronischen Beschwerden dagegen Nahpunkte. Da die Ohrakupunktur eine sehr rasche Wirkung entfaltet, die jedoch nur eine begrenzte Zeit vorhält, ist eine Kombination mit der Körperakupunktur ideal. Es sollten insgesamt nicht mehr als 10–15 Punkte genadelt werden. Bei chronischen Beschwerden können bis zu 10 Sitzungen notwendig sein.

■ Phytotherapie

Die Phytotherapie wird bei Arthrosen mit dem Ziel einer lokalen Schmerzlinderung und einer Funktionsverbesserung des Gelenks eingesetzt. Ausgewählt werden Pflanzen mit analgetischen und stoffwechselanregenden Eigenschaften. Bei aktivierten Arthrosen kommen zusätzlich pflanzliche Antiphlogistika zum Einsatz. Um einen nachhaltigen Therapieerfolg zu erzielen, müssen die Heilpflanzen über mehrere Mon. verordnet werden. Eine Gewöhnung des Organismus wird vermieden, wenn das Mittel gelegentlich gewechselt bzw. eine Therapiepause eingelegt wird. Zur äußerlichen Anwendung werden hautreizende Pflanzen (Rubefazienzien) eingesetzt, die zu einer lokalen Steigerung der Tiefendurchblutung führen.

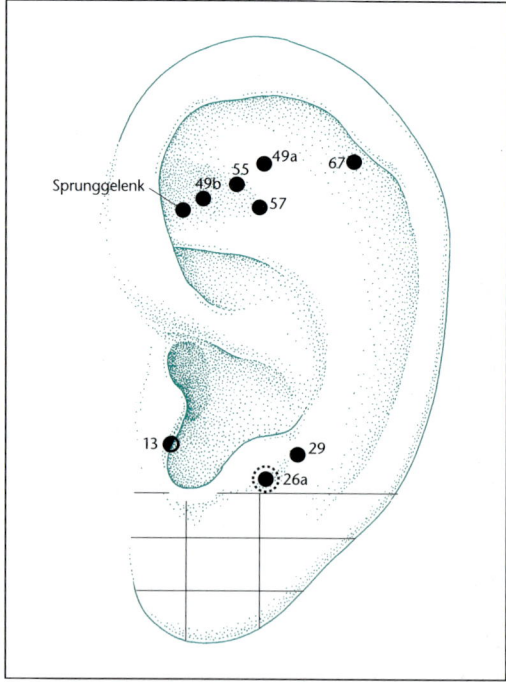

Abb. 3.7: Ohrakupunktur bei Arthrose

Heilpflanzen für die innerliche Anwendung

Wacholder (Juniperus communis): stoffwechselverbessernd, diuretischer Effekt; nie länger als maximal 6 Wo. einnehmen. **Cave:** Nierenreizungen

Ackerschachtelhalm (Equisetum arvense): Stärkung des Bindegewebes

Alraune (Mandragora officinarum): bei degenerativen Gelenkveränderungen

Guajakbaum (Guajacum officinale): unterstützend bei rheumatischen Beschwerden

Quecke (Agropyron repens) : unterstützend, leichte diuretische Wirkung.

Teufelskralle (Harpagophytum procumbens): antiphlogistische, antirheumatische Wirkung

Löwenzahn (Taraxacum officinale): stoffwechselverbessernd

Brennessel (Urtica urens, Urtica dioica): stoffwechselverbessernd, milde Diurese.

Rheumatee

Rp.	Fruct. Juniperi	
	Herb. Equiseti	
	Herb. Urticae	
	Rad. Taraxaci c. Herb.	ad 100,0

M. f. spec. D. S. 2 EL mit 1/2 l kaltem Wasser ansetzen, kurz aufkochen, morgens und abends trinken

---

Fertigpräparate

Kombinationen: z. B. Araniforce® forte, 3 × tgl. 30 Tr.; Uriginex® Urtica Flüssigkeit, 3 × tgl. 1/2 EL auf 1 Glas Tee

Weidenrinde: z. B. Schmerzetten®, 3 × tgl. 1 Drg.

Teufelskralle: z. B. Arthrosetten® H, 3 × tgl. 2 Drg.; Romigal® Rheuma Tee, 3 × tgl. 1 Tasse

Tee: z. B. Gerner® Rheumatee, 3 × tgl. 1 Tasse

Frischpflanzensäfte: z. B. Stoffwechselkur mit Löwenzahn- und Brennesselsaft® Kneipp.

Heilpflanzen zur Injektion

Die Behandlung von Gelenkarthrosen durch eine Provokation kutaner Entzündungsherde im Gelenkbereich mit Mistelinjektionen (Viscum album) ist sehr wirkungsvoll. Das Therapieprinzip beruht auf einer künstlich gesetzten Entzündung, die reaktiv antiphlogistische und immunologische Prozesse einleitet. Besonders gute Ergebnisse gibt es im Bereich kleiner Gelenke. Mögliche Nebenwirkungen sind Fieber und die Aktivierung von Entzündungen.

Durchführung: Die Mistelinjektionen, z. B. Helixor® M, werden i. c. oder s. c. verabreicht im Rahmen der Neural- und Segmenttherapie. Es wird mit geringen Dosen begonnen, mit allmählicher Dosissteigerung (Packung I, II, III). Nach jeder Injektion muß zunächst die Reaktion abgewartet werden; erst nach Abklingen der lokalen Entzündung wird die Injektionsreihe fortgesetzt.

Heilpflanzen zur äußerlichen Anwendung

Rosmarin (Rosmarinus officinalis): durchblutungsfördernd, z. B. Rosarthron® Salbe

Paprika (Capsicum annuum): Erregung der Schmerz- und Wärmerezeptoren in der Haut, sekundäre Erhöhung des Kortisonspiegels, z. B. ABC Lokales Schmerz-Therapie Wärme-Pflaster Sensitive®

Ätherische Öle: Einreibungen bewirken eine lokale Hyperämie; Kiefernadelöl, Pfefferminzöl usw., z. B. Dolo-cyl® Öl

Beinwell (Symphytum officinale): entzündungshemmend, z. B. Symphytum ad usum externum DHU®, 1 : 10 in Wasser für Umschläge.

■ Homöopathie

In der Homöopathie gibt es eine Reihe von Mitteln, die eine Beziehung zu Erkrankungen des Bewegungsapparates haben. Bei akuten

Beschwerden ist die Wirkung oft sehr gut, bei chronischen Schmerzen oder wenn bereits degenerative Veränderungen vorliegen, ist die Behandlung erfahrungsgemäß eher schwierig. Es ist daher sinnvoll, die Homöopathie mit anderen Verfahren zu kombinieren.

Akutmittel

– *Harpagophytum D3:* degenerative und entzündliche Gelenkerkrankungen; bewährte Indikation
– *Rhus toxicodendron D6:* Anlaufschmerz; längeres Gehen >; Gelenksteifheit; Schmerzen nach Durchnässung und Überanstrengung; Ruhelosigkeit; Ruhe <
– *Guajacum D6:* chronischer Rheumatismus; Deformierungen; Sehnenverkürzungen; Steifheit der Gelenke; schmerzhafte Muskulatur
– *Ichtyolum D3:* bewährte Indikation bei chronischen Arthritiden (Geschmack petroleumartig).

Konstitutionsmittel

Übersicht über Polychreste mit Beziehung zu degenerativen Gelenkveränderungen
– *Calcium carbonicum:* schlaffe, pastöse Personen; übergewichtig; wenig belastbar; besonders große Gelenke betroffen; Neigung zu Osteoporose
– *Cimicifuga:* Arthrose durch hormonelle Umstellung; rheumatische Beschwerden in Rücken und Nacken; Steifheit; Muskelverspannungen; Wirbelsäule sehr empfindlich
– *Aurum:* vollblütige, gestaute Menschen; Hypertonie; Depressionen; Selbstmordgedanken; nächtliche Knochenschmerzen; besonders in Hüfte und Knie; Musik >
– *Causticum:* chronische Schmerzen; Kontrakturen; Feuchtigkeit >; trockene Haut; große Müdigkeit und Schwäche; Regenwetter >; starkes Verlangen nach Sympathie.

Komplexmittel

Alternativ oder ergänzend steht eine Reihe gut wirksamer homöopathischer Komplexmittel zur Verfügung:
- zur Umstimmung und Schmerztherapie: z. B. Araniforce®-forte, 3 × tgl. 30 Tr.
- bei Schmerzen: z. B. Steirocall® 3 × tgl. 30 Tr.; Cefossin®-N, 3 × tgl. 20 Tr.; Infiossan® N 3 × tgl. 15 Tr. – betroffene Körperpartie 1 × tgl. einreiben
- bei Schwellung, Wetterfühligkeit: z. B. Ledum® Oligoplex, 3 × tgl. 15 Tr.
- bei entzündlichen Prozessen: z. B. Traumeel®, 3 × tgl. 1 Tbl., Inj.: akut 1 Amp. tgl.
- Injektion: z. B. Arthrose-Echtroplex®; Chiroplexan® H, i. c., s. c., 2 × pro Wo.
- Salben: z. B. Pesendorfer® Salbe.

■ Eigenbluttherapie

Die Eigenblutbehandlung wird als Reiztherapie mit dem Ziel eingesetzt, eine tiefgreifende Umstimmung des Organismus zu erreichen. Unter der Therapie kommt es zu einem proteolytischen und antiphlogistischen Effekt sowie zu einer Anregung der körpereigenen Abwehrkräfte. Bei der Behandlung gilt: Je akuter der Zustand, desto öfter, je chronischer der Zustand, desto größere Abstände sollten zwischen den Injektionen liegen.
Durchführung: 0,5 ml Eigenblut mit homöopathischer Injektionslösung, z. B. 1 Amp. Cefossin®-N, mischen und i. m. injizieren. Bei akuten Beschwerden 2 × pro Wo. in ansteigender Dosierung bis 2 ml Blut. Durchführung bis zum Abklingen der Symptome. Bei chronischen Beschwerden wird etwa 1 × pro Wo. eine Injektion durchgeführt, bis eine deutliche Besserung der Symptomatik eingetreten ist, insgesamt ca. 8–10 Injektionen.

■ Ausleitungs- und Umstimmungsverfahren

Bei der Behandlung der Arthrose wird versucht, über ausleitende Verfahren einen Einfluß auf den Bindegewebsstoffwechsel und die Durchblutung zu nehmen sowie eine Drainage von Lymphe und Schmerzmediatoren zu erreichen.

Cantharidenpflaster

Bei Arthrosen mit Ergußbildung sind mit dem Cantharidenpflaster erfahrungsgemäß gute Ergebnisse zu erzielen, denn es hat einen starken Effekt auf die regionale Durchblutung und den Lymphfluß. Das Pflaster wird auf die schmerzhafteste Stelle im Gelenkbereich angebracht, steril verbunden und je nach Empfindlichkeit 12–24 Std. belassen. *Hinweis:* Dabei kann sich ein unangenehmer Brennschmerz entwickeln. Bei dunklen, pigmentreichen Menschen kann es in seltenen Fällen zu Hyperpigmentierungen kommen. Neben dieser kosmetischen Problematik muß der Patient in jedem Fall darauf hingewiesen werden, daß durch die Behandlung eine Wunde entsteht, die entsprechend versorgt werden muß.

Baunscheidtieren

Erfahrungsgemäß lassen sich mit Baunscheidtieren bei degenerativen Gelenkerkrankungen gute Resultate erzielen. Die Anwendung führt zu einer starken Hyperämisierung und Tonisierung in dem schmerzenden Bezirk sowie zu einer Drainage von Lymphflüssigkeit. *Hinweis:* Wegen möglicher Nebeneffekte (Narben, Hyperpigmentierungen) ist Baunscheidtieren nicht die Therapie der ersten Wahl. Wichtig ist die entsprechende Aufklärung des Patienten.

Blutegel

Bei Gelenkstauungen können Blutegel in die Nähe des Gelenks gesetzt werden. Ziel ist eine lokale Entstauung und Anregung des Stoffwechsels. Die Behandlung erfordert viel Aufwand, Zeit und Geduld. Wichtig ist eine ausführliche Patientenaufklärung über Art und Umfang der Behandlung.

Durchführung: Bezug der Blutegel über die Apotheke. Die geplante Bißstelle – wenn erforderlich – mit einer Hämolanzette anritzen, die Blutegel mit Hilfe eines Spatels oder einer stumpfen Pinzette vorsichtig an die entsprechende Stelle legen. Bei Arthrosen der Kniegelenke sind die zwei „Knieaugen" unterhalb der Patella als Ansatzstelle günstig. Die Blutegel fallen nach ca. 15–40 Min. ab, wenn sie sich vollgesogen haben. Anschließend die Wunde mindestens 1 Std. nachbluten lassen, bzw. bis sie spontan sistiert, und anschließend locker verbinden. Die Egel müssen wegen möglicher Infektionsübertragung, z. B. HIV oder Hepatitis, nach einmaliger Verwendung getötet werden (in Essig oder Chloroform).

■ Neuraltherapie

Zunächst muß abgeklärt werden, ob potentielle Störfelder vorliegen, besonders im Bereich der Zähne. Weiterhin sind vertebragene Ursachen auszuschließen, sonst muß in diesem Bereich behandelt werden. Die Lokaltherapie wird anschließend mit dem Ziel eingesetzt, die regionale Durchblutung zu fördern und um eine Schmerzlinderung zu erreichen.

Durchführung: Quaddelung der schmerzhaften Punkte mit einem Lokalanästhetikum und/oder einer homöopathischen Injektionslösung, z. B. Formicain® oder einem Mistelpräparat, z. B. Helixor® (Phytotherapie s. o.). Bewährt haben sich auch subkutane Injektionen in die Akupunkturpunkte im betroffenen Bereich.

Bei akuten und starken Beschwerden empfiehlt sich die gelenknahe Injektion mit einem Lokalanästhetikum.

3

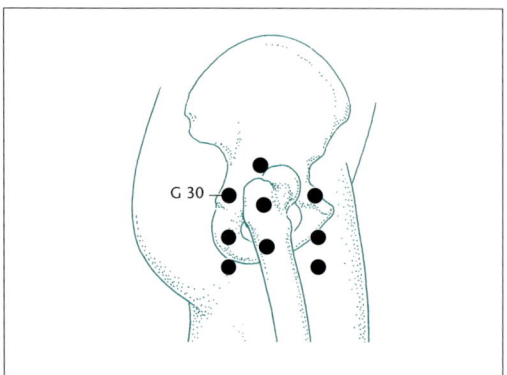

Abb. 3.8: Neuraltherapie bei Koxarthrose

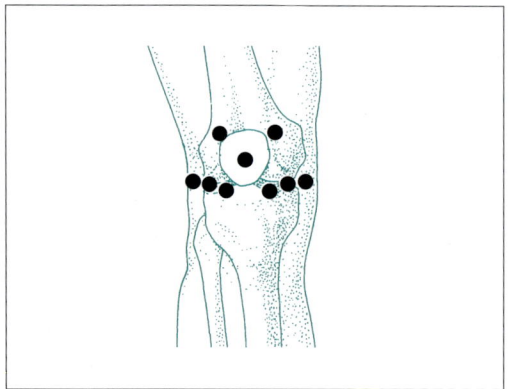

Abb. 3.9: Neuraltherapie bei Gonarthrose

Physikalische Therapie

Bei degenerativen Gelenkerkrankungen kommen vornehmlich Wärmeanwendungen zum Einsatz. Die Maßnahmen haben einen durchblutungsfördernden und schmerzlindernden Effekt. Sie bewirken eine Lockerung der Muskulatur und sind damit eine gute Vorbereitung für anschließende Bewegungsübungen. Feucht-warme Anwendungen haben eine bessere Tiefenwirkung als trockene Wärmeanwendungen.

- Bäder mit Zusätzen: z. B. Heublumen oder Fichtennadeln; Leukona®-Rheuma-Bad
- Rotlichtbestrahlungen
- Heublumenpackungen.

 Heublumenpackung

Ein Baumwollbeutel wird mit 500 g Heublumen gefüllt und in einen Topf mit Einsatz gelegt. Der Heublumensack soll nicht direkt im siedenden Wasser liegen, sondern ca. 20–30 Min. vom Wasserdampf durchzogen werden. Dann so heiß wie möglich anlegen, Dauer ca. 1 Std. Es gibt auch Fertigpackungen, z. B. Kneipp Heupack Herbatherm®.

 Kataplasmenumschlag

Kataplasma, z. B. Kytta®-Plasma, zur Kaltanwendung oder im Wasserbad auf 45 °C erhitzen, messerrückendick auf feuchten Mull auftragen, abdecken und betroffene Körperpartie damit bedecken, ggf. mit Binde fixieren. Die Auflage kann über Nacht liegen bleiben.

Ernährung, Diätetik, Orthomolekulare Medizin

Übergewicht führt zu einer starken Gelenkbelastung, weshalb bei Arthrosen immer eine Gewichtsreduktion anzustreben ist. Da nach naturheilkundlichen Vorstellungen bei der Pathogenese der Arthrose eine chronische Fehlernährung u. a. mit tierischen Eiweißen eine Rolle spielt, ist eine laktovegetabile, basische Ernährung zu empfehlen.

Als Nahrungsergänzung kommt besonders bei aktivierten Arthrosen in Frage: hochdosiert Vit. E, z. B. Spondyvit®, 1 × 1 Kps. tgl oder Optovit® forte, 3 × 1 Kps tgl, über einen längeren Zeitraum. Vit. E ist ein lipidlösliches Antioxidans, das besonders bei entzündlichen Vorgängen bzw. bei Zellschädigungen durch freie Radikale eine Schutzfunktion zu entfalten scheint.

Fälle aus der Praxis

■ Fallbeispiel I

Eine 75jährige Patientin, Rentnerin, leidet seit mehreren Jahren unter einer linksseitigen Gonarthrose. Die Patientin ist leicht übergewichtig. Die Schmerzen haben in der letzten Zeit zugenommen. Vor 1 Wo. hat sich zusätzlich ein Erguß gebildet. In der Anamnese finden sich keine Auffälligkeiten.

Therapie

- Ausleitungsverfahren: Cantharidenpflaster, einmalig, zur Behandlung des Gelenkergusses
- Phytotherapie: Araniforce®-forte, 3 × 30 Tr. tgl., zur Schmerzlinderung
- physikalische Therapie: Umschläge mit Kytta®-Plasma, schmerzlindernd, bei Bedarf
- Lebensführung: Gewichtsreduktion um 5 kg; Warmwasserschwimmen, 1 × pro Wo.; viel Bewegung.

Epikrise

Nach dem Cantharidenpflaster, das rechts über dem Gelenkspalt angelegt wurde, kam es zu einer spürbaren Erleichterung der Beschwerden. Die Patientin hatte den Eindruck, ihr Knie sei viel „leichter" geworden. Zur unterstützenden Behandlung und zur Schmerzlinderung wurde ein phytotherapeutisches Präparat eingesetzt. Die Umschläge legte die Patientin bei Schmerzen zu Hause selbständig an. Eine Gewichtsreduktion konnte nicht erreicht werden, aber die Patientin geht jetzt regelmäßig zum Schwimmen. Diese Verbesserung hielt 16 Mon. an, dann trat erneut ein Erguß auf. Die Behandlung wurde erneut mit nachhaltigem Ergebnis durchgeführt.

■ Fallbeispiel II

Ein 57jähriger Patient, Bauingenieur, leidet seit 1/2 Jahr unter zunehmenden Beschwerden in der rechten Hüfte. Der dumpfe Schmerz macht ihm vor allem nachts und im Sitzen zu schaffen. Gleichzeitig sind Schmerzen im Lendenbereich aufgetreten. Die Beschwerden werden durch leichte Bewegung gebessert, Kälte und Nässe verstärken die Schmerzen, Schwächegefühl. Der Patient ist schlank, Nichtraucher, beruflich sehr engagiert. Vor 10 Jahren hatte der Patient einen Skiunfall mit einer Verletzung von Hüfte und Knie rechts. In der Iris waren keine Auffälligkeiten zu sehen.

3

Therapie

- Neuraltherapie: Infiltration am rechten Hüftgelenk und Trochanter major mit Lokalanästhetikum, anfangs 2 × pro Wo., dann 1 × pro Wo.
- Homöopathie: Rhus toxicodendron D6, 2 × tgl. 5 Tr., wegen passender Symptomatik; Injektionen: Arthrose-Echtroplex®, 10 Injektionen s. c. in folgende Akupunkturpunkte: G 30, G 31, G 34, B 40, B 60, M 36
- Lebensführung: Bewegungsübungen, Überanstrengungen vermeiden.

Epikrise

Unter der Neuraltherapie und den Akupunktur-Injektionen, die zunächst 2 × pro Wo., dann 1 × pro Wo. durchgeführt wurden, kam es zu einer baldigen Besserung der Beschwerden. Die Schmerzen ließen nach und die Beweglichkeit war verbessert. Das homöopathische Mittel wurde solange eingenommen, bis nach 10 Tagen eine bleibende Verbesserung eintrat. Bei Wiederauftreten der Beschwerden kann mit der Einnahme erneut begonnen werden. Zur Zeit geht es dem Patienten sehr gut. Er befindet sich zusätzlich in krankengymnastischer Behandlung.

3.4 Chronische Polyarthritis

Entzündliche Systemerkrankung mit schubweiser Entzündung von Gelenken, Sehnenscheiden und Schleimbeuteln. Chronisch-progredienter Verlauf führt zur Zerstörung der Gelenke.
Häufigste rheumatische Erkrankung: 1,5–2% der Bevölkerung sind betroffen, Frauen etwa dreimal so häufig wie Männer. Auftreten meist zwischen dem 30. und 50. Lebensjahr. Syn: cP, rheumatoide Arthritis.

Pathogenese

Durch eine immunologische Reaktion kommt es zur Entzündung der Synovia (Gelenkinnenhaut). Dabei werden zellauflösende Enzyme frei, die nach und nach Gelenkknorpel und angrenzenden Knochen zerstören. Auslöser ist eine immunologische Reaktion gegen ein noch nicht identifiziertes Antigen zusammen mit einer genetischen Disposition. Es werden auch autoimmunologische Faktoren und ein Zusammenhang mit Virusinfektionen diskutiert. Letztlich ist die Ätiologie ungeklärt.

Klinik

- **Prodromalstadium:** zunächst uncharakteristische Beschwerden wie allgemeines Unwohlsein, Appetitlosigkeit und Gewichtsverlust
- **typische Symptomatik:** symmetrische Schwellung und schmerzhafte Bewegungseinschränkung der Fingergrund- und/oder -mittelgelenke mit „Morgensteifigkeit" der betroffenen Gelenke. Schubweiser Verlauf über viele Jahre mit Ausdehnung auf weitere Gelenke und zunehmender Gelenkzerstörung. Auch Schleimbeutel, Sehnenscheiden und Unterhautgewebe („Rheumaknoten") können befallen werden.
- **Spätstadium:** Fehlstellungen der Gelenke wie „Knopflochdeformität" (Beugung der Fingermittelgelenke und Überstreckung der Fingerendgelenke), „Schwanenhalsdeformität" (Überstreckung der Fingermittelgelenke und Beugung der Fingerendgelenke) oder Ulnardeviation der Finger. Außerdem Muskelatrophien, v.a. an der Hand. Bei ca. 40% der Patienten ist auch die HWS befallen.

- **atypischer Verlauf:** bei ca. 20% der Patienten; akuter Beginn mit asymmetrischen Schmerzen und Schwellungen großer Gelenke, z.B. Knie- oder Schultergelenke. V.a. bei Jugendlichen und älteren Menschen nur ein oder wenige Gelenke betroffen.
- **Sonderformen:** Übergangsformen zu anderen Erkrankungen des rheumatischen Formenkreises, z.T. mit Beteiligung innerer Organe, besonders Herz, Nieren, Gefäße und Blut.

Diagnostische Kriterien für die chronische Polyarthritis (nach *American Rheumatism Association*)

Chronische Polyarthritis ist gesichert, wenn 4 oder mehr Kriterien erfüllt sind:
- Morgensteifigkeit über 1 Std., mehr als 6 Wo. anhaltend
- Schwellung von 3 oder mehr Gelenken mehr als 6 Wo.
- Schwellung des Handgelenkes, der Fingergrund- oder -mittelgelenke mehr als 6 Wo.
- symmetrische Schwellungen (Arthritis) mehr als 6 Wo.
- Rheumaknoten (subkutane Granulome)
- Rheumafaktoren positiv
- radiologische Veränderungen (z.B. gelenknahe Osteopenie oder Erosion).

Medizinische Diagnostik

- **Anamnese:** Dauer und Verlauf der Beschwerden, Begleiterkrankungen, familiäre Belastung
- **körperliche Untersuchung:** Rötung und Schwellung von Gelenken, Bewegungseinschränkungen, Gelenkfehlstellungen, subkutane Rheumaknoten
- **Laboruntersuchungen:** Diff.-BB, BSG, CRP, Hb, Rheumafaktoren (je nach Stadium bei 40–75% der Patienten positiv, besonders zur Verlaufskontrolle geeignet), antinukleäre Antikörper, Eisen, Kupfer, Serumelektrophorese
- fachärztlich-rheumatologisches **Konsil:** da im Frühstadium häufig unsichere Diagnose
- **apparativ:** Röntgen in 2 Ebenen (Gelenkveränderungen); Sonographie (Ergußdiagnostik).

Differentialdiagnose

- **nichtrheumatische Gelenkentzündungen:** z.B. bei Gicht, akuter Sarkoidose, aktivierten Arthrosen, M. Crohn, Colitis ulcerosa, Psoriasis, M. Bechterew, (post-) infektiös (z.B. Viren, Salmonellen, Amöben, Lyme-Borreliose)
- andere **rheumatische Erkrankungen:** z.B. rheumatisches Fieber oder andere Systemerkrankungen mit Gelenksbeteiligung, z.B. Lupus erythematodes, Polymyalgia rheumatica.

Medizinische Therapie

- **Krankengymnastik:** z.B. passive und aktive Bewegungstherapie, evtl. mit Eisanwendungen, Bewegungsbäder
- **physikalische Therapie:** z.B. Kälteanwendungen (v.a. im akuten Schub)
- **medikamentös-symptomatisch:** vor allem im akuten Schub
  - *NSAR:* z.B. Diclofenac (z.B. Voltaren®); analgetische und antiphlogistische Wirkung, auf ausreichende Dosierung achten. *NW:* z.B. gastrische Beschwerden, Magenulzera, Bronchospasmen, pseudoallergische Reaktionen, Schädigung der Nierenfunktion
  - *Glukokortikoide:* z.B. Methylprednisolon (z.B. Urbason®); über verschiedene Mechanismen ausgeprägt antiphlogistische und immunsuppressive Wirkung. *NW:* im Sinne eines Cushing-Syndroms (z.B Diabetes, Osteoporose, Immunsuppression, Gewichtszunahme, „Mondgesicht", Ödeme, psychische Veränderungen, Hypertonie, Atrophie der Haut). **Cave:** Glukokortikoide dürfen nur sehr langsam ausgeschlichen werden.
- **medikamentös/Basistherapeutika:** im chronischen Stadium, Wirkungseintritt erst nach 1–6 Mon.
  - *Chloroquin:* z.B. Resochin®, bei geringer Entzündung. *NW:* Retinopathie, gastrointestinale Störungen, Blutbildschäden
  - *Sulfasalzin:* z.B. Azulfidine RA®, bei geringer Entzündung. *NW:* gastrointestinale Störungen, Blutbildschäden, Oligospermie

  - *Immunsuppressiva:* z.B. Amethopterin (z.B. Methotrexat®), bei ausgeprägter Entzündung. *NW:* Blutbildschäden, Haarausfall, Lebertoxizität, Lungenfibrosen
  - *Goldpräparate:* z.B. Ridaura®. *NW:* Haut- und Schleimhautveränderungen, Blutbildschäden, Nierentoxizität, Sehstörungen, gastrointestinale Störungen
  - *D-Penicillamin:* z.B. Metalcaptase®. *NW:* Blutbildschäden, allergische Reaktionen, gastrointestinale Störungen
- **operativ:** bei fortschreitendem Funktionsverlust Entfernung der Gelenkinnenhaut (Synovektomie), Gelenkrekonstruktion (Arthroplastik), Gelenkversteifung (Arthrodese) oder Gelenkersatz (Endoprothese), v.a. bei Hüft- und Kniegelenken. Bei Nervenkompression operative Dekompression.

> Wegen z.T. erheblicher NW ist bei der Einnahme von Basistherapeutika eine engmaschige fachärztlich-rheumatologische Betreuung notwendig.

Komplikationen

- Gelenkdeformierungen bis hin zur Invalidität
- bakterielle Arthritis
- Osteoporose
- Beteiligung innerer Organe, v.a. Herz und Nieren
- Querschnittslähmung bei Befall der HWS.

Prognose

Bei 25% der Patienten milder Verlauf, bei 75% chronisch progredient. In 10% der Fälle Jahre bis Jahrzehnte nach Beginn völlige Invalidität. Die Lebenserwartung ist durch Mitbeteiligung innerer Organe verkürzt. Durch konsequente Therapie mit Krankengymnastik und Basistherapeutika kann der Zustand der Patienten oft über viele Jahre relativ stabil gehalten werden.

Chronische Polyarthritis

Diagnostik

Anamnese

Neben der medizinischen Anamnese in einem ausführlichen Gespräch fragen nach:

- *Auslöser:* Krisen wie Partnerprobleme, Verlust wichtiger Bezugspersonen usw. können den Ausbruch der chronischen Polyarthritis begünstigen. Zusammenhang zwischen Emotionen und Immunsystem ist bekannt.
- *Lebenssituation:* Durch die Erkrankung ergeben sich besondere Belastungen wie sozialer Rückzug durch Bewegungseinschränkung, chronische Schmerzen, Hilflosigkeit, Abhängigkeit, Depressionen usw., die in der Behandlung berücksichtigt werden sollten
- *Stoffwechselbelastungen:* Toxine, z. B. Amalgam, Blei und andere Umweltgifte
- *Anpassung:* Erfahrungsgemäß orientieren sich Patienten mit chronischer Polyarthritis häufig an überhöhten moralischen Vorstellungen. Ihr Verhalten wirkt häufig sehr kontrolliert und das „Funktionieren" im Alltag sowie die soziale Akzeptanz sind für diese Patienten sehr wichtig.

Störfelddiagnose

Grundsätzlich sollte bei der Untersuchung abgeklärt werden, ob potentielle Störfelder vorliegen: Zahnstatus, Nasennebenhöhlen, Tonsillen usw.

Fußreflexzonen

Sehr häufig sind die Zonen der betroffenen Gelenke und der Wirbelsäule druckschmerzhaft. Auffälligkeiten im Bereich der Nebennieren, der Verdauungsorgane und des Lymphsystems sollten beachtet werden.

Irisdiagnose

Eine hydrogene Konstitution mit weißen, ziliar aufgelagerten Flocken („Wattebäuschchen") deutet auf eine rheumatische Disposition. Gelegentlich sind auch gelbliche Plaques und Tophi als Hinweis auf eine rheumatische Anlage zu sehen. Bei aktiven Prozessen bilden sich verschiedene Gelenkzeichen im Irisstroma wie Reizfasern, Krypten und Lakunen, die topografisch zugeordnet, Hinweise auf akute Krankheitsabläufe zulassen.

Spurenelemente und Schwermetallbelastungen

Es wird ein Zusammenhang zwischen Rheuma und einer Schwermetallbelastung bzw. einer Kupferüberlastung des Körpers diskutiert. Ein Kupferüberschuß entsteht meistens durch eine Aufnahme kupferhaltigen Trinkwassers durch kupferhaltige Leitungen. Bei Verdacht kann der quantitative Nachweis von Kupfer, Zink, Blei, Kadmium und Quecksilber im Blut Aufschluß bringen.

Therapeutische Strategie

Da die Ätiologie der chronischen Polyarthritis ungeklärt ist, ist auch keine kausale Therapie möglich. Die naturheilkundliche Therapie zielt darauf ab, ein weiteres Fortschreiten der Gelenkdestruktion zu verhindern sowie das Immunsystem zu modulieren bzw. zu harmonisieren. Erfahrungsgemäß läßt sich mit einem naturheilkundlichen Therapieansatz eine befriedigende Besserung der Symptomatik hinsichtlich Schmerzlinderung und Entzündungshemmung erreichen. Vor Behandlungsbeginn müssen potentielle Störfelder unbedingt beseitigt werden, z. B. durch Zahnsanierung.

Maßnahmen zur Erhaltung und Förderung der Gelenkbeweglichkeit in Form von Bewegung und spezieller Gymnastik sind Grundlage der Therapie. Physikalische Maßnahmen und Ernährungsumstellung gehören ebenfalls zur Basisbehandlung. Zur weiteren Unterstützung bewähren sich Verfahren wie Phytotherapie, Homöopathie, Akupunktur und umstimmende Verfahren wie Eigenbluttherapie. Im akut entzündlichen Stadium ist eine Therapie mit Enzymen indiziert.

Nach der Homotoxin-Lehre (von *Reckeweg*) kann eine jahrelange falsche Ernährung mit hoher Zufuhr von tierischem Eiweiß und Fett zu Blockierungen und einer „Überfüllung" des Bindegewebes führen. Folge ist eine örtliche Azidose mit einer unzureichenden Sauerstoff- und Nährstoffversorgung des Gelenk (-knorpels). Diskutiert werden auch Schwermetall- und Toxinbelastungen, ohne das in diesem Punkt jedoch eine eindeutige Klärung vorliegt.

Da bei vielen Rheumapatienten durch jahrelange Schmerzmitteleinnahme Leber und Niere belastet sind, spielt die Entgiftung und Ausleitung eine zentrale Rolle. Deshalb sollte am Anfang der Rheumatherapie eine Entschlackungskur stehen. In dieser Phase werden die für die Entzündung verantwortlichen Immunkomplexe reduziert und der Organismus wird entlastet.

Es gibt Hinweise, daß die psychische Bewältigung der Krankheit (Coping) auf den Krankheitsprozeß positiv zurückwirken kann. Eine längerfristige Behandlung zielt daher auch auf eine psychologische Unterstützung des Patienten im Umgang mit Aggressionen und belastenden Situationen ab. Als weitergehende Verfahren kommen dann in Frage: Erfahrungsaustausch mit Betroffenen und Entwicklung von Coping-Strategien.

Wie bei allen chronischen Krankheiten sind auch bei der chronischen Polyarthritis Entspannungsverfahren wie AT und Atemtherapie zu empfehlen. Folgeprobleme, wie z. B. Depressionen und Erschöpfung, müssen im therapeutischen Konzept ebenfalls berücksichtigt werden. Adressen örtlicher Selbsthilfegruppen sollten in der Praxis vorliegen.

Tips zur Lebensführung

- tägliches Gelenktraining bzw. Gelenkgymnastik, z.B. Spreizübungen der Finger
- leichte Bewegung, die Spaß macht, z.B. Waldspaziergänge, Warmwasserschwimmen
- Gewichtsreduktion bei Übergewicht, führt zu einer Entlastung der Gelenke
- Unterkühlung vermeiden
- stabiler Lebensrhythmus; keine Schichtarbeit
- Gelenkschutz, z.B. Bandagen und Hilfsmittel

Spezielle Therapie

Ernährung, Diätetik, Orthomolekulare Medizin

Erfahrungsgemäß besteht eine enge Beziehung zwischen Ernährung und dem Krankheitsprozeß der chronischen Polyarthritis. Zur Einleitung der Therapie und zur allgemeinen Umstimmung des Körpers sind sehr gute Resultate mit Heilfasten oder Rohkostdiät zu erzielen. Durch das Heilfasten kommt es zu schmerzlindernden und entzündungshemmenden Effekten in den betroffenen Gelenkregionen. Viele Patienten berichten über eine zeitweise deutliche Besserung ihrer Beschwerden, die jedoch nach Wiederaufnahme der gewohnten Ernährung bald wieder nachläßt. Diese Verschlechterung kann auf eine Überforderung des Immunsystems durch körperfremdes Eiweiß zurückzuführen sein. Rohkostdiät oder Heilfasten sollten daher so oft wie möglich bzw. kurmäßig wiederholt werden. Als Grunddiät empfiehlt sich eine laktovegetabile Ernährung mit einem hohem Rohkostanteil.

Als Nahrungsergänzung kommt in Frage: hochdosiert natürliches Vit. E, z. B. Mowivit®, 1 × tgl. 1–2 Kps. oder Optovit® fortissimum 500 1 × tgl. 1 Kps., über einen Zeitraum einnehmen. Vit. E ist ein lipidlösliches Antioxidans, das besonders bei entzündlichen Vorgängen bzw. bei Zellschädigungen durch freie Radikale eine Schutzfunktion zu entfalten scheint. Bisherigen Studien zufolge zeigt Vit. E eine antiphlogistische und analgetische Wirkung bei chronischer Polyarthritis.

Bei Schwermetallbelastungen, besonders von Blei und Cadmium, kann Vit. C die toxische Wirkung verringern. Gleichzeitig besitzt es einen positiven Effekt auf das Immunsystem; Dosierung 2 g tgl. Bei der Polyarthritis als einer chronisch entzündlichen Erkrankung sind die „Freien Radikale" stark erhöht. Das Spurenelement Selen besitzt in diesem Zusammenhang als Radikale-Fänger eine wichtige antioxidative Wirkung, z. B. Cefasel®, 3 × tgl. 20 Tr. Günstig ist die gemeinsame Gabe von Selen und Vit. C.

■ Physikalische Therapie

Kühlende Auflagen

Im akut entzündlichen Stadium wirken kühlende Auflagen schmerzlindernd, abschwellend und entzündungshemmend. Sie werden als angenehm und wohltuend empfunden. Starke Reize, wie z. B. „cold packs", sind eher ungünstig, da sie eine reaktive Hyperämie hervorrufen.
- Quarkwickel
- Retterspitz®-Umschläge.

Quarkwickel

250–500 g Quark ohne Bindemittel, Quark fingerdick auf Leinenlappen (evtl. als Wäscheschutz Küchenpapier benutzen) aufstreichen, auf die entsprechende Körperstelle legen und mit einer Binde locker befestigen. Nach ca. 20 Min. erneuern.

Retterspitz®-Umschlag

Retterspitz® äußerlich mit nicht zu kaltem Wasser verdünnen im Verhältnis 1: 3, Umschläge 1/2–1stdl. erneuern.

Wärmende Auflagen

Bei chronischer Polyarthritis mit geringer entzündlicher Aktivität können – wenn subjektiv als angenehm empfunden – auch wärmende Maßnahmen durchgeführt werden, z. B. Teil- und Vollbäder. Diese Maßnahmen haben einen durchblutungsfördernden und schmerzlindernden Effekt. Sie bewirken eine Lockerung der Muskulatur und sind damit eine gute Vorbereitung für anschließende Bewegungsübungen. Feucht-warme Anwendungen haben eine bessere Tiefenwirkung als trockene Wärmeanwendungen.
- Bäder mit Zusätzen: z. B. Heublumen oder Fichtennadeln; Leukona®-Rheuma-Bad N
- Heublumenpackungen
- Umschläge mit Kataplasmen.

Heublumenpackung

Ein Baumwollbeutel wird mit 500 g Heublumen gefüllt und in einen Topf mit Einsatz gelegt. Der Heublumensack soll nicht direkt im siedenden Wasser liegen, sondern auf dem Einsatz ca. 20–30 Min. vom Wasserdampf durchzogen werden. Dann so heiß wie möglich anlegen, Dauer ca. 1 Std. Es gibt auch Fertigpackungen, z.B. Kneipp Heupack Herbatherm®.

Umschlag mit Kataplasma

Kataplasma, z.B. Kytta®-Plasma, zur Kaltanwendung oder im Wasserbad auf 45°C erhitzen, messerrückendick auf feuchten Mull auftragen, mit Gaze abdecken und betroffene Körperpartie damit bedecken, ggf. mit Binde fixieren. Die Auflage kann über Nacht liegen bleiben.

Phytotherapie

Die Phytotherapie wird bei der chronischen Polyarthritis mit dem Ziel einer lokalen Schmerzlinderung und einer Funktionsverbesserung des Gelenks eingesetzt. Ausgewählt werden Pflanzen mit antiphlogistisch-analgetischen und stoffwechselanregenden Eigenschaften. Daneben geht es um eine Beeinflussung immunologischer Vorgänge. Die Heilpflanzen müssen über mehrere Mon. verordnet werden, sonst ist die Wirkung wenig erfolgreich. Um eine Gewöhnung des Organismus zu vermeiden, ist ein Wechsel der Mittel bzw. das Einlegen von Pausen sinnvoll (nach 4–6 Wo.). Bei der chronischen Polyarthritis werden zur äußerlichen Anwendung auch hautreizende Pflanzen (Rubefazienzien) eingesetzt, die zu einer lokalen Steigerung der Tiefendurchblutung führen.

Heilpflanzen zur innerlichen Anwendung

Bittersüß (Solanum dulcamara): entzündungshemmend, stoffwechselanregend
Weide (Salix alba, Salix purpurea): antiphlogistische, analgetische Wirkung
Teufelskralle (Harpagophytum procumbens): antiphlogistische, antirheumatische Wirkung
Guajakbaum (Guajacum officinale): unterstützend bei rheumatischen Beschwerden
Löwenzahn (Taraxacum officinale): stoffwechselverbessernd, diuretischer Effekt
Brennessel (Urtica urens, Urtica dioica): stoffwechselverbessernd, milde Diurese

Holunder (Sambucus nigra): unterstützend bei akuten entzündlichen Prozessen
Stiefmütterchen (Viola tricolor): antiphlogistische Wirkung, stoffwechselaktivierend
Wacholder (Juniperus communis): stoffwechselverbessernd, diuretischer Effekt; nie länger als maximal 6 Wo. einnehmen. **Cave:** Nierenreizungen
Mariendistel (Carduus marianus): bei Leberbelastungen.

Rheumatee

Rp. Cort. Salicis
Stipit. Dulcamar.
Herb. Urticae
Rad. Taraxaci c. Herb.
Flor. Sambuci   aa 20,0

M. f. spec. D. S. 2 EL mit 1/2 l kochendem Wasser überbrühen, 15 Min. ziehen lassen, morgens und abends trinken

Fertigpräparate

Kombinationen: z.B. Phytodolor® 3 × tgl. 30 Tr.; magnet activ® Rheuma, 3 × tgl. 2 Tbl.
Tee: z.B. Gerner® Rheumatee; Rheuma-Gicht-Tee® Inf.-Rovit, 3 × tgl. 1 Tasse
Frischpflanzensäfte: z.B. Stoffwechselkur mit Löwenzahn- und Brennesselsaft Kneipp®
Lebermittel: z.B. Silibene® 140, 3 × tgl. 1 Tbl.

Heilpflanzen zur äußerlichen Anwendung

Arnika (Arnica montana): antiphlogistischer, analgetischer, antiseptischer Effekt, Tinktur für Umschläge, 1 EL auf 1/2 l Wasser
Beinwell (Symphytum officinale): entzündungshemmend, z.B. Symphytum ad usum externum DHU®, 1 : 10 in Wasser für Umschläge
Brennessel (Urtica urens, Urtica dioica): schmerzlindernd; als Brennesselspiritus
Paprika (Capsicum annuum): Erregung der Schmerz- und Wärmerezeptoren in der Haut,

3

sekundäre Erhöhung des Kortisonspiegels, z. B. ABC-Pflaster®.

◼ Homöopathie

In der Homöopathie gibt es eine Reihe von Mitteln, die eine Beziehung zu Erkrankungen des Bewegungsapparates haben. Im Anfangsstadium der chronischen Polyarthritis ist die Wirkung oft gut, bei chronischen Schmerzen oder wenn bereits degenerative Veränderungen vorliegen, ist die Behandlung erfahrungsgemäß eher schwierig. Es ist daher sinnvoll, die Homöopathie mit anderen Verfahren zu kombinieren. Bei der chronischen Polyarthritis ist neben der symptomatischen unbedingt eine konstitutionelle Behandlung anzuraten.

Akutmittel

– *Acidum benzoicum D3 – D6:* Befall der kleinen Gelenke; ziehende, reißende Schmerzen; Urin dunkel, scharfer ammoniakähnlicher Geruch
– *Apis D3 – D6:* sich rasch entwickelnde ödematöse Gelenkentzündung; stechende, brennende Schmerzen; sehr berührungempfindlich; Wärme ist unerträglich; durstlos
– *Berberis D3:* zur Ausleitung; Leber- und Stoffwechselmittel
– *Bryonia D3:* heiße, geschwollene, rote Gelenke; sehr schmerzhaft; geringste Bewegung <; ärgerlich-reizbare Stimmung; Durst auf kalte Getränke
– *Caulophyllum D4:* Rheuma der kleinen Gelenke, besonders Fingergelenke
– *Dulcamara D6:* subakut, Rheuma nach Erkältungen; durch naßkalte Witterung; Wärme >
– *Ledum D2:* heiße, blasse Gelenkschwellungen; Beschwerden wandern von unten nach oben; auffallende Kältebesserung trotz Frostigkeit; Bildung von Rheumaknoten; Wein <

– *Pulsatilla D6:* stechende, reißende Schmerzen, rasch wandernd; weinerliche Stimmung; Frischluftverlangen
– *Phytolacca D6:* Gelenkrheuma nach Tonsillitis oder Angina; Zerschlagenheitsgefühl
– *Rhus toxicodendron D6:* Anlaufschmerz; längeres Gehen >; Gelenksteifheit; Schmerzen nach Durchnässung und Überanstrengung; feuchtes, kaltes Wetter <; Ruhelosigkeit
– *Spiraea ulmaria D2:* wandernde rheumatische Gelenkschmerzen mit Neigung zu Ödemen und Erguß; „vegetabilische Salicylsäure".
– *Injektion mit Acidum formicicum D12, D30:* zur allgemeinen Umstimmung; peroral kaum wirksam; ca. 1 × pro Mon.; immer Reaktion abwarten!

Komplexmittel

Alternativ oder ergänzend steht eine Reihe gut wirksamer homöopathischer Komplexmittel zur Verfügung:
• zur Verbesserung des Gelenkstoffwechsels: z. B. Arthrophön® Beginn mit 3 × tgl. 5 Tr.; Rheuma-Pasc® 3 × tgl. 15 Tr.; Polygonum®, 3 × tgl. 20 Tr.
• zur Schmerzlinderung: z. B. Phytocortal®, 3 × tgl. 50 Tr.
• zur Ausleitung: z. B. Derivatio® H, 3 × tgl. 2 Tbl.; Arsenicum Pentarkan® 3 × tgl. 20 Tr.
• Antiphlogistikum: z. B. Hydragyrum II/ 027 A, 4 × tgl. 20 Tr.
• Injektionen: z. B. Ledum® H; Rheuma-Hevert®; Rufebran® Nr. 2, 1–2 × pro Wo. s. c., i. m.

◼ Akupunktur

Schmerzzustände wie die chronische Polyarthritis sprechen gut auf eine Behandlung mit Akupunktur an. Nach Auffassung der TCM sind Gelenkveränderungen auf eine Blockade des Qi zurückzuführen. Ziel ist daher die Anregung des Energieflusses. Die akute Arthritis mit Symptomen wie Rötung, Schwellung wird dem Funktionskreis Leber bzw. einem Fülle-Zustand zugeordnet. Schwellungen deuten auf eine Beteiligung von Milz-Pankreas-Meridian hin. Die Auswahl der Punkte richtet sich nach der Schmerzlokalisation. Im Vordergrund steht die lokale Behandlung. Dabei können auch spontan- bzw. druckschmerzhafte Punkte in die Auswahl einbezogen werden.

Körperakupunktur

3E 5	Schmerzpunkt bei Rheuma; bei Wetterfühligkeit
B 60	wichtiger Schmerzpunkt bei Erkrankungen des Bewegungsapparates
G 34	Meisterpunkt für Muskeln und Sehnen
M 36	„großer Heiler der Knie und Füße", psychisch ausgleichend
B 23	Zustimmungspunkt Nieren-Meridian, Anregung der Kortisonausschüttung
Di 4	wichtiger Schmerzpunkt für die oberen Extremitäten
G 41	Meisterpunkt der großen Gelenke

Lokale Akupunkturpunkte (Nahpunkte)

Kniegelenk: M 34, M 36, G 34, B 40, Knieaugen lateral und medial der Patella, Le 8, Ni 10
Hüftgelenk: G 30, G 31, G 34, B 40, B 60, G 41
Handgelenk: 3E 5, 3E 3, Dü 5, KS 7, Di 4, Lu 9
Fingergelenke: 4 Punkte auf der Palmarseite in der Mitte der Interphalangealgelenke
Fußgelenke: B 60, B 62, G 40, M 41, MP 5, Ni 6, Ni 3
Zehengelenke: „8 Teufel", je 4 Punkte an den Interdigitalfalten; vertikale Stichtechnik.

Ohrakupunktur

Korrespondenzpunkt des befallenen Gelenks: 49a, 49b – Kniegelenk, 57 – Hüfte, Sprunggelenk, 67 – Handgelenk, 13 – Nebenniere, 55 – Shen Men, 29 – Polster, 26a – Thalamus, Analgesiepunkt.

Durchführung: In der Akutphase jeden 3. Tag eine Behandlung, ca. 10–20 Min. Bei akuten Schmerzen werden bevorzugt Fernpunkte ein-

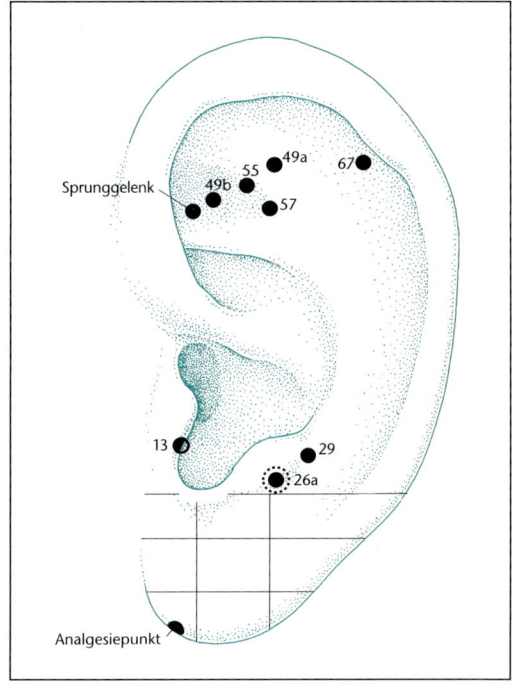

Abb. 3.10: Ohrakupunktur bei chronischer Polyarthritis

gesetzt, bei chronischen Beschwerden dagegen Nahpunkte. Da die Ohrakupunktur eine sehr rasche Wirkung entfaltet, jedoch nicht so lange vorhält, ist eine Kombination mit der Körperakupunktur ideal. Es sollten insgesamt nicht mehr als 10–15 Punkte genadelt werden. Bei chronischen Beschwerden können bis zu 10 Sitzungen notwendig sein. Wiederholungssitzungen können notwendig sein.

■ Neuraltherapie

Zunächst muß abgeklärt werden, ob potentielle Störfelder vorliegen. Die Lokaltherapie wird anschließend mit dem Ziel eingesetzt, die regionale Durchblutung zu fördern und um eine Schmerzlinderung zu erreichen.

Durchführung: Quaddelung der schmerzhaften Punkte mit einem Lokalanästhetikum

und/oder einer homöopathischen Injektionslösung, z. B. BN 53®. Bei verdickten und de-
formierten Fingergelenken bewirkt eine Quaddelung auf der Dorsalseite über den Grund-
und Mittelfingergelenken bzw. im Bereich der
Interdigitalfalten häufig eine Schmerzreduzierung und bessere Beweglichkeit (Abb. s. o.).
Bewährt haben sich auch subkutane Injektionen in die Akupunkturpunkte im betroffenen
Bereich.

Bei starken Beschwerden empfiehlt sich –
durch die gesetzte Quaddel – die gelenknahe
Injektion mit einem Lokalanästhetikum.

■ Eigenbluttherapie

Die Eigenblutbehandlung wird als Reiztherapie mit dem Ziel eingesetzt, eine tiefgreifende
Umstimmung des Organismus zu erreichen.
Unter der Therapie kommt es zu einem proteolytischen und antiphlogistischen Effekt sowie zu einer Anregung der körpereigenen Abwehrkräfte. Bei der Behandlung gilt: Je akuter
der Zustand, desto öfter, je chronischer der
Zustand, desto größere Abstände sollten zwischen den Injektionen liegen. *Hinweis:* Nicht
im akuten Schub!

Durchführung: 0,5 ml Eigenblut mit homöopathischer Injektionslösung, z. B. 1 Amp. Ce-
farheumin® mischen und i. m. injizieren. Bei
akuten Beschwerden 2 × pro Wo. in ansteigender Dosierung bis 2 ml Blut. Durchführung bis zum Abklingen der Symptome. Bei
chronischen Beschwerden wird etwa 1 × pro
Wo. eine Injektion in ansteigender Dosierung
bis 5 ml Blut durchgeführt, bis eine deutliche
Besserung der Symptomatik eingetreten ist.

Gute Ergebnisse sind außerdem mit lokalen,
subkutanen   Eigenblutapplikationen,   2 ml
Blut mit homöopathischer Injektionslösung,
z. B. 1 Amp. Cefarheumin®, in schmerzhafte
(Akupunktur-)Punkte im Gelenkbereich zu
erzielen.

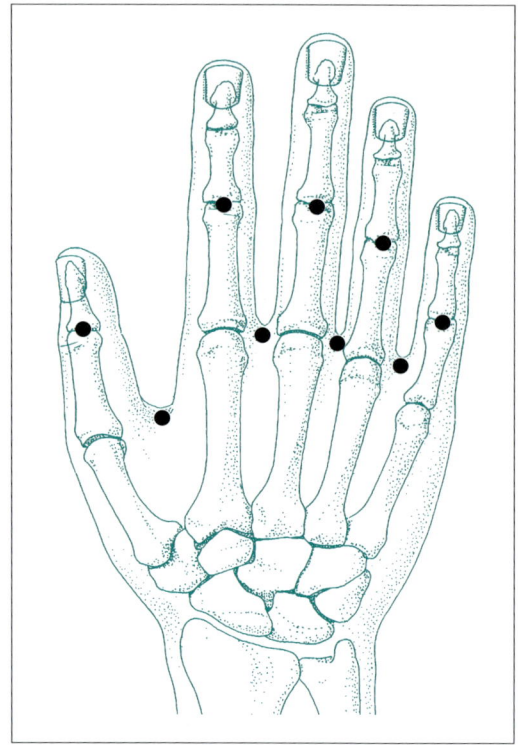

Abb. 3.11: Neuraltherapie im Handbereich bei
chronischer Polyarthritis

■ Ausleitungs- und Umstimmungsverfahren

Bei der Behandlung der chronischen Polyarthritis wird versucht, über ausleitende Verfahren einen Einfluß auf den Bindegewebsstoffwechsel, die Durchblutung sowie eine
Drainage von Lymphe und Schmerzmediatoren zu erreichen. Die Maßnahmen werden nur
im schubfreien Intervall durchgeführt.

Cantharidenpflaster

Bei degenerativen Gelenkbeschwerden mit Ergußbildung sind mit dem Cantharidenpflaster
erfahrungsgemäß gute Ergebnisse zu erzielen,
denn es hat einen starken Effekt auf die regio-

nale Durchblutung und den Lymphfluß. Das Pflaster wird auf die schmerzhafteste Stelle im Gelenkbereich angebracht, steril verbunden und je nach Empfindlichkeit 12–24 Std. belassen. *Hinweis:* Infolge der Blasenbildung kann sich ein unangenehmer Brennschmerz entwickeln. Bei dunklen, pigmentreichen Menschen kann es in seltenen Fällen zu Hyperpigmentierungen kommen. Neben dieser kosmetischen Problematik muß der Patient in jedem Fall darauf hingewiesen werden, daß durch die Behandlung eine Wunde entsteht, die entsprechend versorgt werden muß.

Baunscheidtieren

Erfahrungsgemäß lassen sich mit Baunscheidtieren bei chronischer Polyarthritis gute Resultate erzielen. Die periartikuläre Anwendung führt zu einer starken Hyperämisierung und Tonisierung in dem schmerzenden Bezirk sowie einer Drainage von Lymphflüssigkeit. *Hinweis:* Wichtig ist eine entsprechende Aufklärung des Patienten über mögliche Nebeneffekte (Narben, Hyperpigmentierungen).

Kohlumschläge

Sie haben eine ausleitende, schmerzlindernde und entzündungshemmende Wirkung. Kohlumschläge sind vor allem bei subakuten und chronischen Entzündungen indiziert.

 Kohlumschlag

Die Mittelrippe aus einem Weißkohl (frisch, aus biologischem Anbau) herausschneiden. Anschließend die Blätter mit einer Glasflasche gut quetschen, dachziegelartig auf die betroffene Körperpartie legen und mit einer Binde oder einem Tuch befestigen. Für die Behandlung von kleinen Stellen kann man die Blätter in Streifen schneiden. Einwirkungsdauer: 1–12 Std., auch über Nacht. Werden die Blätter nach wenigen Std. braun und riechen unangenehm, so ist dies in der Regel ein Hinweis auf die erhöhte Ausscheidung von Giftstoffen; dann gegebenenfalls Auflage erneuern. Der Patient muß darüber aufgeklärt werden, daß in seltenen Fällen eine Erstverschlimmerung auftreten kann.

Enzymtherapie

Enzyme besitzen einen antiphlogistischen, fibrinolytischen und antiödematösen Effekt. Ihre gute Wirkung bei chronischer Polyarthritis erklärt sich durch den Abbau von Immunkomplexen sowie einer Beeinflussung der Prostaglandinsynthese. Indikation für eine (langfristige) Therapie sind akute und/oder schwere Entzündungen, z. B. mit Phlogenzym® 3 × tgl. 2 Drg. oder Bromelain-POS® 3 × tgl. 1–2 Tbl.; Beginn mit Stoßtherapie: 3 × tgl. 4 Drg. Da die Enzymtherapie relativ kostenintensiv ist, sollten die Therapiekosten am besten vorher mit dem Patienten bzw. der Krankenkasse abgeklärt werden.

Fälle aus der Praxis

Fallbeispiel I

Eine 53jährige Patientin, Hausfrau, leidet unter chronischer Polyarthritis mit Befall der beiden Handgelenke sowie des rechten Kniegelenks. Die Beschwerden setzten während der Menopause ein. Es tritt eine allgemeine, rasche Ermüdbarkeit auf, zunehmende Morgensteifigkeit der Gelenke und Schmerzen, die

sich besonders bei feucht-kaltem Wetter verstärken. Die Patientin hatte in früheren Jahren
unter häufig rezidivierenden Atemwegsinfektionen gelitten. In der Iris zeigt sich eine rheumatische Diathese. Labor: BSG 38/54, CRP 2,
und Rheumafaktor negativ. Das bei einem
akuten Schub verordnete Glukokortikoid
wurde bereits ausgeschlichen. Die Patientin
wirkt depressiv, ist psychisch sehr belastet und
hat Angst vor einem weiteren Fortschreiten
der Erkrankung. Zur Zeit stehen die Kniebe-
schwerden im Vordergrund. Ziel ist eine Umstimmung und Ausleitung.

Therapie

- Lebensführung, Diätetik: Einleitung der
  Therapie mit 1wöchiger Rohkostdiät, dann
  Umstellung auf laktovegetabile Kost; regelmäßig Heilfasten oder Rohkosttage; tgl.
  Gymnastik, leichte Bewegung
- Phytotherapie: Rheuma-Tee (Rezept s. o.),
  zur Anregung des Stoffwechsels und Anregung der Ausscheidung, 4 Wo.; Johanniskraut, Jarsin®, 3 × tgl. 1 Drg. zur Behandlung der depressiven Verstimmung und zur
  vegetativen Stabilisierung
- Eigenbluttherapie: 2 ml Eigenblut mit ho-
  möopathischem Mittel (Cefarheumin®), in
  schmerzhafte Akupunkturpunkte injizieren. M 34, M 36, G 34, B 40 als Hauptpunkte, Knieaugen lateral und medial der
  Patella, 3E 5
- Ausleitungsverfahren: Kohlumschläge für
  die Anwendung zu Hause, schmerzlindernd
  und ausleitend.

Epikrise

Bereits nach wenigen Tagen trat eine gering-
fügige Besserung der Beschwerden auf. Die
Eigenblutinjektionen wurden zunächst 2 × pro
Wo., dann 1 × pro Wo. durchgeführt. Die
Schmerzen nahmen dadurch deutlich ab. Das
allgemein verbesserte Befinden war sicher im
Zusammenhang mit der Rohkostdiät und der

damit verbundenen Stoffwechselentlastung zu
erklären. Aber auch nach anschließender ve-
getarischer Ernährung blieb der Zustand stabil. BSG 18/45. Der Rheumatee wirkte leicht
schmerzlindernd und stoffwechselaktivierend.
Bei Schmerzen machte die Patientin zu Hause
Kohlumschläge, die als sehr wirksam und „rei-
nigend" empfunden wurden. Die Knieb-
schwerden traten kaum noch in Erscheinung.
Es wurde weiterhin deutlich, wie psychisch
belastend die Patientin den Eintritt in die Menopause empfand. Ein wichtiger Therapie-
pfeiler war daher auch das Gespräch und die
psychische Stabilisierung durch Johanniskraut, das über 6 Wo. eingenommen wurde.

Die Patientin kommt etwa alle 6–9 Mon. zur
weiteren Behandlung. Zwar ist der Krankheitsverlauf durch eine naturheilkundliche
Therapie positiv zu beeinflussen, jedoch nicht
völlig zu stoppen.

▪ Fallbeispiel II

Eine 67jährige Patientin leidet seit vielen Jahren unter chronischer Polyarthritis, besonders
in den Hand-, Ellbogen-, Schulter- und Kniegelenken. Die Bezirke sind geschwollen, blaß
und sehr schmerzhaft, mit Rheumaknoten an
der Hand. An den Handgelenken sind bereits
Deformierungen aufgetreten. Die Patientin ist
zierlich und wirkt sehr zerbrechlich. Sie
kommt in Begleitung ihres Ehemannes. Die
Patientin ist durch die langjährige Erkrankung erschöpft. Medikation: 4 mg Methylprednisolon tgl. Sie hatte bereits eine Reihe
von Therapeuten aufgesucht ohne Erfolg,
auch Akupunktur hatte nicht geholfen. Die
Patientin lehnt eine erneute „Behandlung mit
Nadeln" ab.

Die Spektralanalyse aus dem Vollblut ergibt
erhöhte Kupfer- und erniedrigte Zinkwerte
sowie eine leichte Quecksilberbelastung. Aus
diesem Grund werden orthomolekulare Pro-

dukte supplementiert. Die Patientin braucht zunächst eine unterstützende, aufbauende Behandlung.

Therapie

- Orthomolekulare Medizin: Selen, Cefasel® 3 × 20 Tr., antioxidative Wirkung; Vit. C, 2 g tgl., verringert die toxische Wirkung der Schwermetalle; Zink, Zinkglukonat® 2 × tgl. 1 Tbl., hemmt die Kupferaufnahme
- Homöopathie: Ledum D2 5–0–5 Tr.; wegen passender Symptomatik
- Phytotherapie: magnet activ® Rheuma 3 × tgl. 2 Tbl., stoffwechselanregend und schmerzlindernd; Mariendistel, Silibene® 140, 3 × tgl. 1 Tbl., wegen langjähriger Analgetikaeinnahme; Symphytum-Umschläge zu Hause (Anleitung s. o.)
- Enzymtherapie: Bromelain-POS®, 3 × tgl. 1 Tbl., zur Schmerztherapie, Abbau von Immunkomplexen
- Ausleitungs- und Umstimmungsverfahren: Baunscheidtieren, periartikulär, alle 2–3 Wo., insgesamt 4 mal.

Epikrise

Unter der Behandlung kam es bald zu einer Besserung der Symptomatik. Nach 3 Wo. fühlte sich die Patientin allgemein kräftiger. Morgensteifigkeit und Schmerzintensität nahmen ab. Die Beweglichkeit der Gelenke hatte zugenommen, die Patientin fühlt sich leistungsfähiger und stabiler. Bei dieser Patientin konnte durch eine naturheilkundliche Therapie eine weitere Verschlechterung verhindert werden. Nach 5 Mon. erneute Spektralanalyse: Die Werte waren nun im Normalbereich.

Das Glukokortikoidpräparat konnte vorsichtig ausgeschlichen werden bis auf 3 mg tgl. Im nächsten Behandlungsschritt, nach anhaltender Stabilität der Patientin, kommen weitergehende (aktive) Maßnahmen wie z. B. Heilfasten, Neuraltherapie oder Eigenblut in Betracht.

3

Eigene Notizen

_____

_____

_____

_____

_____

4 Erkrankungen des Gastrointestinaltraktes

4.1 Chronische Gastritis und Ulkuskrankheit

Chronische Gastritis

Chronische Entzündung der Magenschleimhaut, ohne Beteiligung der Muscularis mucosae. Vorkommen bei ca. 50% der über 50jährigen. Häufig verwendetes Syn.: Reizmagen.

Pathogenese

- **Autoimmungastritis (Typ A):** seltene Erkrankungsform (< 5%) mit Bildung von Autoantikörpern gegen die salzsäurebildenden Belegzellen und den intrinsic factor, daher Salzsäuremangel im Magen (Anazidität). Durch den Mangel an intrinsic factor kann das mit der Nahrung aufgenommene Vit.-B_{12} nicht resorbiert werden. So kommt es zu einem Vit. B_{12}-Mangel und in Folge zu einer perniziösen Anämie.
- **bakterielle Gastritis (Typ B):** häufigste Form (ca. 85%), meist durch Besiedelung des Magens mit Helicobacter pylori, mit zunehmendem Alter ansteigende Erkrankungshäufigkeit
- **chemisch-toxische Gastritis (Typ C):** durch Reflux von Gallensaft, durch die Einnahme von Medikamenten (z.B. NSAR, ASS) oder durch Noxen (z.B. Alkohol).

Klinik

Die chronische Gastritis verläuft über Jahre symptomlos. Nur eine Minderheit der Patienten leidet unter Oberbauchschmerzen, Völlegefühl, Aufstoßen, Übelkeit und Brechreiz.

Medizinische Diagnostik

- **Anamnese:** Beschwerden, Medikamente, Alkohol
- **Gastroskopie mit Biopsie:** zur Sicherung der Diagnose; eine Infektion mit Helicobacter pylori (Typ B-Gastritis) kann so histologisch und mikrobiologisch nachgewiesen werden.

- **Laboruntersuchungen:** z.B. Diff.-BB, Eisen, Autoantikörper (gegen Parietalzellen, intrinsic factor), Vit. B_{12}-Spiegel im Blut; C^{13}-Harnstoff-Exhalationstest (zum Nachweis von Helicobacter pylori)
- evtl. fachärztlich-internistisch/gastroenterologisches **Konsil.**

Differentialdiagnose

- funktionelle Oberbauchbeschwerden
- Refluxkrankheit („Sodbrennen")
- Ulcus ventriculi/duodeni
- Zollinger-Ellison-Syndrom (erhöhte Produktion von Magensäure durch gastrinbildenden Tumor).

Medizinische Therapie

- **Allgemeinmaßnahmen:** magenunverträgliche Medikamente möglichst absetzen (z.B. NSAR); auf belastende und scharf gewürzte Nahrungsmittel sowie auf Kaffee, Alkohol und Nikotin verzichten
- **symptomatisch:**
  - **Antazida:** z.B. Magnesium-Aluminiumhydroxyd (z.B. Maaloxan®). *NW:* Hypophosphatämie, Obstipation
  - **Motilitätsregulatoren:** z.B. Metoclopramid (z.B. Paspertin®). *NW:* Dyskinesien, Müdigkeit, Unruhe, Diarrhoe
  - *H_2-Blocker:* z.B. Cimetidin (z.B. Tagamet®), reduziert Magensäuresekretion; bei akutem Ulkus und zur Rezidivprophylaxe. *NW:* gastrointestinale Störungen, allergische Reaktionen, Gynäkomastie (bei Langzeittherapie)
  - *Wismut:* z.B. Angass®; zur ergänzenden Therapie. *NW:* Schwarzfärbung des Stuhls und der Zunge
- **Tripletherapie:** zur Eradikation von Helicobacter pylori (Typ B-Gastritis); Gabe über ca. 7 Tage
  - *1. Antibiotikum:* z.B. Clarithromycin (z.B. Klacid®). *NW:* gastrointestinale Störungen

– *2. Antibiotikum:* z.B. Metronidazol (z.B. Clont®).
NW: gastrointestinale Störungen, Neuropathie,
Alkoholintoleranz
– *Protonenpumpenhemmer:* z.B. Omeprazol (z.B.
Antra®). *NW:* Blutbildschäden, Kopfschmerzen,
Exantheme, Sehstörungen
• **Vitamin B12:** z.B. Neurotrat® B_{12} i.m.; bei Typ
A-Gastritis (Perniziöse Anämie) lebenslang. *NW:* all-
ergische Reaktion bis zu Schockzuständen.

Komplikationen

Fortschreiten der Entzündung bis hin zum Magenulkus.
Bei Typ A- und Typ C-Gastritis besteht außerdem die
Gefahr der malignen Entartung. Daher muß bei diesen
Patienten 1× pro Jahr eine Kontrollgastroskopie durchgeführt werden! Außerdem finden sich bei diesen Patienten auch vermehrt andere Autoimmunerkrankungen
(z.B. M. Addison, Hashimoto-Thyreoiditis).

Prognose

Bei Typ B und Typ C gut; Voraussetzung: konsequente
Ausschaltung der Risikofaktoren und Umstellung der
Lebensweise.

Ulkuskrankheit

Ulkus: Ein durch die Verdauungssäfte entstehender
Schleimhautdefekt, der die Muscularis mucosae der
Schleimhaut durchbricht. Am häufigsten entwickeln sich
Ulzera im Magen (Ulcus ventriculi) und im Duodenum
(Ulcus duodeni), selten im Ösophagus oder im Jejunum.
Mehr Männer als Frauen betroffen; ca. 10% der Bevölke-
rung erkrankt im Laufe ihres Lebens daran.

Pathogenese

Nach früherer Ansicht sollte der Erkrankung vor allem ein
Ungleichgewicht zwischen aggressiven (die Schleimhaut
angreifenden) und defensiven (die Schleimhaut schüt-
zenden) Faktoren zugrunde liegen. Während beim Ulcus
duodeni vor allem eine erhöhte Säureproduktion verantwortlich gemacht wurde (z.B. infolge Streß, emotionaler
Einflüsse), wurde das Ulcus ventriculi eher auf eine
Schwäche des Magenausgangsmuskels (Pylorusinsuffi-
zienz) und einen Gallenreflux zurückgeführt. Inzwischen
wird sowohl bei Ulcus ventriculi als auch bei Ulcus
duodeni die Besiedelung mit Helicobacter pylori als
wesentliche Ursache betrachtet.

Risikofaktoren

• Helicobacter pylori-Besiedelung der Magenschleimhaut
• erhöhte Magensäureproduktion
• Motilitätsstörungen des Magens
• Gallenreflux
• Medikamente (v.a. Glukokortikoide, ASS, NSAR)
• Nikotin, Alkohol
• psychische Faktoren wie Streß
• familiäre Disposition
• Zollinger-Ellison-Syndrom
• gastrointestinale Tumoren

4

Klinik

Im Vordergrund stehen unspezifische Beschwerden wie
Schmerzen im Oberbauch, Übelkeit, Appetitlosigkeit,
Völlegefühl, Blähungen, Nahrungsmittelunverträglich-
keit und Gewichtsverlust.

> Ca. 30% der Patienten haben kaum oder gar
> keine Beschwerden (v.a. bei medikamentenin-
> duziertem Ulkus), so daß häufig das Ulkus erst nach
> Auftreten von Komplikationen erkannt wird.

Ulkusformen

• **Ulcus ventriculi:** meist ältere Menschen, keine Ge-
schlechtsdifferenz. „Sofortschmerz" im Oberbauch di-
rekt nach einer Mahlzeit ist unsicheres Kriterium;
Druckschmerz im Epigastrium
• **Ulcus duodeni:** 2–3 mal häufiger als Ulcus ven-
triculi, typischerweise jüngere Männer betroffen.
„Nüchternschmerz" im Oberbauch (besonders nachts
wegen der langen Nüchternphase), der sich durch
Nahrungsaufnahme schnell bessert, ist unsicheres
Kriterium.

Komplikationen

• **Blutung :** ca. 25% der Ulzera; Eisenmangelanämie,
Teerstuhl, Bluterbrechen
• **Perforation:** in Bauchhöhle; akutes Abdomen
• **Penetration:** in Nachbarorgane, z.B. Pankreas; Rük-
kenschmerzen, Oberbauchschmerzen
• **Pylorusstenose:** Erbrechen, Gewichtsabnahme
• **maligne Entartung:** Magenkarzinom (3% bei Ulcus
ventriculi).

Medizinische Diagnostik

- **Anamnese:** Beschwerden, Risikofaktoren (s.o.), Komplikationen (s.o.)
- **Gastro-Duodenoskopie mit Biopsie:** zur Sicherung der Diagnose; eine Infektion mit Helicobacter pylori kann so histologisch und mikrobiologisch nachgewiesen werden.
- **Röntgen:** Magen-Darm-Passage mit Kontrastmittel
- **Laboruntersuchungen:** z.B. Diff.-BB., Eisen, Autoantikörper (gegen Parietalzellen, intrinsic factor), Vit. B_{12}-Spiegel i.m.; C^{13}-Harnstoff-Exhalationstest (zum Nachweis von Helicobacter pylori), Gastrin-Serumspiegel (bei V.a. Zollinger-Ellison-Syndrom)
- evtl. fachärztlich-internistisch/gastroenterologisches **Konsil.**

Differentialdiagnose

- funktionelle Oberbauchbeschwerden (Ausschlußdiagnose!)
- Cholezystitis
- Refluxkrankheit
- Pankreatitis
- entzündliche Darmerkrankungen (z.B. M. Crohn)
- Magenkarzinom (ca. 10% der „Diagnosen" Ulcus ventriculi)
- Angina pectoris (!).

Medizinische Therapie

Allgemeinmaßnahmen

Magenunverträgliche Medikamente möglichst absetzen (z.B. NSAR); auf belastende und scharf gewürzte Nahrungsmittel sowie auf Kaffee, Alkohol und Nikotin verzichten.
Streß vermeiden.

Medikamentöse Therapie

- **H_2-Blocker:** z.B. Ranitidin (z.B. Zantic®), reduziert Magensäuresekretion; bei akutem Ulkus und zur Rezidivprophylaxe. *NW:* gastrointestinale Störungen, allergische Reaktionen, Gynäkomastie

- **Antazida:** z.B. Magnesium-Aluminiumhydroxyd (z.B. Maaloxan®), neutralisiert Magensäure; zur ergänzenden Therapie. *NW:* Hypophosphatämie, Obstipation
- **Anticholinergikum:** z.B. Pirenzepin (z.B. Ulcoprotect®), reduziert Magensäureproduktion; meist zur ergänzenden Therapie. *NW:* Diarrhoe, Sehstörungen, Mundtrockenheit
- **Schleimhautprotektiva:** z.B. Sucralfat (z.B. Ulcogant®); zur ergänzenden Therapie. *NW:* Schwindel, Obstipation, Exantheme
- **Wismut:** z.B. Angass®; zur ergänzenden Therapie; Therapiedauer nur über 4 Wo. *NW:* Schwarzfärbung des Stuhls und der Zunge
- **Tripletherapie:** zur Eradikation von Helicobacter pylori; bei Keimnachweis Therapieschema der Wahl; Gabe über 7 Tage
  - *1. Antibiotikum:* z.B. Clarithromycin (z.B. Klacid®). *NW:* gastrointestinale Störungen
  - *2. Antibiotikum:* z.B. Metronidazol (z.B. Clont®). *NW:* gastrointestinale Störungen, Neuropathie, Alkoholintoleranz
  - *Protonenpumpenhemmer:* z.B. Omeprazol (z.B. Antra®); auch als Monotherapie bei Ulkus ohne Nachweis von Helicobacter pylori
- **Dualtherapie:** Indikation wie Tripletherapie; Gabe über 14 Tage
  - *Amoxicillin:* z.B. Amoxypen®. *NW:* Penicillin-Allergie, gastrointestinale Störungen, Exantheme
  - *Protonenpumpenhemmer (s.o.).*

Operative Therapie

Eine Operationsindikation wird heute zunehmend seltener gestellt, z.B. bei Rezidiven oder Komplikationen. Beim Ulcus ventriculi wird meistens eine Magenteilresektion nach *Billroth* (I oder II), beim Ulcus duodeni dagegen eine selektive Vagotomie (teilweise Durchtrennung des N. vagus) zur Senkung der Säurebildung durchgeführt. *KO:* Werden die auslösenden Faktoren nicht beseitigt, kann auch nach einer Operation ein Rezidiv auftreten! Nach einer Magenresektion besteht ein erhöhtes Karzinomrisiko.

Prognose

Bislang hohe Rezidivrate (bis zu 80%); Verbesserung der Prognose mit Einführung der Helicobacter-Eradikation.

Chronische Gastritis und Ulkuskrankheit

Diagnostik

Anamnese

Neben der medizinischen Anamnese in einem ausführlichen Gespräch fragen nach:
- *Belastungen:* beruflicher und sozialer Streß; Ärger und Sorgen, „die schwer im Magen liegen"
- *Ernährung:* Beschwerden können auch im Zusammenhang mit Nahrungsmittelunverträglichkeiten stehen.

Angesichtsdiagnose

Eine kurze Nasolabialfalte, die noch vor den Mundwinkeln endet, ist ein konstitutioneller Hinweis auf einen empfindlichen Magen. Markante Nasolabialfalten findet man häufig bei Patienten mit chronischem Ulkus. Oberflächliche Falten sprechen für Hyperazidität, je tiefer die Falten werden, desto subazider sind die Verhältnisse. Die einseitige Verstärkung der rechten Nasolabialfalte kann auf eine Leberstörung hinweisen. Ist dagegen die linke Falte deutlich betont, so spricht dies für eine Magenerkrankung mit einer Beteiligung von Milz und Pankreas. Subazide Magenerkrankungen zeigen sich (nach *Bach*) in perioralen gräulich-gelben Verfärbungen und schmalen (Ober-)Lippen. Eine steilverlaufende Falte zwischen Kinnbogen und Jochbein deutet auf eine Disposition zum Ulcus duodeni. Die Rötung der Nasenspitze kann ebenfalls auf eine (akute) Entzündung hinweisen.

Zungendiagnose

Eine gleichmäßig weiß belegte Zunge weist auf eine Gastritis hin. Bei Ulkuskrankheiten ist die Zunge dagegen oft unauffällig. Ein weiteres Gastritis-Zeichen ist die stark gerötete Zungenspitze. Bräunliche Beläge in der hinteren Zungenhälfte treten (nach *Bach*) im Zusammenhang mit Darmerkrankungen auf, gelbliche Beläge deuten auf Leber-Galle-Störungen. Querliegende Furchen im vorderen Zungenabschnitt sind ein möglicher Hinweis auf eine Magenatonie. Patienten mit Magenerkrankungen haben oftmals einen sauren oder sauer-fauligen Mundgeruch.

Nageldiagnose

Bei chronischen Magen-Darm-Störungen finden sich an den Fingernägeln oftmals deutlich sichtbare Längslinien.

Störfelddiagnose

Bei chronisch rezidivierenden Beschwerden sollte abgeklärt werden, ob potentielle Störfelder vorliegen: Zahnstatus, Tonsillen und Narben. In diesem Zusammenhang ist besonders auf Auffälligkeiten im Verlauf der Meridiane zu achten, z. B. Narben, die den Energiefluß in den Leitbahnen unterbrechen. Die Erfahrung hat gezeigt, daß die oberen Backenzähne links (26, 27) in einer Wechselbeziehung zum Magen stehen.

Alarmpunkte und Zustimmungspunkte

Druckschmerzhaftigkeit der Punkte deutet auf Störungen des jeweiligen Organs und seines Meridians hin. Beim chronischen Reizmagen sind oft folgende Alarm- und Zustimmungspunkte empfindlich:
KG 12 – Alarmpunkt Magen
B 21 – Zustimmungspunkt Magen.

Irisdiagnose

In der Iris zeigt sich eine Hyperazidität des Magens in einer Aufhellung in der Magenregion. Eine Subazidität bzw. Anazidität ist dagegen eher gekennzeichnet durch eine Abdunklung. Defektzeichen im Magen-Darm-Gebiet können auf Erosionen oder Ulzera hinweisen.

Therapeutische Strategie

Erfahrungsgemäß sind bei chronischen Magenbeschwerden mit einer naturheilkundlichen Behandlung gute Ergebnisse zu erzielen. Im Mittelpunkt stehen die Ernährungstherapie sowie Fragen zur Lebensführung. Bewährt hat sich weiterhin die Behandlung mit Phytotherapie, Akupunktur, Homöopathie, umstimmenden und ausleitenden Maßnahmen sowie Neuraltherapie.

Die therapeutischen Maßnahmen ergeben sich oftmals bereits aus der Pathophysiognomie. Hat sich in der Diagnose ein Hinweis auf Sub- oder Anazidität ergeben, so stehen tonisierende Maßnahmen, z. B. pflanzliche Bitterstoffdrogen (Enzian, Wermut u. a.), im Vordergrund, bei Hyperazidität dagegen ausgleichende und beruhigende Mittel. Subazidität wird sehr häufig nicht erkannt!

Aus naturheilkundlicher Sicht wird der Magen nicht isoliert betrachtet, sondern stets im Zusammenhang mit Darm, Leber-Galle und Pankreas. Bei mangelhafter Produktion von Magensäure besteht erfahrungsgemäß auch eine Disposition zu Gallenerkrankungen. Außerdem kommt es infolge des Säuremangels zu einer gestörten Eiweißverdauung mit Fäulnisdyspepsie. Hier sind ebenfalls pflanzliche Bitterstoffe indiziert. Da Magenerkrankungen mit einem erhöhten Vagotonus einhergehen, ist auch eine Regulierung des vegetativen Nervensystems angezeigt. Es muß jedoch berücksichtigt werden, daß beim chronischen Reizmagen häufig psychische Ursachen eine große Rolle spielen. Eine längerfristige Behandlung zielt daher auf eine psychologische Unterstützung der Patienten im Umgang mit Streß und

Gefühlskonflikten. Als weitergehende Verfahren kommen dann in Frage: Entspannungsverfahren und Psychotherapie.

Tips zur Lebensführung

- Entspannungverfahren, z. B. Atemübungen und AT
- Nikotin- und Alkoholverzicht, Kaffee und Schwarztee einschränken
- Eßverhalten: mehrere kleine Mahlzeiten; regelmäßig, langsam und in Ruhe essen
- Speisen, die erfahrungsgemäß zu Unverträglichkeiten führen, vermeiden
- Vollbäder, z. B. mit Melisse, zur Entspannung

Spezielle Therapie

Ernährung, Diätetik

Die früher übliche gastroenterologische Schonkost (ballaststoffarm, Weißmehle usw.) gilt heute als überholt. Bei chronischer Gastritis bzw. Ulkuskrankheiten ist eine leichte Vollwertkost zu empfehlen. Dazu zählen Ernährungsprinzipien wie: viel Frischkost, basenreiche Kost, Ballaststoffe in ausreichender Menge, wenig Zucker, sorgfältiger Umgang mit Fett und Eiweiß.

Schondiäten, z. B. in Form der milden Ableitungsdiät, sind für die kurzfristige Anwendung geeignet und als Übergang zur Vollwerternährung ideal.

Bei Schleimhautentzündung und Hyperazidität ist eine Regulierung des pH-Werts mit einem Basenpulver sinnvoll, z. B. Basofer® Granulat N, 2 × tgl. 1 TL. Eine weitere sehr wirkungsvolle Magen-Darm-Behandlung ist die Einnahme von Heilerde, z. B. 2 × tgl. 2 TL Luvos®-Heilerde in einem 1/2 Glas Wasser verrühren oder 3 × tgl. 1 Kps. einnehmen. Heilerde bindet überschüssige Säure, verhindert Reizungen der Schleimhaut und ist auch bei Folgen von Störungen der Darmflora bzw. Dysbakterie indiziert.

■ Phytotherapie

Heilpflanzen besitzen in der Behandlung von Magenbeschwerden eine lange Tradition. Sie wirken regulierend auf den gereizten Magen-Darm-Bereich und harmonisieren den Verdauungsvorgang. Aus der Vielzahl von Heilpflanzen, die auf den Magen-Darm-Trakt wirken, kann hier nur eine kleine Auswahl vorgestellt werden. Die Zusammensetzung der Pflanzenrezeptur richtet sich nach der vorherrschenden Symptomatik, z. B. Spasmen, Blähungen usw. Zur vegetativen Regulierung können zusätzlich pflanzliche Sedativa verordnet werden. Bitterstoffdrogen sind bei Subazidität indiziert, nicht jedoch bei Hyperazidität, da sie die Magensaftsekretion anregen. Darüber hinaus haben sie eine motilitätssteigernde Wirkung und einen allgemein tonisierenden Effekt, besonders auf Leber und Galle. *Hinweis:* Bitterstoffe immer 20–30 Min. vor dem Essen einnehmen.

Heilpflanzen

Kamille (Matricaria chamomilla): spasmolytisch, reizlindernd, antiphlogistisch, antipeptisch

Pfefferminze (Mentha piperita): spasmolytisch, karminativ, antiemetisch, antimikrobiell

Melisse (Melissa officinalis): bei nervösen Magenbeschwerden, sedativ

Schafgarbe (Achillea millefolium): antipeptisch, spasmolytisch

Süßholzwurzel (Liquiritiae radix): antiphlogistisch, spasmolytisch, bei Ulkuskrankheit

Kümmel (Carum carvi): karminativ, spasmolytisch, antibakteriell

Enzian (Gentiana lutea): sekretionsanregend, bei Völlegefühl, tonisierend

Tausendgüldenkraut (Centaurium minus): antipeptisch, tonisierend

Pomeranze (Citrus aurantium): sekretionsfördernd

Wermut (Artemisia absinthium): sekretionsanregend, krampflösend

Löwenzahn (Taraxacum officinale): antipeptisch, stoffwechselumstimmend

Kohl (Brassica): bei Schleimhautentzündung; zur Ausheilung eines Ulkus Weißkohlsaft 1/4 l tgl. trinken, kurmäßig 2 Wo.

Rollkur bei allgemeinen Magenbeschwerden

Rp.	Flor. Chamomillae	100,0

D.S. 2 TL auf 1 Tasse Wasser als Aufguß, morgens und abends 2 Tassen schluckweise trinken. Anschließend 5 Min. auf den Rücken, 5 Min. auf die linke Seite, 5 Min. auf den Bauch und 5 Min. auf die rechte Seite legen; kurmäßig über 10–14 Tage

---

Tee bei dyspeptischen Beschwerden

Rp.	Rad. Taraxaci c. Herb.	20,0
	Herb. Absinthii	20,0
	Herb. Centaurii	20,0
	Fol. Menthae pip.	20,0
	Flos. Aurantii	20,0

M. f. spec. D. S. 2 TL auf 1 Tasse Wasser als Aufguß, 3 × tgl. 1 Tasse, schluckweise trinken

---

Rezept bei Hyperazidität

Rp.	Rad. Liquiritia conc.	30,0

D.S. mehrmals tgl. 2 St. kauen, kurmäßig 2 Wo.

Fertigpräparate

Kombinationen: z. B. ventri-loges®, 3 × tgl. 15 Tr.; Iberogast®, 3 × tgl. 20 Tr.

Süßholzwurzel: z. B. Suczulen® mono, 4 × tgl. 1 Kps.

Enzian: z. B. Digestivum-Hetterich®, 3 × tgl. 20 Tr.

Tee: z. B. Gerner Stomachicum, 3 × tgl. 1 Tasse

Kohlpulver mit Bismutnitrat: z. B. Vit-u-pept®, 3 × tgl. 1 Tbl.

Kamille, Leinsamen mit Bismutnitrat: z. B. Pascomag® Pulver, 3 × tgl. 1 TL, über 4 Wo.

Frischpflanzensäfte aus Kohl: z. B. Eden® Reformhaus.

4

■ Homöopathie

In der Homöopathie gibt es eine Vielzahl von Mitteln, die eine Beziehung zu Magen-Darm-Beschwerden haben. In akuten Fällen ist die Wirkung oft sehr gut. Für eine Konstitutionsbehandlung ist dagegen eine individuelle Mittelwahl nach ausführlicher Repertorisation notwendig.

Akutmittel

– *Anacardium D6:* Nüchternschmerz; Essen bessert die Beschwerden; schlingt Nahrung hastig hinunter; ständiger Stuhldrang; ehrgeizige Patienten, die sich überfordern; immer unzufrieden, Gedächtnisschwäche
– *Antimonium crudum D4:* Zunge dickweiß belegt, große Übelkeit, Völlegefühl, Magenüberladung; Abneigung gegen alle Speisen; Ekzemneigung; „der mürrische Vielfraß"
– *Argentum nitricum D6:* Splitterschmerz; strahlt nach allen Seiten aus; Aufstoßen; starkes Verlangen nach Süßigkeiten, die nicht vertragen werden; Nörgler, vorgealterte Neurastheniker; immer in Eile
– *Bryonia D3:* bitterer Mundgeschmack, Steingefühl im Magen; essen gerne deftig; Durst auf kalte Getränke, die in großen Schlucken getrunken werden; sehr trockene Schleimhäute, Verstopfung; sehr reizbar und ärgerlich
– *Carbo vegetabilis D6:* Aufstoßen und Magendrücken; Meteorismus; Mundgeruch, Gasbauch, Magenatonie, Fett <; geschwächte Patienten, introvertiert, sehr kälteempfindlich
– *Lycopodium D6:* Auftreibung und Sodbrennen; Heißhunger, aber schon nach wenigen Bissen Völlegefühl; 16–20 Uhr <; Magenatonie und Subazidität; Leberschwäche; mögen Süßigkeiten; vorzeitig gealterte, ergraute Menschen; rechthaberisch, mißmutig

– *Nux vomica D6:* Druck und Völlegefühl 1–2 Std. nach dem Essen; Gefühl, als läge ein Stein im Magen; nach Reizmittelabusus; Verstopfungsneigung; spastische Diathese; überarbeitet, aufbrausend, ungeduldig, nervös; schnell beleidigte „saure" Patienten
– *Phosphor D6:* Brennschmerz, Sodbrennen nach dem Essen; Verlangen nach kalten Getränken, die aber erbrochen werden; weiß belegte Zunge; Angst vor dem Alleinsein, Überempfindlichkeit aller Sinne.
– *Bismutum subnitricum D3:* Magenschmerzen, Brechreiz, Essen <, Erbrechen gleich nach dem Essen, Kopfschmerzen; bewährte Indikation bei Ulcus ventriculi und duodeni, Gastritis
– *Natrium phosphoricum D6:* viel Magensäure, saurer Mundgeschmack, saures Aufstoßen und Erbrechen, Neigung zu Durchfall infolge Hyperazidität.

Komplexmittel

Alternativ oder ergänzend steht eine Reihe gut wirksamer homöopathischer Komplexmittel zur Verfügung:

● Gastritis, Ulkus: z.B. Argentum nitricum Ultraplex® 31, 3 × tgl. 20 Tr.
● nervöser Reizmagen: z.B. Nux vomica Oligoplex®, 3 × tgl. 15 Tr.
● bei Schmerzen: z.B. Cefatropin® 3 × tgl. 15 Tr.
● bei Subazidität: z.B. Gentiana Pentarkan® 3 × 20 Tr.; Papayasanit®–N, 3 × tgl. 1 TL
● Magenstörung mit Pankreopathie: z.B. Pankrevowen®, 3 × tgl. 20 Tr.
● Injektionen: z.B. Injectio gastro-hepatica Fides® S, 2 × wöchentlich 1 Amp. s.c., i.m.

■ Akupunktur

Bei Magen-Darm-Beschwerden sind mit Akupunktur gute Ergebnisse zu erzielen. Nach Auffassung der TCM wird der Magen dem Element Erde zugeordnet und gilt als Mitte des Menschen. Magenkranke sind demnach in ihrem Zentrum und in ihrer Stabilität getroffen. Im psychischen Bereich handelt es sich oftmals um ungelöste Beziehungsfragen hinsichtlich Kontakt und Distanz. Ziel der Behandlung ist es, den Menschen wieder ins Gleichgewicht zu bringen bzw. zu „erden". Bei energetisch stark geschwächten Patienten ist Moxa indiziert.

Körperakupunktur

KG 12	Alarmpunkt Magen; Meisterpunkt der Yin-Organe
B 21	Zustimmungspunkt Magen
M 36	bei allen abdominellen Erkrankungen; regulierend, tonisierend
M 25	Alarmpunkt Dickdarm; funktionelle Magenbeschwerden
KG 5	Alarmpunkt 3E; bei Spasmen und abdominellen Schmerzen
KG 8	bei allen Yin-Zuständen; Punkt nicht nadeln, nur moxen!
Di 4	Schleimhautwirkung; bei allen Magen-Darm-Erkrankungen
MP 4, 6	bei Milz-Pankreas-Schwäche; tonisierend bei Erschöpfung
Le 13	Alarmpunkt Milz-Pankreas; Einfluß auf alle Yang-Organe
KS 6	Luo-Punkt; bei Übelkeit

Ohrakupunktur

82 – Nullpunkt, 83 – Plexus solaris, 87 – Magen, 88 – Duodenum, 97 – Leber, 98 – Milz, 29 – Polster, 51 – Vegetativum I, Antiaggressionspunkt, Frustrationspunkt.

Durchführung: Die Behandlung erfolgt 2 × pro Wo., nach Besserung 1 × pro Wo., insgesamt etwa 10 Sitzungen.

■ Neuraltherapie

Die Segmenttherapie wird mit dem Ziel eingesetzt, den Magen-Darm-Bereich reflektorisch zu beeinflussen und die regionale Durchblutung zu fördern.

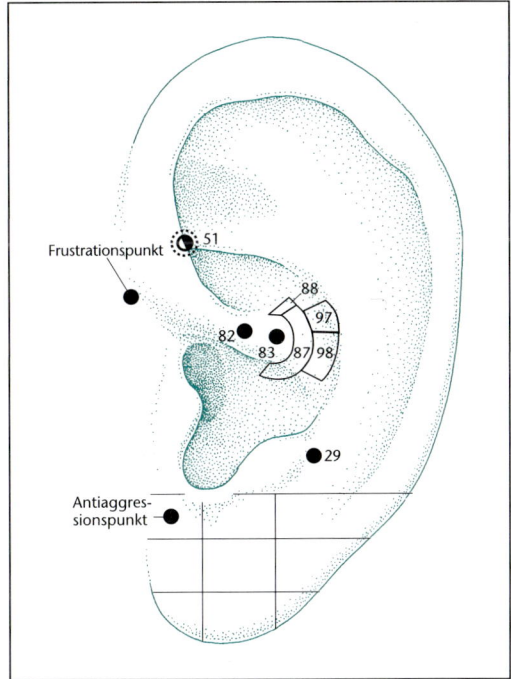

Abb. 4.1: Ohrakupunktur bei chronischer Gastritis und Ulkuskrankheit

Durchführung: Quaddelreihe in der Oberbauchmedianen. Ergänzt wird dies durch eine Quaddelreihe am linken Rippenbogen mit einem Lokalanästhetikum und/oder einer homöopathischen Injektionslösung, z.B. Injectio gastro-hepatica Fides® S. Am Rücken werden beidseits paravertebral 3–4 Quaddeln im Bereich von Th11 bis L1 gesetzt, wo sich die Akupunkturpunkte B 20, B 21 und B 22 befinden.

Besonders wirkungsvoll ist die präperitoneale Injektion von 0,5–1 ml Lokalanästhetikum in die Magengrube, 3 Querfinger unter dem Processus xiphoideus (KG 14).

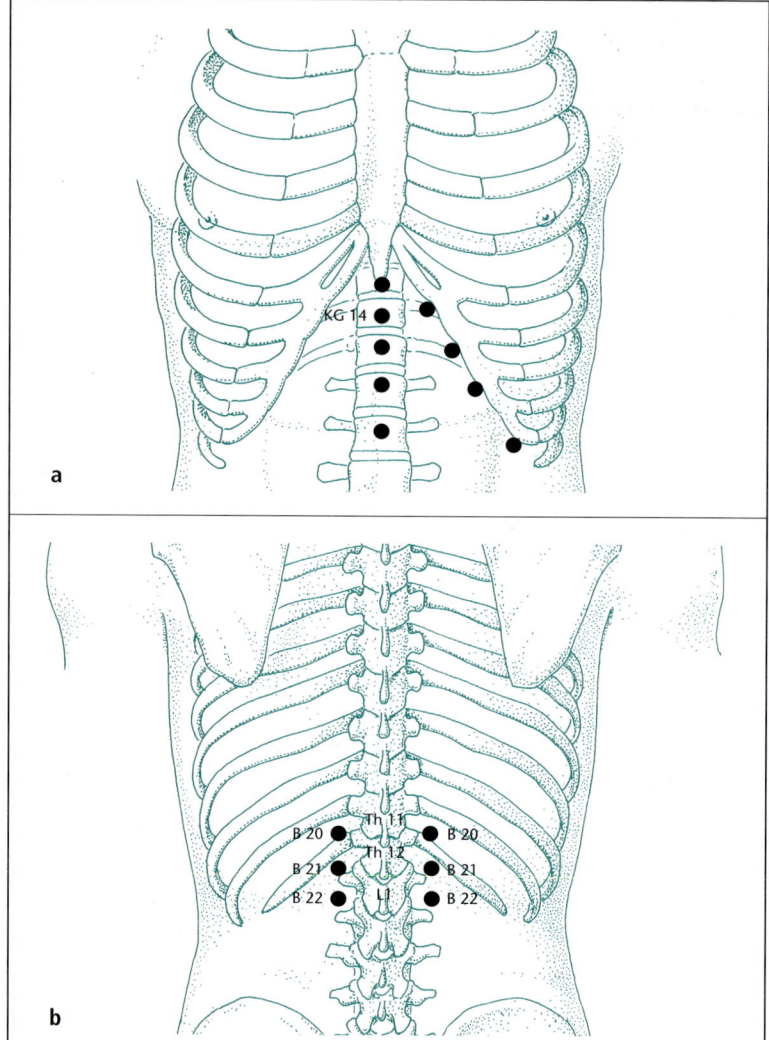

Abb. 4.2:

Neuraltherapie bei
chronischer Gastritris/
Ulkuskrankheit.
a: Behandlung ventral;
b: Behandlung dorsal

■ Ausleitungs- und Umstimmungsverfahren

Bei der Behandlung der chronischen Magenstörung wird versucht, über kutiviszerale Reflexe Einfluß auf die Magen-Darm-Region zu
nehmen. Bei der Anwendung dieser Verfahren
geht es auch um eine Umstimmung des Körpers, im Sinne einer Beeinflussung des Vegeta-

tivums und einer besseren Regulationsfähigkeit.

Schröpfen

Zunächst erfolgt eine Palpation der dorsalen
Reflexzonen Magen- und Gallenzone (BWS-
Bereich). Gelosen an diesen Stellen geben
Hinweise auf eine Störung. Schlecht durch-

blutete Zonen, die sich leicht eindellen lassen, deuten auf einen energetischen Leere-Zustand hin. Trockenes Schröpfen an diesen Stellen führt zu einer verbesserten Durchblutung und reflektorischen Stimulation der Magenregion.

Ödematose Verquellungszonen sprechen dagegen für einen Fülle-Zustand. Hier ist eine blutige Schröpfung zur Entlastung sowie Anregung der Ausscheidung indiziert, vorausgesetzt der energetische Gesamtzustand des Patienten ist kräftig genug.

Baunscheidtieren

Die Baunscheidtierung der dorsalen Reflexzonen führt zu einer starken Reizwirkung und Tonisierung, und ist besonders indiziert bei nervöser Gastritis oder Subazidität. *Hinweis:* Wichtig ist die Aufklärung des Patienten über mögliche Nebeneffekte (Narben, Hyperpigmentierungen).

■ Physikalische Therapie

Bei chronischem Reizmagen haben lokale Maßnahmen einen entspannenden und durchblutungsfördernden Effekt. Feucht-warme Anwendungen verfügen über eine bessere Tiefenwirkung als trockene Wärmeanwendungen.

Bauchkompressen

Warme Auflagen mit milden ätherischen Ölen, z. B. Melisse, haben eine beruhigende, entspannende und verdauungsfördernde Wirkung. Indikation: v. a. bei nervösen Magenbeschwerden.

 Bauchkompresse

Ätherisches Öl, z. B. Melissenöl, mit einem Pflanzenöl (z. B. Sonnenblumenöl) im Verhältnis 1 : 10 mischen. Kompresse oder Taschentuch (Größe ca. 15 × 20 cm) anwärmen, z. B. auf der Heizung, mit dem Öl beträufeln und auf den Oberbauch legen. Darüber ein Baumwolltuch und zum Warmhalten ein Wolltuch. Bei guter Verträglichkeit zusätzlich eine Wärmflasche. Solange belassen, wie als angenehm empfunden. Tägliche Anwendung, jedoch nicht länger als 1 Wo., wegen Gewöhnungseffekt.

Heublumenpackung

Heublumenauflagen fördern die Durchblutung mit einer reflektorischen Wirkung auf die gesamten Verdauungsorgane. *Indikation:* bei schmerzhaften Spasmen. **Cave:** Bei Ulkuskrankheiten keine heiße Anwendungen wegen Perforationsgefahr.

 Heublumenpackung

Ein Baumwollbeutel wird mit 500 g Heublumen gefüllt und in einen Topf mit Einsatz gelegt. Der Heublumensack soll nicht direkt im siedenden Wasser liegen, sondern ca. 20–30 Min. vom Wasserdampf durchzogen werden. Dann so heiß wie möglich auf den Bauch (alternativ auf die dorsale Reflexzone) legen, mit einem Baumwolltuch abdecken; Dauer ca. 1 Std. Es gibt auch Fertigpackungen, z. B. Kneipp Heupack Herbatherm®.

Fälle aus der Praxis

■ Fallbeispiel I

Ein 55jähriger Patient, Schichtarbeiter, leidet an rezidivierender Gastritis und Beschwerden wie Völlegefühl, aufgetriebener Leib und Blähungen. Z. n. Ulcus duodeni. Medikation: 800 mg Cimetidin abends. Der Patient ist in gutem Allgemeinzustand. Er ißt gerne deftig, viel Fleisch. Der Patient hat eine schmale Oberlippe und markante Nasolabialfalten, die rechte ist deutlicher ausgeprägt. Dies weist auf eine Leberstörung hin. In der Iris ist eine Aufhellung der Magen-Darm-Krause sichtbar. Die Zunge ist im hinteren Bereich dunkel belegt, was für eine Dysbakterie spricht. Die Alarm- und Zustimmungspunkte KG 12 und B 21 sind druckschmerzhaft; am rechten Unterbauch eine Narbe nach Appendektomie.

Bei diesem Patienten ist der gesamte Magen-Darm-Bereich stark belastet. Da ein chronifizierter Zustand besteht, ist eine umstimmende Behandlung notwendig.

Therapie

- Neuraltherapie: Infiltrierung der Narbe, da potentielles Störfeld; Quaddelschema (vgl. Abb. 4.2) und präperitoneale Injektion in die Magengrube (3 Inj.)
- Akupunktur: KG 12, B 21, M 25, Di 4, KG 5 als Hauptpunkte
- Homöopathie: Argentum nitricum Ultraplex® 31, 3 × tgl. 20 Tr.
- Ernährung, Diätetik: Ernährungsumstellung im Sinne einer leichten Vollwertkost; Luvos®-Heilerde, 2 × tgl. 2 TL, kurmäßig über 2 Wo. zur Bindung von überschüssigen Säuren und Toxinen
- Phytotherapie: hepa-loges® ,3 × tgl. 1 Drg. als „Lebermittel", evtl. als Langzeittherapie.

Epikrise

Unter dieser Therapie kam es zu einer baldigen Besserung der Beschwerden. Besonders Akupunktur und Neuraltherapie brachten eine sofortige Linderung. Das homöopathische Mittel wirkte ebenfalls schmerzlindernd. Die Heilerde-Kur führte zu einer deutlichen Beruhigung im Bereich der Verdauungsorgane und verbesserte die Verdauungsleistung insgesamt. Hinsichtlich der Lebensführung war je-

doch keine Änderung möglich: Die Schichtarbeit, obwohl sie die Eßgewohnheiten ungünstig beeinflußte und allgemein eine Belastung für die Verdauungorgane ist, wurde beibehalten. Es bestand außerdem die Vermutung, daß der Patient sich nicht an die Ernährungsempfehlungen hielt und so kam es nach 1 Jahr wieder zu Magen-Darm-Beschwerden.

■ Fallbeispiel II

Ein 35jähriger Patient, Touristikfachmann, leidet anfallsweise unter krampfartigen Magenschmerzen, Sodbrennen und Völlegefühl. Die vor einem Jahr durchgeführte Gastroskopie hatte keinen organischen Befund ergeben. Es wurde keine weitere Behandlung eingeleitet. Jetzt traten die Symptome erneut auf. Der Patient ist sehr groß und schlank, wirkt etwas spannungslos. RR: 110/80 mmHg. In der Iris zeigt sich eine neurasthenische Konstitution und eine dezent abgedunkelte Magenkrause. Ansonsten keine Auffälligkeiten. Bei diesem Patienten entstanden die Beschwerden auf dem Boden eines Magensäuremangels. Bitterstoffe waren hier das Mittel der Wahl, da sie auf den gesamten Organismus tonisierend wirken.

Therapie

- Phytotherapie: ventri-loges®, 3 × tgl. 20 Tr. als Bitterstoffdroge
- Ernährung: gut gewürzte, leichte Vollwertkost.

Epikrise

In diesem Fall bewirkten die verordneten Bitterstoffdrogen bereits nach wenigen Tagen eine Tonisierung des Magens wie auch der anderen Verdauungsorgane. Nach Einnahme der Tropfen waren alle Beschwerden verschwunden.

Eigene Notizen

4.2 Obstipation

Verzögerte Darmentleerung, die sich durch geringe Stuhlfrequenz (alle 3–4 Tage oder seltener) und harte Stuhlkonsistenz bemerkbar macht.
- akute Obstipation: neu aufgetretene Obstipation bei vorher normalem Stuhlgang
- chronische Obstipation: länger als 2 Wo. andauernde Obstipation.

Pathogenese

- funktionelle Störungen: psychische Faktoren, z.B. durch Ortswechsel oder Änderung der Tagesstruktur
- Diätfehler: z.B. ballaststoffarme Kost, ungenügendes Kauen, mangelnde Flüssigkeitszufuhr, Ernährungsumstellung auf Reisen
- Bewegungsmangel, Bettlägerigkeit
- Reizkolon, Kolitis
- schmerzhafter Stuhlgang: z.B. bei Analfissuren, Hämorrhoiden
- Einengungen des Darmlumens: z.B. Kolonkarzinom, Polypen, Fremdkörper, Divertikulitis, Darmadhäsionen, Volvulus
- Störungen der Darmbewegung: z.B. nach Operationen, bei fieberhaften Erkrankungen
- Schwangerschaft
- Medikamente: z.B. Diuretika, Antidepressiva, Spasmolytika, Antazida, Anticholinergika, Eisenpräparate, Opioide; Laxanzienabusus
- chronische Erkrankungen: z.B. Diabetes mellitus, M. Parkinson, Multiple Sklerose, Hypothyreose
- seit kurzem Nichtraucher
- Hypokaliämie.

⚠ Mechanischer Ileus: Folge von Stenose im Darm; lebensgefährliche Erkrankung. Symptome: starke Schmerzen, aufgetriebenes Abdomen, klingende Darmgeräusche, präfinal evtl. Koterbrechen, Schockzustand. Sofortige Klinikeinweisung erforderlich!

Klinik

Verzögerte Darmentleerung, evtl. mit schmerzhaftem Stuhldrang (Tenesmus), Bauchschmerzen, Völlegefühl, Appetitlosigkeit, aufgeblähter Bauch; allgemeines Unwohlsein (bei geriatrischen Patienten häufig auch mit reduziertem Allgemeinzustand).

Medizinische Diagnostik

- **Anamnese:** Dauer der Symptomatik, Stuhlfrequenz, Blut- und Schleimauflagerungen, Ernährungs- und Bewegungsgewohnheiten, Medikamente (insbesondere Laxanzien)
- **körperliche Untersuchung:** evtl. tastbare Resistenzen im Abdomen, Inspektion der Analregion (Fissuren, Entzündungen), Darmgeräusche, digitale Untersuchung des Rektums
- **Laboruntersuchungen:** z.B. BB, BSG, CRP, Elektrolyte, Blutzucker, wiederholt Stuhl auf Blut (z.B. Haemoccult®)
- evtl. fachärztlich-internistisch/gastroenterologisches **Konsil**
- **Rekto-Koloskopie:** bei V.a. entsprechende organische Ursache.

⚠ Hinter einer akuten Obstipation kann sich eine organische Ursache verbergen; deshalb sorgfältige Abklärung erforderlich! Gewichtsverlust, Wechsel mit Diarrhoe, sehr dünne Stühle und Blutauflagerungen sollten an ein Karzinom denken lassen

Medizinische Therapie

Bei organisch bedingter Obstipation steht die Behandlung der Grundkrankheit im Vordergrund.
- **Allgemeinmaßnahmen:** intensive Aufklärung des Patienten erforderlich (z.B. häufig falsche Vorstellungen über Häufigkeit der „normalen" Stuhlfrequenz); Basis jeder Therapie sind körperliche Bewegung und Ernährungsumstellung mit ausreichender Trinkmenge (ca. 2 l tgl.). Vorübergehend schaffen Klistiere oder Darmeinläufe bzw. -spülungen dem Patienten Erleichterung.

- **medikamentöse Therapie:** wenn Allgemeinmaßnahmen nicht ausreichen und organische Ursachen ausgeschlossen wurden. Laxanzien dürfen nur für kurze Zeit verabreicht werden, da Hypokaliämie (NW) zur Darmträgheit führt und langjähriger Abusus ein sogenanntes „Laxanzienkolon" (Weitstellung des Kolon) zur Folge hat. Dadurch bedingt kann es zu einem „Teufelskreis" aus Laxanzieneinnahme und Obstipation kommen.
  - *Glyzerinpräparate:* als Zäpfchen oder Klysma (z.B. Glycilax®). *NW:* lokale Reizungen
  - *Lactulose:* z.B. Bifiteral®. *NW:* Meteorismus, Übelkeit
  - *Quell- und Füllmittel:* z.B. Agiolax®, Weizenkleie, Leinsamen; auf ausreichende Flüssigkeitszufuhr achten. *NW:* Meteorismus, allergische Reaktionen
  - *Darm-irritierende Laxanzien:* z.B. Bisacodyl (z.B. Dulcolax®); bei Therapieresistenz. *NW:* Hypokaliämie, Leberschäden.

Komplikationen

Im Extremfall mechanischer Ileus, z.B. nach Einnahme von Quell- oder Füllmitteln ohne ausreichende Flüssigkeitszufuhr.

Prognose

Bei Behandlung der Grunderkrankungen und Umstellung der Lebensweise gut.

4

Obstipation

Diagnostik

Anamnese

Neben der medizinischen Anamnese in einem ausführlichen Gespräch fragen nach:
- *Ernährung:* zu geringe Flüssigkeitsaufnahme, vor allem bei älteren Menschen. Ausreichende Zufuhr von Ballaststoffen? Eßverhalten: hastiges und unregelmäßiges Essen?
- *Persönlichkeit:* oft „zurückhaltende", introvertierte Menschen? Erfahrungsgemäß leiden häufig nervöse, stark angespannte oder verkrampfte Patienten unter Obstipation. Oftmals sind gleichzeitig auch Depressionen nachweisbar.
- *Belastungen:* Streß bzw. Unterdrückung des Defäkationsreizes durch äußere Umstände.

Visuelle Diagnose

Schlanke Menschen neigen eher zu einer spastischen Obstipation, adipöse Menschen dagegen mehr zu einer atonischen Obstipation. Ein Zusammenhang zwischen Verbreiterung der unteren Gesichtshälfte und einer Dickdarmatonie wird beschrieben.

Zungendiagnose

Gelblich-bräunliche Zungenbeläge weisen auf eine Darmstörung mit Beteiligung von Leber und Gallenblase hin; Braunfärbungen sind ein Hinweis auf ausgeprägte Fäulnisprozesse im Dickdarm. Eine verbreiterte Mittellinie, besonders im hinteren Bereich, steht (nach *Bach*) mit einer Darmerweiterung bzw. einer atonischen Obstipation in Verbindung. Querliegende Furchen im Bereich der Mittellinie sind dagegen eine häufige Begleiterscheinung bei spastischer Obstipation.

Alarmpunkte und Zustimmungspunkte

Druckschmerzhaftigkeit der Punkte deutet auf Störungen des jeweiligen Organs und seines Meridians hin. Bei chronischer Obstipation sind oft folgende Alarm- und Zustimmungspunkte empfindlich:

M 25 – Alarmpunkt Dickdarm
Le 14 – Alarmpunkt Leber
G 24 – Alarmpunkt Galle
B 25 – Zustimmungspunkt Dickdarm-Meridian.

Irisdiagnose

Bei spastischer Obstipation zeigen sich in der Iris häufig zirkuläre und radiäre Krampfringe. Eine Erweiterung der Kolonregion findet man oftmals bei chronischen Störungen. Aufhellungen im Darmfeld weisen auf entzündliche Vorgänge, Verdunkelungen auf eine atonische Obstipation hin. Eine Dysbakterie kann sich (nach *Karl*) in Form eines Ölfilms zeigen, d. h. die Konjunktiva spiegelt bei seitlicher Beleuchtung wie Öl.

Therapeutische Strategie

Erfahrungsgemäß lassen sich bei chronischer Obstipation mit einer naturheilkundlichen Behandlung gute Ergebnisse erzielen. In der überwiegenden Zahl der Fälle liegen Ernährungsfehler im Sinne einer ballaststoffarmen Nahrung zugrunde. Therapieschwerpunkt ist daher eine Ernährungsumstellung. Bewährt haben sich zusätzlich Verfahren wie Phytotherapie, Homöopathie, Akupunktur, Neuraltherapie und physikalische Maßnahmen. Auch die Umstimmung der Darmflora kann notwendig sein. Gute Ergebnisse liegen ebenfalls mit Fußreflexzonenmassage vor.

Bei einer *spastischen Obstipation* werden salinische Laxanzien meist besser vertragen als pflanzliche Laxanzien. Stimulierende Maßnahmen sind ungünstig. Ballaststoffe sollten vorsichtig auf den Speiseplan eingeführt werden und nur allmählich mengenmäßig gesteigert werden. Wichtig ist die Beruhigung des vegetativen Nervensystems, unter Umständen mit Einsatz von Entspannungsverfahren.

Bei einer *atonischen Obstipation* stehen anregende Maßnahmen, z. B. Bitterstoffdrogen, (mit Einschränkung) pflanzliche Abführmittel, viel Bewegung und eine Stoffwechselaktivierung im Vordergrund. Pflanzliche Laxanzien sind grundsätzlich nur für den kurzfristigen Gebrauch geeignet!

Bei langjährigem Laxanzienabusus ist es unter Umständen günstiger, die Abführmittel nicht sofort abzusetzen, sondern zeitgleich mit einer Ernährungsumstellung auszuschleichen. Alternativ kann man in der Anfangsphase auch mit osmotischen Laxanzien und Quellstoffen (in einschleichender Dosierung) den Darm anregen.

Aus naturheilkundlicher Sicht hat der Darm eine große Bedeutung für das Immunsystem sowie als Ausscheidungs- und Entgiftungsorgan. Daher sollte Obstipation nicht nur allein aufgrund subjektiver Beschwerden unbedingt behandelt werden. Durch die lange Verweildauer im Darm sind Zersetzungsprodukte sowie giftige Substanzen, z. B. Ammoniak und Phenole, vermehrt anzutreffen, die den Organismus bzw. die Leber stark belasten. Andererseits lähmen diese Toxine die Darmmuskulatur und verstärken die Darmatonie.

Es muß jedoch berücksichtigt werden, daß bei chronischer Obstipation häufig emotionale Faktoren eine große Rolle spielen. Eine längerfristige Behandlung zielt daher auch auf eine psychologische Unterstützung der Patienten im Umgang mit starker innerlicher Anspannung und emotionaler Verkrampfung.

Als weitergehende Verfahren kommen dann in Frage: Entspannungsverfahren und Psychotherapie.

Tips zur Lebensführung

- Eßgewohnheiten: regelmäßig, langsam und in Ruhe essen, mind. 2 l tgl. trinken
- Bewegung: z. B. Gymnastik, besonders Training der Bauch- und Rückenmuskulatur.
  Jede Möglichkeit zur Bewegung nutzen, z. B. Treppensteigen statt Fahrstuhl.
- Darmtraining: jeden Tag zur gleichen Zeit auf die Toilette gehen, auch ohne Stuhldrang; keine Unterdrückung des Stuhlgangs
- Atemübungen: z. B. regelmäßig tiefes Durchatmen (Bauchatmung!) fördert die Durchblutung der inneren Organe
- LWS- und Kreuzbeinbereich nach unten ausstreichen (Stimulation der Zustimmungspunkte).

Spezielle Therapie

▪ Ernährung, Diätetik, Orthomolekulare Medizin

Grundsätzlich ist bei Obstipation eine Ernährungsumstellung im Sinne einer Vollwertkost mit hohem Ballaststoff- und Frischkostanteil zu empfehlen. Die empfohlene Ballaststoffmenge liegt (nach *von Koerber*) bei etwa 40–50 g tgl. Der Anteil in der Nahrung sollte jedoch nur langsam erhöht werden, sonst kommt es rasch zu Unverträglichkeiten, z. B. starkem Meteorismus. Zur Umstellung lassen sich bei adipösen Patienten besonders mit Heilfasten sehr gute Ergebnisse erzielen, bei schlanken Patienten mit spastischer Obstipation hingegen eher mit der milden Ableitungsdiät.

Abzuklären ist weiterhin, ob die Obstipation im Zusammenhang mit Kalium- oder Magnesiummangel steht. Magnesium zeigt besonders bei vegetativ empfindlichen Patienten einen allgemein entspannenden Effekt und hat außerdem eine abführende Wirkung.

Quellstoffe

Kommt es durch eine alleinige Ernährungsumstellung zu keiner Verbesserung, werden zusätzlich Quellstoffe eingesetzt. Diese müssen immer mit reichlich Flüssigkeit eingenommen werden, sonst kommt es zum gegenteiligen Effekt.

Quellstoffe nehmen durch Wasseraufnahme im Magen-Darm-Trakt ein Mehrfaches an Volumen zu. Ein damit ausgelöster mechanischer Dehnungsreiz bewirkt eine gesteigerte Peristaltik. Der Schleimgehalt der Quellstoffe bewirkt eine verbesserte Gleitfähigkeit und damit einen weicheren Stuhl. Die Passage des Speisebreis wird ebenfalls beschleunigt. Als Nebeneffekt scheinen diese Schleimdrogen eine schleimhautprotektive Wirkung zu entfalten. *Hinweis:* zu den Quellmitteln immer reichlich Flüssigkeit zuführen; etwa die 5–10fache Flüssigkeitsmenge, ca. 1/2 l. Mit einer Besserung der Obstipation ist frühestens nach etwa 1 Wo. zu rechnen. Der Patient sollte außerdem darauf hingewiesen werden, daß zu Beginn der Behandlung verstärkt Völlegefühl und Flatulenz auftreten.
- *Leinsamen* (Semen Lini): hohes Quellvermögen; ungeschrotet, 1–2 × tgl. 1 EL auf 2 Glas Wasser, nicht vorquellen lassen
- *Flohsamen* (Semen Psyllii): hohes Quellvermögen; 1–2 × tgl. 1 EL auf 2 Glas Wasser, mit wenig Wasser vorquellen
- *Weizenkleie:* geringes Quellvermögen, peristaltikanregend; 1–2 × tgl. 1 EL auf 2 Glas Wasser.

Fertigpräparate

- *Leinsamen:* z. B. Linusit® Darmaktiv, 2–3 × tgl. 1 Btl.
- *Flohsamen:* z. B. Laxiplant® soft, 2 × tgl. 2 ML
- *Kleie:* z. B. Dr. Grandels Diätkleie, 2 × tgl. 1 EL.

Salinische Laxanzien

Salinische Laxanzien besitzen einen osmotischen Effekt. Sie sind nicht für den Dauergebrauch geeignet, sondern werden bevorzugt bei Fastenkuren bzw. zur Darmreinigung eingesetzt: Glaubersalz (Natriumsulfat) oder Bittersalz (Magnesiumsulfat), 1 TL auf 1 Glas lauwarmes Wasser morgens nüchtern trinken. Bittersalz wird erfahrungsgemäß besser vertragen, da die Wirkung weniger aggressiv ist bzw. durch den Magnesiumanteil ein entspannender Effekt eintritt. Die Salze führen außerdem zu einer Entleerung der Gallenblase. Laxanzien werden auch als (angenehm schmeckende) Fertigpräparate angeboten, die gleichzeitig die Säureproduktion im Magen regulieren, z. B. Presselin® Osmo, 1 TL tgl. in 1 Glas Wasser, bei Bedarf mischen mit Presselin® Heliozon 1 TL.

Beeinflussung der Darmflora

Durch regelmäßige Laxanzieneinnahme kommt es zu Verschiebungen der Darmflora und Verdrängung der physiologischen Darmbakterien. Da Lactobazillen und Bifidusbakterien die Darmmotilität beeinflussen, kann ein Mangel an physiologischen Darmbakterien die Obstipation noch verstärken. Weitere Auslöser für eine Dysbiose sind Leber- und Gallenerkrankungen, Pankreopathien sowie chronische Gastritiden. Eine Darmsanierung dauert erfahrungsgemäß mehrere Wochen bis Monate. Bei Obstipationsneigung und Verdacht auf Dysbakterie sollte Milchzucker, z. B. Edelweiss®-Milchzucker DAB, 3 × tgl. 1 TL, verordnet werden bzw. mit Bifidusbakterien angereichert, z. B. Acidophilus-Jura®, 3 × tgl. 1 TL. Günstig sind auch milchsaure Gemüse und Produkte wie Kefir, Joghurt, Buttermilch usw. Anschließend kann eine mikrobiologische Therapie mit Escherichia coli-Präparaten durchgeführt werden, z. B. Colibiogen®, 3 × tgl. 20 Tr.

■ Phytotherapie

Heilpflanzen spielen v. a. bei der chronischen Obstipation eine wichtige Rolle. Anthranoidhaltige Pflanzen können bei jeder Form der Obstipation kurzfristig eingesetzt werden. Bei einem atonischen, trägen Darm sind tonisierende Bitterstoffdrogen besonders günstig. Allgemein empfiehlt sich bei der Rezeptur eines Abführtees das Hinzufügen von Karminativa, Antispasmodika und cholagog wirkenden Drogen. *Hinweis:* Bitterstoffe 20–30 Min. vor dem Essen einnehmen.

Anthranoidhaltige Pflanzen

Pflanzliche anthranoidhaltige Laxanzien führen zu einer gesteigerten Peristaltik, einer osmotischen Retention sowie einem Dehnungsreiz. Je nach Dosis kommt es zu durchfallsartigen Stühlen, nicht selten treten kolikartige Bauchschmerzen auf. Anthranoidhaltige Drogen sind nur für den kurzfristigen, vorübergehenden Gebrauch (1 bis maximal 2 Wo.) geeignet. Bei chronischer Einnahme kommt es häufig zu Elektrolytverschiebungen, insbesondere zu einer Hypokaliämie, die infolge einer verminderten Darmmotilität die Obstipation wiederum verstärkt. Ein längerer Gebrauch führt überdies zu einem Gewöhnungseffekt. Außerdem sind Gastritis und lokale Entzündungen der Darmschleimhaut durch Laxanzienabusus nachgewiesen. Während der Menstruation, in der Schwangerschaft und Stillzeit sowie bei Hämorrhoiden und Darmentzündungen sind anthranoidhaltige Drogen kontraindiziert.

Heilpflanzen zur innerlichen Anwendung

Aloe (Aloe barbadensis, Aloe carpensis): stärkste laxierende Wirkung; choleretisch
Senna (Cassia senna): Sennesblätter wirken stärker als Früchte; starke Wirkung
Faulbaum (Rhamnus frangula): Verwendung der Rinde; mittelstarke Wirkung
Rhabarber (Rheum palmatum): mildere Wirkung, in niedriger Dosis Wirkung als Bitterstoff
Kreuzdorn (Rhamnus catharitica): Verwendung der Beeren; milde Wirkung
Fenchel (Foeniculum vulgare), Anis (Pimpinella anisum): karminativ, spasmolytisch
Löwenzahn (Taraxacum officinale): choleretisch, zur „Blutreinigung"
Kamille (Matricaria chamomilla): antiphlogistisch, spasmolytisch
Pfefferminze (Mentha piperita): spasmolytisch, choleretisch, karminativ.

Abführtee für den kurzfristigen Gebrauch

Rp. Fol. Sennae
Cort. Frangulae
Fruct. Foeniculi
Flor. Chamomillae   aa ad 100,0

M. f. spec. D. S. 1–2 TL auf eine 1 Tasse Wasser abends, Infus, 10 Min. ziehen lassen (nach *R. F. Weiß*)

Abführtee mit Bezug Leber-Galle für den kurzfristigen Gebrauch

Rp. Fol. Sennae   25,0
Rad. Taraxaci c. Herb.   25,0
Fol. Menthae pip.   25,0
Fruct. Carvi   25,0

M. f. spec. D. S. 1 TL auf 1 Tasse Wasser, Infus, morgens und abends 1 Tasse

---

Fertigpräparate

Aloe: z. B. Laxantan®, abends 1–2 Drg.
Sennesfrüchte: z. B. Hevertolax Phyto, abends 1–2 ML
Faulbaumrinde: z. B. Legapas® mono, abends 2 Drg.
Rhabarber: z. B. Rheum Dragees Nestmann, 1–2 Drg. abends
Kreuzdornbeeren: z. B. Laxysat® mono Bürger, abends 2 Drg.
Tee: z. B. Kneipp® Abführtee N, abends 1 Tasse

4

Kombinationen: z. B. Schwedentrunk®, 2 × tgl.
1 TL; Alasenn® Kräutergranulat abends
1 ML
hepatogene Obstipation: z. B. Aristochol®,
1 Btl. tgl.; Galenavowen®, z. B. 3 × tgl. 2 Drg.

◼ Akupunktur

Nach Auffassung der TCM steht die chronische Obstipation mit einer Schwäche der Qi-
Energie in Verbindung. Häufig ist es ein Über-
schuß an Hitze, der die Schleimhäute des
Darmbereiches austrocknet und zu einer vorwiegend spastischen Obstipation führt. Dieser
Zustand geht mit einem gelben Zungenbelag
und verminderter Feuchtigkeit der Zunge einher. Bei Hinweisen auf einen Leere-Zustand,
z. B. allgemeine Schwäche, Verlangen nach
Wärme usw., ist eine stärkende Moxabehand-
lung indiziert.

Körperakupunktur

M 25	Alarmpunkt Dickdarm
B 25	Zustimmungspunkt Dickdarm-Meridian
3E 6	bei Obstipation und Kolon irritabile, regelt Energieverteilung in den 3 Anteilen
M 37	„unterer einflußreicher Punkt" des Dickdarm-Meridians, organspezifischer Punkt
Di 4	Quellpunkt, Schleimhautbeziehung, spasmoly-tisch; bei Obstipation durch Hitze
Di 10	bei spastischer Obstipation
KG 6	„Meer der Energie", Erschöpfungszustände
MP 6	Kreuzungspunkt der 3 Yin-Meridiane des Fußes
Le 3	Quellpunkt, spasmolytische Wirkung
Le 13	spasmolytisch; bei spastischer Obstipation

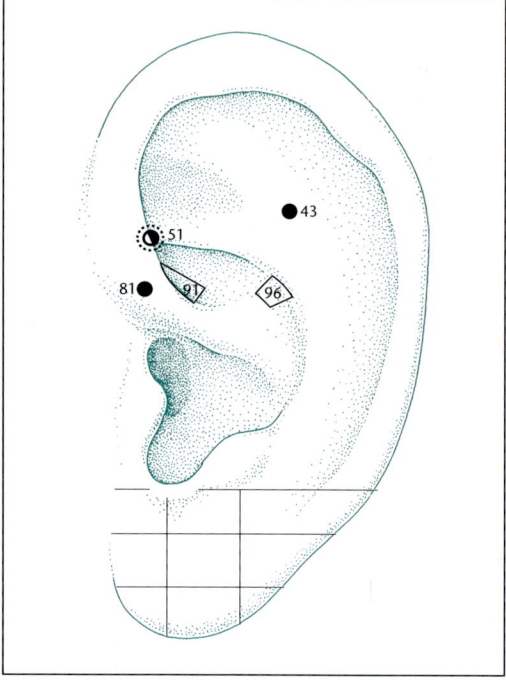

Abb. 4.3: Ohrakupunktur bei Obstipation

Ohrakupunktur

91 – Kolon, 81 – Rektum, 43 – Abdomen, 96 –
Pankreas/Galle, 51 – Vegetativum I.

Durchführung: Die Behandlung erfolgt zunächst 2 × pro Wo., danach 1 × pro Wo. Insgesamt ist mit etwa 10 Sitzungen zu rechnen.
Körper- und Ohrakupunktur lassen sich gut
kombinieren. Erfahrungsgemäß sind in einigen Fällen Wiederholungsbehandlungen nach
6–12 Mon. angezeigt.

◼ Homöopathie

In der Homöopathie gibt es eine große Zahl
von Mitteln, die eine Beziehung zu Störungen
des Magen-Darm-Traktes haben. Bei der Behandlung akuter Beschwerden sind mit Akut-

mitteln in niedrigen Potenzen gute Erfolge zu erzielen. Bei chronischen Beschwerden ist eine Konstitutionsbehandlung nach ausführlicher Repertorisation notwendig.

Atonische Obstipation

– *Alumina D6:* trockene Haut und Schleimhaut; Stühle hart und zäh, schmerzhaft; kein Stuhldrang; starkes Pressen; häufig ältere Patienten mit Mangel an Vitalität; frostig
– *Bryonia D6:* Obstipation bei Leber-Gallestörungen, auffallend trockene Schleimhäute, harter Stuhl, weiß belegte Zunge, Durst auf kalte Getränke; Folge von Ärger, sehr reizbar
– *Graphites D6:* atonische Obstipation, tagelang kein Stuhldrang; trockene Stühle, mit Schleimfäden bedeckt; Magendruck; Meteorismus, Hämorrhoiden; Neigung zu unreiner Haut und Ekzemen; phlegmatische, adipöse Patienten, melancholisch
– *Natrium muriaticum D6:* hartnäckige Obstipation, trockene Schleimhäute, Analfissuren; introvertierte, traurige, depressive Patienten; Folge von Kummer, der stumm ertragen wird
– *Opium D6:* trockene, atonische Obstipation; Darmparalyse nach Operationen oder Immobilität, z. B. durch längere Bettruhe; Folge von Schreck und Aufregung.

Spastische Obstipation

– *Anacardium D4:* nervöse Obstipation, Gefühl des „Nie-Fertig-Seins", Pflockgefühl im After; schlingt Nahrung hastig herunter; Essen als Trost; erschöpft, Gedächtnisschwäche
– *Lycopodium D6:* spastische Verstopfung mit großen, harten Stühlen, starke Flatulenz, gespannter Leib; Heißhunger, aber nach wenigen Bissen satt; blutende Hämorrhoiden; Gefühl der unvollständigen Entlee-

rung; Leberstörungen; rechthaberisch, mißmutig
– *Magnesium carbonicum D6:* Verstopfung mit bröckeligem acholischem Stuhl; kolikartige Schmerzen; erfolgloser Stuhldrang; Milch <; Inappetenz; geht ohne Frühstück zur Arbeit
– *Nux vomica D6:* spastische Obstipation, Magen-Darm-Krämpfe, vergeblicher Stuhldrang, Druck und Übelkeit nach dem Essen, blutende Hämorrhoiden; häufig Reizmittel- und Laxanzienabusus; reizbare, ungeduldige, cholerische Patienten
– *Plumbum aceticum D6:* spastische Obstipation, Koliken, Kahnbauch, Arteriosklerose
– *Sepia:* Obstipation in den Wechseljahren; Stuhl hart, knollig; vergeblicher Stuhldrang; Gefühl einer Kugel im Rektum; gelbliche Gesichtsfarbe, Pigmentanomalien; erschöpft.

Komplexmittel

Alternativ oder ergänzend steht bei Obstipation eine Reihe gut wirksamer homöopathischer Komplexmittel zur Verfügung:

- spastische Obstipation: Plumbum Pentarkan®, 3 × tgl. 20 Tr.
- atonische Obstipation: z. B. Pflügerplex Cascara® 359 N, 3 × tgl. 2 Tbl.
- Obstipation mit Pankreasschwäche: z. B. Pankreas M Hanosan®, 3 × tgl. 2 Tbl.
- Obstipation mit Leber-Gallestörung: z. B. Bryonia -Pentarkan®, 3 × tgl. 2 Tbl.

■ Neuraltherapie

Neuraltherapie kann bei Obstipation ergänzend eingesetzt werden, v. a. bei spastischer Obstipation sind gute Ergebnisse zu erzielen. Die Segmenttherapie hat das Ziel, reflektorisch eine Regulation der Verdauungsorgane zu erreichen. Quaddelschema: Bauchkranz (nach *Hopfer*; vgl. Abb. 4.4).

4

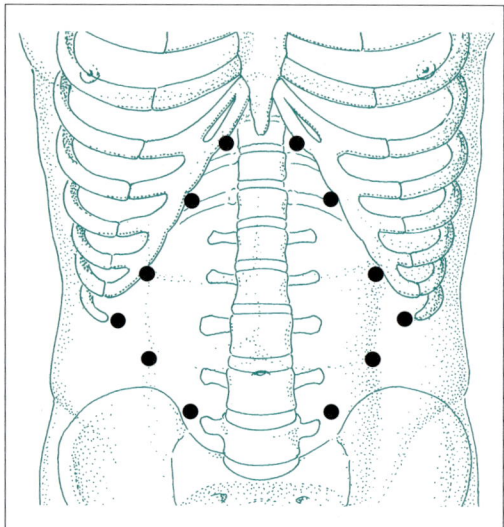

Abb. 4.4: Neuraltherapie bei Obstipation

Ausleitungs- und Umstimmungsverfahren

Bei der Behandlung der chronischen Obstipation wird versucht, über kutiviszerale Reflexe Einfluß auf die Verdauungsorgane, speziell des Dickdarms, zu nehmen.

Schröpfen, Baunscheidtieren

Eine Trockenschröpfung am unteren Rücken bewirkt eine Tonisierung des Darmbereichs. Sie führt zu einer verbesserten Durchblutung und einer reflektorischen Stimulation der Bauchorgane. Ergänzend kommen auch Zonen am Bauch in Frage. Alternativ kann Baunscheidtieren durchgeführt werden.

Physikalische Therapie

Physikalische Maßnahmen werden mit dem Ziel einer Verbesserung der Peristaltik und der Durchblutung der Verdauungsorgane eingesetzt sowie aufgrund ihrer spasmolytischen

Eigenschaften. Bei atonischer Obstipation sind anregende Maßnahmen indiziert, bei spastischer Obstipation hingegen vornehmlich beruhigende Maßnahmen. Günstig sind auch Bauchmassagen, die der Patient regelmäßig zu Hause durchführen kann: 2 × tgl. 5 Min. in Verlaufsrichtung des Dickdarms, im Uhrzeigersinn, massieren.

Lendenwickel

Bei atonischer Obstipation sind anregende, kalte Anwendungen indiziert, die den Darm „aufwecken" bzw. kräftigen sollen. Kalte Anwendungen werden grundsätzlich nur auf warmer Haut durchgeführt.

 Lendenwickel

Es werden 3 Tücher benötigt: Innentuch (Leinen), Zwischentuch (Baumwolle) und Außentuch (Wolle). Der Lendenwickel reicht vom Rippenbogen bis zur Mitte des Oberschenkels. Innentuch in kaltes Wasser (ca. 20 °C) tauchen, auswringen und um den Körper wickeln, die anderen Tücher darüber. Darauf achten, daß die Tücher faltenfrei liegen, damit kein Luftzug dazwischen kommt. Anschließend mit Bettdecke zudecken. Diese Anwendung kann als Behandlungsserie 1 × tgl. über mehrere Wo. durchgeführt werden. Der kalte Lendenwickel ist für energetisch starke Patienten geeignet, da er dem Körper eine große Eigenleistung abverlangt.

Heublumenpackungen

Sie sind indiziert bei spastischer Obstipation und zur Förderung der Durchblutung mit einer reflektorischen Wirkung auf die gesamten Verdauungsorgane.

Heublumenpackung

Ein Baumwollbeutel wird mit 500 g Heublumen gefüllt und in einen Topf mit Einsatz gelegt. Der Heublumensack soll nicht direkt im siedenden Wasser liegen, sondern ca. 20–30 Min. vom Wasserdampf durchzogen werden. Dann so heiß wie möglich auf den Bauch (alternativ auf die dorsalen Reflexzonen) legen, mit einem Baumwolltuch abdecken; Dauer ca. 1 Std. Es gibt auch Fertigpackungen, z.B. Kneipp Heupack Herbatherm®.

Fälle aus der Praxis

■ Fallbeispiel I

Ein 34jähriger Patient, Angestellter, leidet unter Obstipation, zeitweise verbunden mit kolikartigen Schmerzen und starkem Meteorismus. Der Stuhl ist kugelig, und manchmal mit weißem Schleim bedeckt. Der Patient ist groß und schlank. Er wirkt sehr angespannt mit einer unterschwellig cholerischen Persönlichkeit. Irisdiagnose: Krampfringe. Ziel der Behandlung war eine Beseitigung der Obstipation sowie eine vegetative Beruhigung.

Therapie

- Ernährung, Diätetik: milde Ableitungsdiät, für 3 Wo., anschließend Übergang auf leichte Vollwertkost mit langsamer Steigerung des Ballaststoffanteils
- physikalische Therapie: Bauchmassage, Anleitung für zu Hause; Kneipp Heupack Herbatherm® zur Entspannung
- Ausleitungs- und Umstimmungsverfahren: trockenes Schröpfen im unteren Rückenbereich, zur reflektorischen Beeinflussung und wegen der spasmolytischen Wirkung (insgesamt 4 mal)
- Homöopathie: Nux vomica D6, 3 × tgl. 1 Tbl, wegen passender Symptomatik
- Phytotherapie: Melisse, 3 × tgl. 15 Tr., zur vegetativen Beruhigung.

Epikrise

Der Patient hielt sich an die Ernährungsvorschläge und konnte bereits damit seine Beschwerden lindern. Das Schröpfen führte zu einer reflektorischen Beeinflussung und Entspannung der Darmregion. Das homöopathische Mittel wurde aufgrund der Symptomatik ausgewählt; der Patient wurde unter der Therapie etwas zugänglicher und aufgeschlossener. Auch die physikalischen Maßnahmen hatten einen angenehm entspannenden Effekt. Durch die Behandlung konnte die Obstipation dauernd beseitigt werden und eine vegetative Stabilisierung erreicht werden.

4

■ Fallbeispiel II

Eine 43jährige Patientin, Codiererin bei der Post, leidet seit vielen Jahren unter Obstipation, verbunden mit Völlegefühl, Blähungen, Luftaufstoßen, Appetitmangel und gelegentlichen Kopfschmerzen. Die Patientin ist leicht adipös bei 1,63 m und 73 kg. Die Patientin nimmt bedarfsweise Abführmittel. Die Symptomatik deutet auf eine atonische Obstipation hin. In der Irisdiagnose zeigt sich ein Ölfilm bei seitlichem Lichteinfall, der auf eine Dysbakterie hinweist. Leberpigmente und Gallezeichen weisen auf eine hämatogene Konstitution hin. Der gelbliche Zungenbelag sowie die allgemein trockenen Schleimhäute deuten auf eine Störung von Leber und Galle sowie auf eine Hitzesymptomatik im Körper hin. Folgende Alarm- und Zustimmungpunkte sind druckschmerzhaft: M 25, B 25, Le 14, G 24.
Ziel: Gewichtsreduktion, Darmsanierung, Tonisierung der Verdauungsorgane, besonders Leber und Galle, Ernährungsumstellung.

Therapie

- Ernährung, Diätetik: Ernährungsumstellung im Sinne einer Vollwertkost mit erhöhter Zufuhr von Ballaststoffen, wenig Zucker, Flüssigkeitsmenge mind. 2 l tgl.; viel Bewegung. Darmsanierung: Milchzucker mit Bifidusbakterien, angewendet wurde Acidophilus Jura, 3 × tgl. 1 TL, anschließend Colibiogen®, zunächst 3 × tgl. 10 Tr., dann 3 × tgl. 20 Tr.
- Phytotherapie: Leinsamen, abends 1 EL als Quellmittel; Anethol 36 Lohmann®, 3 × tgl. 20 Tr. als Bitterstoff
- Homöopathie: Bryonia Pentarkan®, 3 × tgl. 2 Tbl. wegen hepatogener Obstipation
- Akupunktur: M 25, B 25, Le 13, MP 6 als Hauptpunkte.

Epikrise

Durch die Ernährungsumstellung kam es zu einer deutlichen Besserung der Beschwerden. Die Darmsanierung brachte Begleitsymptome, wie z. B. Blähungen, zum Verschwinden. Da sich Hinweise auf eine Leber-Galle-Schwäche ergeben hatten, wurden anregende Bitterstoffe verordnet, mit gutem Erfolg. Durch die Akupunktur kam es zu einer Ausleitung der Hitze im Verdauungsbereich. Unter dieser Therapie kam es zunächst zu einem Wegfallen der Beschwerden und einer Gewichtsreduktion von 3 kg. Die Ballaststoffmenge konnte nur allmählich gesteigert werden, die Patientin nahm bevorzugt Leinsamen. Allerdings trank die Patientin nach wie vor nicht ausreichend. Nach 1 Jahr ist die Patientin abermals in der Praxis vorstellig, sie leidet wieder unter Obstipation, da ihr eine dauerhafte Umstellung der Ernährung nicht gelungen ist. Auch die Gewichtsreduktion konnte nicht gehalten werden.

Eigene Notizen

4

4.3 Meteorismus

Meteorismus (Blähungen) entsteht durch eine übermäßige Füllung von Magen und Darm mit Gasen.

Pathogenese

- **Diätfehler:** häufigste Ursache; Nahrungsmitteln mit nichtresorbierbaren Kohlenhydraten oder hohem Fettanteil (z.B. Hülsenfrüchte, Zwiebeln, Kohl, Schokolade, Kaffee) führen zu vermehrter Gasbildung im Darm; gleicher Effekt mit kohlensäurehaltigen Getränken; Alkoholabusus
- **Luftschlucken (Aerophagie):** infolge von schnellem Essen, Kaugummikauen und Schnupfen
- **Reizdarm-Syndrom:** bedingt durch Motilitätsstörungen
- **schwere Grunderkrankung:** z.B. Malassimilation (Störung der Ausnutzung von Nährstoffen), Leberzirrhose, einige Darmerkrankungen und Infektionen (z.B. mit Giardia lamblia), Stenosen im Magen-Darm-Trakt, z.B. durch Adhäsionen (Verwachsungen) oder Tumoren.

> **!** Begleitsymptome wie starke Schmerzen, Erbrechen, Gewichtsabnahme, plötzlich verändertes und wechselndes Stuhlverhalten deuten auf organische Erkrankung.

Klinik

Völlegefühl, Aufstoßen, diffuse und kolikartige Bauchschmerzen, unwillkürlicher Abgang von Darmgasen

Medizinische Diagnostik

Wichtig ist der Ausschluß organischer Erkrankungen.
- **Anamnese:** Dauer der Symptomatik, Ernährungsgewohnheiten, Alkoholkonsum, chronische Erkrankungen
- **körperliche Untersuchung:** Resistenzen palpabel, Darmgeräusche
- **Laboruntersuchungen:** BB, BSG, Leberenzyme, evtl. serologische Untersuchungen
- evtl. **fachärztlich-internistisch/gastroenterologisches Konsil**
- **Stuhluntersuchungen:** Fett im Stuhl (Malassimilation), Bakterien, Pilze, Würmer, Stuhl auf Blut (z.B. Haemoccult®)
- **apparative Diagnostik:** Abdomensonographie, Endoskopie, Röngenkontrastaufnahme des Darms.

Medizinische Therapie

Liegt den Blähungen eine organische Erkrankung zugrunde, so muß diese entsprechend behandelt werden. Nur in seltenen Fällen ist eine medikamentöse Therapie erforderlich.
- **„Entschäumer":** z.B. Simethicon (z.B. Sab simplex®). *NW:* praktisch keine
- **Motilitätsregulatoren:** z.B. Metoclopramid (z.B. Paspertin®). *NW:* Dyskinesien, Müdigkeit, Unruhe, Diarrhoe.

Prognose

Nach Behandlung der Grunderkrankungen und Umstellung der Ernährungsgewohnheiten gut.

Meteorismus

Diagnostik

Anamnese

Neben der medizinischen Anamnese in einem ausführlichen Gespräch fragen nach:
- *Ernährung:* Oftmals liegt eine Unverträglichkeit von Milch oder anderen Nahrungsmitteln vor. Gärungs- und Fäulnisprozesse im Darm infolge Fehlernährung oder Obstipation sind ebenfalls häufig beteiligt. Auch zu Beginn einer Ernährungsumstellung tritt sehr häufig Meteorismus auf.
- *Belastung:* Erfahrungsgemäß leiden meistens sehr angespannte Menschen unter Meteorismus. Auch Streß und andere Belastungen spielen eine Rolle.
- *Durchblutung:* Meteorismus steht bei älteren Menschen häufig im Zusammenhang mit einer verschlechterten abdominellen Durchblutung infolge arteriosklerotischer Prozesse.
- *Stuhlgang:* Übelriechender Stuhlgang und Flatulenz sind ein Hinweis auf Eiweißfäulnis, bei Gärungsprozessen ist der Geruch hingegen eher säuerlich.

Angesichtsdiagnose

Bei Meteorismus ist auf pathophysiognomische Auffälligkeiten zu achten, die auf eine ursächliche Störung, insbesondere von Leber-Galle, Magen und Pankreas, hinweisen: Oberflächliche Nasolabialfalten sprechen für eine Hyperazidität des Magens, je tiefer die Falten werden, desto subazider ist das Milieu. Die einseitige Verstärkung der rechten Falte kann (nach *Bach*) auf eine Leberstörung hinweisen. Ist dagegen die linke Falte deutlich betont, so deutet dies auf eine Magenerkrankung mit Pankreasbeteiligung hin. Auch teigige Verdickungen neben der Nasolabialfalte kennzeichnen eine Pankreopathie.

Zungendiagnose

Bräunliche Beläge in der hinteren Zungenhälfte treten (nach *Bach*) im Zusammenhang mit Darmerkrankungen auf, gelbliche Beläge deuten auf Leber-Galle-Störungen. Patienten mit Magenerkrankungen haben oftmals einen sauren oder sauer-fauligen Mundgeruch.

Alarmpunkte und Zustimmungspunkte

Druckschmerzhaftigkeit der Punkte deutet auf Störungen des jeweiligen Organs und seines Meridians hin. Bei Meteorismus sind oft folgende Alarm- und Zustimmungspunkte empfindlich:

M 25 – Alarmpunkt Dickdarm
Le 14 – Alarmpunkt Leber
G 24 – Alarmpunkt Galle
Le 13 – Alarmpunkt Milz-Pankreas
B 25 – Zustimmungspunkt Dickdarm-Meridian
B 17 – Zustimmungspunkt Zwerchfell.

Irisdiagnose

Bei Meteorismus ist die Magen-Darm-Krause häufig ausgewölbt, vor allem in der linken Iris zwischen 3–5 Uhr. Bei gastrokardialen Symptomen ist gelegentlich ein Herzzeichen zu erkennen. Zu beachten sind Reizzeichen im Leber- und Pankreassektor.

Therapeutische Strategie

Erfahrungsgemäß lassen sich bei Meteorismus mit einer naturheilkundlichen Behandlung gute Ergebnisse erzielen. Meteorismus sollte dabei nicht nur allein wegen der subjektiven Beschwerden unbedingt behandelt werden, denn er kann auch zu Störungen der Verdauungsorgane führen, da die Blutzirkulation im Bauchraum beeinträchtigt wird.

4

Im Mittelpunkt der Therapie steht die Ernährungsumstellung. Bewährt haben sich außerdem diätetische Maßnahmen, Phytotherapie, Homöopathie sowie physikalische Therapie. Akupunktur und Neuraltherapie werden ergänzend eingesetzt. Gute Ergebnisse sind auch mit Fußreflexzonenmassage zu erzielen.

Wichtig ist bei Meteorismus die Behandlung der Grundstörung: Finden sich in der Diagnose Hinweise auf einen Mangel an Magensäure, Gallensaft oder Enzymen, die die Beschwerden verursachen, so werden die Organe Magen, Leber-Galle bzw. Pankreas ebenfalls in die Therapie einbezogen, z. B. mit Phytotherapie, Homöopathie und Akupunktur. Sind es dagegen Gärungs- und Fäulnisprozesse, die die Beschwerden unterhalten, so stehen diätetische Maßnahmen im Vordergrund.

Tips zur Lebensführung

- Eßverhalten ändern: gut kauen, langsam und ohne Hast essen, kleine leicht verdauliche Mahlzeiten
- blähende, unverträgliche Speisen meiden, auch kohlensäurehaltige Getränke
- Atemübungen; regelmäßiges tiefes Durchatmen (Bauchatmung) entspannt den Bauchraum
- Übergewicht abbauen, zur Verbesserung des Allgemeinbefindens
- viel Bewegung, wirkt sich günstig auch auf die Durchblutung des Bauchraums aus

---

■ Ernährung, Diätetik

Häufigste Ursache bei Meteorismus sind Ansammlungen von Fäulnis- und Gärungsprodukten im Darm durch Fehlernährung. Bei übermäßiger Aufnahme von Kohlenhydraten kommt es zu intestinalen Gärungsprozessen. Ziel ist daher eine vorsichtige und langsame Ernährungsumstellung im Sinne einer leichten oder laktovegetabilen Vollwertkost. Dazu zählen Ernährungsprinzipien wie: viel Frischkost, leicht verdauliche Fette, z. B. kaltgepreßte Pflanzenöle, Einschränkung von tierischem

Eiweiß sowie ein ausreichend hoher Ballaststoffanteil. Schondiäten, z. B. in Form der milden Ableitungsdiät, sind für die kurzfristige Anwendung geeignet und als schonender Übergang zur Vollwerternährung ideal. Rohkost und frisches Getreide werden erst allmählich eingeplant, da sie am Anfang der Behandlung häufig schlecht vertragen werden.

Bekanntermaßen werden besonders durch die Einschränkung bzw. den Verzicht von Zucker die Gärungsprozesse deutlich reduziert. Infolge von Eiweißfäulnis kommt es zu einer gesteigerten Bildung von belastenden Substanzen wie z. B. Ammoniak, Indol und Phenol. Dies läßt sich vermeiden durch eine (begrenzte) Zufuhr von leicht verdaulichen Eiweißen, d. h. durch eine überwiegend laktovegetabile Ernährung.

Heilerde

Erfahrungsgemäß liegt bei Meteorismus meist eine Dysbakterie vor. Eine sehr wirkungsvolle Magen-Darm-Behandlung stellt die Einnahme von Heilerde dar, z. B. Luvos®- Heilerde, 2 × tgl. 2 TL in 1/2 Glas Wasser verrühren oder 3 × tgl. 1 Kps. einnehmen. Heilerde bindet Luft und verringert die Beschwerden durch eine Reduzierung der Gasmenge im Darm. Auch bei Dysbakterie bzw. Fäulnis- und Gärungsprozessen trägt Heilerde durch Toxinbindung zu einer raschen Besserung bei.

Beeinflussung der Darmflora

Häufige Auslöser für eine Dysbiose mit einer Verdrängung der physiologischen Darmbakterien sind Leber- und Galleerkrankungen, Pankreopathien sowie ein Mangel an Magensaft. Bei Hinweisen auf eine Dysbakterie sollte Milchzucker, z. B. Edelweiss®-Milchzucker DAB, 3 × tgl. 1 TL, verordnet werden, bzw. angereichert mit Bifidusbakterien, z. B. Acidophilus-Jura®, 3 × tgl. 1 TL. Günstig sind auch milchsaure Produkte wie Kefir, Joghurt, Buttermilch usw. Anschließend kann eine mikrobiologische Therapie mit Escherichia coli-Präparaten durchgeführt werden, z. B. Colibiogen®, 3 × tgl. 20 Tr. Zur Regeneration der Darmflora und zur Entgiftung sollte zusätzlich ein Mittel verordnet werden, z. B. Sulfredox®, 3 × tgl. 2 Drg. Eine Darmsanierung dauert erfahrungsgemäß mehrere Wo. bis Mon.

Phytotherapie

Heilpflanzen mit karminativen Eigenschaften spielen bei der Behandlung des Meteorismus eine wichtige Rolle. Die Zusammensetzung der Pflanzenrezeptur richtet sich nach der Begleitsymptomatik; entsprechend werden Cholagoga, Spasmolytika oder Magenmittel hinzugefügt. *Hinweis:* Bitterstoffe 20–30 Min. vor dem Essen einnehmen.

Heilpflanzen

Kümmel (Carum carvi): karminativ, spasmolytisch, magenstärkend; äußerlich als Öl für Einreibungen des Bauches
Fenchel (Foeniculum vulgare): spasmolytisch, karminativ, Geschmackskorrigens
Anis (Pimpinella anisum): sekretolytisch, karminativ, spasmolytisch
Koriander (Coriandrum sativum): spasmolytisch, karminativ, bakterizid
Pfefferminze (Mentha piperita): spasmolytisch, cholagog, karminativ
Kamille (Matricaria chamomilla): antiphlogistisch, antibakteriell, spasmolytisch
Angelikawurzel (Angelica archangelica): spasmolytisch, cholagog, steigert Magensekretion
Melisse (Melissa officinalis): bei nervösen Beschwerden, beruhigend
Schafgarbe (Achillea millefolium): spasmolytisch, choleretisch, antibakteriell
Wermut (Artemisia absinthium): Bitterstoff, spasmolytisch, sekretionsanregend

Galgantwurzel (Galangae rhizoma): spasmolytisch, antiphlogistisch; bei Roemheld-Syndrom; der „europäische Ingwer"; Einsatz v. a. in der Hildegard-Medizin.

„Vierwindtee"

Rp. Fruct. Carvi
    Fruct. Foeniculi
    Fol. Menth. pip.
    Flor. Chamomillae   aa ad 100,0

M. f. spec. D. S. 1–2 TL auf 1 Tasse Wasser als Aufguß, 10 Min. ziehen lassen, nach jeder Mahlzeit schluckweise warm trinken
(nach *R. F. Weiß*)

„Kümmeltropfen"

Rp. Ol. Carvi   5,0
    Tinct. Absinthii
    Tinct. Foeniculi compos.   aa 20,0

M. D. S. 3 × tgl. 20–30 Tr. in Wasser einnehmen, vor dem Essen
(nach *R. F. Weiß*)

Fertigpräparate

Kombinationen: z. B. Anethol 36 Lohmann®, 3 × tgl. 20 Tr.; Carminativum® Hetterich, 3 × tgl. 30 Tr.
Für Säuglinge und Kleinkinder: z. B. Carminativum Babynos®, 3 × tgl. 5 Tr.
Tee: z. B. Magen-Tee Stada® N, 3 × tgl. 1 Tasse
Angelikawurzel: z. B. Pascovegeton® 100, 3 × tgl. 20 Tr.
Pfefferminzöl: z. B. Japanisches Minzöl Klosterfrau®, 2 × tgl. 3–5 Tr., Einnahme max. 2–3 Wo.
Melisse: z. B. Gastrovegetalin® 3 × tgl. 1 Kps.
Galgant: z. B. Aurica® Hildegard Spezialitäten, 3 × tgl. 1 Tbl.

4

■ Akupunktur

Nach Auffassung der TCM steht Meteorismus in Verbindung mit dem Funktionskreis Milz-Pankreas. Eine häufige Ursache ist Fehlernährung, die zu einer Stagnation oder einer Verlangsamung des Qi bzw. zu einem Leere-Zustand im Element Erde führt.

Körperakupunktur	
M 25	Alarmpunkt Dickdarm
M 36	Wirkung bei allen abdominellen Beschwerden; harmonisierend
MP 4	Einschaltpunkt für Wundermeridian Tschong Mo; gastrokardiale Symptome
KS 6	Einschaltpunkt für Wundermeridian Yin Wei Mo; Pfortaderstau
MP 6	Kreuzungspunkt der 3 Yin-Meridiane am Fuß, tonisierend
KG 8	bei Yin-Zuständen; Punkt nicht nadeln, nur moxen!
KG 12	Alarmpunkt Magen, allgemein gastrointestinale Beschwerden
Le 13	Alarmpunkt Milz-Pankreas; spasmolytische Wirkung
B 17	Zustimmungspunkt Zwerchfell; bei Roemheld-Syndrom

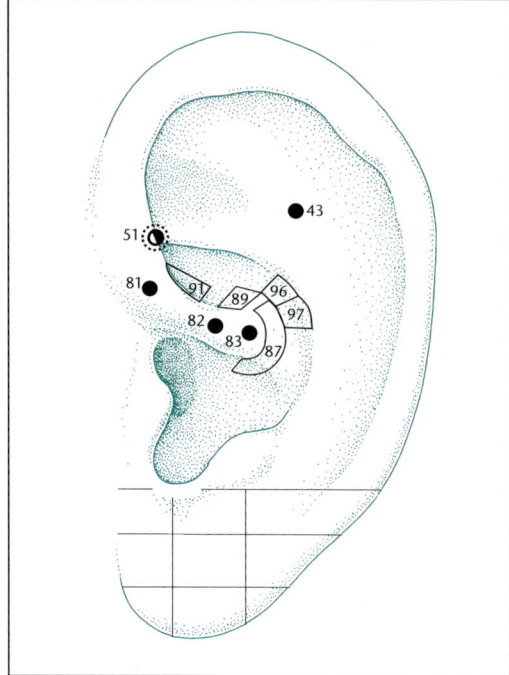

Abb. 4.5: Ohrakupunktur bei Meteorismus

Ohrakupunktur

87 – Magen, 89 – Dünndarm, 81 – Rektum, 91 – Kolon, 43 – Abdomen, 96 – Pankreas/Galle, 97 – Leber, 51- Vegetativum I, 82 – Nullpunkt, 83 – Plexus solaris.

Durchführung: Zunächst erfolgt die Behandlung 2 × pro Wo., anschließend 1 × pro Wo. Insgesamt sind etwa 8–10 Behandlungen notwendig. Körper- und Ohrakupunktur lassen sich gut kombinieren.

■ Homöopathie

In der Homöopathie gibt es eine Vielzahl von Mitteln, die eine Beziehung zu gastrointestinalen Störungen haben. Bei akuten Beschwerden lassen sich mit einer organotropen Behandlung gute Ergebnisse erzielen. Für eine konstitutionelle Behandlung ist dagegen eine individuelle Mittelwahl nach ausführlicher Repertorisation erforderlich.

Akutmittel

– *Asa foetida D4:* Magendruck, starker Meteorismus, übelriechende Blähungen, dauerndes Rülpsen und Aufstoßen, nachts <, gastrokardiale Beschwerden
– *Carbo vegetabilis D6:* aufgetriebener Bauch, Roemheld-Syndrom, Aufstoßen >, übelriechende Blähungen, Mundgeruch, geschwächte Patienten, introvertiert, sehr kälteempfindlich
– *Chamomilla D6:* heftige Blähungskoliken, Auftreibung des Magens; abends und nachts <, ärgerlich, zornig, gereizt, sehr

schmerzempfindlich; Kinder sind unruhig, wollen getragen werden, Diarrhoe

– *Lycopodium D6:* aufgetriebener Bauch; Völlegefühl nach wenigen Bissen, starke Blähungen, Roemheld-Syndrom, Leberschwäche, 16–20 Uhr <, vorzeitig ergraut, vorgealterte Patienten, rechthaberisch, mißmutig

– *Nux vomica D6:* Druck und Vollegefühl 1–2 Std. nach dem Essen; Magen-Darm-Krämpfe; spastische Obstipation, nach Reizmittelabusus, überarbeitet, reizbar, ungeduldig

– *Sulfur D4:* starke Blähungen, wie faule Eier riechend, Obstipation und Diarrhoe wechselnd, morgendliche Durchfälle, die aus dem Bett treiben, unangenehmer Körpergeruch

– *Collinsonia canadensis D2*: Obstipation mit Blähungskoliken; häufig mit Diarrhoe wechselnd; in der Schwangerschaft; gelb belegte Zunge; Venenschwäche, Hämorrhoiden.

Komplexmittel

Alternativ oder ergänzend steht eine ganze Reihe von gut wirksamen homöopathischen Komplexmitteln zur Verfügung:

• Meteorismus, Flatulenz: z.B. Carbo vegetabilis Pentarkan®, 3 × tgl. 1 Tbl, akut 1/2–1stdl.

• Meteorismus mit Pankreopathien: z.B. Pankrevowen®, 3 × tgl. 30 Tr.

• Meteorismus mit Leber-Galle-Störung: z.B. Leptandra® compositum, 3 × tgl. 15 Tr. oder 2 × pro Wo. 1 Inj. i.m., s.c.

• gastrokardiale Beschwerden: z.B. Rheum Synergon® Nr. 163, 3 × tgl. 15 Tr.

Neuraltherapie

Bei Meteorismus kann Neuraltherapie begleitend eingesetzt werden. Quaddelschema: Bauchkranz (nach *Hopfer*) mit einem Lokalanästhetikum oder die Injektion in Akupunk-

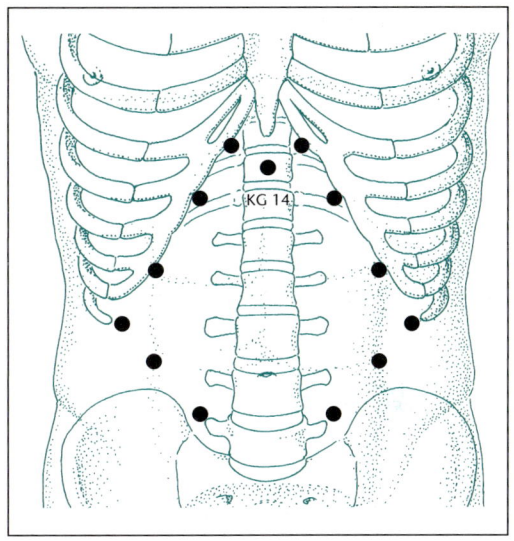

Abb. 4.6: Neuraltherapie bei Meteorismus

turpunkte im abdominellen Bereich. Günstige Wirkung zeigt auch die präperitoneale Injektion in die Magengrube, 3 Querfinger unter dem Processus xiphoideus (KG 14).

Physikalische Therapie

Bei Meteorismus haben physikalische Maßnahmen einen entspannenden und durchblutungsförderndern Effekt.

Bauchkompresse

Warme Auflagen mit ätherischen Ölen, z.B. Kümmelöl oder Rizinusöl, haben eine krampflösende, beruhigende und entspannende Wirkung. Indiziert v.a. bei kolikartigen Beschwerden.

Bauchkompresse

Ätherisches Öl mit einem Pflanzenöl im Verhältnis 1 : 10 mischen. Kompresse oder Taschentuch (Größe ca. 15 × 20 cm) anwärmen, z.B. auf der Heizung, mit Öl beträufeln und auf den Oberbauch legen. Darüber ein Baumwolltuch und zum Warmhalten ein Wolltuch. Bei guter Verträglichkeit zusätzlich eine Wärmflasche. Solange belassen, wie als angenehm empfunden. Tägliche Anwendung, jedoch nicht länger als 1 Wo. wegen Gewöhnungseffekt. Das Öl kann (auch ohne Kompresse) einfach im Verlauf des Dickdarms einmassiert werden

Feucht-warme Wickel

Feucht-warme Anwendungen verfügen über eine bessere Tiefenwirkung als trockene Anwendungen.

Feucht-warmer Wickel

Leintuch oder Waschlappen in heißes Wasser tauchen, auswringen, auf den Bauch legen, mit einem Baumwolltuch abdecken und darüber eine Wärmflasche legen. Solange belassen, wie als angenehm empfunden. Wirkungsverstärkung: statt Wasser Schafgarbentee verwenden, der spasmolytische Eigenschaften besitzt.

Fälle aus der Praxis

■ Fallbeispiel I

Eine 52jährige Patientin, Verlagssekretärin, leidet unter starkem Meteorismus, der mitunter sehr schmerzhaft ist. Rohkost und Vollkornbrot werden schlecht vertragen. Breiiger Stuhl wechselt mit Obstipation. Der Stuhl hat einen säuerlichen Geruch. Die Zunge ist im hinteren Teil bräunlich belegt, was auf eine Dysbakterie hindeutet.

Therapie

- Ernährung, Diätetik: blähende Speisen vermeiden, milde Ableitungsdiät 3 Wo., anschließend Darmsanierung mit Colibiogen®, zunächst 3 × tgl. 10 Tr., dann 3 × tgl. 20 Tr.
- Phytotherapie: Carminativum®, 3 × tgl. 20 Tr.
- Neuraltherapie: Bauchkranz, Injektion in die Magengrube (insgesamt 3 mal)
- physikalische Therapie: Bauchkompressen mit Kümmelöl, 1 Wo. 1 × tgl., sowie bei akuten Beschwerden.

Epikrise

Da die Patientin sehr unter ihren Beschwerden litt, war ihre Motivation sehr hoch. Unter der milden Ableitungsdiät kam es zu einer baldigen Besserung der Blähungen. Auch eine anschließend durchgeführte Darmsanierung stabilisierte diesen Zustand. In der Anfangszeit der Ernährungsumstellung kam es vorübergehend wieder zu einer Verstärkung der Beschwerden. Der Vollkornanteil wurde daraufhin reduziert. In dieser Übergangszeit konnten die Blähungen durch pflanzliche Karminativa und physikalische Maßnahmen deutlich gelindert werden. Die Patientin ist heute weitgehend beschwerdefrei.

■ Fallbeispiel II

Ein 37jähriger Patient, Kaufmann, leidet unter Verdauungsstörungen. Häufig ist der Bauch nach dem Essen aufgetrieben wie eine Trommel. Gleichzeitig leidet er unter Atem- und Herzbeschwerden. Beengende Kleidung wird nicht vertragen. Er mag Süßigkeiten sehr gern. Der Patient hat ein dezent gelbliches Hautkolorit. Deutliche Nasolabialfalten mit einer Betonung rechts. Bei diesem Patienten fiel besonders die nervöse Komponente auf.

Therapie

- Ernährung: Umstellung auf leichte Vollwertkost, weitestgehender Verzicht auf Zucker
- Homöopathie: Lycopodium LM 6, 5–0–5 Glob., wegen Übereinstimmung des Mittelbildes
- Phytotherapie: Galgant als Aurica®, 3 × tgl. 1 Tbl., zur Anregung der Verdauung; Plantival®, 3 × tgl. 2 Drg. als „Tagessedativum"
- Akupunktur: MP 4, KS 6, B 17 als Hauptpunkte, insgesamt 7 Behandlungen.

Epikrise

Es dauerte 2 Wo., bis eine Besserung eintrat. Zu diesem Zeitpunkt wirkten bereits das homöopathische Mittel und das pflanzliche Sedativum. Die Akupunktur wirkte harmonisierend auf die Verdauungsvorgänge. Galgant nimmt der Patient auch weiterhin bedarfsweise bei akuten Beschwerden.

4

Eigene Notizen

4.4 Leber- und Gallenerkrankungen

Erkrankungen der Leber

Die Leber spielt eine wichtige Rolle im Eiweiß- und Kohlenhydratstoffwechsel, bei der Synthese von Blutgerinnungsfaktoren sowie bei der „Entgiftung" des Organismus, z.B. beim Abbau von Alkohol, Medikamenten. V.a. durch langjährige falsche Ernährungsgewohnheiten oder Medikamenteinnahme, aber auch durch Infektionen und Stoffwechselerkrankungen kann die Leber geschädigt werden.

Klinik

Unabhängig von der Ursache und Form der Lebererkrankung beobachtet man oft typische Symptome:
- **unspezifische Allgemeinsymptome:** Müdigkeit, Abgeschlagenheit, evtl. auch subfebrile Temperaturen
- **Schmerzen:** Druckschmerz im rechten Oberbauch bei akuten Erkrankungen; auch konstanter Dehnungsschmerz der Leberkapsel
- **Formveränderungen:** bei akuten Erkrankungen oft Vergrößerung, bei chronischen Prozessen oft Verhärtung, Verkleinerung und knotige Struktur (z.B. bei Zirrhose)
- **Ikterus:** ab einer Bilirubinkonzentration im Serum > 1,5–2 mg/dl zunächst als Sklerenikterus (Gelbfärbung der Bindehaut des Auges), später generalisierte Gelbfärbung der Haut
- **Aszites:** Ansammlung freier Flüssigkeit in der Bauchhöhle. Zunahme von Bauchumfang und Gewicht, häufig Blähungen. Meist Symptom fortgeschrittener Erkrankungen mit schlechter Prognose, z.B. Leberzirrhose, Karzinome
- **Hautveränderungen:** sog. Spider naevi (Spinnennaevi), vermehrte Venenfüllung am Bauch (Caput medusae) als Ausdruck von Umgehungskreisläufen bei portaler Hypertension.

Medizinische Diagnostik

- **Anamnese:** Ernährungsgewohnheiten, Alkohol, Medikamente, Familienanamnese (angeborene Stoffwechselerkrankungen), Infektionsrisiko (z.B. Beruf, Auslandsreisen, Bluttransfusionen, Sexualpartner, i.v.-Drogenabusus)

- **körperliche Untersuchung:** Lebergröße und -konsistenz, Aszites, Ikterus, vermehrte Bauchvenenzeichnung, Milzgröße
- **Laboruntersuchungen:** z.B. BB, Leberenzyme, Bilirubin, AP, Immunglobuline, Eisen, Eiweiß, Quick, Antikörper (z.B. gegen Hepatitisviren, Autoantikörper), Serum-Elektrophorese, Cholinesterase
- evtl. fachärztlich-internistisch/gastroenterologisches **Konsil**
- **apparative Diagnostik:** Sonographie, Duplexsonographie, CT, MRT, Laparoskopie, Leberbiopsie, Szintigraphie.

Krankheitsbilder

Nutritiv-toxischer Leberschaden

- **Pathogenese:** Alkoholabusus in ca. 90%; seltenere Ursachen: Adipositas, Medikamente (z.B. Tetrazykline, Steroide, Methotrexat), Zellgifte wie Tetrachlorkohlenstoff (CCl_4) und Pilzgifte, z.B. das Aflatoxin des Schimmelpilzes.
- **Klinik:** zunächst häufig asymptomatisch; zuerst kommt es zu einer Verfettung der Leberzellen, später dann Entzündung (Fettleberhepatitis) und Leberzirrhose (irreversibler struktureller Umbau der Leber mit Verlust an funktionsfähigem Lebergewebe)
- **Diagnostik:** Sonographie zur Bestimmung des Schweregrades anhand des prozentualen Anteils der verfetteten Zellen: Leberverfettung bei < 50%, Fettleber > 50%
- **Therapie:** Weglassen der auslösenden Noxen; strikte Alkoholkarenz, möglichst keine leberbelastenden Medikamente. Körperliche Schonung, leichte vitaminreiche Vollkost
- **Prognose:** bei Leberverfettung meist Ausheilung bei Vermeidung der auslösenden Noxen, sonst Fettleberhepatitis und Übergang in Leberzirrhose nach ca. 10–20 Jahren. Bei ausgeprägter Leberzirrhose mit Aszites, Ikterus und Enzephalopathie beträgt die durchschnittliche Lebenserwartung nur 6 Mon. Haupttodesursachen sind Blutungen aus Ösophagus- und Kardiavarizen bei Pfortaderhochdruck, Gerinnungsstörungen sowie Leberkoma.

Virushepatitis

- **Pathogenese:** Infektion mit Hepatitisviren Typ A , B, C, D, E. Hepatitis A und E werden fäkal-oral übertragen; die Typen B, C und D hingegen parenteral durch Kontakt mit infektiösen Körperflüssigkeiten wie Blut, Speichel oder Sperma. Die verschiedenen Formen lassen sich klinisch kaum unterscheiden.
- **Therapie:**
  - *Allgemeinmaßnahmen:* körperliche Schonung, leichte Ernährung, Vermeidung leberschädigender Noxen (z. B. Alkohol); evtl. Isolierung (bei Hepatitis A)
  - *Interferon:* bei Hepatitis C und chronisch-aktiver Hepatitis B
  - *Lebertransplantation:* bei fulminanter Hepatitis C oder ausgeprägter Leberzirrhose
- **Prognose:** gut bei Hepatitis A (chronische Verläufe extrem selten); bei Hepatitis B und C häufig Übergang in chronische Verlaufsformen; Leberzirrhose bei ca. 20% in < 10 Jahren. Hepatitis D: > 90% Übergang in chronische Hepatitis.

> **!** Prophylaxe: Aufklärung über Übertragungswege, persönliche Hygiene; passive Impfung mit Immunglobulinen (z. B. Beriglobin®) oder aktive Impfung gegen Hepatitis A (z. B. Havrix®) und Hepatitis B (z. B. Engerix®), Kombination (z. B. Twinrix®).

Tumoren

- **gutartig:** meist Hämangiome, Adenome, fokale noduläre Hyperplasie
  - *Risikofaktoren:* z. B. Ovulationshemmer
  - *Therapie:* evtl. Resektion des Tumors
- **bösartig:** meist Metastasen anderer Tumoren (oft Kolon- oder Rektumkarzinom), seltener primäres Leberzellkarzinom
  - *Risikofaktoren:* Alkoholabusus, Hepatitis C, Aflatoxine (Schimmelpilzgift)
  - *Therapie:* Leberteilresektion bei einzelnen Metastasen oder Karzinomknoten, evtl. Chemotherapie.

Erkrankungen der Gallenblase und Gallenwege

Die Gallenblase dient der Speicherung der in der Leber gebildeten Galle. Falsche Ernährungsgewohnheiten und Stoffwechselerkrankungen führen zu einer veränderten Zusammensetzung der Galle. Gallensteine können die Folge sein und Entzündungen der Gallenblase begünstigen.

Klinik

Unabhängig von der Ursache und Form der Gallenerkrankung beobachtet man oft typische Symptome:
- *Unverträglichkeit* bestimmter Speisen und Genußgifte, v. a. Alkohol, Kaffee und fette Speisen
- *Schmerzen* oder Druckgefühl im Oberbauch, oft mit Übelkeit, Völlegefühl, Blähungen
  - *Gallenkolik:* starke, krampfartige Schmerzen im rechten Oberbauch, oft mit Fieber und Schüttelfrost
- *posthepatischer Ikterus* durch Gallestau bei Abflußbehinderung durch Stein mit *hellem Stuhl* (lehmfarben) und *dunklem Urin* (bierbraun) sowie *Pruritus.*

Medizinische Diagnostik

- **Anamnese:** Dauer der Symptomatik, Ernährungsgewohnheiten, Fettintoleranz, Schmerzauslöser
- **körperliche Untersuchung:** Druckschmerz im rechten Oberbauch, Ikterus
- **Laboruntersuchungen:** Bilirubin (direkt/indirekt), Leberenzyme, BB, Lipase, BSG, CRP, AP, Urobilinogen (im Urin)
- **apparative Diagnostik:**
  - *Sonographie* der Gallenblase (Steine, Entzündungszeichen)
  - *Röntgenaufnahme* der Gallenblase/Gallenwege (Cholezystogramm, Cholangiographie)
  - *ERCP* (endoskopische retrograde Cholezystopankreatikoskopie)
  - *Endosonographie*
  - *Cholegraphie.*

Krankheitsbilder

Cholelithiasis

- **Pathogenese:** 90% Cholesterinsteine bei Fehl- und Überernährung sowie Hypercholesterinämie. Verhältnis betroffener Frauen zu Männern beträgt 3 : 1
- **Klinik:** Druckgefühl oder Schmerzen im Oberbauch, Völlegefühl, Blähungen; > 50% der Steine verursachen keine Beschwerden. Gallenkoliken in ca. 10%, ausgelöst vor allem durch kleine Steine mit Einklemmungsgefahr

4

- **Differentialdiagnose:** z.B. Cholezystitis, Cholangitis, Appendizitis, Hernie, Nierenkolik, Ileus, Magen-Darmulkus, Gastritis, Darmmotilitätsstörungen, Wirbelsäulensyndrome, Pleuritis, Pankreatitis, Gallenblasenkarzinom (Alarmsymptom: schmerzloser Ikterus)
- **Therapie:**
  - *Analgetika:* z.B. Metamizol (z.B. Novalgin®), gute analgetische und spasmolytische Wirksamkeit. *NW:* Agranulozytose, Anaphylaxie, Hypotonie bei rascher i.-v.-Gabe
  - *Spasmolytika:* z.B. Butylscopolamin (z.B. Buscopan®). *NW:* Miktionsbeschwerden, Tachykardie
  - *Gallensäuretherapie:* Versuch der Steinauflösung durch Hemmung der Cholesterinresorption bzw. -synthese ; z.B. mit Ursodeoxylcholsäure (z.B. Ursofalk®) oder Chenodeoxycholsäure (Chenofalk®)
  - *Cholezystektomie:* bei rezidivierenden Beschwerden durch laparoskopische oder offene Operationsverfahren.
  - *ESWL* (extrakorporale Stoßwellen-Lithotripsie): bei hohem OP-Risiko
- **Prognose:** nach Cholezystektomie in 10% Steinrezidive, nach medikamentöser Steinauflösung und ESWL > 30%. Nach Jahrzehnten leicht erhöhtes Risiko eines Gallenblasenkarzinoms.

Cholezystitis

- **Pathogenese:** In > 90% verursacht durch Cholelithiasis; > 30% der Cholezystitiden mit bakterieller Besiedelung (häufig Escherichia coli)
- **Klinik:** kolikartige Schmerzen im rechten Oberbauch meist mit Ausstrahlung in die rechte Schulter, Übelkeit und Erbrechen, evtl. Fieber und Schüttelfrost
- **Differentialdiagnose:** alle Ursachen des akuten Abdomens, wie z.B. Appendizitis, perforiertes Magen-Darmulkus, Pyelonephritis, Divertikulitis, Pankreatitis,
- **Therapie:** sofortige Klinikeinweisung!
  - *Allgemeinmaßnahmen:* Bettruhe, Nahrungskarenz, i.-v.-Zugang
  - *Analgetika:* Opioide, z.B. Pethidin (z.B. Dolantin®); unterliegt BTM.
  - *Spasmolytika:* z.B. Butylscopolamin (z.B. Buscopan®). *NW:* Miktionsbeschwerden, Tachykardie
  - *Breitspektrum-Antibiotika:* z.B. Cephalosporin der 3. Generation, z.B. Cefotaxim (z.B. Claforan®). *NW:* Exantheme, allergische Reaktionen, Blutbildschäden, Nephrotoxizität

- *Cholezystektomie:* sofort oder nach Abheilung der akuten Entzündung
- **Prognose:** ohne OP hohes Komplikationsrisiko, v.a. Pankreatitis, Sepsis, Gallenblasenkarzinom.

Cholangitis

- **Pathogenese:** akute, meist aszendierende bakterielle Infektion der Gallenwege bei Cholelithiasis; seltener durch Salmonellen- (z.B. Typhus) oder Wurminfektion. Prädisponierende Faktor: z.B. Exsikkose bei älteren Patienten. Die seltene chronische Cholangitis ist meist eine Autoimmunerkrankung
- **Klinik:** starke Schmerzen im rechten Oberbauch, hohes Fieber, Ikterus. Bei der chronischen Cholangitis wiederkehrende Oberbauchschmerzen, Fieberschübe, Müdigkeit, Ikterus, Pruritus
- **Differentialdiagnose:** alle Ursachen des akuten Abdomens, infektiöse Hepatitis
- **Therapie:**
  - *akute Cholangitis:* sofortige Klinikeinweisung; vgl. Cholezystitis
  - *chronische Cholangitis:* Behandlung mit Ursodeoxycholsäure (z.B.Ursofalk®) und evtl. Immunsuppressiva
- **Prognose:** bei frühzeitigem Therapiebeginn Letalität 2–5%. Bei chronischer Cholangitis irreversibles Fortschreiten der Erkrankung, nach ca. 20 Jahren Übergang in Leberzirrhose.

Postcholezystektomie-Syndrom

- **Pathogenese:** funktionelle Störung, psychische Faktoren spielen eine wichtige Rolle. Bei ca. 5% der Patienten nach Cholezystektomie anhaltende oder wiederkehrende Beschwerden. In 30–50% davon liegt eine Erkrankung anderer Organe zugrunde, am häufigsten sind Gastritis, Ulkus, Darmerkrankungen, BWS-Syndrom und Nierenerkrankungen. Bei 10% dieser Patienten hat sich erneut ein Gallenstein in den Gallenwegen gebildet.
- **Klinik:** entsprechend den präoperativen Beschwerden, z.B. Völlegefühl, Oberbauchschmerzen, Nahrungsmittelunverträglichkeit
- **Therapie:** Ernährungsumstellung, mehrere kleine Mahlzeiten über den Tag verteilt, Vermeidung fetthaltiger Nahrungsmittel. Falls keine Besserung eintritt, an psychosomatische Ursachen denken, Entspannungsverfahren, evtl. Psychotherapie.

Leber- und Gallenerkrankungen

Diagnostik

Anamnese

Neben der medizinischen Anamnese in einem ausführlichen Gespräch fragen nach:
- *Lebensgefühl:* heruntergeschluckter Wille, Verbitterung, Ärger und Aggressionen als Gemütsausdruck bei Leber-Gallenerkrankungen; „die Galle läuft über" oder es ist „eine Laus über die Leber gelaufen". Ein cholerisches Temperament tritt häufig im Zusammenhang mit Gallenerkrankungen auf; bei Leberschwäche eher depressive Verstimmungen. Nach Auffassung der TCM entstehen Emotionen wie Wut und Aggressionen durch ein aufsteigendes Leber-Yang.
- *Vitalität:* rasche Ermüdbarkeit bei Lebererkrankungen. „Müdigkeit ist der Schmerz der Leber"
- *Toxinen:* z.B. Schwermetallbelastungen oder Toxinbelastungen bei Darmmykosen führen zu Leberbelastungen
- *Ernährung:* hohe Zufuhr von konservierten Nahrungsmitteln, Zusatzstoffen usw. Dünge- und Spritzmittel, die den Organismus und insbesondere die Leber belasten
- *Verdauung:* Erfahrungsgemäß leiden viele der Patienten unter chronischer Obstipation. Dabei entstehen vermehrt belastende Substanzen wie z.B. Indol und Skatol, die über die Pfortader zur Leber gelangen und dort abgebaut werden.
- *Verhütung:* die jahrelange Einnahme der „Pille" kann Leber und Stoffwechsel belasten, da Abbau der Hormone über die Leber erfolgt.

Angesichtsdiagnose

Gelbe Skleren und ein grau-gelbliches Hautkolorit weist auf ein Leber-Gallenleiden hin. Die einseitige Verstärkung der rechten Nasolabialfalte zeigt (nach *Bach*) eine Tendenz zu Leber-Gallenerkrankungen. Eine periorale gelblich-bräunliche Verfärbung weist auf eine Leber-Gallestauung hin. Eine teigige Verdikkung unter der Unterlippenkante tritt häufig bei funktionellen Störungen der Leber auf. Zu beachten sind auch Pankreaszeichen (schmale Oberlippe, langer Oberkiefer, teigige Verdikkung neben der Nasolabialfalte).

Zungendiagnose

Gelbliche Beläge in der hinteren Zungenhälfte können auf eine Leber-Gallenstörung, gelblich-bräunliche auf eine Darmstörung mit Leber-Gallenbeteiligung hinweisen. Seitliche Zahneindrücke sind ebenfalls ein deutlicher Hinweis auf eine Leberbelastung.

Alarmpunkte und Zustimmungspunkte

Druckschmerzhaftigkeit der Punkte deutet auf Störungen des jeweiligen Organs und seines Meridians hin. Bei Leber-Gallenerkrankungen sind oft folgende Alarm- und Zustimmungspunkte empfindlich:
Le 14 – Alarmpunkt Leber
G 24 – Alarmpunkt Galle
Le 13 – Alarmpunkt Milz-Pankreas
G 25 – Alarmpunkt Niere
B 18 – Zustimmungspunkt Leber-Meridian
B 19 – Zustimmungspunkt Gallen-Meridian.

Störfelddiagnose

Grundsätzlich sollte bei der Untersuchung abgeklärt werden, ob potentielle Störfelder vorliegen: Zahnstatus, Nasennebenhöhlen und

Narben. In diesem Zusammenhang ist besonders auf Auffälligkeiten im Verlauf der Meridiane zu achten, z. B. Narben, die den Energiefluß in den Leitbahnen unterbrechen. Die oberen und unteren Eckzähne (3er) scheinen in einer Wechselbeziehung zu Leber und Galle zu stehen.

Irisdiagnose

Die hämatogene und die Mischkonstitution (biliär) weisen eine Neigung zu Leber-Gallenerkrankungen auf. Schwächezeichen oder vaskularisierte Gefäße zwischen 7–8 Uhr in der rechten Iris weisen auf Leber-Gallenerkrankungen hin. Aufhellungen in diesem Bereich treten bei akuten oder subakuten Entzündungen auf, Abdunkelungen kennzeichnen hingegen chronische Prozesse und Funktionseinschränkungen. Chronische Entzündungen der Gallenblase gehen oftmals mit einer Pigmentierung im Leber-Galle-Sektor einher. Staketen, d. h. bräunliche Gebilde am unteren Irisrand, deuten auf einen Leberparenchymschaden hin. Besondere Beachtung verdienen auch der Pankreas- und Dünndarmsektor.

Chinesische Organuhr

Beschwerden, die regelmäßig zur gleichen Uhrzeit auftreten, können einen Hinweis auf funktionsgestörte Organe liefern. So deuten z. B. Schlafprobleme in der Zeit von 23–1 Uhr auf eine Störung der Galle, in der Zeit von 1–3 Uhr auf eine Leberstörung hin (vgl. Abb. 2.4).

Therapeutische Strategie

Erfahrungsgemäß lassen sich bei Leber-Gallenerkrankungen mit einer naturheilkundlichen Therapie gute Ergebnisse erzielen. Ziel ist es, das Regenerationsvermögen der Leber anzuregen. Eine Ernährungsumstellung und Phytotherapie sind Grundlagen der Therapie. Bewährt hat sich weiterhin die Behandlung mit Homöopathie, Neuraltherapie, Ausleitungs- und Umstimmungsverfahren sowie physikalischen Maßnahmen.

In die Therapie sollte bei entsprechenden Hinweisen auch das Pankreas einbezogen werden. Erfahrungsgemäß liegt häufig eine Dysbakterie vor, die toxische Gärungs- und Fäulnisprodukte freisetzt und die Leber in ihrer Funktion als zentrales Entgiftungsorgan erheblich belastet.

Die Behandlung von Patienten mit Leber-Gallenerkrankungen spielt eine immer wichtigere Rolle in der Naturheilpraxis. Infolge der Wohlstandsernährung und der zunehmenden Belastung durch Umweltverschmutzung leiden auch Patienten, die ansonsten keine Risikofaktoren (Alkohol, hyperkalorische Ernährung) aufweisen, zunehmend unter einer Überlastung der Leber. Erfahrungsgemäß liegt häufig eine latente Insuffizienz vor, die im Labor nicht nachweisbar ist.

Im Patientengespräch sollte deutlich zum Ausdruck kommen, daß auf lange Sicht eine Besserung nur durch eine Umstellung der Lebens- und Eßgewohnheiten erreicht werden kann. Fragen zur Lebensführung sollten bei der Behandlung von Leber-Gallenerkrankungen immer in den Vordergrund gestellt werden. Wenn unbewältigte Konflikte (nicht ausgedrückte Wut, versteckte Wut usw.) eine wesentliche Rolle spielen, ist eine weiterführende Behandlung anzustreben, z. B. Psychotherapie und Körpertherapien wie Bioenergetik.

Tips zur Lebensführung

- bei jeder Lebererkrankung gilt: Alkoholverzicht
- Gewichtsreduktion bei Übergewicht
- Eßverhalten: langsam und regelmäßig essen; einfache Zusammenstellung der Speisen; Meiden von unverträglichen Nahrungsmitteln
- Nikotinverzicht, da zusätzliche Belastung für die Leber
- Entspannungsverfahren, wenn große Streßbelastung vorliegt

Spezielle Therapie

◼ Ernährung, Diätetik

Die früher übliche Leber-Gallen-Schonkost (eiweißreich, fettarm usw.) gilt heute als überholt. Grundsätzlich gelten Ernährungsprinzipien wie: viel Frischkost, leicht verdauliche Fette in Form hochwertiger kaltgepreßter Pflanzenöle, Einschränkung von tierischem Eiweiß, Ballaststoffe in ausreichender Menge und Reduktion von Zucker. Bei Fettleber infolge Überernährung ist eine kalorienreduzierte Vollwertkost ohne Zucker und Alkohol indiziert. Die Verbesserung der Verdauungsvorgänge durch eine Ernährungsumstellung führt auch zu einer Entlastung der Leber, da der Zustrom von belastenden Substanzen, die über die Pfortader in die Leber gelangen, z. B. Ammoniak, Indole und Phenole, reduziert wird. Zur Regeneration der Darmflora und zur Entgiftung sollte zusätzlich ein Mineralstoffmittel, z. B. Sulfredox®, 3 × tgl. 2 Drg., verordnet werden.

Schondiäten, z. B. in Form der milden Ableitungsdiät, sind für die kurzfristige Anwendung geeignet und als Übergang zur Vollwerternährung ideal. **Cave:** Heilfasten ist ein Risikofaktor für Cholelithiasis.

Bei allen Lebererkrankungen gilt Alkoholabstinenz; auch alkoholhaltige Arzneimittel vermeiden.

◼ Phytotherapie

Heilpflanzen zur Behandlung von Leber-Gallestörungen besitzen in der Erfahrungsheilkunde eine lange Tradition. Allgemein ist eine deutliche Unterscheidung zwischen Leber- und Gallenmitteln nur schwer möglich, denn die Pflanzen besitzen in der Regel einen Einfluß auf beide Organe. Vorwiegend sind es Bitterstoffdrogen, die neben einer Stärkung von Leber und Galle die gesamte Verdauungstätigkeit positiv beeinflussen. Cholagoga regen die Gallensaftproduktion an, Choleretika fördern den Gallenfluß. Bei der Anwendung von anregenden Gallemitteln sind Gegenanzeigen wie Verschluß der Gallenwege zu beachten. Hinweis: Bitterstoffe 20–30 Min. vor dem Essen einnehmen.

Heilpflanzen zur innerlichen Anwendung

Mariendistel (Silybum marianum): leberprotektiv, regenerierend, antihepatotoxisch
Schöllkraut (Chelidonium majus): spasmolytisch, analgetisch, cholagog, choleretisch
Artischocke (Cynara scolymus): bei dyspeptischen Beschwerden, choleretisch
Wermut (Artemisia absinthium): Dyskinesien der Gallenwege, choleretisch, entkrampfend
Schafgarbe (Achillea millefolium): choleretisch, spasmolytisch, antibakteriell
Löwenzahn (Taraxacum officinale): cholagog, choleretisch, stoffwechselverbessernd
Pfefferminze (Mentha piperita): cholagog, choleretisch, spasmolytisch
Wegwarte (Cichorium intybus): bei Dyspepsie, cholagog, stoffwechselverbessernd
Erdrauch (Fumaria officinalis): spasmolytisch, choleretisch, cholagog, „Blutreinigung"
Boldo (Peumus boldus): Anregung der Magensaftsekretion, spasmolytisch.

Leber-Galle-Tee

Rp.   Herb. Absinthii
           Rad. Taraxaci c. Herb.
           Fol. Menthae pip.
           Rad. Cichorii
           Herb. Millefolii   aa ad 100,0

M. f. spec. D. S. 1 TL auf 1 Tasse Wasser als Aufguß, kurmäßig 6 Wo.

4

Verhinderung der Gallensteinbildung

Rp.		
	Tinct. Taraxaci	40,0
	Tinct. Cichorii	
	Tinct. Millefolii	aa 25,0
	Tinct. Absinthii	10,0

M. D. S. 3 × tgl. 25 Tropfen, vor dem Essen
(nach *P. A. Zizmann*)

Fertigpräparate

Kombinationen: z. B. Boldo N Hanosan®, 3 ×
tgl. 1 TL; Hepatica S Nestmann, 3 × tgl. 30 Tr.
Mariendistel: z. B. hepa-loges® N, 3 × tgl.
2 Drg.; Legalon®, 2 × tgl. 1 ML
Schöllkraut: z. B. Chelidophyt®, 3 × tgl.
1 Drg.
Artischocke: z. B. Nemacynar®, 3 × tgl. 30 Tr.
Löwenzahn: z. B. Kneipp® Löwenzahn-Pflan-
zensaft
Tee: z. B. Gerner® Cholagogum N, 3 × tgl.
1 Tasse
Leberstörung mit Pankreopathien: z. B. LPK
Wecoton® Leber Pankreas, 3 × tgl. 2 Kps.

▪ Akupunktur

Bei Leber-Gallenerkrankungen wird Akupunktur ergänzend eingesetzt. Nach Auffassung der TCM entstehen Lebererkrankungen
durch einen Energiestau. Gefühle wie Ärger,
Wut und Zorn können Leber und Galle schädigen. Der Leber sind die Augen als Sinnesorgane zugeordnet. Eine nachlassende oder
schwankende Sehschärfe sowie rote, geschwollene Augen werden im Zusammenhang mit
Leberstörungen gesehen.

Körperakupunktur

B 18	Zustimmungspunkt Leber-Meridian
B 19	Zustimmungspunkt Gallenblasen-Meridian
G 24	Alarmpunkt Galle
Le 14	Alarmpunkt Leber
G 34	bei Cholezystopathien; Wirkung auf die Gallenfunktion
G 37	Luo-Punkt, Schwäche der Leberfunktion
G 38	Sedierungspunkt
G 43	Tonisierungspunkt, aktiviert die Energie im Meridian
G 39	Luo-Punkt der 3 Yang-Meridiane am Fuß
Le 3	spasmolytische Wirkung, Stärkung des Leber-Qi
Le 8	Tonisierungspunkt, Stärkung des Leber-Qi; bei Hepatopathien
Le 13	Meisterpunkt der Yang-Organe, Alarmpunkt Milz-Pankreas

Ohrakupunktur

97 – Leber, 96 – Gallenblase/Pankreas, 51 –
Vegetativum I, 83 – Plexus solaris, 55 – Shen
Men; bei akuten Beschwerden: 26a – Thala-
mus.

Durchführung: Zunächst 2 × pro Wo. eine Behandlung, nach Besserung 1 × pro Wo., insgesamt etwa 10 Behandlungen (vgl. Abb. 4.7).

▪ Neuraltherapie

Zunächst muß abgeklärt werden, ob potentielle Störfelder vorliegen, besonders im Bereich der Zähne und Narben. Die Segmenttherapie wird anschließend mit dem Ziel eingesetzt, die regionale Durchblutung zu fördern, die inneren Organe reflektorisch zu
beeinflussen und um eine Schmerzstillung zu
erreichen.

Durchführung: Quaddelreihe in den Oberbauchmedianen. Ergänzt wird dies durch eine
Quaddelreihe am rechten Rippenbogen und
eine Quaddel am Akupunkturpunkt Le 13 mit
einem Lokalanästhetikum und/oder einer homöopathischen Injektionslösung, z. B. hepa-L

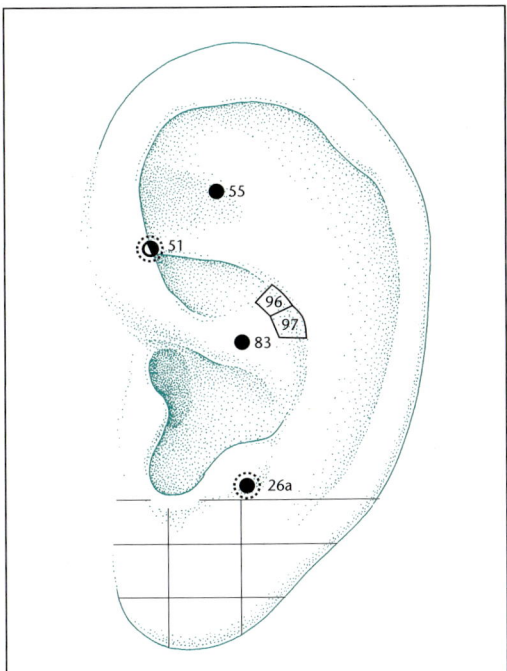

Abb. 4.7: Ohrakupunktur bei Leber- und Gallen-erkrankungen

90 N. Am Rücken werden beidseits paravertebral einige Quaddeln im Bereich von Th 9 – Th11 gesetzt, unter Einbeziehung der beiden Akupunkturpunkte B 18 und B 19.

Besonders wirkungsvoll zur vegetativen Steuerung der Oberbauchorgane ist die präperitoneale Injektion von 0,5–1 ml Lokalanästhetikum in die Magengrube, 3 Querfinger unter dem Processus xiphoideus (KG 14) (vgl. Abb. 4.8).

■ Homöopathie

In der Homöopathie gibt es eine Vielzahl von Mitteln, die eine Beziehung zu Leber-Galle-störungen haben. In akuten Fällen ist die Wirkung oft gut. Für eine Konstitutionsbehand-

lung ist dagegen eine individuelle Mittelwahl nach ausführlicher Repertorisation notwendig.

Akutmittel

- *Chelidonium D3:* Leberleiden; chronische Cholezystitis, Schmerz am rechten Schulterblattwinkel; Kopfschmerzen; Verlangen nach Saurem; Rechtsmittel; heller Stuhl
- *Colocynthis D6:* unerträgliche Gallenkoliken, Vorwärtsbeugen >, Gegendruck >, Besserung nach Abgang von Blähungen; Schmerzen ziehen ins rechte Bein
- *Taraxacum D2:* dumpfer Leberschmerz; Meteorismus, Flatulenz; Abneigung gegen Fett; Landkartenzunge; antriebslos, depressiv-reizbar
- *Belladonna D6:* Gallenkolik; Strecken >; Blähsucht; Bauchfellreizung
- *Berberis D3:* Schmerzen im rechten Oberbauch, zum Rücken ausstrahlend.

Konstitutionsmittel

Übersicht über Polychreste mit einer Leber-Gallenbeziehung:
- *Bryonia:* Gallenbeschwerden mit Obstipation, Leberschwellung; Wärme <; Liegen auf der rechten Seite >; nach Cholezystektomie; Durst auf kalte Getränke; jede Bewegung <; Folge von Ärger und Zorn; magere cholerische Patienten; wollen in Ruhe gelassen werden
- *Lycopodium:* Blähbauch, nach wenigen Bissen Völlegefühl; 16 und 20 Uhr <; Gallensteindiathese; Obstipation; gelbliche Hautfarbe; Rechtsmittel vertragen nichts Enges um den Bauch; mißmutige Patienten; Furcht vor Alleinsein; vorzeitig ergraut
- *Pulsatilla:* Druck und Völlegefühl im Oberbauch; Leber-Galle-Schwäche; portale Stase; Abneigung gegen fette Speisen, wenig Durst; Frischluft >, obwohl frostig; Symptome wandernd; nachgiebig, sanft, weint schnell

4

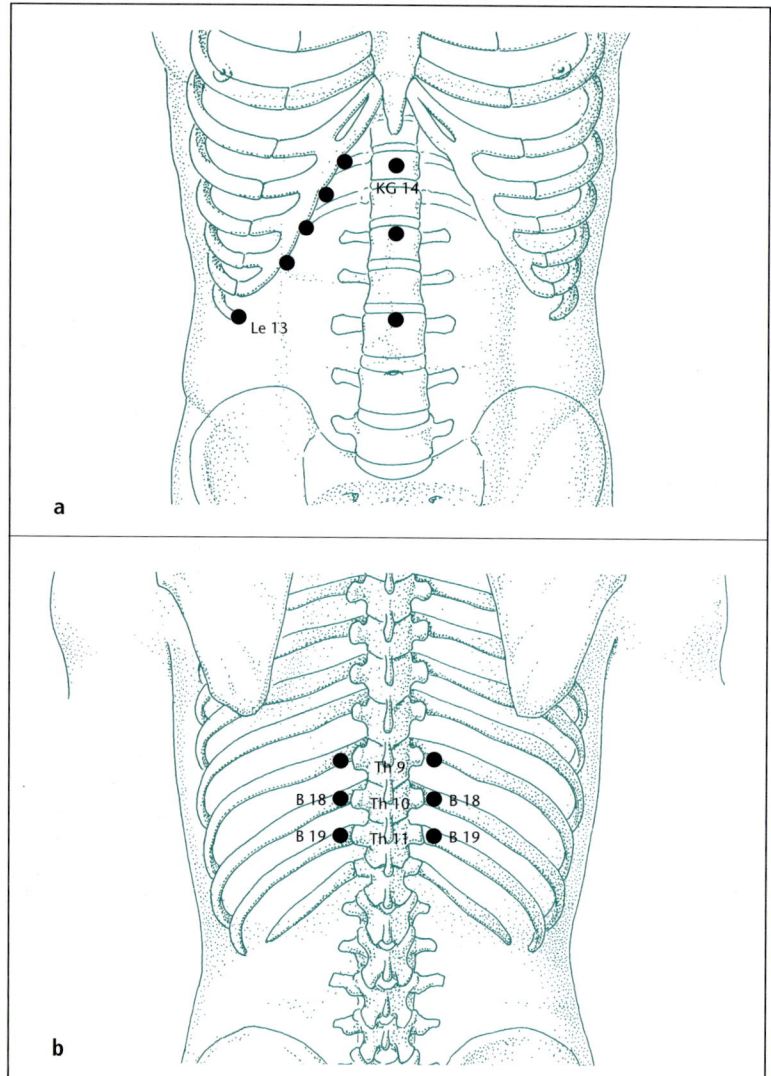

a

b

– *Sulfur:* Dyspepsie; Wundheitsgefühl über der Leber, druckempfindlich; Pfortaderstauung; Obstipation oder morgendliche Durchfälle; übelriechend; unreine Haut; Hautjucken; unangenehmer Körpergeruch; schlechte Körperhaltung; pessimistisch, hypochondrisch.

Komplexmittel

Alternativ oder ergänzend steht eine Reihe von gut wirksamen homöopathischen Komplexmitteln zur Verfügung:
- Cholelithiasis: z. B. Curcuma Pentarkan®, 3 × tgl. 20 Tr.

- zur Unterstützung der Leberfunktion: z. B. Taraxacum N Synergon® Nr. 164, 4 × tgl. 20 Tr.
- Cholezystitis: z. B. Phönix® Plumbum 024 A, akut 2 × pro Std. 20 Tr.; Kolik: alle 5–10 Min. 10 Tr.
- bei krampfartigen Schmerzen: z. B. Cefachol®, 4 × tgl. 20 Tr.
- zur Ausleitung bei Umweltbelastungen: z. B. Derivatio®, 3 × tgl. 2 Tbl.
- Pankreasmittel: z. B. Pankreaticum-Hevert®, 3 × tgl. 30 Tr.; Pankrevowen®, 3 × tgl. 30 Tr.
- Injektion: z. B. Cefachol® H; Cefaspasmon®, 2 Amp. pro Woche; im akuten Fall tgl. 1 Amp. s. c., i. m.; hepa-L 90®, 2 Amp. pro Woche s. c., i. m.

◼ Ausleitungs- und Umstimmungsverfahren

Bei der Behandlung wird versucht, über kutiviszerale Reflexe Einfluß auf Leber und Galle zu nehmen. Bei der Anwendung dieser Verfahren geht es auch um eine Umstimmung des Körpers, im Sinne einer Beeinflussung des Vegetativums und einer besseren Regulationsfähigkeit.

Schröpfen

Zunächst erfolgt eine Palpation der dorsalen Reflexzonen von Leber und Galle: Schulter und BWS-Bereich rechts. Gelosen an diesen Stellen geben Hinweise auf eine Störung. Schlecht durchblutete Zonen, die sich leicht eindellen lassen, deuten auf einen energetischen Leere-Zustand hin. Trockenes Schröpfen an diesen Stellen führt zu einer verbesserten Durchblutung und reflektorischen Stimulation der Leberregion. Ödematöse Verquellungszonen sprechen dagegen für einen Fülle-Zustand, z. B. im Bereich der Gallenzone. Hier ist eine blutige Schröpfung zur Entlastung und Entstauung indiziert, voraus-

gesetzt, der energetische Gesamtzustand des Patienten ist kräftig genug. Die Leberzone wird dagegen immer nur trocken geschröpft.

◼ Physikalische Therapie

Physikalische Maßnahmen werden aufgrund ihrer spasmolytischen Eigenschaften mit dem Ziel einer Verbesserung der Leberdurchblutung eingesetzt. Es werden vornehmlich warme Anwendungen eingesetzt. Feucht-warme Anwendungen haben eine bessere Tiefenwirkung als trockene Wärmeanwendungen.

Heublumenpackungen

Heublumen sind indiziert bei schmerzhaften Spasmen und zur Förderung der Leberdurchblutung mit einer reflektorischen Wirkung auf die gesamten Verdauungsorgane.

Heublumenpackung

Ein Baumwollbeutel wird mit 500 g Heublumen gefüllt und in einen Topf mit Einsatz gelegt. Der Heublumensack soll nicht direkt im siedenden Wasser liegen, sondern ca. 20–30 Min. vom Wasserdampf durchzogen werden. Dann so heiß wie möglich auf den Bauch (alternativ: auf die dorsalen Reflexzonen) legen, mit einem Baumwolltuch abdecken; Dauer ca. 1 Stunde. Es gibt auch Fertigpackungen, z. B. Kneipp Heupack Herbatherm®.

Feucht-warme Wickel

Die Wirkungsweise ist ähnlich wie bei Heublumenauflagen, jedoch nicht ganz so intensiv.

Feucht-warmer Wickel

Leintuch oder Waschlappen in heißes Wasser tauchen, auswringen, auf die Lebergegend legen, mit einem Baumwolltuch abdecken und darüber eine Wärmflasche legen. Solange belassen, wie es als angenehm empfunden wird. Wirkungsverstärkung: statt Wasser Schafgarbentee verwenden, der spasmolytische Eigenschaften besitzt.

Fälle aus der Praxis

▮ Fallbeispiel I

Ein 39jährige Patientin, Postbotin, leidet unter diffusen Oberbauchbeschwerden. Symptome: Völlegefühl nach den Mahlzeiten, Druckschmerz im rechten Oberbauch, Aufstoßen, Fettunverträglichkeit; zeitweise Obstipation. Laborparameter und Sonographie waren ohne pathologischen Befund. Diagnose: Gelblich-brauner Zungenbelag mit seitlichen Zahneindrücken deutet auf eine Darmbelastung mit Leber-Gallenbeteiligung hin. Auf der Iris ist bei seitlichem Lichteinfall ein feiner Ölfilm zu erkennen, was auf eine Dysbakterie hindeutet. Das Hautkolorit ist geringfügig ins Gelbliche verschoben. Die Patientin ißt gerne Süßigkeiten.

Therapie

- Ernährung: milde Ableitungsdiät, 3 Wo., anschließend laktovegetabile Kost. Behandlung der Dysbakterie mit Sulfredox®, 3 × tgl. 2 Drg.
- Phytotherapie: zur Anregung des Leber-Gallenstoffwechsels Hepatica S Nestmann®, 3 × tgl. 30 Tr.; zur Leberregeneration hepa-loges®, 3 × tgl. 1 Drg., als Langzeittherapie
- physikalische Medizin: Kneipp® Heublumenpack Herbatherm auf den Oberbauch.

Epikrise

Nach 1 Wo. waren die Beschwerden verschwunden. Die milde Ableitungsdiät wurde von der Patientin sehr gut vertragen und die sich anschließende laktovegetabile Kost sowie die Wiederherstellung der physiologischen Darmflora verstärkten das subjektive Wohlbefinden der Patientin. Durch die Ernährungsumstellung und die phytotherapeutischen Mittel konnte auch die gelegentlich auftretende Obstipation beseitigt werden. Die Patientin ist bis heute beschwerdefrei.

▮ Fallbeispiel II

Eine 45jährige Patientin, Lehrerin, leidet an einem Postcholezystektomie-Syndrom mit Oberbauchkoliken. In der Anamnese werden häufige depressive Verstimmungen erwähnt. In der Iris sind bräunliche topolabile Pigmentierungen zu erkennen. Eine dreiecksförmige Abdunkelung im Lebersektor weist auf eine Leberbelastung hin. Folgende Alarm- und Zustimmungspunkte sind druckempfindlich: Le 14, G 24, B 18 und B 19.

Therapie

- Ernährung: milde Ableitungsdiät, 3 Wo., danach Übergang auf leichte Vollwertkost, überwiegend laktovegetabil
- Phytotherapie: Leber-Galle-Tee (Rezept s. o.), über 3 Wo.; zur Leberregeneration hepa-loges, 3 × tgl. 1 Drg., als Langzeittherapie
- Neuraltherapie: Quaddelschema (vgl. Abb. 4.8) und präperitoneale Injektion in die Magengrube (KG 14)
- Homöopathie: Injektionen mit Cefachol® H und Cefaspasmon®, 2 × pro Wo. 1 Mischinjektion s. c., wegen kolikähnlicher Schmerzen; bedarfsweise als Tropfen jeweils 4 × tgl. 20 Tr.

Epikrise

Besserung nach der 3. Behandlung. Neuraltherapie und homöopathische Injektionen brachten eine baldige Linderung, insgesamt 5 Behandlungen. Da sich bei der Irisdiagnose Hinweise auf eine Leberschwäche ergeben hatten, wurde zur Unterstützung der Leberfunktion als Langzeittherapie ein phytotherapeutisches Mittel verordnet. Der Tee wurde kurmäßig über 3 Wo. getrunken. Nach 3wöchiger Behandlungszeit war die Patientin beschwerdefrei. Treten gelegentlich leichte Beschwerden auf, nimmt die Patientin bedarfsweise die homöopathischen Mittel in Form von Tropfen ein.

Eigene Notizen

5 | Hormon- und Stoffwechselerkrankungen

5.1 Schilddrüsenerkrankungen

5.1.1 Hyperthyreose

Hohe Konzentration von Schilddrüsenhormonen im Blut; häufig durch Schilddrüsenautonomie (ungehemmte Produktion von Schilddrüsenhormonen in einzelnen Schilddrüsenbezirken) oder M. Basedow.

Pathogenese

- **Schilddrüsenautonomie**: ca. 60% der Fälle; einzelne Knoten oder auch das ganze Gewebe produzieren ungehemmt Schilddrüsenhormone
- **M. Basedow:** chronische Autoimmunerkrankung (Antikörper gegen TSH-Rezeptoren) mit ständiger Stimulation der hormonbildenden Zellen, genetische Prädisposition, überwiegend Frauen betroffen
- **seltene Ursachen:** Anfangsstadium einer Schilddrüsenentzündung (Thyreoiditis), Schilddrüsenkarzinom, immunogene Hyperthyreose, Überdosierung von Schilddrüsenhormon-Präparaten.

Klinik

Die Symptome der Hyperthyreose betreffen den ganzen Organismus. Häufig sind:
- Struma
- psychische Veränderungen: Der Patient ist rastlos, nervös und leicht erregbar, z.T. auch depressiv. Oft bemerkt der Patient dies jedoch nicht selbst, sondern meint, seine Umgebung sei hektisch. Viele Kranke leiden auch unter Schlafstörungen. In Extremfällen kann ein endokrines Psychosyndrom auftreten.
- Tachykardie, evtl. Herzrhythmusstörungen
- warme und gerötete Haut sowie dünnes, weiches Haar
- Wärmeempfindlichkeit; Neigung zu Schweißausbrüchen
- erhöhte Stuhlfrequenz bis hin zu Durchfällen
- Muskelschwäche und feinschlägiger Fingertremor („Zittern" der Finger)
- Gewichtsverlust trotz reichlicher Nahrungsaufnahme infolge des gesteigerten Energiebedarfs.
- Oligo-/Dysmenorrhoe.

Klinik des M. Basedow

Neben den typischen klinischen Symptomen einer Hyperthyreose (s.o.) zusätzlich Exophthalmus (Augapfel tritt aus der Augenhöhle hervor), trockenes Auge und eventuell prätibiales Myxödem (blaurote, grobporige Schwellung in der Schienbeinregion).

> **!** Vor allem bei älteren Patienten kann eine Hyperthyreose symptomarm verlaufen und sich lediglich durch Gewichtsverlust, Schwäche oder Herzrhythmusstörungen zeigen.

Medizinische Diagnostik

- **Anamnese:** klinische Symptomatik (s.o.), familiäre Belastung
- **körperliche Untersuchung:** Struma (> 70%), Exophtalmus, prätibiales Myxödem, feinschlägiger Fingerspreiztremor
- **Laboruntersuchungen:**
  - *Schilddrüsenhormonwerte* im Serum: T_3 und T_4 sind erhöht, TSH (Basalwert) dagegen erniedrigt. Normwerte: T3 (1,4–2,8 nmol/l), T4 (47–142 nmol/l), TSH basal (0,3–3,5 mU/l)
  - *Schilddrüsen-Antikörper:* bei V.a. M. Basedow, Hashimoto-Thyreoiditis
- evtl. fachärztlich-internistisch/endokrinologisches **Konsil**
- **apparative Diagnostik:**
  - *Sonographie*: Knoten, Zysten
  - *Szintigraphie*: bei Nachweis von Knoten; zur Erfassung autonomer Schilddrüsenbezirke
  - *Feinnadelpunktion:* bei V.a. Karzinom oder Entzündung.

Medizinische Therapie

- **medikamentös: Thyreostatika,** z.B. Carbimazol, blockieren Synthese der Schilddrüsenhormone. Therapie über ca. 12 Mon., hohe Rezidivrate nach Absetzen. *NW:* Agranulozytose (regelmäßige Blutbildkontrollen!), Cholestase, Hypothyreose, Exantheme, Pruritus, gastrointestinale Störungen
- **operativ:** Lappen-(teil-)resektion. *KO:* Parese N. recurrens. Vor OP mit Thyreostatika Euthyreose herstellen; anschließend lebenslange Schilddrüsenhormon-Substitution erforderlich. Indikation: bei großer, knotiger Struma mit (Gefahr) von Kompressionssyndromen und bei vergeblicher medikamentöser Therapie;
- **Radiojodtherapie:** z.B. bei Rezidivstrumen, bei älteren Patienten, bei Inoperabilität; stationär in nuklearmedizinischen Abteilungen. *KO:* Hypothyreose, Strahlenthyreoiditis.

Komplikationen

Thyreotoxische Krise: Letalität: 30% – 50%!
- **Symptome:** hochgradige Tachykardie, Herzrhythmusstörungen, Fieber, Durchfall, Erbrechen und Erregung, später Somnolenz und Koma.
- **Procedere:** sofortige Klinikeinweisung!

Prognose

Die Prognose der Schilddrüsenautonomie ist bei entsprechender Therapie gut. Beim M. Basedow können die endokrine Orbitopathie und das prätibiale Myxödem nicht immer befriedigend gebessert werden.

5

Hyperthyreose

Diagnostik

Anamnese

Neben der medizinischen Anamnese in einem ausführlichen Gespräch fragen nach:
- *Belastung:* Besondere Streßsituationen und hormonelle Veränderungen können als Auslöser – bei entsprechender Disposition – eine Rolle spielen.
- *Befinden:* Nervosität, Gereiztheit, Stimmungstiefs, hektisch, getrieben, gesteigerte Aktivität
- *Schlaf:* häufig Schlafstörungen
- *Verdauung:* häufig Durchfälle bzw. Stuhlgangfrequenz erhöht
- *Kreislauf:* Hitzewallungen, Schweißausbrüche, Herzrasen, Halsenge, Kloßgefühl
- Modalitäten: Wärmeintoleranz, Neigung zum Schwitzen, Bedürfnis nach Frischluft.

Visuelle Diagnose

Patienten mit einer Hyperthyreose haben häufig warme, feuchte Hände. Kalte Extremitäten sprechen dagegen eher für psychovegetative Störungen. Bei einer Hyperthyreose sind die Reflexe gesteigert und die Patienten haben einen feinschlägigen Fingertremor. Es fällt ein häufiger Lidschlag und die weite Lidspalte auf. Exophthalmus ist ein typisches Zeichen für M. Basedow.

Irisdiagnose

Bei Schilddrüsenstörungen sind Reiz- und Schwächezeichen im Schilddrüsensektor bei 3 Uhr rechts und 9 Uhr links im Ziliarfeld zu beachten. Besondere Beachtung verdient das hypophysäre Zeichen, eine kleine Lakune bei 12 Uhr, das auf eine übergeordnete Hormonstörung hinweist.

Therapeutische Strategie

Eine naturheilkundliche Behandlung ist nur bei geringen Überschreitungen der Schilddrüsenhormon-Grenzwerte im Serum sinnvoll. Gerade in diesen Fällen sind jedoch mit einer naturheilkundlichen Therapie gute bis befriedigende Ergebnisse zu erzielen. Bewährt hat sich die Behandlung mit Phytotherapie, Homöopathie, Neuraltherapie, Akupunktur sowie ausleitenden Maßnahmen. Die Behandlung sollte unter engmaschiger Überwachung der Laborwerte erfolgen.

Im Anfangsstadium werden Hyperthyreosen häufig nicht erkannt oder als psychovegetative Störungen fehlgedeutet. Die Abgrenzung zwischen einer vegetativen Übererregbarkeit und einer leichten Hyperthyreose ist oftmals schwierig, da die Symptome sehr ähnlich sind und die Laborparameter in diesem Stadium meist unauffällig sind. Auch bei manifester Hyperthyreose und einer thyreostatischen Behandlung kann eine zusätzliche naturheilkundliche Therapie sinnvoll sein.

> **Tips zur Lebensführung**
> - Ruhepausen im Tagesablauf einplanen
> - Überanstrengungen vermeiden
> - ausgeglichener Schlaf-Wach-Rhythmus
> - Atemübungen; wirken beruhigend
> - keine direkten Sonnenbäder

Spezielle Therapie

▪ Ernährung, Diätetik

Die Ernährung bei Hyperthyreose sollte reich an langsam resorbierbaren Kohlenhydraten, Basen und überwiegend laktovegetabil sein.

Wenig würzen, kein jodiertes Speisesalz verwenden. Anregende Stoffe wie Kaffee, Tee, Cola und Alkohol sollten eingeschränkt bzw. völlig gemieden werden.

Phytotherapie

Bei einer leichten Hyperthyreose kommen pflanzliche Thyreostatika und Sedativa zum Einsatz, bei auftretenden Herzbeschwerden zusätzlich pflanzliche Kardiaka. Bei leichteren Fällen mit vorwiegend vegetativen Begleiterscheinungen sind diese Mittel häufig ausreichend. Bei einer Strumabildung ist ihr Einfluß allenfalls geringfügig. Pflanzliche Thyreostatika können bei einer manifesten Hyperthyreose synthetische Präparate nicht ersetzen.

Heilpflanzen

Wolfstrapp (Lycopus virginicus): thyreostatische Wirkung; Hemmung der Ausschüttung von Thyroxin, Herabsetzung des Jodumsatzes, beruhigend; einschleichend dosieren
Herzgespann (Leonurus cardiaca): bei funktionellen Herzbeschwerden, nervösen Beschwerden, Schilddrüsendysfunktionen; sedierende Wirkung
Baldrian (Valeriana officinalis): bei nervösen Erregungszuständen, Schlafstörungen
Melisse (Melissa officinalis): bei nervösen Einschlafstörungen; sedative Wirkung
Maiglöckchen (Convallaria majalis): bei leichter Herzschwäche, Extrasystolen
Salbei (Salvia officinalis): bei Hyperhidrosis; schweißhemmend.

Leichte Hyperthyreose

Rp.	Lycopus virginicus	Ø	
	Leonurus cardiaca	Ø	aa 10,0
	Tinct. Valerianae		30,0

M. D. S. 3–5 × täglich 25 Tropfen
(nach *J. Karl*)

Tee bei funktionellen Herzbeschwerden

Rp.	Herb. Leonur. card.	
	Herb. Convallar.	
	Fol. Melissae	aa 100,0

M. f. spec. D. S. 2 TL auf 1 Tasse Wasser als Aufguß, regelmäßig für einige Wo. morgens und abends 1 Tasse trinken
(nach *R. F. Weiß*)

Fertigpräparate

Wolfstrapp: z. B. Thyreogutt® mono, 3 × tgl. 1 Tbl.; thyreo-loges® N, 2 × tgl. 1/2–1 Tbl.
Kombination: z. B. Mutellon®, 3 × tgl. 30 Tr.
Sedativum: z. B. Plantival®, 3 × tgl. 2 Drg.; Gerner Nervinum® N Tee, 3 × tgl. 1 Tasse
Kardiakum: z. B. Spartiol®, 3 × tgl. 20 Tr.
Salbei: z. B. Salvysat® Bürger, 3 × tgl. 20 Tr.
klimakterische Beschwerden: z. B. Klimadynon®, 2 × tgl. 2 Tbl.

Homöopathie

In der Homöopathie gibt es eine Reihe von Mitteln, die eine Beziehung zu einem gesteigerten Stoffwechsel bzw. zu vegetativen Störungen haben. Für eine konstitutionelle Behandlung ist eine individuelle Mittelwahl nach ausführlicher Repertorisation erforderlich.

Akutmittel

– *Lycopus virginicus D2:* Tachykardie, Herzangst, Arrhythmie, Stenokardie, Tremor, Glanzaugen, Schweißausbrüche, rastlos, Unruhe, Gewichtsabnahme trotz dauerndem Hunger
– *Chininum arsenicosum D4:* Unruhe, Tachykardie, Herzklopfen, Angst, Kachexie, gesteigerter Grundumsatz, Schlafstörungen, Verlangen nach Frischluft
– *Jodum D12 und höher:* magert ab trotz Heißhunger; rascher Stoffwechsel, Tachykardie, Tremor; Drüsen vergrößert; Unruhe, große Schwäche, lebhaft, sprunghaft, nervös,

5

Wärme <; häufig dunkler Teint (seltene Gaben, nicht unter D12 geben!)
- *Kalium jodatum D6:* s. a. Jodum; Kachexie, ruhelos, Wallungen; Herzklopfen bei jeder Anstrengung; Drüsenschwellungen; gut verträgliches Jodsalz
- *Thyreoidinum D12 und höher:* Struma, M. Basedow, Myxödem, Nervosität, labile Stimmungslage (seltene Gaben, nicht unter D12 geben!).

Konstitutionsmittel

Übersicht über Polychreste mit Beziehung zu einer Schilddrüsendysfunktion:
- *Natrium muriaticum:* große Schwäche und Müdigkeit; hungrig, aber Gewichtsverlust; Struma, nervös, schlank, depressiv, schreckhaft, reizbar, verschlossen, introvertiert
- *Bromum:* Neigung zu harter Struma, zu Infiltration und Induration der Drüsen, Wärme <, Herzklopfen mit Angst, häufig hellhäutige, blonde Menschen
- *Lachesis:* Hyperthyreose im Klimakterium, empfindlich gegen Druck und Beengung am Hals, sprunghaft, Rededrang, anfällig gegen seelische Belastungen, Wärme <, Schlaf <
- *Arsenicum album:* Kachexie, M. Basedow, Diarrhoe, große körperliche und geistige Unruhe, ausgeprägte Schwäche, Angst und Angstträume, nachts <, Patienten mit Ordnungszwang.

Komplexmittel

Alternativ oder ergänzend steht eine Reihe gut wirksamer homöopathischer Komplexmittel zur Verfügung:
- bei Hyperthyreose: z. B. Thyreo-Pasc® N, 3 × tgl. 1 Tbl.; Lycovowen®-N, 3 × tgl. 20 Tr.
- zur vegetativen Stabilisierung: z. B. Dystophan®, 3 × tgl. 20 Tr.; Zincum valerianicum Hevert®, 3 × tgl. 40 Tr.
- bei Schwächezuständen: z. B. Chininum arsenicosum Synergon® Nr. 25, 3 × tgl. 1 Tbl.
- Injektionen: z. B. Lycoaktin®, 1–2 Amp. pro Wo. s. c.

◼ Neuraltherapie

Zunächst muß abgeklärt werden, ob potentielle Störfelder vorliegen, besonders im Bereich des kleinen Beckens. Die Lokaltherapie wird anschließend mit dem Ziel einer reflektorischen Beeinflussung und hormonellen Umstimmung der Schilddrüse eingesetzt.
Durchführung: Je 2 Quaddeln rechts und links über die oberen und unteren Schilddrüsenpole setzen (medialer Rand des M. sternocleidomastoideus). **Cave:** Nach Radiojodtherapie ist Neuraltherapie mindestens 6 Wo. kontraindiziert (vgl. Abb. 5.1).

◼ Akupunktur

Bei Hyperthyreose kann Akupunktur begleitend eingesetzt werden. Hormone werden dem Blut (Xue) zugeordnet. Neben übergeordneten Akupunkturpunkten stehen auch lokale Punkte am Hals (**Cave:** flach nadeln, Verletzungsgefahr der Karotis) zur Auswahl.

Körperakupunktur	
Ni 6	Einschaltpunkt für Wundermeridian Yin Tsiao Mo
LG 20	Wirkung auf Hormonachse, psychisch ausgleichend
KS 6	Lo-Punkt; Einschaltpunkt für Wundermeridian Yin Wei Mo
3E 16	lokaler Punkt, Halsenge
KG 22	Struma, Atembeklemmung
M 9	lokaler Punkt, Struma, Schluckstörungen, Beklemmungsgefühl, Erregung
M 36	harmonisierend, beruhigend, nervöser Husten
Di 4	Quellpunkt, zur Aktivierung des Energieflusses

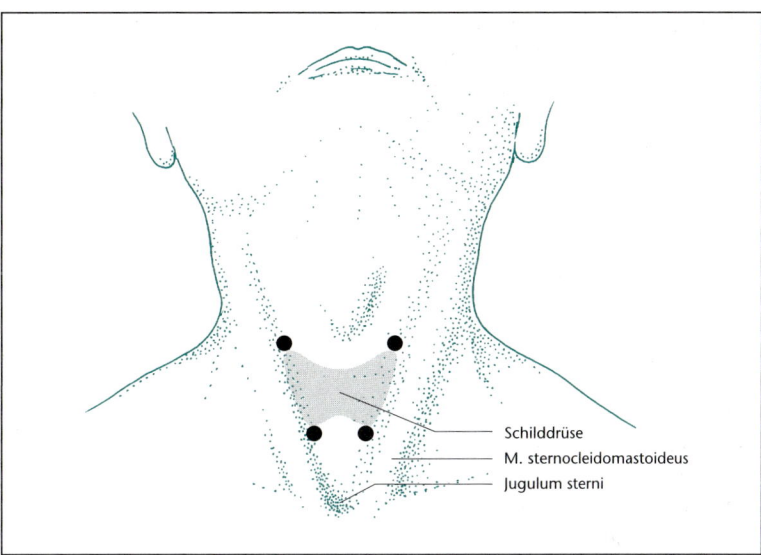

Schilddrüse
M. sternocleidomastoideus
Jugulum sterni

Abb. 5.1:

Neuraltherapie bei
Hyperthyreose

Ohrakupunktur

22 – Endokrinum, Schilddrüsenzone, 45 – Thyreoidea, 51 – Vegetativum I, Vegetativum II, 100 – Herz, 29b – Point de Jérôme.

Durchführung: Die Behandlung erfolgt zunächst 2 × pro Wo.; nach Eintritt einer Besserung 1 × pro Wo. Ohrakupunktur sollte bevorzugt eingesetzt werden.

▮ Physikalische Therapie

Bei einer Hyperthyreose sind beruhigende Maßnahmen indiziert. Intensive Kalt- oder Heißreize sind wegen des aktivierenden Effekts ungünstig. Folgende Maßnahmen lassen sich ohne großen Aufwand zu Hause durchführen:

- Halbbäder mit Baldrian oder Melisse, niedrig temperiert (36–37 °C)
- kalte Bein- und Ganzkörperwaschungen, besonders bei Schlafstörungen
- kalte Armbäder

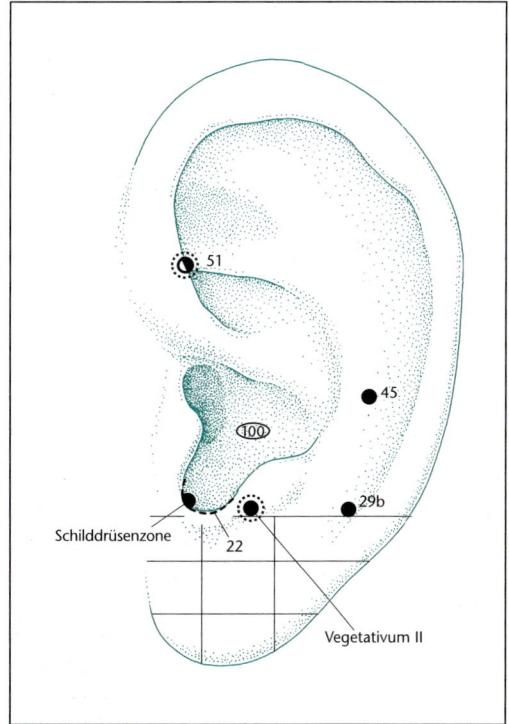

51
45
100
29b
Schilddrüsenzone
22
Vegetativum II

Abb. 5.2: Neuraltherapie bei Hyperthyreose

- kühle Halswickel: Wickel mit Zusätzen, wie z. B. Heilerde oder Kohl, haben eine beruhigende, entzündungshemmende und ausleitende Wirkung.

 Kaltes Armbad

Waschbecken mit kaltem Wasser (ca. 12–18 °C) füllen, Arme bis Mitte des Oberarms für 10–30 Sek. eintauchen, nicht abtrocknen.

 Kühle Halswickel

- *mit Kohl:* Die Mittelrippe aus einem Weißkohl (frisch, aus biologischem Anbau) herausschneiden. Anschließend die Blätter mit einer Glasflasche breiig quetschen, dachziegelartig auf die Halspartie legen und mit einer Binde oder einem Tuch locker befestigen. Einwirkungsdauer: 1–12 Std., auch über Nacht. Werden die Blätter nach wenigen Std. braun und riechen unangenehm, so ist dies in der Regel ein Hinweis auf die erhöhte Ausscheidung von Giftstoffen; dann gegebenenfalls Auflage erneuern
- *mit Heilerde:* 2 TL Heilerde, z.B. Luvos® Heilerde 2, mit Wasser oder mit Abkochungen von Eichenrinde zu einem streichfähigen Brei anrühren, auf Küchenpapier (als Wäscheschutz) auftragen, auf die Halspartie auflegen und locker mit einem Tuch befestigen. Entfernen, wenn der Wickel trocken wird.

Fälle aus der Praxis

Fallbeispiel I

Eine 45jährige Patientin, Hausfrau, 3 Kinder, leidet unter Hitzewallungen und nervöser Unruhe. Herzsymptome. Sie ist rastlos und weinerlich. In der Nacht schläft sie schlecht, steht oft auf und geistert in der Wohnung herum. Sie ist als dynamische Frau bekannt, aber gerade in der letzten Zeit verbreitet sie eine hektische Aktivität, ohne große Effektivität. Das Klimakterium hat noch nicht eingesetzt. Kältebedürfnis, möchte immer lüften. Schild-

drüsenlaborwerte unauffällig. Grenze zwischen vegetativen Störungen und Hyperthyreose nicht eindeutig. In der Iris ist ein Schwächezeichen im Lebersektor zu erkennen. Dies ist nachvollziehbar, da bei erhöhter Stoffwechsellage auch die Leber in ihrer Entgiftungsfunktion stark gefordert ist

Therapie

- Phytotherapie: Mutellon®, 3 × tgl. 30 Tr. wegen thyreostatischer Wirkung, mit hepaloges® N, 3 × tgl. 2 Drg. als Lebermittel
- Homöopathie: Zincum valerianicum Hevert®, 3 × tgl. 40 Tr., wegen nervöser Erschöpfung
- Ohrakupunktur: 22, Schilddrüsenzone, 45, 51, Vegetativum II, 100, 29b als Hauptpunkte
- Lebensführung: feste Ruhepausen im Tagesablauf einplanen.

Epikrise

Nach etwa 2 Wo. kam es zu einer Besserung und psychischen Stabilisierung der Patientin. Zu diesem Zeitpunkt wirkte bereits das phytotherapeutische Mittel; die Herzbeschwerden ließen nach und der Schlaf wurde besser. Auch das homöopathische Mittel stabilsierte diesen Zustand. Insgesamt wurden 8 Akupunktursitzungen durchgeführt. Das Lebertherapeutikum wurde bis auf weiteres als Dauertherapie verordnet.

Fallbeispiel II

Eine 54jährige Patientin, Friseurin, leidet unter großer Nervosität, paroxysmalen Tachykardien und Herzbeschwerden. Starkes Herzklopfen, Hypertonie, leichte Adipositas. Sie wirkt aufgeregt und redet viel. Die Patientin befindet sich in der Menopause. Z. n. nach Venenthrombose. Vor 5 Jahren wurde eine Hyperthyreose festgestellt; Medikation: Carbimazol 5 mg 1–0–1 Tbl. Eine zunächst durchgeführte Erhöhung der Carbimazoldosis hatte keinen Einfluß auf die Beschwerdesymptomatik.

Therapie

- Homöopathie: Lachesis LM6 1–0–1 Globuli, wegen Übereinstimmung mit dem Arzneimittelbild; Dystophan®, 3 × tgl. 20 Tr., zur vegetativen Beruhigung
- Phytotherapie: Klimadynon®, 2 × tgl. 2 Tbl., wegen klimakterischer Beschwerden
- Neuraltherapie: Quaddelung der Schilddrüse, alle 6 Mon.

Epikrise

Besonders nach der Neuraltherapie kam es zu einer direkten subjektiven Verbesserung der Beschwerden. Die homöopathischen Mittel stabilisierten diesen Zustand bleibend und wurden zunächst für 6 Wo. eingenommen. Zur Behandlung der klimakterischen Beschwerden wurde Cimicifuga als Dauermedikation verordnet. Die Schilddrüsenmedikation wurde beibehalten. Eine regelmäßige Wiederholung der Neuraltherapie etwa alle 6 Mon. stellte sich im weiteren Verlauf als günstig heraus.

5

Eigene Notizen

5.1.2 Hypothyreose

Mangel an Schilddrüsenhormonen; seltener als Hyperthyreose. Man unterscheidet zwischen primärer Hypothyreose (Ursache liegt in der Schilddrüse selbst) und sekundärer Hypothyreose (selten).

Pathogenese

- **primäre Hypothyreose:**
  - *Hashimoto-Thyreoiditis* (häufigste Ursache)
  - *iatrogen:* Medikamente (z.B. Lithium, Thyreostatika); nach Strumektomie, Radiojodtherapie
  - *erblich:* schwere kindliche Entwicklungsstörungen (Neugeborenen-Screening auf Hypothyreose)
- **sekundäre Hypothyreose:** Hypophysenvorderlappen-Insuffizienz.

Klinik

Die Hypothyreose beginnt schleichend mit Antriebsarmut, Müdigkeit, Konzentrationsstörungen, Verlangsamung und Desinteresse.

Beim Vollbild der Erkrankung:
- Haut: kühl, blaß, rauh, trocken und teigig geschwollen (generalisiertes Myxödem)
- Haare: struppig und trocken
- Stimme: rauh, heiser
- Kälteempfindlichkeit
- Gewichtszunahme, Obstipation
- Menstruationsstörungen
- depressive Symptomatik.

🛑 Vor allem bei älteren Patienten finden sich oft nicht die typischen Symptome, sondern Zeichen einer Depression und/oder Demenz.

Medizinische Diagnostik

- **Anamnese:** Symptome (s.o.), Medikamente, Schilddrüsen-OP
- **körperliche Untersuchung:** Inspektion (Myxödem), Reflexe verlangsamt, Bradykardie, Struma
- **Laboruntersuchungen:**
  - *Schilddrüsenhormonwerte* im Serum: T_3 und T_4 sind erniedrigt, TSH (Basalwert) dagegen erhöht (Ausnahme: sekundäre Hypothyreose). Normwerte: T3 (1,4–2,8 nmol/l), T4 (47–142 nmol/l), TSH basal (0,3–3,5 mU/l).

- *Schilddrüsen-Antikörper:* bei V.a. Hashimoto-Thyreoiditis, M. Basedow
- evtl. fachärztlich-internistisch/endokrinologisches **Konsil**
- **apparative Diagnostik:** Sonographie, EKG, evtl. Szintigraphie, Feinnadelpunktion.

Medizinische Therapie

Die Behandlung besteht in der Substitution von Schilddrüsenhormonen.
- **L-Thyroxin** (z.B. Euthyrox®): bei manifester primärer Hypothyreose. *NW:* Hyperthyreose; um Herzbeschwerden zu vermeiden, muß langsam aufdosiert werden (je älter der Patient, um so vorsichtiger).

Komplikation

Myxödem-Koma: hohe Letalität, oft ausgelöst durch Streß.
- **Symptome:** Hypothyreose-Symptome (s.o.) sind verstärkt, außerdem Bewußtseinsstörung, Krampfanfälle, Atemstörungen, Hypothermie und Elektrolytentgleisungen.
- **Procedere:** sofortige Klinikeinweisung! Sicherung der Atmung, Erwärmung.

Prognose

Bei Erwachsenen ist die Prognose bei richtiger Behandlung gut. Der Patient muß wissen, daß er sich nur unter einer lebenslangen Dauertherapie mit Schilddrüsenhormonen wohl fühlen wird und daß regelmäßige ärztliche Kontrollen erforderlich sind.

Hypothyreose

Diagnostik

Anamnese

Neben der medizinischen Anamnese in einem ausführlichen Gespräch fragen nach:
- *Vitalität:* Interesselosigkeit, Antriebsschwäche, Trägheit, verlangsamte Reaktionen
- *Lebensgefühl:* Viele Patienten mit Hypothyreose leiden unter Depressionen.
- *Verhütung:* Einnahme der „Pille" kann zu Störungen im endokrinen Regelkreis führen.
- *Verdauung:* Patienten mit einer Unterfunktion der Schilddrüse leiden häufig unter Obstipation und Gewichtszunahme.
- *Familie:* Schilddrüsenerkrankungen in der Familie bekannt?
- *Modalitäten:* Kälteintoleranz, Patienten frieren leicht, Hauttemperatur erniedrigt.

Visuelle Diagnose

Patienten mit Hypothyreose wirken gedunsen, die Haut fühlt sich trocken und kühl an. Die Gesichtshaut ist trocken und blaß-gelblich gefärbt. Die Haare wirken struppig, stumpf und glanzlos, die Nägel sind brüchig. Auch Haarausfall kommt vor. Suborbitale Ödeme können auf eine Störung der Schilddrüsenfunktion hinweisen, häufig begleitet von einem Ausfallen der seitlichen Augenbrauen. Letzteres kann jedoch auch auf einen Östrogenmangel hinweisen. Die Lidspalten sind verengt. Häufig ist die Zunge vergrößert.

Irisdiagnose

Bei Schilddrüsenstörungen sind Reiz- und Schwächezeichen im Schilddrüsensektor bei 3 Uhr rechts und 9 Uhr links im Ziliarfeld zu beachten. Besondere Beachtung verdient das hypophysäre Zeichen, eine kleine Lakune bei 12 Uhr, das auf eine übergeordnete hormonelle Störung hinweist. Bei Hypothyreose liegen häufig erhöhte Cholesterinwerte vor und oftmals ist ein Arcus lipoides (Cholesterolring) der Hornhaut zu sehen.

Therapeutische Strategie

Eine naturheilkundliche Behandlung ist nur bei einer latenten oder leichten Hypothyreose sinnvoll. Sie wird gerade bei älteren Menschen u. a. wegen ihres schleichenden Beginns häufig fehldiagnostiziert oder einfach übersehen. An naturheilkundlichen Therapien kommen in Frage: Neuraltherapie, Homöopathie, physikalische Maßnahmen sowie Phytotherapie und Akupunktur. Die Behandlung sollte jedoch immer vor dem Hintergrund regelmäßiger Laborkontrollen erfolgen.

Grundsätzlich sollte bei fehlendem oder zögerndem Ansprechen der naturheilkundlichen Therapie nicht zu lange abgewartet werden und eine medikamentöse Substitution frühzeitig eingeleitet werden. Auch in diesen Fällen kann eine zusätzliche naturheilkundliche Therapie sinnvoll sein.

> **Tips zur Lebensführung**
> - Streßsituationen vermeiden
> - Sauna, 1× pro Wo., wenn keine Kontraindikationen vorliegen

Spezielle Therapie

■ Homöopathie

In der Homöopathie gibt es eine Reihe von Mitteln mit Beziehung zu einer gestörten Schilddrüsenfunktion bzw. einem verlangsam-

5

ten Stoffwechsel. Bei einer Hypothyreose sind dauerhaft nur mit einer konstitutionellen Behandlung befriedigende Ergebnisse zu erzielen.

Akutmittel

Thyreoidinum D6: Struma, Myxödem, Adipositas, trockene Ekzeme.

Konstitutionsmittel

Übersicht über Polychreste mit einer Beziehung zu Schilddrüsenstörungen:
- *Calcium carbonicum:* schwammige, lymphatische Patienten, schlaff, energiearm, Neigung zu Übergewicht und Drüsenschwellungen, harte Struma, Kälteintoleranz
- *Graphites:* pyknische, plethorische Patienten; mentale Trägheit; melancholisch, Obstipation, trockene Haut, Neigung zu Ekzemen, schwache Periode, frieren leicht
- *Barium jodatum:* Drüsenschwellungen, harte Struma, Arteriosklerose, Hypertonie, retardiert, vergeßlich, untersetzte Statur, Altersmittel, frieren leicht

– *Pulsatilla:* hypophysäre und ovarielle Insuffizienz, Hypomenorrhoe, Sterilität; häufig hellhaarige, hellhäutige Patienten; matt, weinerlich; frostig, aber Frischluft >; Symptome wechselnd.

Komplexmittel

Alternativ oder ergänzend steht eine Reihe gut wirksamer homöopathischer Komplexmittel zur Verfügung:
- Hypothyreose, mit oder ohne Struma: z. B. Fucus Oligoplex®, 3 × tgl. 2 Tbl.
- Injektionen: z. B. Cefaglandol®, 1–2 Amp. pro Wo. i. m., s. c.
- Externa: z. B. Krophan Salbe, 2 × tgl. am Hals einreiben

◾ Neuraltherapie

Zunächst muß abgeklärt werden, ob potentielle Störfelder vorliegen, besonders im Bereich des kleinen Beckens. Die Lokaltherapie wird anschließend mit dem Ziel einer reflekto-

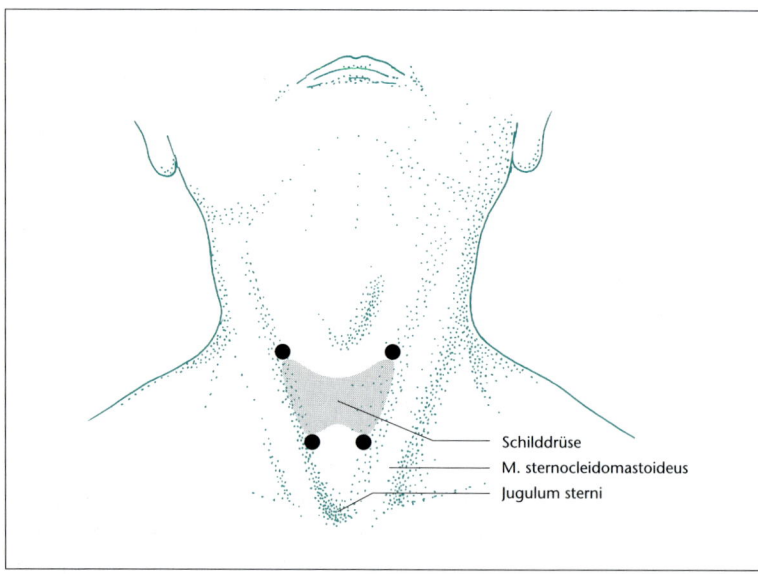

Schilddrüse
M. sternocleidomastoideus
Jugulum sterni

Abb. 5.3:

Neuraltherapie bei Hypothyreose

rischen Beeinflussung und hormonellen Umstimmung der Schilddrüse eingesetzt.

Durchführung: Je 2 Quaddeln rechts und links über die oberen und unteren Schilddrüsenpole setzen (medialer Rand des M. sternocleidomastoideus).

▪ Akupunktur

Akupunktur wird bei einer Hypothyreose nur als adjuvante Therapie eingesetzt.

Körperakupunktur	
Ni 6	Einschaltpunkt für Wundermeridian Yin Tsiao Mo; auch genitale Störungen
3E 16	lokaler Punkt, Halsenge
KG 22	Struma, Atembeklemmung
M 9	lokaler Punkt, Struma, Schluckstörungen, Beklemmungsgefühl, Erregung

Ohrakupunktur

22 – Endokrinum, Schilddrüsenzone, 45 – Thyreoidea, 51 – Vegetativum I, Vegetativum II.

Durchführung: Zunächst erfolgt die Behandlung 2 × pro Wo., dann 1 × pro Wo. Ohrakupunktur sollte bevorzugt eingesetzt werden.

▪ Physikalische Therapie

Bei einer Hypothyreose sind aktivierende Maßnahmen angezeigt zur Anregung des Stoffwechsels und Förderung der Durchblutung. Folgende Maßnahmen lassen sich ohne großen Aufwand durchführen:
- Waschungen mit Rosmarin, z. B. Kneipp®-Kreislauf-Bad am Morgen
- Wechselduschen und Bürstenmassage am Morgen
- wechselwarmes Fußbad.

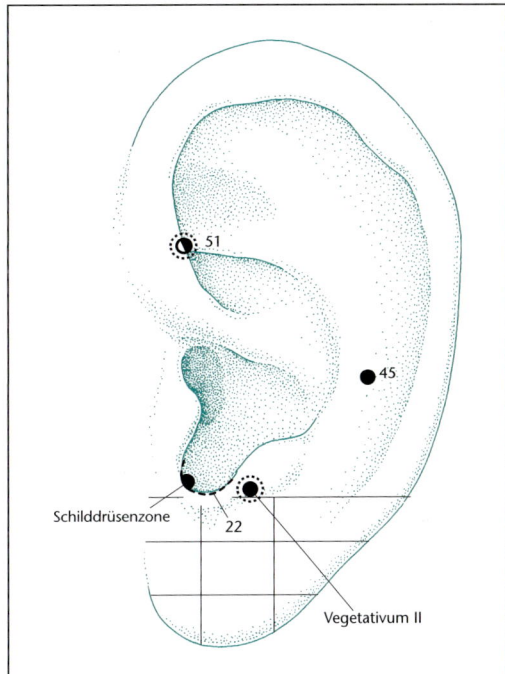

Abb. 5.4: Ohrakupunktur bei Hypothyreose

5

 Wechselwarmes Fußbad

Je ein Gefäß mit warmem (36–38 °C) und kaltem (15–18 °C) Wasser füllen. Nach 5 Min. im warmen Fußbad die Füße für 10–15 Sek. in das kalte Wasser tauchen. 1 × wiederholen, mit kalt enden. Die Gefäße am besten in die Badewanne stellen, das erleichtert die Handhabung.

Fälle aus der Praxis

▪ Fallbeispiel

Ein 42jähriger Patient, Angestellter, leidet unter Erschöpfung und ständiger Müdigkeit. Er fühlt sich unkonzentriert, alles ist ihm zuviel. Seit mindestens 1/2 Jahr geht ihm nichts mehr schnell von der Hand. Er muß sich zur Arbeit zwingen. Außerdem Verdauungsprobleme und Mühe, sein Körpergewicht zu halten. Schluckbeschwerden. Laborwerte der Schilddrüsenhormone und Schilddrüsen-Sonographie unauffällig.

VD: Dysfunktion der Schilddrüse. DD: Depression

Therapie

Ausgehend von der Verdachtsdiagnose Behandlungsversuch mit folgenden Methoden:
• Neuraltherapie: Quaddelung der 4 Schilddrüsenpole, zunächst alle 14 Tage
• Homöopathie: Fucus Oligoplex®, 3 × tgl. 2 Tbl.
• physikalische Maßnahmen: wechselwarme Fußbäder, Waschungen mit Rosmarin, Sauna 1 × pro Wo.

Epikrise

Unter der Behandlung kam es nur zögerlich zu einer Besserung der Beschwerden. Nach 2 Mon. fühlte sich der Patient jedoch deutlich energievoller und vitaler. Das homöopathische Mittel wurde bis auf weiteres als Dauertherapie verordnet. Es trat keine Gewichtszunahme ein. Der Patient kommt etwa alle 6 Mon. in die Praxis wegen Neuraltherapie und Laborkontrolle.

Eigene Notizen

5

5.1.3 Euthyreote Struma

Vergrößerte Schilddrüse, häufig knotig verändert, bei regelrechter Schilddrüsenhormonfunktion. Ätiologie: meist Jodmangel (ca. 90%), seltener Medikamente (z.B. Lithium); ca. 15% der Bevölkerung betroffen; Schwerpunkt in Süddeutschland. Syn.: endemische Struma.

Klinik

- **Frühstadium:** asymptomatisch, Globusgefühl
- **Spätstadium:** Schluckbeschwerden, Dyspnoe, z.T. mit Stridor.

Medizinische Diagnostik

- **Anamnese:** Medikamente, familiäre Belastung
- **körperliche Untersuchung:** Inspektion (Schilddrüse sichtbar), gestaute Halsvenen; Palpation (Schilddrüsengröße, Knoten, schluckverschieblich, Lymphknoten), Messung Halsumfang
- **Laboruntersuchungen:** Schilddrüsenhormone Normwerte TSH basal (0,3–3,5 mU/l), T3 (1,4–2,8 nmol/l), T4 (47–142 nmol/l)
- **apparative Diagnostik:** Schilddrüsensonographie, evtl. Szintigraphie, Feinnadelpunktion.
- evtl. fachärztlich-internistisch/endokrinologisches **Konsil**

Klassifikation der Struma (nach *WHO*)	
Stadium Ia	Struma palpabel, nicht sichtbar
Stadium Ib	Struma nur bei zurückgebeugtem Kopf sichtbar
Stadium II	Struma sichtbar bei gerader Kopfhaltung
Stadium III	ausgeprägte Struma mit Kompressionssyndrom

Differentialdiagnose

- M. Basedow
- Hashimoto-Thyreoiditis
- Schilddrüsen-Karzinom
- Hypothyreose.

Medizinische Therapie

- **medikamentöse Therapie:**
  - *Jodid:* z.B. Jodetten® 100/200. *NW:* Hyperthyreose (insbesondere bei älteren Patienten). *KI:* Hyperthyreose, Schilddrüsenautonomie
  - *L-Thyroxin:* (z.B. Euthyrox®), evtl. auch in Kombination mit Jodid. *NW:* Hyperthyreose, deshalb langsam aufdosieren
- **operative Therapie:** Lappen-(teil-)resektion; anschließend lebenslange Schilddrüsenhormon-Substitution erforderlich. *KO:* Parese N. recurrens. Indikation: bei großer, knotiger Struma mit (Gefahr von) Kompressionssyndrom; bei V.a. Karzinom, bei vergeblicher medikamentöser Therapie.
- **Radiojodtherapie:** z.B. bei rezidivierenden Strumen, bei Inoperabilität; Durchführung stationär in nuklearmedizinischen Abteilungen. *KO:* Hypothyreose, Strahlenthyreoiditis.

Prophylaxe

Die empfohlene Jodzufuhr beträgt 200 µg tgl. Verwendung von jodiertem Speisesalz und jodhaltigen Nahrungsmitel (z.B. Seefische, Milch). In Schwangerschaft, Pubertät und bei familiärer Disposition evtl. medikamentöse Jodsubstitution (z.B. Jodetten® depot). *NW:* Überempfindlichkeitsreaktionen, Hyperthyreose

---

Prognose

Konsequente Prophylaxe mit Jodsubstitution sehr erfolgreich.

Euthyreote Struma

Diagnostik

Visuelle Diagnose

Bei Patienten mit einer (euthyreoten) Struma ist diese häufig schon auf Distanz an der Vergrößerung des Halsumfanges zu erkennen.

Irisdiagnose

Bei Schilddrüsenstörungen sind Reiz- und Schwächezeichen im Schilddrüsensektor bei 3 Uhr rechts und 9 Uhr links im Ziliarfeld zu beachten.

Therapeutische Strategie

Da die Ursache einer euthyreoten Struma in der Regel in einem Jodmangel begründet ist, kommen in erster Linie die beiden folgenden naturheilkundlichen Therapien in Frage: diätetische Maßnahmen und Homöopathie. In naturheilkundlichem Verständnis bestehen darüber hinaus manche Parallelen in der Therapie zur Behandlung der Hypothyreose.

> **Tips zur Lebensführung**
> * jodiertes Meersalz verwenden; bevorzugt jodierte Lebensmittel, z. B. Brot
> * viel Bewegung an der frischen Luft
> * Klimakur an der Nordsee

Spezielle Therapie

▨ Ernährung, Diätetik, Orthomolekulare Medizin

Jodhaltige Lebensmittel sind neben Seefisch z. B. Milch und Gemüse (Feldsalat, Broccoli und Möhren). Der tägliche Jodbedarf ist durch jodhaltige Lebensmittel meist nicht zu decken. Daher sollte jodiertes Speisesalz verwendet werden. Jodhaltig sind auch viele Heilwässer, z. B. Tölzer Adelheid-Jodquelle®.

Die Empfehlung der Deutschen Gesellschaft für Ernährung (DGE), zum Ausgleich von Jodmangel 2 × pro Wo. Seefisch zu essen, ist aus ökologischer Sicht problematisch.

▨ Phytotherapie

Bei leicht ausgeprägter euthyreoter Struma kommen jodhaltige Pflanzen in Frage.

Heilpflanzen

Blasentang (Fucus vesiculosus): jodhaltig, tgl. 1/2 TL bei Jodmangel; nicht als Tee geeignet
Brunnenkresse (Nasturtium officinale): jodhaltig; wie auch die gezüchtete Kresse.

Fertigpräparate

Kombinationen: z. B. Rö-Strumal Röco® Nr. 221, 2–4 Kps. tgl.
Rezidivprophylaxe nach Strumaresektion: z. B. Krophan® N, 3 × tgl. 1 Tbl.
Externa: z. B. Spongiosal® N, 2 × tgl. am Hals einreiben.

▨ Homöopathie

In der Homöopathie gibt es eine Reihe von Mitteln mit Beziehung zu einer gestörten Schilddrüsenfunktion.

Akutmittel

– *Fucus vesiculosus D4:* Jodmangelstruma, Adipositas, hartnäckige Obstipation
– *Flor de piedra D6:* Druckgefühl an der

5

Schilddrüse, Stenokardie, Venostase, Leberstörungen; bewährte Indikation bei euthyreoter Struma

– *Spongia D3:* Jodmangelstruma mit Räusperhusten, Räusperzwang, Kloßgefühl
– *Thyreoidinum D6:* Struma, Myxödem, Adipositas, trockene Ekzeme.

Konstitutionsmittel

Übersicht über Polychreste mit einer Beziehung zu Schilddrüsenstörungen:

– *Calcium carbonicum:* schwammige, lymphatische Patienten, schlaff, energiearm, Neigung zu Übergewicht und Drüsenschwellungen, harte Struma, Kälteintoleranz
– *Barium jodatum:* Drüsenschwellungen, harte Struma, Arteriosklerose, Hypertonie, retardiert, vergeßlich, untersetzte Statur, Altersmittel, frieren leicht.

Komplexmittel

Alternativ oder ergänzend steht eine Reihe gut wirksamer homöopathischer Komplexmittel zur Verfügung:

- bei Struma: z. B. Fucus Oligoplex®, 3 × tgl. 2 Tbl.
- zur Strumaprophylaxe, bei Struma: z. B. Strumeel®, 3 × tgl. 1 Tbl.
- Struma nodosa: z. B. Conium Oligoplex®, 3 × tgl. 15 Tr.
- Externa: z. B. Krophan Salbe, 2 × tgl. am Hals einreiben

Eigene Notizen

5

5.2 Hyperlipidämien und Adipositas

Hyperlipidämien

- Hyperlipoproteinämie: Fettstoffwechselstörungen mit Erhöhung der Serumlipoproteine im Blut. Die Lipoproteine werden nach Dichteklassen in der Elektrophorese eingeteilt (Chylomikronen, VLDL, LDL, HDL). Unterschieden werden primäre Hyperlipoproteinämien von sekundären Formen.
- Hyperlipidämie: Erhöhung von Serumlipiden (Triglyzeride, Cholesterin)
- Normwerte: sind allgemein umstritten
  - Triglyzeride: < 180/200 mg/dl
  - Cholesterin: < 200/250 mg/dl
  - LDL-Cholesterin: < 160 mg/dl
  - HDL-Cholesterin: > 40 mg/dl; (sogenanntes „gutes Cholesterin").

Komplikationen

Bei länger bestehender Hyperlipidämie wird die Entstehung einer Arteriosklerose gefördert. Es drohen koronare Herzerkrankung (Angina pectoris, Herzinfarkt), Apoplex und arterielle Verschlußkrankheit. Sehr hohe Blutfettspiegel führen zur Pankreatitis.

Pathogenese

- **primäre Hyperlipidämien**: genetisch bedingt; ca. 3% der Bevölkerung
- **sekundäre Hyperlipidämien**: symptomatisch; ca. 20% der Bevölkerung
  - *falsche Ernährung:* fettreiche Kost, Alkohol
  - *Erkrankungen:* z.B. Diabetes mellitus, Hypothyreose, M. Cushing, Pankreatitis, Cholestase, nephrotisches Syndrom
  - *medikamentös:* z.B. Ovulationshemmer, Glukokortikoide, Thiaziddiuretika.

Klinik

Die meisten Hyperlipidämien bereiten dem Patienten keinerlei Beschwerden und werden nur zufällig diagnostiziert. Die Erstsymptome sind oft Zeichen arteriosklerosebedingter Komplikationen, etwa ein Herzinfarkt oder ein Apoplex.

- **Xanthome:** gelbliche Hauttumoren, die durch Fetteinlagerung bedingt sind

- **Xanthelasmen:** gelbliche Fettablagerungen im Bereich der Augenlider
- **Arcus lipoides:** ringförmige, weißliche Hornhauttrübung; sind aber in höherem Lebensalter auch bei Gesunden zu finden.

Medizinische Diagnostik

- **Anamnese:** Ernährungsgewohnheiten, Alkoholkonsum, familiär gehäufte Herzkreislauf-Erkrankungen
- **Laboruntersuchungen:** nach 12 Std. Nahrungskarenz; Gesamt-Cholesterin, HDL- und LDL-Cholesterin, Triglyzeride, BZ, Amylase, Lipase, Nieren- und Leberwerte; evtl. Lipidelektrophorese
- **Abdomen-Sonographie:** Leber, Galle, Pankreas.

Medizinische Therapie

- **Allgemeinmaßnahmen:** Basis der Therapie; ggf. Behandlung der Grunderkrankung
  - *fett- und cholesterinarme Diät:* Fettanteil < 30% der Kalorien, pflanzliche statt tierische Fette verwenden
  - *Gewichtsreduktion:* z.B. vermehrt Bewegung
  - *Alkoholkarenz*
- **medikamentöse Therapie:** bei anhaltend unbefriedigender diätetischer Einstellung, bei Vorliegen weiterer Risikofaktoren für eine Arteriosklerose oder nach schweren arteriosklerosebedingten Erkrankungen (z.B. Z.n. Herzinfarkt)
  - *pflanzliche Lipidsenker:* z.B. β-Sitosterin (z.B. Sito-Lande®) bei Hypercholesterinämie. *NW:* Blähungen, Obstipation
  - *Ionenaustauscher:* z.B. Colestyramin (z.B. Quantalan®), besonders bei Hypercholesterinämie. *NW:* gastrointestinale Störungen wie Blähungen, Obstipation. **CAVE:** Verminderung der Resorption von gleichzeitig eingenommenen Medikamenten
  - *Fibrate:* z.B. Bezafibrat (z.B. Cedur®); besonders bei kombinierten Hyperlipidämien oder Hypertriglyzeridämien. *NW:* gastrointestinale Störungen wie Übelkeit, allergische Reaktionen, Myalgien, Cholelithiasis
  - *Nikotinsäurederivate:* z.B. Nikotinsäure (z.B. Niconacid®); besonders bei kombinierten Hyperlipidämien. *NW:* Flush, Pruritus, gastrointestinale Störungen

– *HMG-CoA-Reduktasehemmer:* z. B. Lovastatin (z. B. Mevinacor®); besonders bei ausgeprägten Hypercholesterinämien. *NW:* gastrointestinale Störungen, Kopfschmerzen, Sehstörungen, Myalgien.

Prognose

Nur wenn es gelingt, die erhöhten Blutfette dauerhaft zu senken, wird das Risiko gefährlicher Folgeerkrankungen deutlich vermindert. Weitere Risikofaktoren (Rauchen, Hypertonie, Diabetes mellitus, Übergewicht, Bewegungsmangel) müssen unbedingt ausgeschaltet werden, da sie sich nicht nur addieren, sondern oftmals auch potenzieren.

Adipositas

Übergewicht von mehr als 10% über dem Broca-Normalgewicht (Körpergröße in cm minus 100 = Normalgewicht in kg). Fast jeder zweite Erwachsene in Deutschland ist übergewichtig! Syn.: Fettleibigkeit, Fettsucht.

Pathogenese

In den meisten Fällen liegt durch falsches Eßverhalten und/oder verminderte körperliche Bewegung die zugeführte über der verbrauchten Energie. Auch psychische Störungen wie Verlustängste und Verdrängung von Konflikten können beteiligt sein.
Nur bei ca. 3–5% der Adipösen können organische Ursachen wie eine Hypothyreose oder ein Cushing-Syndrom gefunden werden („hormonell bedingte Fettsucht").

Medizinische Diagnostik

Die Diagnose der Adipositas wird durch Anamnese, Inspektion und Bestimmung von Körpergröße und -gewicht gestellt. Quantifizierung nach dem Broca-Index oder dem Body-Mass-Index (BMI ist Körpergewicht/ Quadrat der Körpergröße; kg/m^2). Ein BMI > 30 kg/m^2 ist behandlungsbedürftig.

Einteilung in 2 Fettverteilungstypen

- männlicher *(android)* Fettverteilungstyp/„Apfelform": Hauptfettansammlungen am Stamm, Extremitäten sind relativ schlank. Der Quotient Taillen- zu Hüftumfang beträgt mehr als 0,85 bei Frauen und mehr als 1 bei Männern. Prognose: höheres Risiko, Folgeerkrankungen zu entwickeln.

- weiblicher *(gynäkoider)* Fettverteilungstyp/„Birnenform": Hauptfettansammlung an Hüften und Oberschenkeln. Der Quotient Taillen- zu Hüftumfang liegt unter 0,85 bzw. 1. Prognose: geringes Risiko, Folgeerkrankungen zu entwickeln.

Medizinische Therapie

Diät

Angestrebt wird eine langsame, aber stetige Gewichtsabnahme durch Diät von ca. 0,5 kg pro Wo. über 3–6 Mon. Bei verhältnismäßig geringer Adipositas reicht eine *ballaststoffreiche, fettarme Kost* oft aus, um das Körpergewicht zu senken. Bei deutlich übergewichtigen Personen ist eine stärker kalorienreduzierte Kost angezeigt.

Begleitende Maßnahmen

- **psychotherapeutische Maßnahmen:** Erlernen eines neuen Eßverhaltens (regelmäßige Mahlzeiten; bewußtes, langsames Essen). Entspannende Verfahren zur Streßbewältigung
- **Diäten:** in der Regel nicht von anhaltender Wirkung („Jojo-Effekt"). Unter Umständen ist an eine Reduktionskost zu denken. „Blitzdiäten" begünstigen Eßstörungen. Eine „Null-Diät" sollte nur unter stationären Bedingungen durchgeführt werden. Für Schwangere sind Abmagerungskuren tabu, da das Kind Schaden nehmen kann.
- **Selbsthilfegruppen:** das Abnehmen in der Gruppe erleichtert manchen Patienten das Durchhalten
- **körperliches Training:** zügiges Gehen, Radfahren, Schwimmen, evtl. Dauerlauf. Wichtig ist regelmäßige Betätigung!
- **Medikamente:** Appetitzügler oder andere Medikamente sind in der Regel nicht angezeigt. Besonders Amphetamine (appetitzügelnde Wirkung) haben oft schwere NW und ein nicht unerhebliches Suchtpotential! Wenn sie doch einmal in außergewöhnlichen Fällen eingesetzt werden, z. B. um dem Patienten den „Einstieg" zu erleichtern und ein Erfolgserlebnis zu verschaffen, sollte ihre Anwendung auf wenige Wo. beschränkt bleiben. Diuretika und Laxanzien sind zu vermeiden! Auch Schilddrüsenhormone sollten zur „Ankurbelung" des Stoffwechsels nicht zur Anwendung kommen.
- **operative Maßnahmen:** chirurgische Maßnahmen, wie z. B. das „Magenbanding" oder die Magenverkleinerung durch einen Ballon sind nur äußerst selten angezeigt.

5

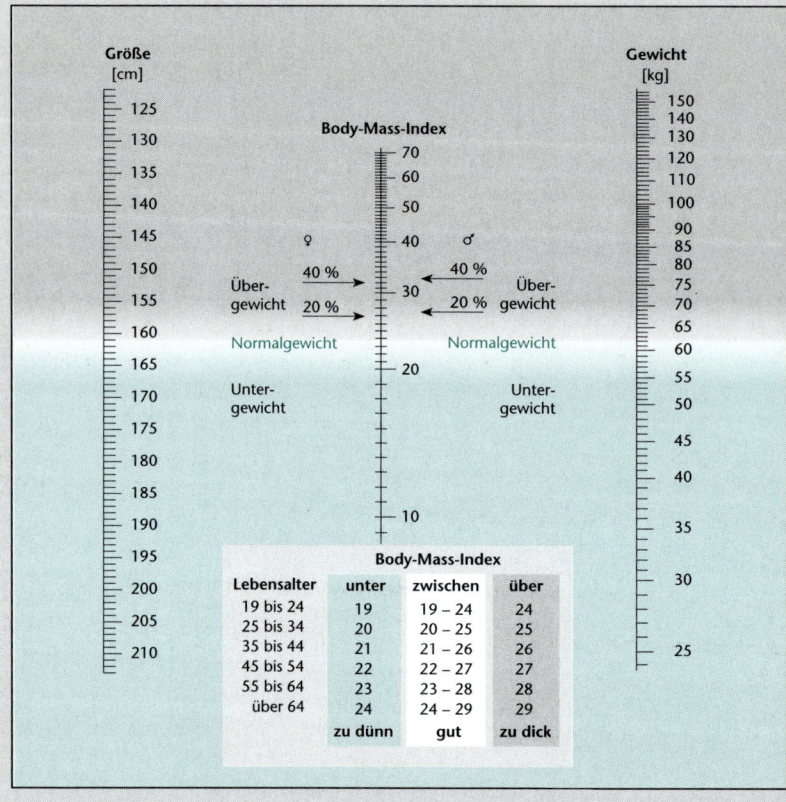

Abb. 5.5:
Normogramm zum Body-Mass-Index (BMI). Der BMI ergibt sich, wenn man in der Tabelle eine Verbindungslinie zwischen (Körper-)Größe und Gewicht zieht.

Komplikationen

- Hypertonie
- Diabetes mellitus
- Fettstoffwechselstörungen, Hyperlipidämie
- Arteriosklerose mit koronarer Herzerkrankung, Schlaganfall: hohes Risiko > 20% über dem Broca-Normalgewicht
- degenerative Erkrankungen des Bewegungsapparates durch vermehrte Gewichtsbelastung: v. a. Wirbelsäule und tragende Gelenke.

Prognose

Eine langfristige Änderung von Lebensgewohnheiten und Ernährung gelingt nur etwa 20% der Patienten. Im Hinblick auf Lebenserwartung und Krankheitsrisiko ist konstantes (leichtes) Übergewicht günstiger als ständige starke Gewichtsschwankungen.

Hyperlipidämien und Adipositas

Diagnostik

Anamnese

Neben der medizinischen Anamnese in einem ausführlichen Gespräch fragen nach:

- *Lebensgefühl:* Bei Adipositas spielen Unzufriedenheit, unerfüllte Bedürfnisse sowie Frustrationen meistens eine große Rolle. Häufig sind die Patienten sehr sensibel und empfindlich und in ihrer Aggression gehemmt. Oder die Erkrankung wird nicht ernst genommen und verdrängt. Gründe, um sich unattraktiv zu machen: Selbstbestrafung? Autoaggression?
- *Bedeutung des Essens:* „Kummerspeck", Essen als Ersatzbefriedigung, Verdrängung psychischer Probleme
- *Familie:* Adipositas in der Familie, genetisch bedingte Hyperlipidämie
- *hormonelle Situation:* Gewichtsprobleme treten häufig im Klimakterium auf. Auch Östrogene, wie die „Pille", können zu einer Erhöhung des Blutfettspiegels führen.
- *Belastungen:* Es besteht ein deutlicher Zusammenhang zwischen erhöhten Blutfettwerten und negativem Dauerstreß.

Angesichtsdiagnose

Bei Patienten mit Fettstoffwechselstörungen sind häufig Xanthelasmen, gelbliche Fettablagerungen im Bereich der Augenlider, zu sehen. (Sie können jedoch auch bei Normalwerten auftreten.) Weiterhin ist auf pathophysiognomische Auffälligkeiten zu achten, die auf eine latente Hypothyreose hinweisen: Gedunsenheit; trockene, kühle, blaß-gelbliche Haut, suborbitale Schwellungen usw.

Irisdiagnose

Ein Arcus lipoides (Cholesterolring) der Hornhaut ist kennzeichnend für Fettstoffwechselstörungen und eine manifeste Arteriosklerose, und damit Merkmal einer lipämischen Diathese. Der Cholesterolring kann vollständig oder nur partiell ausgebildet sein. Auch die hämatogene Konstitution besitzt eine Anlage für Hyperlipidämien und Arteriosklerose. Zu beachten sind weiterhin Defekt- und Reizzeichen im Leber-Galle-Sektor sowie topolabile Pigmentierungen.

Alarmpunkte und Zustimmungspunkte

Druckschmerzhaftigkeit der Punkte deutet auf Störungen des jeweiligen Organs und seines Meridians hin. Bei Adipositas sind oft folgende Alarm- und Zustimmungspunkte empfindlich:

Le 14 – Alarmpunkt Leber
G 24 – Alarmpunkt Gallenblase
KG 12 – Alarmpunkt Magen
B 22 – Zustimmungspunkt 3E-Meridian.

Therapeutische Strategie

Erfahrungsgemäß sind bei Hyperlipidämien und Adipositas mit einer naturheilkundlichen Therapie gute bis befriedigende Ergebnisse zu erzielen. Besonders die frühzeitige Erkennung und Behandlung von Hyperlipidämien kann den Verlauf sehr positiv beeinflussen. Bewährt haben sich diätetische Maßnahmen, Phytotherapie, Homöopathie sowie ausleitende und umstimmende Verfahren. Akupunktur und Neuraltherapie werden ergänzend eingesetzt. Gute Erfahrungen gibt es auch mit Bach-

5

Blüten: Häufig sind Centaury, Larch oder Pine passend.

Die Ernährungstherapie ist die Grundlage jeder erfolgreichen Therapie. Erfahrungsgemäß ist die Patienten-Compliance jedoch nicht immer hoch, da Fettstoffwechselstörungen lange Zeit keine Beschwerden bereiten. Ziel der Behandlung bei Adipositas ist keine schnelle Gewichtsabnahme, sondern eine Normalisierung der Eßgewohnheiten und des Stoffwechsels: Der Patient soll wieder ein natürliches Hunger- und Sättigungsgefühl entwickeln.

Die erfolgreiche Behandlung setzt Eigeninitiative und die Motivation des Patienten voraus, sich mit seinem Eßverhalten auseinanderzusetzen. Die Erwartungshaltung vieler Patienten, durch entsprechende Behandlung ohne eigene Anstrengung abnehmen zu können, muß zwangsläufig korrigiert werden. Im Patientengespräch sollte deutlich zum Ausdruck kommen, daß eine Gewichtsreduktion nur durch eine Umstellung der Lebensweise auf längere Sicht erreicht werden kann. Es muß jedoch berücksichtigt werden, daß bei Adipositas häufig psychische Ursachen eine große Rolle spielen. Eine längerfristige Behandlung zielt daher auf eine psychologische Unterstützung der Patienten im Umgang mit unbefriedigten Bedürfnissen, gestörtem Selbstwertgefühl und geschlechtsspezifischen Rollenkonflikten. Als weitergehende Verfahren kommen dann in Frage: Körpertherapie, z. B. Bioenergetik, Psychotherapie und konstitutionelle Homöopathie.

Tips zur Lebensführung

- viel Bewegung, die Spaß macht; am besten in der Gruppe, z.B. Tanzen oder Ballspiele
- jede Möglichkeit zur Bewegung nutzen, z.B. Treppensteigen statt Rolltreppe
- Alkoholverzicht, spart viele Kalorien ein
- mindestens 2 l täglich trinken, nur ungesüßte Getränke; Limonaden völlig weglassen
- kein „Diktat der Waage": nur 1× pro Wo. wiegen, um Körpergefühl zu verbessern
- Eßverhalten: langsam essen, gründlich kauen, einfache Gerichte, keine Fertigprodukte
- neue Interessen suchen, aktive Freizeitgestaltung

Spezielle Therapie

■ Ernährung, Diätetik

Zentraler Therapieansatz ist eine Ernährungsumstellung. Heilfasten wird weniger zur Gewichtsreduktion als zur Umstimmung des Organismus durchgeführt; in der ambulanten Behandlung bewährt sich erfahrungsgemäß jedoch eher ein Behandlungsbeginn mit Kartoffeltagen mit Übergang in eine kalorienreduzierte Kost (1000–1200 kcal). Grundsätzlich wird keine spezielle Diät angestrebt, sondern eine Ernährungsumstellung im Sinne einer Vollwertkost mit einer Reduzierung der Fette. Eine (überwiegend) laktovegetabile Ernährung wirkt sich besonders günstig aus, da etwa 30% des mit der Nahrung aufgenommenen Cholesterins im Fleisch enthalten sind. Die gewünschte Gewichtsreduktion liegt bei ca. 0,5 kg pro Woche.

Ernährungstips

Folgende Maßnahmen beeinflussen den Gesamtstoffwechsel positiv und können Störungen im Fettstoffwechsel zumindest teilweise ausgleichen:
- hochwertige, kaltgepreßte Pflanzenöle verwenden: Olivenöl, Sonnenblumenöl usw.
- Aufnahme gesättigter Fettsäuren einschränken (Fleisch, Wurst, Butter, Bratfette)
- Cholesterinaufnahme einschränken (tierische Fette, Eier, fetter Käse)
- Zufuhr an Ballaststoffen erhöhen, z.B. Haferkleie, denn ein Mangel an Ballaststoffen begünstigt Cholesterinstoffwechselstörungen.
- Obst- oder Kartoffeltag 1× pro Wo.; v.a. diuretische Wirkung
- Reduktion bzw. Verzicht auf Zucker und Weißmehlprodukte
- Alkoholverzicht bei Hypertriglyzeridämie

Ballaststoffe

Mittel der Wahl bei Adipositas und Hyperlipidämie sind Ballaststoffe, die ein Sättigungsgefühl hervorrufen und durch die Bindung von Gallensäuren die Cholesterinausscheidung fördern.
- *Haferkleie:* cholesterinsenkend, kein Einfluß auf Triglyzeride; empfohlene Dosis 100 g tgl. *Hinweis:* Weizenkleie besitzt keine lipidsenkende Wirkung!
- *Guar:* unverdaulicher Bestandteil aus der indischen Büschelbohne (Cynopsis tetragono loba); bei Hyperlipidämie. *NW:* Blähungen, einschleichend dosieren
- *Pektine:* vorwiegend aus Apfelschalen gewonnen; cholesterinsenkend. *NW:* Spurenelementverarmung
- β-*Sitosterin:* Phytosterol, Vorkommen in pflanzlichen Fetten (Mais, Soja); verringert die Cholesterinresorption; kein Einfluß auf Hypertriglyzeridämie
- *Sojalecithin:* aus der Sojabohne (Glyzine max); trigylzerid- und cholesterinsenkend.

Fertigpräparate

Haferkleie: z.B. Cholestoform® Haferkleie-Flocken, 3 × tgl. 2 EL; Koless® Haferkleie 5 EL tgl.
Guar: z.B. Guar Verlan® Granulat, 1 × tgl. 1 Btl.
Pektine: z.B. Dr. Ritter Pektin K®, 3 × tgl. 2 EL
β-*Sitosterin:* z.B. Sito-Lande®, 3 × tgl. 1–2 Past.
Sojalecithin: z.B. Lipostabil® 300 forte, 3 × tgl. 1 Kps.

■ Phytotherapie

Bei Hyperlipidämien steht eine Reihe von Pflanzen zur Verfügung mit lipidsenkenden Eigenschaften. Pflanzliche Lipidsenker sind vor allem bei leichter Hypercholesterinämie indiziert. Sie können diätetische Maßnahmen keinesfalls ersetzen. Mit Vorsicht sind viele pflanzliche Adipositas-Mittel zu genießen, da sie anthranoidhaltige Laxanzien, wie z.B. Senna, enthalten. Diese Präparate sollten höchstens für 1–2 Wo. eingenommen werden. Ein weiteres Behandlungsprinzip bei Adipositas und Hyperlipidämie ist eine Stoffwechselanregung mit jodhaltigen Pflanzen.

Heilpflanzen

Knoblauch (Allium sativum), *Bärlauch* (Allium ursinum): triglyzeridsenkend, cholesterinsenkend, fibrinolytisch
Artischocke (Cynara scolymus): cholesterinsenkend, choleretisch
Löwenzahn (Taraxacum officinale): choleretisch; leberstärkend, diuretisch; stoffwechselverbessernd
Blasentang (Fucus vesiculosus): jodhaltig, Anregung des Stoffwechsels. **Cave:** Hyperthyreose
Tompinambur (Helianthus tuberosus): beeinflußt das Sättigungsgefühl; reich an Inulin

Mate: appetithemmend, diuretisch, stoffwechselanregend.

Adjuvantes Mittel zur Senkung der Blutfettwerte		
Rp.	Extract. Cynarae scolymi fluid.	30,0
	Extract. Taraxaci fluid.	20,0

M. D. S. 3 × tgl. 20–30 Tr.
(nach *P. A. Zizmann*)

Fertigpräparate

Kombination: z. B. Hanosan® H. S. 48, 3 × tgl. 1 TL
Knoblauch: z. B. Sapec®, 3 × tgl. 1 Drg.
Bärlauch: z. B. Bärlauch Frischblatt Kapseln, 3 × 1 Kps.
Tompinambur: z. B. Helianthus tuberosus Plantina® (D1), 3 × tgl. 20 Tr.
Artischocke: z. B. aar® gamma, 3 × tgl. 2 Drg.
Mate-Tee: z. B. Mate-Gold®, 3 × tgl. 1 Tasse
Blasentang: z. B. Aranikelp®-N, 2 × tgl. 1 Tbl.

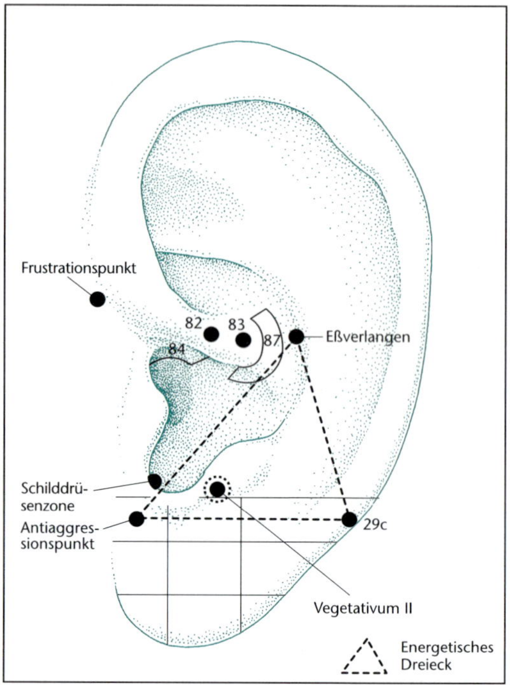

Abb. 5.6: Ohrakupunktur bei Hyperlipidämie und Adipositas

■ Akupunktur

Bei Adipositas läßt sich Akupunktur als additives Verfahren teilweise mit gutem Erfolg einsetzen. Allerdings sollte sie nur bei Patienten durchgeführt werden, die entsprechend motiviert sind. Die Hoffnung vieler Patienten, ohne Eigenleistung überzählige Pfunde verlieren zu können, muß zwangsläufig korrigiert werden.

Körperakupunktur	
KG 12	Alarmpunkt Magen
B 21	Zustimmungspunkt Magen-Meridian
KG 6	Meer der Energie, tonisierende Wirkung
M 36	Einfluß auf die Magenfunktion, harmonisierende Wirkung
KS 6	vegetative Störungen, Einschaltpunkt für Wundermeridian Yin Wei Mo

Ohrakupunktur

29c – Begierdepunkt, Antiaggressionspunkt, Eßverlangen, Frustrationspunkt, Vegetativum II, 84 – Mund, 87 – Magen, 82 – Nullpunkt, 83 – Plexus solaris, Schilddrüsenzone.

Durchführung: Akupunktur dämpft das Eßverlangen; die Wirkung hält jedoch nur einige Tage an. Günstig ist daher die Applikation von Dauernadeln. Im Ohr bewährt sich (nach *Lange*) ein energetisches Dreieck der ersten 3 genannten Punkte. Insgesamt sind etwa 10 Behandlungen sinnvoll, ggf. Wiederholungssitzungen nach einigen Mon.

■ Homöopathie

In der Homöopathie gibt es eine Reihe von Mitteln, die eine Beziehung zu einem trägen Stoffwechsel bzw. Neigung zur Fettleibigkeit haben. Hyperlipidämie ist hingegen kein verwertbares Symptom. Bei Adipositas sind in der Regel nur mit einer konstitutionellen Behandlung befriedigende Ergebnisse zu erzielen.

– *Calcium carbonicum D30:* starker Appetit, Verlangen nach Eiern und Süßigkeiten, Neigung zu Drüsenschwellungen, schwammige, lymphatische Patienten, energiearm, schlaff

– *Graphites D30:* verlangsamte, pyknische, plethorische Menschen, melancholisch, insgesamt dem Bild der Hypothyreose ähnlich, Obstipation, trockene Haut, Neigung zu Ekzemen, leicht frierend

– *Barium carbonicum D30:* Arteriosklerose, Hypertonie, Hypercholesterinämie, Drüsenschwellungen, retardiert, verlangsamt, vergeßlich, untersetzte Statur, Altersmittel

– *Aurum metallicum D30:* vollblütige, kräftige Patienten; Pykniker; üppige Lebensweise; Arteriosklerose, Hypertonie; Blutandrang zum Kopf; Herzangst; Schwermut, Depression

– *Capsicum D30:* träge, plethorisch, phlegmatisch, Magendrücken, Gastritis, Brennen von Haut und Schleimhaut, Hämorrhoiden, Frostigkeit, ängstlich, verdrießlich, launisch

– *Antimonium crudum D4:* „der mürrische Vielfraß", Essen nach Zorn oder Wut, Wechsel von Diarrhoe und Obstipation, weiße dickbelegte Zunge; tagesschläfrig

– *Fucus vesiculosus D2:* bewährte Indikation, stoffwechselsteigernd; Drüsenschwellungen, bei Jodmangelstruma. **Cave:** Hyperthyreose.

Komplexmittel

Alternativ oder ergänzend steht eine Reihe gut wirksamer homöopathischer Komplexmittel zur Verfügung:

- bei Stoffwechselträgheit: z. B. Calcium carbonicum Oligoplex®, 3 × tgl. 2 Tbl.
- gesteigertes Süßigkeitsverlangen: z. B. Infikausal®, 3 × tgl. 15 Tr.
- Anregung der Schilddrüse: z. B. Fucus Oligoplex®, 3 × tgl. 2 Tbl.; fuculacca 3 × tgl. 25 Tr.
- Regulierung des Sättigungsgefühls: z. B. Cefamadar®, 3 × tgl. 1 Tbl.

■ Ausleitungs- und Umstimmungsverfahren

Bei der Behandlung von Adipositas und Hyperlipidämien steht die konstitutionsbezogene Therapie im Mittelpunkt. Die Maßnahmen können additiv bei Patienten mit Risikofaktoren, wie z. B. Hypertonie, eingesetzt werden.

Aderlaß

Ein Aderlaß ist indiziert bei Füllezuständen, Störungen der Mikrozirkulation, bei einem Hämatokrit > 45%. Zur Verbesserung der Fließeigenschaften des Blutes, allgemein entlastend für den Organismus. *Durchführung:* Bei akuten Beschwerden im Sinne einer starken Blutfülle bzw. Stauung, werden etwa 150 bis maximal 200 ml Blut abgelassen; größere Blutmengen würden die reaktive Erythropoese zu stark anregen. Wiederholung bei Bedarf nach 2–4 Wo. Die stärkste Wirkung läßt sich erfahrungsgemäß bei abnehmendem Mond, d. h. in der 1. Wo. nach Vollmond, erzielen. *Hinweis:* den Patienten während und nach dem Aderlaß überwachen (**Cave:** Kreislaufregulationsstörungen, Hypotonie). Der Flüssigkeitsverlust wird durch reichliche Zufuhr von Wasser oder Tee ausgeglichen.

5

Neuraltherapie

Ergibt sich ein Hinweis auf eine gestörte Schilddrüsenfunktion, so sollte diese entsprechend behandelt werden. Die Neuraltherapie wird mit dem Ziel einer reflektorischen Beeinflussung und hormonellen Umstimmung der Schilddrüse eingesetzt.

Durchführung: Je 2 Quaddeln rechts und links über die oberen und unteren Schilddrüsenpole setzen (medialer Rand des M. sternocleidomastoideus) (vgl. Abb. 5.3).

Erfahrungsgemäß ist bei Adipositas auch die präperitoneale Injektion von 0,5–1 ml Lokalanästhetikum in die Magengrube sehr wirkungsvoll, 3 Querfinger unter dem Processus xiphoideus (KG 14).

Physikalische Therapie

Physikalische Maßnahmen regen den Stoffwechsel an, verbessern die Durchblutung und fördern damit den Kalorienverbrauch. Besonders Kalt- und Wechselanwendungen sind sehr wirkungsvoll, um den Organismus „aufzuwecken":

- Trockenbürsten
- Wechselduschen
- kalte Teilgüsse.

Fälle aus der Praxis

Fallbeispiel I

Eine 52jähriger Patient, Verkäufer, möchte sein Körpergewicht reduzieren: 100 kg bei 1,75 m. Anamnese: Fehlernährung, regelmäßig Alkohol. Labor: Trigylzeride 221 mg/dl, HDL-Cholesterin 43 mg/dl und LDL-Cholesterin 190 mg/dl. Der Patient hat schon viele

Diäten erfolglos abgebrochen. Infolge des Übergewichts leidet der Patient unter Gelenkbeschwerden und fühlt sich in der Ausübung seines Berufs beeinträchtigt. Es wird eine Normalisierung der Fettwerte angestrebt. Ziel: Anregung des Stoffwechsels, angestrebte Gewichtsreduktion 0,5 kg pro Wo.

Therapie

- Ernährungsumstellung: laktovegetabile Vollwertkost mit 1200 kcal, Zucker- und Alkoholverzicht, Koless® Haferkleie mit Kern, 6 EL tgl. als Quellstoff; 1 × pro Wo. Kartoffeltag
- Ohrakupunktur: energetisches Dreieck, Dauernadeln
- Phytotherapie: Hanosan H.S. 48, 3 × tgl. 1 TL
- Neuraltherapie: KG 14 und Quaddeln über der Schilddrüse (insgesamt 3 mal)
- Lebensführung: viel Bewegung, aktive Lebensgestaltung, neue Interessen suchen.

Epikrise

Mit dem Patienten wurde ein Behandlungsvertrag abgeschlossen, denn nur bei einer Ernährungsumstellung mit Alkohol- und Zuckerabstinenz ist eine weitergehende Therapie sinnvoll. Es sollte keine strenge Diät durchgeführt, sondern eine allmähliche Gewichtsreduktion erreicht werden. Zur Anregung des Stoffwechsels wurde dem Patienten ein phytotherapeutisches Mittel verordnet. Zur vegetativen Regulierung wurde mehrmals die präperitoneale Injektion in die Magengrube durchgeführt. Im Ohr wurden Dauernadeln zur vegetativen Beruhigung und zur Reduzierung des Hungergefühls appliziert. Unter dieser Therapie gelang es dem Patienten, in 3 Mon. 5 kg abzunehmen. Die Cholesterinwerte konnten leicht, die Triglyzeridwerte auf unter 200 mg/dl gesenkt werden.

Fallbeispiel II

Eine 37jährige Patientin, Redakteurin, hat erhöhte Cholesterinwerte: Cholesterin 265 mg/dl, Trigylzeride normal. Psychovegetative Störungen, viel beruflicher Streß. Die Patientin ist sehr nervös und ißt häufig Süßigkeiten, um sich zu beruhigen. Bei einem Gewicht von 79 kg bei 1,62 m möchte sie gern abnehmen. In der Iris ist ein partieller Cholesterolring zu sehen. Ziel der Behandlung: Gewichtsreduktion: 0,5 kg pro Wo., vegetativer Ausgleich, besserer Umgang mit Streß.

Therapie

- Ernährungsumstellung auf Vollwertkost, 1 × pro Wo. Obsttag, ausreichend trinken
- Homöopathie: Dystophan®, 3 × 20 Tr., zur vegetativen Beruhigung
- physikalische Therapie: Trockenbürsten, Wechselduschen
- Lebensführung: viel Bewegung, aktive Freizeitgestaltung, Entspannungsverfahren.

Epikrise

Durch eine Stabilisierung des vegetativen Nervensystems gelang es der Patientin, weniger zu essen. Sie nahm allmählich 5 kg Körpergewicht ab. Die nur geringfügige Senkung der Cholesterinwerte ist vermutlich mit der weiterhin angespannten beruflichen Situation zu erklären.

5

Eigene Notizen

5.3 Gicht

- Hyperurikämie: Erhöhung der Harnsäurekonzentration im Serum > 6,5/7 mg/dl.
- Gicht: klinische Manifestationsform der Hyperurikämie; äußert sich insbesondere in Gichtanfällen mit starken Gelenkbeschwerden (Arthritis urica). Betrifft in 95% Männer, vor allem solche mit Übergewicht, Fettstoffwechselstörungen und Diabetes mellitus.

Pathogenese

Bei hohen Harnsäurekonzentrationen fallen Harnsäurekristalle (Urate) aus, lagern sich in den Gelenken, aber auch extraartikulär in Schleimbeuteln, Sehnenscheiden, und Subkutis ab und führen dort zu Entzündungsreaktionen.

Formen

- **primäre Hyperurikämie:** ca. 90%; erbliche Störung des Purinstoffwechsels bzw. der renalen Harnsäuresekretion (häufig)
- **sekundäre Hyperurikämie:** ca. 10%; Harnsäureerhöhung infolge vermehrter Harnsäurebildung durch vermehrtes Anfallen von Nukleinsäuren als Stoffwechselendprodukte bei Zellzerfall (z.B. unter Therapie mit Zytostatika, hämolytische Anämien, Leukämien) oder infolge verminderter renaler Harnsäureausscheidung (bei Nierenerkrankungen, schlecht eingestelltem Diabetes mellitus, strengem Fasten, Therapie mit Thiaziddiuretika).

Klinik

- Zunächst *asymptomatischer Verlauf*, dann *akuter Gichtanfall*, oft ausgelöst durch Alkoholkonsum und/oder purinreiche Kost. Anfangs ist nur ein Gelenk, am häufigsten das *Großzehengrundgelenk* (80%) betroffen (Podagra). Befund: stark geschwollen, gerötet und extrem schmerzhaft. Selbst leichteste Berührungen oder Erschütterungen lösen schon heftige Schmerzen aus. Evtl. hat der Patient auch Fieber. Im weiteren Verlauf der Erkrankung wechseln akute Gichtanfälle mit symptomfreien Intervallen ab. Im höheren Lebensalter sind manchmal mehrere Gelenke betroffen. Bei chronischer Gicht Bildung von sog. Gichttophi (Harnsäureablagerungen in den Weichteilen)

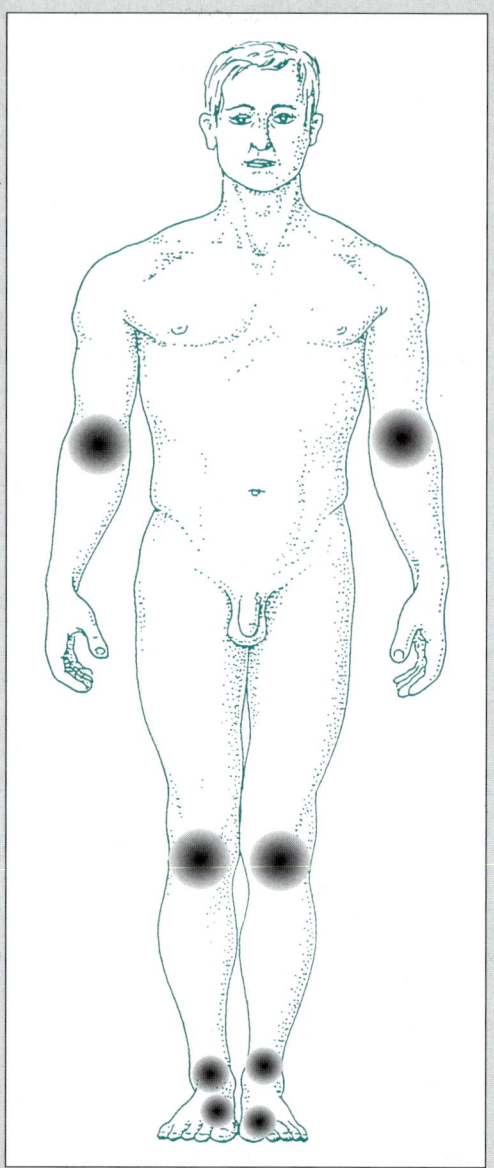

Abb. 5.7: Häufig betroffene Gelenke bei Gicht

- **typische Lokalisationen**: z.B. Knie, Ellenbogen, Handgelenke
- **extraartikuläre Formen:** z.B. Bursitis, Tendovaginitis.

Medizinische Diagnostik

- **Anamnese:** Medikamente, Ernährungsgewohnheiten, Alkohol
- **Laboruntersuchungen:** Harnsäure (Nüchternblut; Normwert schließt Hyperurikämie nicht aus), Diff.-BB, im akuten Gichtanfall erhöhte Entzündungsparameter (BSG, Leukozytose, CRP), Nierenwerte, Blutzucker, Urinstatus
- **körperliche Untersuchung:** Gelenke (Entzündungszeichen, Beweglichkeit), Gichttophi
- **Colchicin-Probetherapie:** im akuten Schub (Therapie s. u.). Bei Besserung Hinweis auf Gicht.
- **Röntgen:** der Gelenke bei chronischem Verlauf
- evtl. **Gelenkpunktion:** Nachweis von Uratkristallen in Gelenkflüssigkeit
- fachärztlich-urologisches **Konsil:** bei V. a. Nierenbeteiligung.

Differentialdiagnose

- akute bakterielle Arthritis
- sonstige Arthritiden, z. B. bei Psoriasis, Gonorrhoe
- aktivierte Arthrose
- chronische Polyarthritis
- Bursitis, Tendovaginitis anderer Genese (z. B. Trauma, Überlastung).

Medizinische Therapie

Akuter Gichtanfall

Beim akuten Gichtanfall werden antiphlogistische und analgetische Medikamente eingesetzt:
- **NSAR:** z. B. Indometacin (z. B. Amuno®); analgetische und antiphlogistische Wirkung. *NW:* gastrische Beschwerden, Bronchospasmen, pseudoallergische Reaktionen, Nierenfunktionsstörungen, Kopfschmerzen. **Cave:** Daueranwendung
- **Colchicin:** z. B. Colchicum-Dispert®; häufig Therapie der Wahl (auch zur Diagnose; s. o.). *NW:* Diarrhoe und Übelkeit (zwingt oft zum Absetzen), Agranulozytose
- **Glukokortikoide:** z. B. Methylprednisolon (z. B. Urbason®), intraartikulär oder systemisch nur bei Erfolglosigkeit obiger Behandlungsschritte. Glukokortikoide wirken über verschiedene Mechanismen ausgeprägt antiphlogistisch. *NW:* bei systemischer Resorption Vielzahl von NW im Sinne eines Cushing-Syndroms (z. B. Diabetes mellitus, Osteoporose, Hypertonie, psychische Veränderungen, Gewichtszunahme, „Mondgesicht", Ödeme), Atrophie der Muskulatur und Haut.

Im symptomfreien Intervall

- **Diät:** purinarme Kost; Verzicht auf fettes Fleisch, Kaffee, Innereien, Alkohol; ausreichende Flüssigkeitszufuhr, ggf. Gewichtsreduktion
- **medikamentös:**
  - *Urikostatika:* z. B. Allopurinol (z. B. Zyloric®); medikamentöse Therapie der Wahl; reduzieren die Bildung der Harnsäure. *NW:* gastrointestinale Störungen, allergische Reaktionen (Exantheme, Fieber, gastrointestinale Störungen; bei zusätzlicher Gabe von Thiaziddiuretika hohe Letalität)
  - *Urikosurika:* z. B. Benzbromaron (z. B. Narcaricin®); alternativ zu Allopurinol; erhöhen die Harnsäureausscheidung. *NW:* Harnsäuresteine in harnableitenden Wegen.

Komplikationen

- Nierensteine: sog. Uratsteine
- Gelenkdeformierungen
- Gichtniere: „Auszementierung" des Nierenbeckens durch Uratablagerungen. Folgen sind Nierenbeckenentzündungen, Nierenfunktionsstörungen bis zur Niereninsuffizienz.

Prognose

Die Prognose ist bei frühzeitiger Behandlung gut. Ist es bereits zu einer Nierenschädigung gekommen, wird die Prognose hierdurch bestimmt. Der Patient muß darüber aufgeklärt werden, daß die medikamentöse Behandlung lebenslang erforderlich ist, da die Stoffwechselanomalie selbst bestehen bleibt.

5

Gicht

Diagnostik

Anamnese

Neben der medizinischen Anamnese in einem ausführlichen Gespräch fragen nach:
- *Streß:* Harnsäurewerte steigen durch Streß
- *Verdauung:* bei chronischer Obstipation entwickeln sich große Mengen von Bakterien, bei deren Absterben u. a. Toxine und Harnsäure anfallen.

Visuelle Diagnose

Bei Hyperurikämie und Gicht gibt es praktisch keine typischen Merkmale. Gichttophi treten wegen der frühzeitigen therapeutischen Intervention heutzutage eher selten auf.

Irisdiagnose

Häufig ist in der Iris eine harnsaure Diathese mit weißgrauen Ablagerungen in der Ziliarzone zu sehen. Eine hydrogene Konstitution mit weißen, ziliar aufgelagerten Flocken („Wattebäuschchen") deutet auf eine rheumatische Disposition.

Reflexzonen

Gelosen in der Nierenzone mit zusätzlich erbsengroßen, harten Knoten im oberen Anteil des Gluteusmuskels bestätigen (nach *Abele*) bei unklarer Monarthritis, gemeinsam mit entsprechenden Laborwerten, die Diagnose Gicht.

Fußreflexzonen

Sehr häufig sind die Zonen des betroffenen Gelenkes druckschmerzhaft. Auffälligkeiten im Bereich der Niere und der Verdauungsorgane sollten beachtet werden.

Alarmpunkte

Druckschmerzhaftigkeit der Punkte deutet auf Störungen des jeweiligen Organs und seines Meridians hin. Bei Gicht sind häufig folgende Alarm- und Zustimmungspunkte empfindlich:

G 25 – Alarmpunkt Niere
Le 13 – Alarmpunkt Milz-Pankreas
G 24 – Alarmpunkt Gallenblase
Le 14 – Alarmpunkt Leber.

Therapeutische Strategie

Erfahrungsgemäß sind bei Gicht mit einer naturheilkundlichen Therapie gute Erfolge zu erzielen. Eine Ernährungsumstellung ist die effektivste Grundlage der Gichttherapie. Zur Initial- bzw. Basisbehandlung hat sich daher besonders die Diätetik sowie die Phytotherapie und Homöopathie bewährt. Die Entgiftung des Körpers über Leber, Niere, Darm, sowie die Anregung der Lymphe stehen dabei im Mittelpunkt. Auch Ausleitungs- und Umstimmungsverfahren, z. B. Aderlaß, haben bei der Behandlung einen hohen Stellenwert, besonders beim akuten Gichtanfall. Akupunktur wird ebenso wie die Neuraltherapie zur Verbesserung der Stoffwechselsituation und zur symptomatischen Schmerztherapie begleitend eingesetzt. Ziel ist es, über eine Förderung der Ausscheidung der harnpflichtigen Stoffwechselendprodukte den Organismus zu entlasten und damit das Risiko der Entstehung von Nierensteinen zu verringern. Angestrebt wird eine dauerhafte Senkung des Harnsäurespiegels auf Normalwerte sowie eine Normalisierung der entgleisten Stoffwechsellage.

Der dauerhafte Erfolg der Therapie hängt ganz entscheidend von der Mitarbeit des Patienten ab. Im Gespräch sollte daher deutlich zum Ausdruck kommen, daß eine Besserung der Beschwerden nur durch eine Umstellung der Ernährungsgewohnheiten auf längere Sicht erreicht werden kann. Bei einer harnsauren Diathese ist eine konstitutionelle Behandlung zu empfehlen, um Spätschäden und Komplikationen zu vermeiden.

Tips zur Lebensführung

- Alkohol, Kaffee und üppige (Fleisch-)Mahlzeiten vermeiden, wegen Hemmung der Harnsäureausscheidung
- extreme Anstrengungen und Unterkühlung vermeiden, da sie Anfälle auslösen können
- viel Bewegung fördert die Harnsäureausscheidung: z.B. Spaziergänge, Radfahren, Schwimmen, Gymnastik

---

Spezielle Therapie

■ Ernährung, Diätetik

Das Risiko eines Gichtanfalls korreliert mit der Höhe des Harnsäurespiegels. Eine Umstellung der Ernährungsgewohnheiten in Richtung einer purinarmen Kost ist daher zentraler Therapieansatz. Fleisch und Wurst sind nur in kleinen Mengen erlaubt, denn durch Fleisch wird mehr als die Hälfte aller Purine aufgenommen. Innereien, Wild und Fleischextrakte sind völlig zu meiden. Zu empfehlen ist eine laktovegetabile Vollwertkost. Eine basenreiche Ernährung mit viel Obst und hohem Frischkostanteil erleichtert die Harnsäureausscheidung über die Niere. Bei Stoffwechselazidose zu empfehlen ist die zusätzliche Einnahme von basischen Präparaten, z.B. Alkala® N, morgens 1 TL Pulver auf 1/2 Glas Wasser oder Alkala® T, 3 × tgl. 1 Tbl. Kontrolle des pH-Werts im Urin erfolgt mit Indikatorpapier.

Die tägliche Trinkmenge, z.B. Wasser und ungesüßter Kräutertee, sollte mindestens 2 l tgl. betragen, um die Bildung von Harnsäuresteinen zu verhindern. Übergewicht erhöht das Gichtrisiko; bei übergewichtigen Patienten ist daher eine Gewichtsreduktion anzustreben. Heilfasten ist nur sinnvoll bei anschließender Ernährungsumstellung. Auch ein regelmäßig 1 × pro Wo. durchgeführter Rohkosttag wirkt sich entlastend auf den Stoffwechsel aus.

Cave: Radikale Fastenkuren können den Organismus belasten, da sie zu einer Erhöhung des Harnsäurespiegels führen. Wird dennoch Heilfasten durchgeführt, so ist zur Anfallsprophylaxe die Gabe von Basenpulver indiziert. Wichtig ist eine sorgfältige Überwachung in diesem Zeitraum.

Puringehalt von Nahrungsmitteln		
hoch	**mittel**	**niedrig / purinfrei**
Innereien	Fisch	Obst, Salat
Fleisch, Fleischbrühwürfel	Eier, Wurst	Kartoffeln, Reis
Sardinen	Hülsenfrüchte	Fette, Öle
Geflügel	Soja	Milch, Milchprodukte
Schokolade	Kohl	Getreideprodukte

■ Phytotherapie

Zur Behandlung der chronischen Stoffwechselstörung werden Pflanzen mit stoffwechselanregenden und diuretischen Eigenschaften ausgewählt. Die Heilpflanzen müssen über mehrere Mon. verordnet werden, sonst ist die Therapie wenig erfolgreich. Um eine Gewöhnung des Organismus zu vermeiden, ist ein Wechsel der Mittel bzw. das Einlegen von Pausen sinnvoll (4 bis maximal 6 Wo.).

Das aus der Herbstzeitlosen gewonnene Colchicin, als eines der ältesten und wirksamsten Gichtmittel, sollte wegen seiner geringen therapeutischen Breite nur im akuten Anfall gegeben werden.

Heilpflanzen zur innerlichen Anwendung

Herbstzeitlose (Colchicum autumnale): bei akutem Gichtanfall; antiphlogistisch, schmerzstillend; nur als Fertigpräparat; verschreibungspflichtig, maximale Tagesdosis 8 mg; *NW*: u. a. Durchfall, Übelkeit

Brennessel (Urtica urens, Urtica dioica): Anregung der Harnsäureausscheidung

Löwenzahn (Taraxacum officinale): „blutreinigend", Anregung der Ausscheidung

Birke (Betula pendula): harnsäureausleitend, zur Durchspülung der Harnwege

Teufelskralle (Harpagophytum procumbens): antiphlogistische Wirkung, Senkung der Harnsäurewerte

Hauhechel (Ononis spinosa): milder diuretischer Effekt

Goldrute (Solidago virgaurea): zur Durchspülung der Harnwege

Geißfuß (Aegopodium podagraria): schmerzstillend; (nach *Karl*) nur im frischen Zustand wirksam; kurmäßig über einen Zeitraum von 2 Wo.; auch äußerlich anwendbar.

Stoffwechseltee bei Gicht

Rp.		
	Rad. Taraxaci c. Herb.	30,0
	Herb. Urticae	25,0
	Fol. Betulae	25,0
	Fol. Menthae pip.	20,0

M. f. spec. D. S. 1 TL pro Tasse, 10 Minuten ziehen lassen, 4 Tassen über den Tag verteilt trinken

---

Bei harnsaurer Diathese

Rp.		
	Extract. Harpagophyti fluid.	40,0
	Extract. Betulae e Fol. fluid.	
	Extract. Urticae fluid.	aa 30,0

M. D. S. 3 × tgl. 25–30 Tr.
(nach *P. A. Zizmann*)

Fertigpräparate

Colchicin: z. B. Colchysat® Bürger Tr.; Colchicum-Dispert®; verschreibungspflichtig; im akuten Gichtanfall die ersten 4 Std. 1 mg pro Std.; dann 0,5–1 mg alle 2 Std.; maximale Tagesdosis 8 mg Colchicin

Zur Stoffwechselregulation: Uriginex® Urtica Flüssigkeit, 3 × tgl. 1/2 El auf ein Glas Tee

Frischpflanzensäfte: z. B. Stoffwechselkur mit Löwenzahn- und Brennesselsaft Kneipp®

Tee: z. B. Vollmers® Grüner Hafertee, 3 × tgl. 1 Tasse; Hevert® Gicht-Rheuma-Tee comp., 3 × tgl. 1 Tasse; Gerner® Lymphaticum, 2 × tgl. 1 Tasse

Durchspülungstherapie: z. B. Solidagoren® N, 3 × tgl. 20 Tr.

Externa: Johanniskrautöl, z. B. Hettral®, schmerzlindernd; bei chronischen Beschwerden.

■ Homöopathie

In der Auswahl stehen vorzugsweise Mittel mit einer Beziehung zur harnsauren Diathese. Für eine konstitutionelle Behandlung ist eine individuelle Mittelwahl nach ausführlicher Repertorisation notwendig.

Akutmittel

Dosierung: Im akuten Gichtanfall können die Mittel 1/2–1stdl. eingenommen werden

- *Acidum benzoicum D3-D6:* Befall der kleinen Gelenke; ziehende, reißende Schmerzen; Urin sehr dunkel, übelriechend; Alkohol <
- *Apis D3-D6:* sich rasch entwickelnde ödematöse Gelenkentzündung; stechende, brennende Schmerzen; äußerst berührungsempfindlich; Wärme ist unerträglich; durstlos
- *Belladonna D4:* akute, heftige Entzündung, klopfende oder stechende Schmerzen
- *Berberis D3:* zur Ausleitung; Leber- und Stoffwechselmittel; Nierensteine; Schmerzen bevorzugt rechts, in der Nierengegend
- *Bryonia D3:* heiße, geschwollene, rote Gelenke, sehr schmerzhaft, geringste Bewegung<; mürrisch-reizbare Stimmung
- *Calculi renales D4, D6:* bei Nierensteinen
- *Colchicum D4:* mehr subakute Fälle; große Schwäche; Gelenke steif und schmerzhaft; Beschwerden wandern; Schwellungen wechselnd rot und blaß; besonders kleine Gelenke betroffen; Arthrosen im Hüft- und Kniegelenk; inneres Kältegefühl; Wärme >
- *Ledum D2:* heiße, blasse Schwellungen um die Gelenke, Beschwerden wandern von unten nach oben; auffallende Kältebesserung trotz allgemeiner Frostigkeit; Wein <
- *Lithium carbonicum D4:* chronische Beschwerden; Anschwellung, Rötung; kleine Gelenke sehr empfindlich; mit Herzbeschwerden; Harnsäureablagerungen im Urin
- *Lycopodium D6:* chronische Erkrankung; mit Leberbeteiligung; blähende Speisen <
- *Antimonium crudum D6:* beschleunigt den Stoffwechsel; torpide Gicht; bei Adipositas.
- *Injektion mit Acidum formicicum D12, D30:* zur allgemeinen Umstimmung; peroral kaum wirksam; nur zur Injektion, etwa 1 ×

pro Mon. 1 Amp., in jedem Fall Reaktion abwarten.

Akuter Gichtanfall

Belladonna D6 und Apis D3-D6: 1x pro Std. im Wechsel 1 Gabe (nach *Stauffer*).

Komplexmittel

Alternativ oder ergänzend steht eine Reihe gut wirksamer homöopathischer Komplexmittel zur Verfügung:
- harnsaure Diathese: z.B. Restructa® forte ST, initial 3 Tage 4 × tgl. 2 Tbl.; danach 4 × tgl. 1 Tbl.; Colchisan® Hanosan, 3 × tgl. 10 Tr.; Harnsäuretropfen®, 3 × tgl. 10 Tr.
- Adjuvans bei Gelenkschwellung: z.B. Ledum® Oligoplex, 3 × tgl. 10 Tr.
- Steindiathese, Nierengrieß: z.B. Berberis Pentarkan®, 3 × tgl. 1 Tbl.
- Injektionen: z.B. Restructa® pro injectione, 2 × pro Wo. 1 Amp. s.c., i.m., i.v.
- Salben: z.B. Lomarheumin® N.

█ Physikalische Therapie

Sowohl beim akuten Gichtanfall als auch bei der chronischen Gicht sind physikalische Maßnahmen sehr hilfreich. Sie wirken schmerzlindernd und beeinflussen die Gelenkfunktion positiv. In den anfallsfreien Intervallen und bei degenerativen Gelenkveränderungen werden subjektiv meist warme Anwendungen bevorzugt, z.B. Bäder, Packungen, Sauna. Im akuten Gichtanfall wirken kalte Umschläge, Güsse oder „cold packs" schmerzlindernd und abschwellend.

5

Kohlumschläge

Sie haben eine schmerzlindernde, entzündungshemmende und ausleitende Wirkung. Kohlumschläge sind vor allem bei subakuten und chronischen Entzündungen indiziert.

 Kohlumschlag

Die Mittelrippe aus frischen Weißkohlblättern (möglichst aus biologischem Anbau) herausschneiden. Anschließend die Blätter mit einer Glasflasche quetschen, dachziegelartig auf die betroffene Körperpartie legen und mit einer Binde oder einem Tuch befestigen. Für die Behandlung von kleinen Stellen kann man die Blätter in Streifen schneiden. Einwirkungsdauer: 1–12 Std., auch über Nacht. Werden die Blätter nach wenigen Std. braun und riechen unangenehm, so ist dies in der Regel ein Hinweis auf die erhöhte Ausscheidung von Giftstoffen; ggf. Auflage erneuern. Der Patient sollte wissen, daß in seltenen Fällen eine Erstverschlimmerung auftreten kann.

■ Ausleitungs- und Umstimmungsverfahren

Ausleitungsverfahren dienen primär der lokalen Schmerzlinderung bei einer Gelenkentzündung. Die Maßnahmen beeinflussen außerdem die Rheologie, entlasten den Organismus bei Blutfülle und vermindern Stauungen.

Blutegel

Die antiphlogistische Wirkung erklärt sich durch den Blutegelwirkstoff Hirudin. Bei rezidivierenden Anfällen können Blutegel auf den Schmerzbezirk bzw. in die Nähe des Gelenks gesetzt werden.

Vorgehensweise: Bezug der Blutegel über die Apotheke. Die geplante Bißstelle – wenn erforderlich – mit einer Hämolanzette anritzen, die Blutegel (etwa 1–2 Blutegel an der Großzehe, 2–4 Blutegel am Knie) mit einem Spatel oder einer stumpfen Pinzette vorsichtig nehmen und an die entsprechende Stelle legen.

Die Blutegel fallen nach ca. 15–40 Min. ab, wenn sie sich vollgesogen haben. Anschließend die Wunde mindestens 1 Std. nachbluten lassen bzw. bis sie spontan sistiert und anschließend locker verbinden. Die Egel müssen nach einmaliger Verwendung getötet werden (in Essig oder Chloroform), wegen möglicher Infektionsübertragung, z. B. HIV, Hepatitis.

Aderlaß

Ein Aderlaß ist indiziert bei Gichtpatienten mit einer Viskositätserhöhung des Blutes und einer Stoffwechselazidose.
Durchführung: Bei akuten Beschwerden, im Sinne einer akuten Entzündung bzw. einer starken Blutfülle werden etwa 150 bis maximal 200 ml Blut abgelassen; größere Blutmengen würden die reaktive Erythropoese zu stark anregen. Wiederholung bei Bedarf nach 2–4 Wo. Die stärkste Wirkung läßt sich erfahrungsgemäß bei abnehmendem Mond, d. h. in der 1. Wo. nach Vollmond, erzielen. *Hinweis:* den Patienten wegen möglicher Kreislaufreaktionen während und nach dem Aderlaß überwachen. Der Flüssigkeitsverlust wird durch reichliche Zufuhr von Wasser oder Tee ausgeglichen.

Akupunktur

Nach Auffassung der TCM sind Gelenkbeschwerden, wie sie bei Gicht auftreten, eine Ansammlung von Feuchtigkeit, Schleim und Hitze im Körper. Therapeutisch wird daher besonders der Milz-Pankreas-Meridian, der für die Verteilung von Flüssigkeit zuständig ist, berücksichtigt. Die Beziehung zur Milz zeigt sich auch im Verlauf des Milz-Pankreas-Meridians lateral des Großzehengrundgelenkes, dem am häufigsten befallenen Gelenk. Medial verläuft der Leber-Meridian, der meist bei akuten Entzündungen beteiligt ist. Ergänzend werden stoffwechselanregende Punkte und lokale schmerzhafte Punkte ausgewählt.

Bei sehr akuten Beschwerden kann über die kontralaterale Seite behandelt werden.

Körperakupunktur

MP 2, 3	lokale Schmerzpunkte am Großzehengrundgelenk
MP 5	Schwellung der Füße, Fußgelenksschmerzen
MP 6	Verbindung der 3 Yin-Meridiane am Fuß, die Milzenergie stärkend
Le 2, 3	lokale Schmerzpunkte am Fuß
Le 13	Stoffwechselpunkt, Alarmpunkt Milz-Pankreas
B 60	wichtiger Schmerzpunkt
M 36	ausgleichende Wirkung, bei Stoffwechselstörungen
3E 5	wichtiger Punkt bei Rheuma und Entzündungen
Bai Feng	„die 8 Winde": die Nadeln werden vertikal zwischen die Zehenglieder gestochen, an der Grenze vom roten zum weißen Fleisch

Ohrakupunktur

Korrespondenzpunkt des befallenen Gelenkes: 46 – Großzehe, 62 – Finger, 49a, 49b – Kniegelenk, Sprunggelenk; 13 – Nebenniere, 55 – Shen Men, 29 – Polster, 26a – Thalamus, 95 – Niere.

Durchführung: In der Akutphase jeden 2. – 3. Tag eine Behandlung, ca. 10–20 Min. Bei akuten Schmerzen werden bevorzugt Fernpunkte eingesetzt, bei chronischen Beschwerden dagegen Nahpunkte. Da die Ohrakupunktur eine sehr rasche Wirkung entfaltet, jedoch nur begrenzt vorhält, ist eine Kombination mit der Körperakupunktur ideal. Es sollten insgesamt nicht mehr als 10–15 Punkte genadelt werden. Bei chronischen Beschwerden können bis zu 10 Sitzungen notwendig sein.

■ Neuraltherapie

Bei Gicht wird Neuraltherapie zur lokalen Schmerzlinderung eingesetzt. Beim akuten Gichtanfall wird in die Nähe des befallenen Gelenkes ein Lokalanästhetikum appliziert.

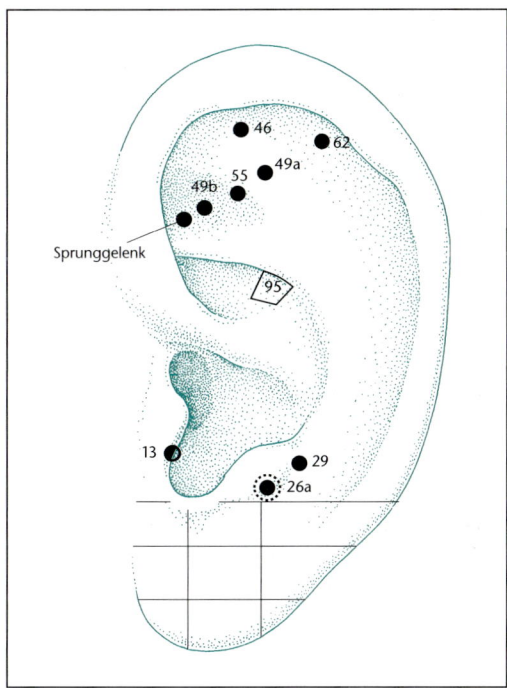

Abb. 5.8: Ohrakupunktur bei Gicht

Alternativ: Quaddelung der hyperalgetischen Punkte mit einem Lokalanästhetikum und/ oder einer homöopathischen Injektionslösung, z. B. Acidum formicicum D12 oder Colchiform® N. Bewährt haben sich auch subkutane Injektionen in die entsprechenden Akupunkturpunkte.

■ Eigenbluttherapie

Die Eigenblutbehandlung wird als Reiztherapie mit dem Ziel eingesetzt, eine vegetative Umstimmung zu erreichen. Die Erfahrung zeigt, daß Entzündungsreaktionen nachlassen und es zu einer Anregung der körpereigenen Abwehrkräfte kommt. Bei der Behandlung gilt: Je akuter der Zustand, desto öfter, je chronischer der Zustand, desto seltener sollte die Therapie durchgeführt werden.

Durchführung: 0,5 ml Eigenblut mit homöopathischer Injektionslösung mischen und i. m. injizieren. Bei akuten Beschwerden 2 × pro Wo. in ansteigender Dosierung bis auf 2 ml Blut. Durchführung bis zum Abklingen der Symptome.

Bei chronischen Beschwerden wird 1 × pro Wo. 1 Injektion durchgeführt, bis eine deutliche Besserung der Symptomatik bzw. eine Normalisierung der Laborwerte eingetreten ist, insgesamt ca. 8–10 Injektionen.

Injektionszusätze zum Eigenblut: z. B. 1 Amp. Traumeel® oder Restructa® pro injectione.

Fälle aus der Praxis

▓ Fallbeispiel I

Ein 42jähriger Patient, Architekt, hatte einen mehrere Tage dauernden akuten Gichtanfall. Nach 3 beschwerdefreien Mon. kam es zu einem erneuten Anfall im Großzehengrundgelenk mit heftigen Schmerzen, Rötung, Schwellung und Fieber. Auslöser war eine opulente Mahlzeit am Vorabend. Der Patient hat viel beruflichen Streß. Im Labor zeigte sich eine Leukozytose, BSG-Beschleunigung und Harnsäurewerte von 12 mg/dl. Der Hausarzt hatte bereits Colchicin verordnet. Eine erbliche Veranlagung ist bekannt, bereits der Großvater litt unter Gicht. In der Iris ist eine harnsaure Diathese zu erkennen sowie Pigmentzeichen im Bereich der Leber. Der Patient ist normalgewichtig, ißt wenig Fleisch, trinkt aber gerne Alkohol. Ziel der Behandlung ist eine Körperumstimmung mit Harnsäurewerten im Normbereich. In diesem frühen Stadium der Gicht bestehen gute Therapiechancen, ohne daß Spätfolgen auftreten müssen.

Therapie

- Lebensführung, Ernährung:
  - Verzicht auf Alkohol; Streßbewältigungstraining
  - Alkala® T, 3 × tgl. 1 Tbl. als Basenpräparat, zur besseren Ausleitung der Harnsäure
- Phytotherapie: Tropfen bei harnsaurer Diathese (Rezept s. o.)
- Homöopathie: Berberis D3, 3 × tgl. 1 Tbl., über einen längeren Zeitraum verordnet zur Anregung der Ausscheidung als Leber- und Nierenmittel
- Ausleitungsverfahren: im akuten Zustand 2 Blutegel am Großzehengrundgelenk; eine einmalige Behandlung reduzierte die Schmerzen erheblich
- Eigenbluttherapie: Eigenblutserie mit je 1 Amp. Restructa® pro injectione, 7 Injektionen in der beschwerdefreien Zeit, 1 × pro Wo., in ansteigender Dosierung von 0,5 ml bis 2 ml Blut.

Epikrise

Unter der Therapie kam es zu einer baldigen Besserung. Der letzte äußerst schmerzhafte Gichtanfall war für den Patienten Anlaß, seine Lebensgewohnheiten zu ändern. Er verzichtete jetzt völlig auf Alkohol und begann mit einer laktovegetabilen Kost, was ihm nicht sonderlich schwer fiel. Der Hinweis, daß auch Streß zu einem Anstieg der Harnsäure führen kann und körperliche Bewegung die Werte senkt, wurde von dem Patienten aufmerksam registriert. Seine Arbeitssituation konnte der Patient nur schwer ändern, aber er macht jetzt regelmäßig Sport (Radfahren, Schwimmen). Nachdem die akuten Beschwerden abgeklungen waren, stand eine Verbesserung der Konstitution und eine Stoffwechselmobilisierung mit verbesserter Harnsäureausscheidung im Vordergrund. Der Patienten fühlt sich heute, 1 Jahr später, in jeder Hinsicht besser als vor der Behandlung.

■ Fallbeispiel II

Ein 57jähriger Patient, Unternehmer, leidet seit vielen Jahren unter Hyperurikämie und Gicht. Durch wiederholte Anfälle sind allmählich neben dem Großzehengrundgelenk auch andere Gelenke befallen. An den Fingergelenken haben sich bereits degenerative Gelenkveränderungen mit Einschränkung der Beweglichkeit entwickelt. Der Patient ist Raucher, genußfreudig, leicht übergewichtig, feiert gerne. Er wirkt gedunsen. In der Iris ist eine harnsaure Diathese zu erkennen. Der Patient hat derzeit Schmerzen im Fußgelenk, in den Gelenken der großen Zehen sowie im Knie. Labor: Harnsäure 9–10 mg/dl, Hämatokrit 48%. Ziel der Behandlung ist eine Normalisierung der Harnsäurewerte sowie die Verhinderung einer Symptomverstärkung.

Therapie

- Lebensführung, Ernährung: Umstellung auf eine purin- , eiweiß- und fettarme Ernährung, Einschränkung des Alkoholkonsums; Gymnastik: Training der Gelenkbeweglichkeit
- Phytotherapie: Solidagoren®, 3 × tgl. 20 Tr. zur Unterstützung der Harnsäureausscheidung
- Homöopathie: Restructa® forte N, initial 3 Tage 4 × tgl.; 2 Tbl; danach 4 × tgl. 1 Tbl. zur Umstimmung der harnsauren Diathese
- Akupunktur:
  – Hauptpunkte Ohr: Korrespondenzpunkte Fuß- und Handgelenke, Knie
  – Hauptpunkte: MP 2, MP 3, MP 5, MP 6, Le 2, Le 3, M 35, M 36, lokale Schmerzpunkte
- Ausleitungsverfahren: Aderlaß; 50 ml Blut, Wiederholung nach 2 und 4 Wo., zur Verbesserung der Rheologie.

Epikrise

Die Beschwerden konnten erheblich gelindert werden. Im Mittelpunkt der Behandlung stand die Ausleitung durch Phytotherapie und Homöopathie. Die Mittel wurden über mehrere Mon. verordnet. Akupunktur wurde vor allem als Schmerztherapie eingesetzt; bei den arthrotischen Beschwerden bewährte sich besonders die Ohrakupunktur. Der Aderlaß, 1 × pro Wo. bei abnehmendem Mond durchgeführt, wurde wegen der erhöhten Blutviskosität durchgeführt. Diese Maßnahmen führten zu einer subjektiven Besserung des Befindens. Zwischenzeitlich gibt es jedoch immer wieder Rückfälle, da sich der Patient nicht an die Ernährungsempfehlungen hält.

5

Eigene Notizen

_____

_____

_____

_____

6.1 Funktionelle Herzbeschwerden

Belastungsunabhängige, oft synkopenartig auftretende pektanginöse Beschwerden mit Schmerzen, Druckgefühl, Tachykardie und Angst vor Herzstillstand ohne organische Ursache. Es besteht ein fließender Übergang zu psychosomatischen Angst- und Panikstörungen. Uneinheitlich, z.T. aber synonym werden verwendet: Herzphobie, Herzneurose.
Palpitationen: unangenehmes Empfinden des eigenen Herzschlages.

Pathogenese

Die Pathogenese ist letztlich ungeklärt. Je nach psychotherapeutischer Schule werden z.B. erlerntes Verhalten, frühe Konflikte oder abgewehrte Aggressionen und Ängste vermutet. Oft findet man zusätzlich Angsterkrankungen, Depressionen und weitere psychosomatische Beschwerden. Die Wahrnehmung körpereigener Vorgänge ist gesteigert.

Klinik

Typischerweise klagen die Patienten über Palpitationen. Oft berichten sie auch über „Herzrasen" und „Herzstiche", die meist über der Herzspitze lokalisiert werden. Starke Ängste vor einer schweren Herzerkrankung („Herzinfarkt") oder plötzlichem Herzstillstand werden angegeben. Dyspnoe und Benommenheit sind meist Folge einer Hyperventilation. Charakteristisch ist, daß die Beschwerden zumeist in Ruhe und nicht während oder nach körperlicher Belastung auftreten; häufig verschwinden sie bei Anwesenheit des Arztes.

Medizinische Diagnostik

Bei der körperlichen Untersuchung finden sich meist keine pathologischen Befunde. Manchmal kann man einen vermehrten Herzspitzenstoß tasten und die Schweißsekretion ist gesteigert. Im EKG sieht man in einigen Fällen Veränderungen der Erregungsrückbildung.

Differentialdiagnose

- **kardial:** medizinisch die wichtigsten Differentialdiagnosen!
  - *Angina pectoris:* Beschwerden typischerweise nach körperlicher Belastung; erst in fortgeschrittenem Stadium treten die Symptome auch in Ruhe bzw. nachts auf. Diagnose durch versuchsweise Gabe von Nitraten (z.B. Nitrolingual®) mit rascher Besserung (innerhalb weniger Min.) und durch EKG. Bei funktionellen Herzbeschwerden dagegen keine oder nur verzögerte Besserung auf Nitrate
  - *Herzinfarkt:* anhaltende pektanginöse Beschwerden, meist mit Schmerzausstrahlung, Vernichtungsgefühl, Todesangst; Dyspnoe, in ca. 25% aber „stumm" (schmerzlos); Diagnose durch EKG, Blutenzyme
  - *Herzrhythmusstörungen:* z.B. absolute Arrhythmie bei Vorhofflimmern, Extrasystolen
  - *Mitralklappenprolaps-Syndrom:* ballonartige Vorwölbung der Mitralklappensegel; häufig asymptomatisch, gelegentlich aber begleitet von Palpitationen, Rhythmusstörungen und pektanginösen Beschwerden. Diagnose durch Auskultation (typisches systolisches „Klick"-Geräusch)
- **psychiatrisch:** z.B. Panikstörungen, Depressionen
- **medikamentös-toxisch:** Tachykardie als Nebenwirkung von Genußmitteln (Nikotin, Alkohol, Kaffee) oder Medikamenten (Sympathomimetika, Atropin, Stimulantien)
- **sonstige:**
  - *Roemheld-Syndrom:* „Herzbeschwerden" durch übermäßige Luftfüllung von Magen und Darm (Syn.: gastrokardiales Syndrom)
  - *Hyperthyreose* mit Tachykardie.

Medizinische Therapie

Vor Beginn einer Therapie muß aufgrund der Vielzahl von Differentialdiagnosen eine gründliche fachärztliche Abklärung veranlaßt werden. Im Vordergrund der Therapie steht die psychotherapeutische Behandlung; nur notfalls ist vorübergehend an eine medikamentöse Unterstützung, z.B. mit Benzodiazepinen (**Cave**: Abhängigkeitsrisiko) oder Antidepressiva zu denken. Erfahrungsgemäß verstärkt sich die Symptomatik durch eine Medikamentengabe bzw. immer wieder erneute medizinische Untersuchungen.

Komplikationen

Bewußtlosigkeit durch Hyperventilation, Angstzustände.

Prognose

Oft kommt es, auch durch wiederholte Untersuchungen und Klinikaufenthalte, zu einer Chronifizierung des Krankheitsbildes. Dann erweisen sich funktionelle Herzbeschwerden oftmals als therapieresistent.

6

Funktionelle Herzbeschwerden

Diagnostik

Anamnese

Neben der medizinischen Anamnese in einem ausführlichen Gespräch fragen nach:

- *Auslöser:* Oft sind es traumatische Situationen, die zum erstmaligen Auftreten der Beschwerden führen: Unfall, Erkrankungen oder Todesfall in der Familie, Trennungen usw.
- *Belastung:* Streßfaktoren, Gefühl der Überforderung; häufig vermeiden die Patienten aufgrund ihrer Beschwerden jegliche Belastung und nehmen eine Schonhaltung ein.
- *Partnerschaft:* Trennungs- und Verlustängste, sexuelle Störungen
- *Konflikten:* Situation auf der Arbeit, Umgang mit Aggressionen.

Alarmpunkte und Zustimmungspunkte

Druckschmerzhaftigkeit der Punkte deutet auf Störungen des jeweiligen Organs und seines Meridians hin. Bei funktionellen Herzbeschwerden sind häufig folgende Alarm- und Zustimmungspunkte empfindlich:

KG 14 – Alarmpunkt Herz
B 15   – Zustimmungspunkt Herz-Meridian
KG 17 – oberer Alarmpunkt des 3E-Meridians
Le 13 – Alarmpunkt Milz-Pankreas.

Untersuchung der Wirbelsäule

In der Untersuchung sollten vertebragene Störungen abgeklärt werden, die Herzbeschwerden auslösen bzw. in den Herzbereich ausstrahlen können. So kann z.B. eine Verschiebung der HWS eine Vagotonie auslösen mit einer nachfolgenden reflektorischen Verengung der Koronararterien.

Fußreflexzonen

Bei funktionellen Herzbeschwerden sind häufig die Organ- und die Bezugszone des Herzens druckschmerzhaft, wie auch die benachbarte Schilddrüsenzone. Störungen im Bereich der Wirbelsäule, der Verdauungsorgane und der Milzzone sollten beachtet werden.

Störfelddiagnose

Grundsätzlich sollte bei der Untersuchung abgeklärt werden, ob potentielle Störfelder vorliegen, z.B. kranke Zähne oder chronische Entzündungsherde. In diesem Zusammenhang ist besonders auf Auffälligkeiten im Verlauf der Meridiane zu achten, z.B. Narben, die den Energiefluß in den Leitbahnen stören.

Visuelle Diagnose

Eine kraniodorsal schräg verlaufende Linie am Ohrläppchen, die sogenannte Streßfurche, tritt erfahrungsgemäß sehr häufig im Zusammenhang mit koronaren Herzerkrankungen oder nach starken seelischen Traumen auf. Gefäßreiserchen auf den Wangen haben ebenfalls eine Herzbeziehung.

Irisdiagnose

Beim nervösen Herzen wird häufig eine Lakune im Herzsektor gefunden. Zusätzlich finden sich oft zirkuläre Krampfringe. Aufhellungen können auf ein akutes Geschehen hinweisen. Verdrängungen des Herzsektors durch die benachbarte Krausenzone deuten auf ein gastrokardiales Syndrom hin. Zu beachten sind Zeichen im Schilddrüsensektor.

Therapeutische Strategie

Bei funktionellen Herzbeschwerden sind mit einer naturheilkundlichen Therapie gute Erfolge zu erzielen. Bewährt hat sich dabei die Behandlung mit Phytotherapie, Homöopathie, Akupunktur, Neuraltherapie sowie umstimmenden und ausleitenden Verfahren. Physikalische Maßnahmen und Bewegungstraining sind in jedem Fall anzuwenden.

Funktionelle Herzbeschwerden sind besonders eine Domäne der Phytotherapie und der Akupunktur. Bei starker seelischer Belastung und einer nervösen Übererregbarkeit empfehlen sich Pflanzen mit einer beruhigenden Wirkung, Homöopathie sowie vegetativ wirksame Akupunkturpunkte. Bei Hinweisen auf einen gastrokardialen Symptomenkomplex (Roemheld-Syndrom) liegt der Schwerpunkt auf einer Behandlung der Verdauungsorgane mit karminativ wirkenden Pflanzen und einer Ernährungsumstellung. Nicht selten haben Erschöpfungszustände und erhöhte Anspannung die Herzbeschwerden zum ersten Mal ausgelöst. Dann stehen aufbauende Maßnahmen, wie z. B. Schröpfen, im Vordergrund. Gute Erfahrungen bei funktionellen Herzbeschwerden gibt es auch mit Bachblüten: Bei Ängsten sind häufig Mittel wie Star of Bethlehem, Aspen oder Mimulus passend.

Herzbeschwerden haben eine enge Beziehung zu Ängsten. Für den Verlauf der Behandlung ist es entscheidend, daß sich der Patient mit seinen Ängsten ernst genommen fühlt. Wenn unbewältigte Konflikte eine wesentliche Rolle spielen, ist eine weiterführende Behandlung anzustreben, z. B. Psychotherapie oder konstitutionelle Homöopathie. Entspannungsverfahren wie Atemtherapie und AT sollten dem Patienten in jedem Fall empfohlen werden.

Tips zur Lebensführung

- Ausdauertraining: Spaziergänge, Wandern, Schwimmen usw.
- Entspannungsverfahren
- Nikotinverzicht
- Kaffee einschränken.

Spezielle Therapie

■ Phytotherapie

Bei funktionellen Herzbeschwerden empfiehlt sich eine Kombination aus herzwirksamen und sedativen Pflanzen. Liegen gleichzeitig Magen-Darm-Störungen vor, so werden ergänzend Karminativa eingesetzt.

Heilpflanzen für die innerliche Anwendung

Herzgespann (Leonurus cardiaca): bei nervösen Beschwerden, Stenokardie mit gastrointestinalen Störungen; leicht sedierende Wirkung; auch bei Schilddrüsendysfunktionen

Besenginster (Sarothamnus scoparius): bei Herzstolpern, Extrasystolen, Hypotonie

Adonisröschen (Adonis vernalis): bei unregelmäßigem Herzschlag, leichter Herzschwäche

Maiglöckchen (Convallaria majalis): bei leichter Herzschwäche, Extrasystolen

Weißdorn (Crataegus oxyacantha): bei nachlassender Herzleistung, Stenokardie

Baldrian (Valeriana officinalis): bei nervösen Herzbeschwerden, beruhigende Wirkung

Melisse (Melissa officinalis): sedative Wirkung

Johanniskraut (Hypericum perforatum): bei depressiver Verstimmung

Kümmel (Carum carvi): karminative Wirkung

Koriander (Coriandrum sativum): karminative Wirkung.

6

Tee

Rp.	Herb. Leonur. card.	
	Herb. Convallar.	
	Fol. Melissae	aa 100,0

M. f. spec. D. S. 2 TL auf 1 Tasse Wasser als Aufguß, regelmäßig für einige Wo. morgens und abends 1 Tasse.
(nach *R. F. Weiß*)

Tee bei Roemheld-Syndrom

Rp.	Flor. Crataegi	30,0
	Fol. Melissae	10,0
	Fol. Menthae pip.	20,0
	Fruct. Carvi	10,0
	Fruct. Coriandri	10,0

M. f. spec. D. S. 1 TL auf 1 Tasse Wasser, 10 Min. ziehen lassen, 1 Tasse nach dem Essen und bei Bedarf.

Tinktur

Rp.	Extract. Adonidis fluid.	
	Tinct. Convallariae	
	Tinct. Valerianae	aa 10,0

M. D. S. 3 × tgl. 30 Tr.
(nach *R. F. Weiß*)

Fertigpräparate

Besenginster: z. B. Spartiol®, 3 × tgl. 20 Tr.; Repowine® mono, 3 × tgl. 20 Tr.
Bei Kreislauflabilität: Miroton®, mehrmals tgl. 20 Tr.
Bei nervösen Beschwerden, auch im Klimakterium: z. B. Oxacant®-sedativ, 3 × tgl. 20 Tr.
Bei Herzangst, Gefühl der Herzenge: z. B. Stenocrat®, 3 × tgl. 20 Tr.
Kombination: z. B. Presselin Riacivin® Herzwein, 3 × tgl. 1/2 TL
Tee: z. B. Kneipp® Herz- und Kreislauf-Tee, 2 × tgl. 1 Tasse.

Heilpflanzen für die äußerliche Anwendung

Rosmarin (Rosmarinus officinalis): z. B. Kneipp® Herzsalbe, morgens und abends in die Herzgegend einreiben

Arnika (Arnica montana): feuchtwarme Auflagen präkordial, beruhigende Wirkung, v. a. bei nervösen Beschwerden und Stenokardie.

 Auflage mit Arnika

1 EL Arnikatinktur auf ein 1/4 l warmes Wasser geben. Ein Tuch (z. B. Taschentuch) mit der Flüssigkeit tränken und auf die Herzgegend legen, anschließend mit einem größeren, trockenen Baumwolltuch abdecken. Bei Bedarf wiederholen.

■ Homöopathie

In der Homöopathie gibt es eine große Zahl von Mitteln, die eine Beziehung zu kardialen Beschwerden wie Herzklopfen, Herzschmerzen, Beklemmungsgefühl und Extrasystolen haben. Bei akuten Beschwerden ist die Wirkung oft gut, bei ausgeprägten Symptomen ist es jedoch sinnvoll, die Homöopathie mit anderen Verfahren zu kombinieren. Für eine Konstitutionsbehandlung ist eine individuelle Mittelwahl nach ausführlicher Repertorisation notwendig.

Akutmittel

– *Aconitum D4, D6:* plötzliche Stenokardie, harter Puls, große Angst, Unruhe; nach Ärger
– *Cactus D3:* Gefühl, als ob das Herz von einer Faust gequetscht würde; Ausstrahlung in den linken Arm, rascher Puls
– *Cimicifuga D3:* nervöse Beschwerden im Klimakterium, Stenokardie, Depressionen
– *Coffea D4:* Herzklopfen, Tachykardie, lebhafte Erregung; durch unerwartete Ereignisse

– *Convallaria D4:* Gefühl, als ob das Herz zu schlagen aufhört und plötzlich wieder einsetzt, Stenokardie, Herzschwäche
– *Gelsemium D6:* Herzklopfen und -aussetzen; schneller, schwacher Puls; durch Erregung
– *Ignatia D4, D6:* Herzschmerzen, Herzklopfen durch Kummer oder nervliche Belastung
– *Kalium carbonicum D6:* ständige Herzangst, Herzstiche, weinerlich, erschöpft
– *Lilium tigrinum D4:* nervöse Stenokardie, Frauenleiden mit Herzbeschwerden
– *Lycopus D2:* Tachykardie, Rhythmusstörungen, Stenokardie, Angst; bei Hyperthyreose
– *Nux vomica D6:* gastrokardiale Beschwerden; spastische Diathese.

Dosierung: im akuten Fall 1–2 × pro Std.

Komplexmittel

Alternativ oder ergänzend steht eine Reihe gut wirksamer homöopathischer Komplexmittel zur Verfügung:
• Kreislaufstörungen: z. B. Cor-Select®, 3 × tgl. 15 Tr.; Steicardin® N, mehrmals tgl. 10 Tr.
• nervöse Belastungen: z. B. Ignatia-Pentarkan® N, 3 × tgl. 10 Tr.
• vegetative Störungen, Angstzustände: z. B. dysto-loges®, 3 × tgl. 1 Tbl.
• Schilddrüsenüberfunktion: z. B. Lycovowen®- N, 3 × tgl. 20 Tr.
• Injektionen: z. B. Schwörocor®, 1–2 Amp. pro Wo. s. c., i. m.

Neuraltherapie

Potentielle Störfelder, z. B. Narben im Segment, werden zunächst infiltriert. Die Headschen Zonen des Herzens liegen in den Segmenten C3 – C4 und Th1 – Th6 links. Mit einer Quaddelung in diesem Bereich kann

über den kutiviszeralen Reflexweg die Störung positiv beeinflußt werden.

Durchführung: Zunächst werden bis zu 6 Quaddeln beidseits parasternal in Höhe des 1. – 3. Interkostalraumes und eine Quaddel zwischen Xiphoid und Rippenbogen links sowie in druckdolente Punkte oder spontan druckschmerzhafte Punkte gesetzt. Dorsal können zusätzlich einige Quaddeln paravertebral in Höhe Th3 – Th5, wo sich die Akupunkturpunkte B 13, B 14 und B 15 befinden, injiziert werden. Druckschmerzhafte Punkte und Gelosen im Bereich der linken Hals- und Schulterpartie werden ebenfalls mitbehandelt.

■ Physikalische Therapie

6

Bei funktionellen Herzbeschwerden kommen milde Reizanwendungen in Betracht, die in ihrer Dosierung langsam gesteigert werden. Ziel ist eine vegetative Stabilisierung sowie ein Training von Herz und Kreislauf.
• leichte Trockenbürstungen und Wechselduschen
• Sauna 1 × pro Wo., wenn keine Kontraindikationen bestehen
• Bäder mit Melisse oder Heublumen
• wechselwarme Fußbäder.

 Wechselwarmes Fußbad

Je ein Gefäß mit warmem (36–38 °C) und kaltem (15–18 °C) Wasser füllen. Nach einem 5-minütigen warmen Fußbad die Füße für 10–15 Sek. in das kalte Wasser tauchen. 1 × wiederholen, mit kalt enden. Die Gefäße am besten in die Badewanne stellen, das erleichtert die Handhabung.

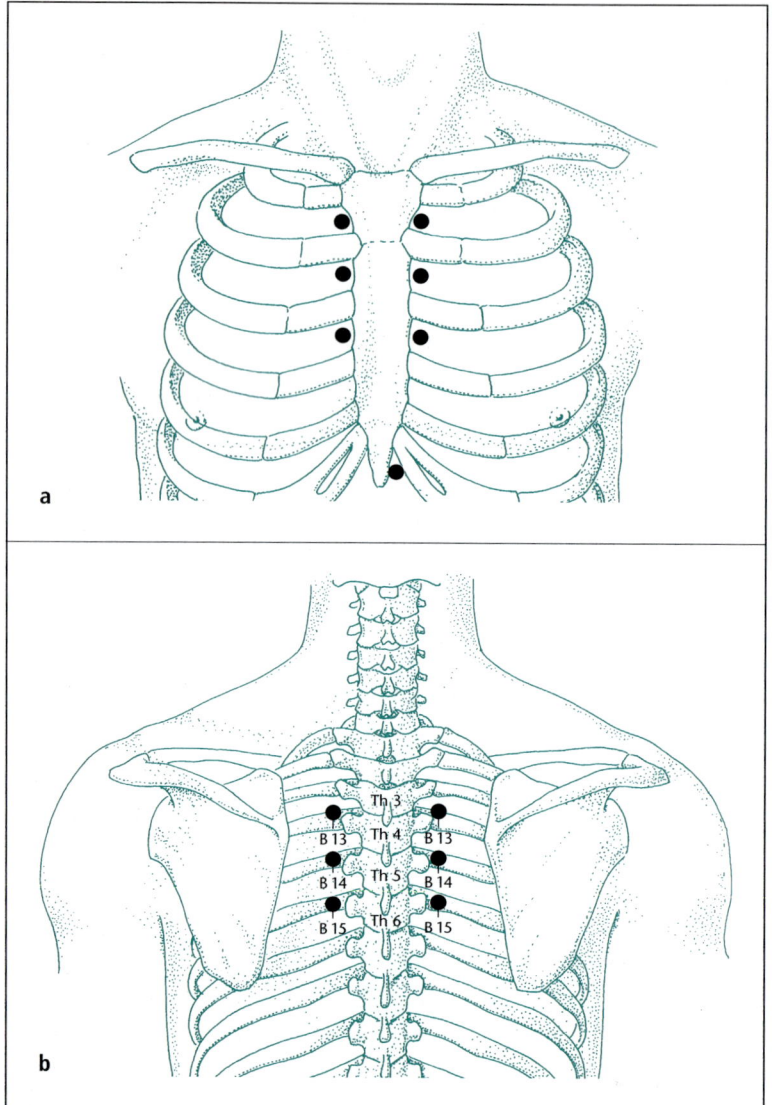

Abb. 6.1:

Neuraltherapie bei
funktionellen
Herzbeschwerden.
a: Behandlung ventral;
b: Behandlung dorsal

Akupunktur

Nach Auffassung der TCM stehen funktionelle Herzbeschwerden mit einer energetischen Störung des Herz- und KS-Meridians in
Verbindung. Ziel der Behandlung ist es, die
Energie des Herzens zu harmonisieren. Bei
der Behandlung spielen auch vegetative
Punkte eine große Rolle.

Körperakupunktur

H 5	Luo-Punkt, nervöses Herzklopfen
H 7	Quellpunkt, Tachykardie, Unruhe, Aufregung
KS 6	Luo-Punkt, wichtiger Punkt zur Kreislaufregulation
KS 7	Sedierungspunkt, Herzbeschwerden mit Angst, Schlafstörungen
KG 14	Alarmpunkt Herz-Meridian; auch bei Roemheld-Syndrom
KG 17	Oberer Alarmpunkt des 3E-Meridians
B 15	Zustimmungspunkt des Herz-Meridians
B 14	Zustimmungpunkt des KS-Meridians
B 17	Wirkung auf die Zwerchfellmotilität; bei Roemheld-Syndrom

Ohrakupunktur

100 – Herz, 51 – Vegetativum I, Vegetativum II, 55 – Shen Men, 21 – Herzpunkt, 29b – Point de Jérôme.

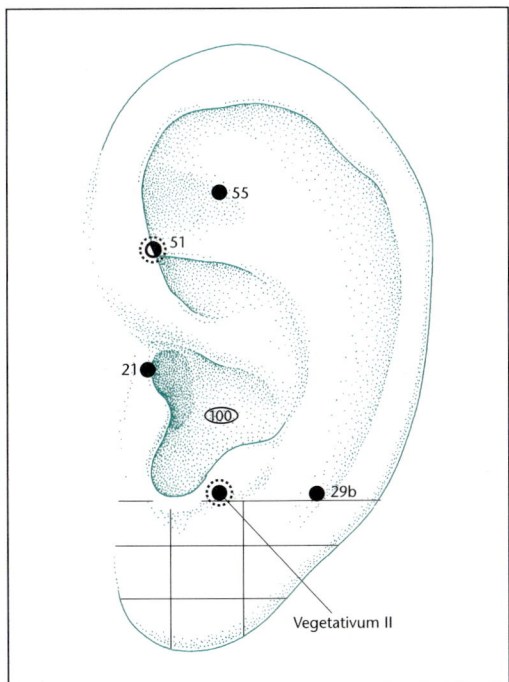

Vegetativum II

Abb. 6.2: Ohrakupunktur bei funktionellen Herzbeschwerden

Durchführung: Zunächst mit 2 Sitzungen pro Wo. beginnen, danach 1 × pro Wo., insgesamt etwa 7–10 Behandlungen. Die Ohrakupunktur wirkt erfahrungsgemäß rascher, aber nicht so andauernd wie die Körperakupunktur. Die beiden Verfahren können kombiniert werden, es sollten nicht mehr als maximal 10–15 Punkte gestochen werden.

▪ Ausleitungs- und Umstimmungsverfahren

Bei der Behandlung wird versucht, über kutiviszerale Reflexe Einfluß auf die funktionellen Beschwerden zu nehmen. Bei der Anwendung dieser Verfahren geht es auch um eine Umstimmung des Körpers, im Sinne einer Beeinflussung des Vegetativums und einer besseren Regulationsfähigkeit.

Schröpfen

Zunächst erfolgt eine Palpation der Nackenzone im Bereich C3 – C5 sowie des oberen und mittleren Rückens. Die Reflexzonen Herz (Herzzone-Magenzone) und Schulterdreieck im Bereich C4/5 – Th5 links sind fast immer druckschmerzhaft. Ödematöse bzw. prallelastische Gelosen in diesem Bereich sprechen für einen Fülle-Zustand. Hier ist eine blutige Schröpfung zur Entlastung indiziert. Die Nakkenzone wird entweder blutig geschröpft oder vorsichtig mit einer Schröpfkopfmassage behandelt, nie jedoch mit trocken aufgesetzten Schröpfköpfen (wegen Überdruck). Schlecht durchblutete, eingedellte Zonen deuten dagegen auf eine energetischen Leere-Zustand hin. Trockenes Schröpfen in der Herzzone führt zu einer verbesserten Durchblutung und reflektorischen Stimulation

Baunscheidtieren

Sind durch eine Schröpf-Behandlung keine positiven Veränderungen erzielt worden, so kommt eine Baunscheidtierung am Nacken

6

und oberen Rücken in Frage. Die Anwendung führt zu einer starken Tonisierung und reflektorischen Beeinflussung der Herzregion. Wegen der möglichen Nebenwirkungen (Narben, Hyperpigmentierungen) ist Baunscheidtieren nicht die Therapie der ersten Wahl. *Hinweis:* Die Patienten müssen über die Nebenwirkungen aufgeklärt werden.

◼ Ernährung, Diätetik, Orthomolekulare Medizin

Grundsätzlich ist eine ballaststoffreiche Vollwertkost zu empfehlen. Zu vermeiden sind blähende Speisen und Getränke, da Blähungen einen Zwerchfellhochstand bzw. ein gastrokardiales Syndrom auslösen können. Als Nahrungsergänzung kommt Magnesium in Frage. Es gibt gute Erfahrungen mit der muskelrelaxierenden und beruhigenden Wirkung; z. B. Magnesium® Tonil, 3 × tgl. 2 Drg.

Fälle aus der Praxis

◼ Fallbeispiel I

Ein 35jähriger schlanker Mann, Steuerberater, leidet seit einem halbem Jahr anfallsweise unter starkem Herzklopfen und Tachykardie. In Streßsituationen treten Herzschmerzen und Beklemmungsgefühl auf. Die internistische Untersuchung blieb ohne Befund und dem Patienten wurde versichert, daß „ihm nichts fehle". Diese Aussage hat ihn aber nicht beruhigt, sondern noch mehr verunsichert. Es fällt eine überängstliche Eigenbeobachtung auf sowie eine starke Nervosität und Anspannung.

Bei der Untersuchung sind mehrere Punkte im Herzsegment sowie folgende Alarm- und Zustimungspunkte druckschmerzhaft: KG 14, KG 17 und G 24. In der Irisdiagnose sind Krampfringe sowie Reizzeichen im Bereich

von Herz- und Schilddrüsensektor zu sehen. Ziel der Behandlung ist eine vegetative Stabilisierung und – da sich mehrere Hinweise auf eine Störung ergeben haben – eine Regulierung der Schilddrüsendysfunktion.

Therapie

- Phytotherapie: Tee bei funktionellen Herzbeschwerden (Rezept s. Phytotherapie), wirkt auf Herz und Schilddrüse
- Homöopathie: Komplexmittel dysto-loges®, 3 × tgl. 1 Tbl., wegen der vegetativen Fehlregulation
- Neuraltherapie: Segmenttherapie (Schema s. o.) mit Quaddelung der druckdolenten Punkte, insgesamt 5 Behandlungen
- Ohrakupunktur: 100, 51, 29, 29b, Vegetativum II, Angstpunkt als Hauptpunkte; 6 Sitzungen; Punkte wirken regulierend auf die Herzenergie und vegetativ ausgleichend
- physikalische Therapie: bei Bedarf abends Arnika-Umschläge präkordial, beruhigende Wirkung
- Lebensführung: leichter Sport, Entspannungsverfahren.

Epikrise

Unter der Behandlung kam es zu einer baldigen Besserung der Beschwerden. Neuraltherapie und Ohrakupunktur führten zu einer deutlichen Reduktion der Schmerz- und Angstsymptomatik. Nach 10 Tagen zeigte sich auch die positive Wirkung des Tees und des homöopathischen Mittels. Der Tee wurde für 4 Wo. verordnet, das homöopathische Mittel für 2 Mon. Bei akuten Beschwerden machte der Patient zu Hause Arnika-Umschläge, die er als sehr wohltuend und beruhigend empfand. Nachdem der Patient Vertrauen gefaßt hatte, sprach er erstmalig von starken Konflikten in seiner Ehe, die ihn sehr belasteten.

Nach 9 Mon. kam der Patient erneut in die Sprechstunde, die Herzbeschwerden waren wieder aufgetreten. Auslöser waren abermals Streß und Eheprobleme. Die Behandlung wurde wiederholt und zusätzlich Magnesium verordnet, da der Patient äußerst angespannt war. Die Behandlung führte zu einer raschen Besserung und befähigte den Patienten, mit seinen Trennungs- und Verlustängsten besser umzugehen.

Fallbeispiel II

Ein 55jähriger, gut genährter Mann, Autoverkäufer, leidet seit einem Jahr unter Herz- und Oberbauchbeschwerden mit vielen Blähungen. Die Symptome Brustenge, Atembeschwerden, Extrasystolen und Tachykardie treten auch nachts und in Ruhe auf. Nach dem Essen kommt es häufig zu einer Verschlimmerung der Symptomatik. Das EKG ist unauffällig.

An der dorsalen Herzzone und in der angrenzenden Magenzone finden sich mehrere prallelastische, sehr schmerzhafte Myogelosen. In der Irisdiagnose ist eine Lakune im Herzsektor sowie Schwächezeichen im Pankreassektor zu sehen. Folgende Alarmpunkte sind schmerzhaft: KG 12, KG 17, G 24 und MP 15. Neben einer mechanischen Belastung durch ein Roemheld-Syndrom spielen bei dem Patienten offenbar auch exkretorische und reflektorische Störungen der Verdauungsorgane eine Rolle, besonders von Pankreas und Leber/Galle.

Therapie

- Ausleitungs- und Umstimmungsverfahren: 2 × blutiges Schröpfen der Herz- und Magenzone. Ziel: Schmerzreduktion im Segment. Die Zonen haben auch einen Bezug zur Bauchspeicheldrüse.

- Phytotherapie: Tee bei Roemheld-Syndrom (Rezept s. o.), 3 × tgl. 1 Tasse; Besenginster, Spartiol®, 3 × tgl. 20 Tr., zur Regulierung der Rhythmusstörungen
- Homöopathie: Unterstützung der Pankreasfunktion mit Pankreaticum-Hevert®, 3 × tgl. 30 Tr.
- Lebensführung: ballaststoffreiche Ernährung, keine blähenden Speisen, Ausdauersport.

Epikrise

Die Beschwerden verschwanden bald nach gezielter Behandlung. Besonders das Schröpfen führte zu einer sehr starken Entlastung, der Patient konnte subjektiv wieder frei durchatmen. Bald zeigte sich auch deutlich die Wirkung des phytotherapeutischen Präparats: Extrasystolen und Tachykardie verschwanden. Zur Stärkung von Herz und Verdauungsorganen trank der Patient nach dem Essen jeweils 1 Tasse des verordneten Tees über einen Zeitraum von 4 Wo. Um eine Gewöhnung zu vermeiden, wurde danach eine Pause eingelegt. Dem Patienten gelang es nicht, seine Ernährung auf Vollwertkost umzustellen, aber zumindest blähende Speisen wurden gemieden. Da sich in der Diagnose mehrere Hinweise auf eine exkretorische Pankreopathie ergeben hatten, wurde zur langfristigen Therapie ein homöopathisches Präparat verordnet.

6

6.2 Blutdruckregulationsstörungen

6.2.1 Hypertonie

Dauerhafte, nicht situationsabhängige Erhöhung des Blutdrucks über RR 160/95 mmHg. Systolische Werte über RR 140 mmHg (bis RR 160 mmHg) und diastolische Werte über RR 90 mmHg (bis RR 95 mmHg) werden als Grenzwerthypertonie bezeichnet. Unter einer labilen Hypertonie versteht man nur zeitweise überhöhte Blutdruckwerte. Etwa 25% aller Todesfälle in Deutschland sind Folgen der Hypertonie.

Stadieneinteilung der Hypertonie nach der WHO-Klassifikation	
Stadium I	Keine Organveränderungen
Stadium II	Linksherzhypertrophie und/oder Fundus hypertonicus und/oder Proteinurie
Stadium III	Bleibendes, hypertensiv bedingtes Funktionsdefizit an Herz, Gehirn, Nieren, Augen

Pathogenese

Ätiologisch werden die primäre Hypertonie und die sekundären Hypertonieformen unterschieden.
- **primäre Hypertonie** (Syn.: essentielle Hypertonie): ca. 90% der Fälle; Ätiologie weitgehend unbekannt. Übergewicht, Fehlernährung (Salzkonsum?) und insbesondere genetische Faktoren (in 70% der Fälle positive Familienanamnese) spielen eine Rolle.
- **sekundäre Hypertonie:** Folge anderer Grunderkrankungen. Die wichtigsten Ursachen sind:
  - *renal:* Erkrankungen des Nierenparenchyms; z.B. chronische Pyelonephritis, arteriosklerotisch bedingte Nierenparenchymschäden und Glomerulonephritis, diabetische Glomerulosklerose, Nierenarterienstenose
  - *endokrin:* z.B. Cushing-Syndrom, Hyperaldosteronismus, Hyperthyreose, Hyperparathyreoidismus
  - *medikamentös:* z.B. Glukokortikoide, Thyroxin, Ovulationshemmer, ältere MAO-Hemmer, Sympathomimetika; NSAR
  - *sonstige:* Schwangerschaft, Hirntumoren, Aortenstenose, erhöhter Sympathikotonus, akute intermittierende Porphyrie, erhöhter Alkoholkonsum.

Klinik

Die meisten Hypertoniepatienten sind beschwerdefrei. Die Blutdruckerhöhung wird oft nur zufällig diagnostiziert. Einige Patienten klagen über Kopfdruck oder Kopfschmerzen, Ohrensausen, Herzklopfen, Schwindel oder Schweißausbrüche, besonders bei Belastung. Bei Patienten mit sekundärer Hypertonie bestehen meist gleichzeitig die Beschwerden der Grunderkrankung.

Medizinische Diagnostik

Die Diagnostik hat 2 Ziele: Zum einen die Abgrenzung der verschiedenen Hypertonieformen (einige Formen der sekundären Hypertonie sind kausal gut behandelbar), zum anderen die Erfassung von Folgeschäden.

Das Basisprogramm umfaßt:
- **Anamnese:** z.B. Familienanamnese, Risikofaktoren (z.B. Rauchen, Alkohol, Nikotin, Diabetes mellitus) für Folgeerkrankungen, Gewichtsentwicklung, Schwindel, Sehstörungen
- **Blutdruckmessung** (RR-Messung): öfter wiederholen, auch zu unterschiedlichen Tageszeiten. Evtl. Selbstmessung durch den Patienten zu Hause. Unerläßlich ist die RR-Messung zumindest 1× an beiden Armen und evtl. Beinen. *Hinweis:* in bis zu 30% der diagnostizierten Fälle ist von einer situativ bedingten „Praxishypertonie", z.B. durch Aufregung auszugehen.
- **apparative Diagnostik:** EKG, Belastungs-EKG, 24-Std-RR-Messung, Röntgen-Thorax, Oberbauchsonographie, Angiographie der Nierengefäße, evtl. augenärztliches Konsil, Echokardiographie, CT
- **Laboruntersuchungen:** Blut (z.B. Kreatinin, BZ, Elektrolyte, Harnsäure, Blutfette); Hormonbestimmungen (der Schilddrüse, Nebenniere); Urin (Sediment, Protein, Glukose, Katecholamine).

Medizinische Therapie

Bei Patienten mit primärer Hypertonie sind blutdruckregulierende Allgemeinmaßnahmen und oft auch eine medikamentöse Therapie notwendig. Bei den sekundären Hypertonieformen wird nach Möglichkeit primär die Grunderkrankung behandelt.

Die medikamentöse Therapie richtet sich nach dem Schweregrad der Hypertonie und nach evtl. vorhandenen Begleiterkrankungen. Sie ist fakultativ angezeigt – auch in Abhängigkeit von Risikofaktoren – bei diastolischen Werten RR > 90 mmHg sowie immer bei diastolischen Werten RR > 104 mmHg.

Stufenschema der medikamentösen Therapie		
leichte Hypertonie **RR diast. 90–104 mmHg**	**mittelschwere Hypertonie** **RR diast. 105–114 mmHg**	**schwere Hypertonie** **RR diast. > 114 mmHg**

Monotherapie mit:
β-Blocker
oder
Diuretikum
oder
Calcium-Antagonist
oder
ACE-Hemmer
oder
α1-Blocker
	Kombination von:
	• Diuretikum
	  plus
	• β-Blocker *oder* Calcium-Antagonist *oder* ACE-Hemmer *oder* α1-Blocker *oder* Calcium-Antagonist
	  plus
	• β-Blocker *oder* ACE-Hemmer
		Kombination von:
		• Diuretikum
		  plus
		  – β-Blocker *oder* Clonidin
		  plus
		• Calcium-Antagonist *oder* ACE-Hemmer *oder* Dihydralazin *oder* Prazosin *oder* Minoxidil

Wichtige Antihypertensiva:

- **ß-Blocker:** z.B. Metoprolol (z.B. Beloc®). *NW:* negative Inotropie und Chronotropie, Sedierung, Bronchialobstruktion, Depression, Übelkeit. *KI:* z.B. Asthma bronchiale, periphere Durchblutungsstörungen
- **Diuretika:**
  - kaliumsparende Diuretika: z.B. Spironolacton (z.B. Aldactone®). *NW:* Hyperkaliämie, Übelkeit, Gynäkomastie
  - Schleifendiuretika: z.B. Furosemid (z.B. Lasix®). *NW:* Hypokaliämie, Hyperglykämie, Hyperlipidämie, Hörschädigung, Osteoporose
  - Thiaziddiuretika (z.B. Esidrix®): auch in Kombination mit Triamteren (z.B. Dytide® H). *NW:* Hypokaliämie, Hyperglykämie, Hyperlipidämie, Hyperurikämie
- **Calcium-Antagonisten:** z.B. Nifedipin (z.B. Adalat®). *NW:* Tachykardie, Gesichts-Flush, Kopfschmerzen
- **ACE-Hemmer:** z.B. Captopril (z.B. Lopirin®). *NW:* chronischer Reizhusten, Hyperkaliämie, Geschmacksstörungen
- **α1-Blocker:** z.B. Prazosin (z.B. Minipress®). *NW:* Tachykardie, Hypotonie, Kopfschmerzen, Schwindel, Übelkeit.

Komplikationen

Folgeschäden sind insbesondere an folgenden Organen zu befürchten:

- **Gefäße:** Arteriosklerose (z.B. periphere arterielle Verschlußkrankheit, koronare Herzkrankheit), Aortendissektion, Bauchaortenaneurysma
- **Herz:** Linksherzhypertrophie, Linksherzinsuffizienz
- **Gehirn:** zerebrale Ischämie, Hirnmassenblutung, Enzephalopathie (Schwindel, Kopfschmerzen, Sehstörungen)
- **Niere:** arteriosklerotische Schrumpfniere mit Niereninsuffizienz bis hin zum Nierenversagen
- **Auge:** Retinopathie durch Gefäßveränderungen.

6

⚠ Hypertensive Krise

Krisenhafte Entgleisung des Bluthochdrucks mit Werten RR > 230/120 mmHg. Notfall, der umgehender Behandlung bedarf. Es drohen v.a. Hirnblutungen, zerebrale Krampfanfälle, Angina pectoris, Innenschichtischämie und akute Linksherzinsuffizienz mit Lungenödem. **Warnzeichen:** Kopfschmerzen, verschwommenes Sehen, Unruhe, Schwindel, Übelkeit sowie evtl. neurologische Störungen (z.B. Bewußtseinstörungen, Sprachstörungen) oder Angina pectoris. Umgehend den Notarzt verständigen!

Prognose

Bei ca. 30% der Patienten mit einer Grenzwerthypertonie ist der Übergang in eine manifeste Hypertonie zu erwarten. Über 50% der Patienten versterben an kardiovaskulären Komplikationen (Herzinsuffizienz, Herzinfarkt). 20% der Patienten mit mehrjähriger Hypertonie müssen mit einem Apoplex rechnen. Bei unbehandelter schwerer Hypertonie beträgt die 5-Jahres-Überlebensrate < 5%.

Hypertonie

Diagnostik

Anamnese

Neben der medizinischen Anamnese in einem ausführlichen Gespräch fragen nach:
- *Leistung:* Reaktion auf Anforderungen, Bewältigung von Aufgaben
- *Streß:* Umgang mit Streß, „auf Hochtouren laufen"
- *Aggressionen:* Fähigkeit, mit Aggressionen und Enttäuschungen umzugehen
- *Anspannung:* seelische Spannungen, Gefühl der Unterdrückung im Beruf oder in der Familie.

Angesichtsdiagnose

Ein gerötetes Gesicht, geschlängelte Schläfenarterien oder eine Konjunktivalrötung können auf eine Hypertonie hinweisen. Grundsätzlich ist jedoch eine Gesichtsrötung kein typisches Zeichen für Hypertonie. Es können dabei durchaus normale oder hypotone Werte festgestellt werden. Ein blasses Gesicht (mit einem Stich ins Graue) deutet eher auf eine renale Ursache hin. (Ober-) Lidödeme sind ein Hinweis auf Herzinsuffizienz oder Nierenerkrankungen.

Alarmpunkte und Zustimmungspunkte

Druckschmerzhaftigkeit der Punkte deutet auf Störungen des jeweiligen Organs und seines Meridians hin. Bei Hypertonie sind folgende Alarm- und Zustimmungspunkte häufig empfindlich:
B 14 – Zustimmungspunkt KS-Meridian
B 15 – Zustimmungspunkt Herzmeridian
B 19 – Zustimmungspunkt Gallenmeridian
B 23 – Zustimmungspunkt Nierenmeridian.

Fußreflexzonen

Bei Hypertonie sind häufig die Kopf- und Nierenzone sowie der Plexus solaris druckschmerzhaft. Auf der Fußsohle liegt der Akupunkturpunkt Ni 1, der meistens druckempfindlich ist.

Irisdiagnose

Ein Arcus senilis der Hornhaut ist kennzeichnend für Fettstoffwechselstörungen und eine manifeste Arteriosklerose, und damit Merkmal einer lipämischen Diathese. Die hämatogene Konstitution zeigt ebenfalls eine Anlage für Arteriosklerose. Eine neurogene Konstitution mit Tendenz zur Krampfbereitschaft deutet auf eine Hypertonie mit nervös-primärer Genese. Besondere Beachtung verdienen Zeichen im Herz- und Nierensektor.

Störfelddiagnose

Bei akut auftretender primärer Hypertonie sowie bei jungen Patienten sollte eine ausgedehnte Störfeldsuche durchgeführt werden.

Therapeutische Strategie

Die Erfolge einer naturheilkundlichen Therapie sind abhängig vom Schweregrad und Verlauf der Hypertonie. Gute Ergebnisse lassen sich bei der Grenzwerthypertonie, der labilen sowie der leichten Hypertonie erzielen. Bei schweren Hypertonieformen können Naturheilverfahren als Begleittherapie eingesetzt werden. Als Ziel wird dabei eine Medikamentenreduktion angestrebt.

In allen Stadien ist es sinnvoll, Ernährungs- und Bewegungstherapie sowie physikalische Maßnahmen anzuwenden. Auch Homöopa-

6

thie, Phytotherapie und Akupunktur haben einen hohen Stellenwert bei der Behandlung leichterer Formen. Bei „Fülle-Zustän
den" lassen sich mit Ausleitungsverfahren besonders gute Ergebnisse erzielen.

Im Patientengespräch sollte deutlich zum Ausdruck kommen, daß eine Besserung oder Beseitigung der Hypertonie nur durch eine Umstellung der Lebensweise auf längere Sicht erreicht werden kann. Erfahrungsgemäß ist jedoch die Patienten-Compliance in diesem Punkte eher gering, da der Bluthochdruck zumindest am Anfang wenig Beschwerden macht.

Die psychische Komponente spielt bei der Hypertonie eine wichtige Rolle. Denn gerade bei jüngeren Patienten ist Hypertonie häufig ein Ausdruck von Streß bzw. einem durch Streß erhöhten Sympathikotonus. Bei Hypertonie ist es daher grundsätzlich sinnvoll, Entspannungsverfahren wie Atemübungen oder Muskelentspannung nach Jacobson anzuwenden, um mehr Gelassenheit zu gewinnen.

Tips zur Lebensführung

- Bewegung, z.B. Gymnastik, Spaziergänge, Radfahren
- Übergewicht reduzieren
- Nikotinverzicht
- Koffeinreduktion
- Entspannungstraining, z.B. Atemtherapie, AT

Spezielle Therapie

▪ Phytotherapie

Es gibt eine Reihe von Pflanzen, die nachweislich eine gute Wirksamkeit bei der Behandlung leichterer Hypertonieformen besitzen. Bei allen anderen Formen können pflanzliche Antihypertensiva begleitend eingesetzt werden. Im Mittelpunkt steht die reserpinhaltige Rauwolfia, die z.T. auch in der konventionellen Medizin vielfach eingesetzt wird. Sie bewirkt, wie auch die anderen Heilpflanzen, eine subjektive Besserung der Symptome, z.B. Kopfschmerzen und Schwindel. Unterstützend werden sedierende und wassertreibende Pflanzen eingesetzt.

Heilpflanzen

Schlangenwurzel (Rauwolfia serpentina): stärkste pflanzliches Antihypertensivum, sedierende Wirkung, bei leichten bis mittelschweren Hypertonien; *NW:* Depressionen, Mundtrockenheit; verschreibungspflichtig; Verwendung nur als Fertigarznei üblich

Mistel (Viscum album): milde blutdrucksenkende Wirkung, bei labilem Hochdruck

Ölbaum (Olea europaea): leichte blutdrucksenkende Wirkung, Gefäßerweiterung

Knoblauch (Allium sativum): milde blutdrucksenkende Wirkung, Gefäßmittel

Weißdorn (Crataegus oxyacantha): bei gleichzeitiger Herzschwäche

Alpenrose (Rhododendron ferrugineum): blutdrucksenkend, wassertreibend, nur als Adjuvans

Goldrute (Solidago virgaurea): diuretische Wirkung, Adjuvans

Melisse (Melissa officinalis): beruhigende Wirkung.

Tee bei leicht erhöhtem Blutdruck

Rp.	Herb. Visci alb.	40,0
	Fol. Crataegi cum Flor.	30,0
	Fol. Melissae	30,0

M. f. spec. D. S. 1 TL auf 1 Tasse Wasser, 3 × tgl. 1 Tasse.

Tinktur

Rp.	Extract. Visci albi fluid.	
	Extract. Crataegi fluid.	aa 30,0
	Extract. Oleae e Fol. fluid.	
	Extract. Melissae fluid.	aa 20,0

M. D. S. 3 × tgl. 25–30 Tr. (nach *P.A. Zizmann*)

Fertigpräparate

Rauwolfia (Rp): z. B. Raufuncton®, 2 × tgl. 1 Drg.; Rauwoplant®, 3 × tgl. 1 Drg.

Mistel: z. B. Presselin® Mistel-Tropfen, 4 × tgl. 30 Tr.; Kneipp® Mistel-Pflanzensaft, 3 × tgl. 1 EL

Weißdorn: bei labiler Hypertonie und Herzinsuffizienz, z. B. Emocrat® forte Herztropfen, 3 × tgl. 20 Tr.; Faros® (hochdosiert), 3 × tgl. 1 Drg.

Olivenblätter: z. B. Olivysat® Bürger, 2 × tgl. 40 Tr.

Kombinationen: z. B. Antihypertonicum S Schuck® (mit Rhododendron), 3 × tgl. 1 Drg.; Presselin® Cpl 35, 4 × tgl. 20 Tr.; Asgoviscum®, 3 × 20 Tr.

■ Homöopathie

In der Homöopathie gibt es eine Reihe von Mitteln, die eine Beziehung zu Blutdruckregulationsstörungen haben. Bei manifester Hypertonie sind niedrige Potenzen als adjuvante Therapie hilfreich. Für eine konstitutionelle Behandlung ist dagegen eine individuelle Mittelwahl nach ausführlicher Repertorisation notwendig.

Akutmittel

- *Aconitum D12, D30:* plötzliche Stenokardie, harter Puls, große Angst, Unruhe; nach Ärger
- *Arnika D4, D30:* Hypertonie mit Schwindel, plethorische Menschen, hochrotes Gesicht, Pulsieren in den Gefäßen, Nasenbluten, Arteriosklerose, drohender Apoplex
- *Apocynum D2-D3:* Herzinsuffizienz, kardiale und renale Ödeme, mit Magen-Darm-Störungen
- *Barium carbonicum D12-D30:* Widerstandshypertonie bei Gefäßsklerose, Herzklopfen, besonders bei älteren Menschen, Gedächtnisschwäche, Wirkung auf diastolischen Wert

- *Glonoinum D4, D12:* plötzliche Blutdrucksteigerung durch Aufregung, reizbar, hochroter Kopf, Blutwallungen
- *Rauwolfia D4:* bei essentieller Hypertonie, Herzbeklemmung (bis einschließlich D3 verschreibungspflichtig, s. a. Phytotherapie)
- *Plumbum metallicum D6:* Nierengefäßsklerose, Hypertonie bei blasser Gesichtsfarbe

Konstitutionsbehandlung

Übersicht über Polychreste mit Beziehung zur Hypertonie:

- *Arsenicum album:* ängstliche, unruhige, angespannte Patienten; sehr ordentlich, pedantisch, sauber; Kopfschmerzen; Herzklopfen, vor allem nachts; schlaflos, Hypertonie bei blasser Gesichtsfarbe, labile Hypertonie
- *Aurum:* vollblütige Patienten, Pykniker, Blutandrang zum Kopf, bohrender Kopfschmerz, Schlafstörungen, Ohrensausen, Unruhe, Herzangst; Melancholie, Depressionen
- *Lachesis:* redselig, Blutandrang zum Kopf, Hitzewallungen, Wechsel zwischen Depression und Erregung, verträgt keine beengende Kleidung, Besserung durch Nasenbluten, Kopf heiß bei kalten Extremitäten, Schlaf <, klimakterische Hypertonie
- *Nux vomica:* gehetzte, reizbare, ärgerliche Menschen, ständig mit ihrer Arbeit beschäftigt, Großstadtmenschen mit hektischem Lebensstil, sitzender Tätigkeit, Neigung zu Nikotin- und Alkoholabusus und reichlichem Essen, Gefäßspasmen
- *Sulfur:* vollblütige Patienten, gut genährt, rotes Gesicht, Stauungskopfweh, empfindliche Haut, unangenehmer Körpergeruch, selbstbezogen, nachts heiße Füße, strecken die Füße aus dem Bett.

6

Komplexmittel

Alternativ oder ergänzend steht eine Reihe homöopathischer Komplexmittel zur Verfügung:

- Hypertonie, Arteriosklerose: z. B. Isoskleran®, 4 × tgl. 1 Tbl.
- primäre Hypertonie (mit Herzinsuffizienz und Arteriosklerose): z. B. Rauwolsan® H, 4 × tgl. 10 Tr., Injektionen 2–3 × pro Wo. 1 Amp. i. v. oder i. m.; Phönix® Aurum, 3 × tgl. 20 Tr., akut: 3 × tgl. 50–80 Tr.
- mit Schwindel: z. B. Viscum album® H, 4 × tgl. 20 Tr.
- zur Unterstützung der Diurese: z. B. Nephroselect® M Liquidum, 3 × tgl. 1EL.

■ Physikalische Therapie

Wasseranwendungen werden bei Hypertonie leichteren Grades eingesetzt, da sie einen positiven Einfluß auf den peripheren Gefäßwiderstand haben. Bei Grenzwerthypertonie ist Sauna empfehlenswert, wenn keine Kontraindikationen (manifeste Arteriosklerose, Herzerkrankungen) vorliegen. Wechselduschen sind ebenfalls ein gutes Gefäßtraining.

Ansteigende Armbäder

Sie bewirken eine reflektorische Gefäßdilatation und damit eine zentrale Kreislaufentlastung. Die Herzdurchblutung wird ebenfalls positiv beeinflußt, sodaß auch der Einsatz bei Stenokardie indiziert ist.

Ansteigendes Armbad

Wasser mit einer Temperatur von 35 °C in ein Waschbecken mit Überlauf einfüllen. Die Arme werden etwa bis zur Mitte des Oberarms eingetaucht. Wichtig ist, daß eine bequeme Haltung möglich ist. Anschließend wird die Temperatur innerhalb von 12–15 Min. bis auf 39 °C erhöht. Abtrocknen, keine kalte Abschlußbehandlung!

■ Ausleitungs- und Umstimmungsverfahren

Bei der Behandlung der Hypertonie steht die konstitutionsbezogene Therapie im Mittelpunkt. Die Maßnahmen haben das Ziel, den Kreislauf reflektorisch zu beeinflussen bzw. die Fließeigenschaften des Blutes zu verbessern.

Aderlaß

Ein Aderlaß ist indiziert bei Patienten mit Hypertonie, die häufig im Zusammenhang mit einer Polyglobulie bzw. einer plethorischen Konstitution auftritt. Der Aderlaß entlastet den Organismus bei Blutfülle, beeinflußt die Rheologie und vermindert Stauungen. Besonders indiziert bei drohendem Apoplex.

Durchführung: Bei akuten Beschwerden, im Sinne einer starken Blutfülle bzw. Stauung, werden etwa 150 bis maximal 200 ml Blut abgelassen; größere Blutmengen würden die reaktive Erythropoese zu stark anregen. Wiederholung bei Bedarf nach 2–4 Wo. Die stärkste Wirkung läßt sich erfahrungsgemäß bei abnehmendem Mond, d. h. in der 1. Woche nach Vollmond, erzielen. *Hinweis:* den Patienten während und nach dem Aderlaß überwachen, wegen möglicher Kreislaufreaktionen. Der Flüssigkeitsverlust wird durch reichliche Zufuhr von Wasser oder Tee ausgeglichen.

Schröpfen

Blutiges Schröpfen wirkt blutentziehend, ausleitend und entlastend wie ein kleiner Aderlaß. Etwa auf der Höhe von LWK 5 liegt die Hypertoniezone. An dieser Stelle darf (nach *Abele*) ausnahmsweise über der Wirbelsäule blutig geschröpft werden, wenn eine starke Fülle und Verquellung vorliegt. Strenge Indikationsstellung, da damit ein sehr starker Reiz gesetzt wird und die Behandlung nicht ungefährlich ist (**Cave:** Verletzung der Knochenhaut). Alternativ kann man mit blutigem Schröpfen der Nierenzonen, die paravertebral in der Höhe von LWK 1–2 liegen, ebenfalls gute Effekte erzielen; vorausgesetzt, es liegt ein Fülle-Zustand vor. Bei Asthenikern ist diese Maßnahme kontraindiziert. In Betracht kommt weiterhin eine blutige Schröpfung der Nackenzone im Bereich C 3 und C4.

Senffußbäder

Hypertonie-Zustände sprechen gut auf abendliche Senffußbäder an. Sie werden vom Patienten als angenehm empfunden, da sie zu einer Vasodilatation führen, entspannen und den Schlaf fördern.

 Senffußbad

Eine 1/2 Std. vor dem Schlafengehen eine Fußbadewanne mit lauwarmem Wasser füllen, und 2–3 EL Senfmehl einstreuen. Das Wasser reicht bis zur Wadenmitte; bei leichter Varikosis nur bis zum Knöchel. Dauer: etwa 10 Min. Kontraindiziert bei Krampfadern und Hautdefekten, da Senfmehl stark reizt.

■ Akupunktur

Nach Auffassung der TCM steht die Hypertonie mit einem aufsteigendem Leber-Yang bzw. einer Nieren-Yin-Schwäche in Verbindung. Ziel der Akupunktur ist es, regulierend auf die Funktionskreise von Leber und Niere einzuwirken. Allgemein auf den Kreislauf wirken Herz- und KS-Meridian.

Körperakupunktur

Ni 1	bei akuten Krisen, Akupressur
Di 11	Tonisierungspunkt, Wind und Hitze austreibend
G 20	sediert das Leber-Feuer, bei Kopfschmerzen
H 7	Sedierungspunkt, bei innerer Unruhe, Tachykardie
KS 7	Sedierungspunkt, bei Erregung, Herzbeklemmung
Le 3	krampflösende Wirkung, reguliert das Leber-Qi
LG 20	allgemein sedierender Punkt, bei Yang-Fülle
Lu 9	Meisterpunkt der Blutgefäße
M 36	„Göttlicher Gleichmut", ausgleichende Wirkung
Ni 3	Stärkung der Nierenenergie, bei Leere der Yin-Energie

Ohrakupunktur

95 – Niere, 100 – Herz, 13 – Nebenniere, 26a – Thalamus, 51 – Vegetativum I, Vegetativum II, Antiagressionspunkt, 97 – Leber, 55 – Shen Men, 78 – Allergiepunkt, 19 – Hochdruckpunkt.

Durchführung: Zunächst wird 2 × pro Wo. behandelt, dann 1 × pro Wo., insgesamt ca. 10 Sitzungen. Zur Stabilisierung ist häufig eine Wiederholung nach 6 Mon. erforderlich. *Hinweis:* Tritt bei Nadelentfernung eine Blutung auf, so kann man diese im Sinne eines Mikroaderlasses bluten lassen (vgl. Abb. 6.3).

■ Ernährung, Diätetik

Häufig besteht eine Verbindung zu Übergewicht. In diesem Fall muß eine schonende Gewichtsreduktion erreicht werden. Ziel ist dabei die grundlegende Umstellung der Ernährungsgewohnheiten im Sinne der Vollwertkost. Da eine große Zahl aller Hypertoniker salzempfindlich reagiert, ist allgemein eine salzreduzierte Kost zu empfehlen. Kalium und Magnesium wirken ebenfalls blutdrucksenkend.

6

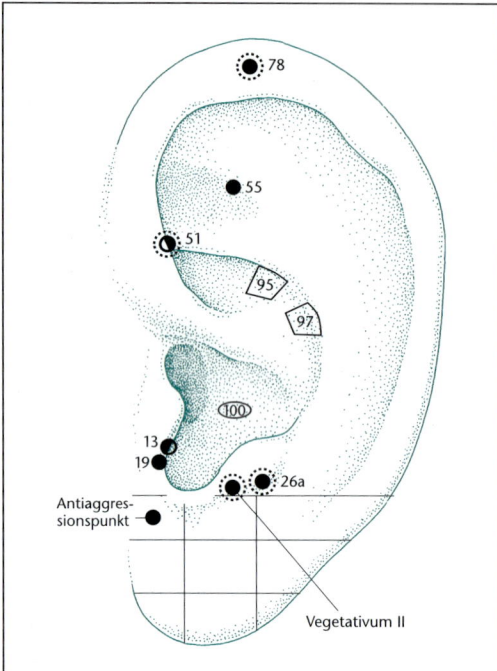

78

55

51

95

97

100

13
19

Antiaggres-
sionspunkt

26a

Vegetativum II

Abb. 6.3: Ohrakupunktur bei Hypertonie

Als Diäten bieten sich an
- Heilfasten, unter therapeutischer Aufsicht
- Kartoffeltage, Obst- oder Reistage, ohne Salz. Sie haben eine guten diuretischen Effekt, wirken entlastend und können z. B. 1 × pro Wo. ohne große Anstrengung durchgeführt werden.
- Eiweißfasten.
  Nach *Wendt* entsteht Hypertonie durch eine langjährige Fehlernährung mit zu hohem Eiweißkonsum, die sogenannte Eiweißspeicherkrankheit. Überschüssige Proteine werden demnach u. a. in der Membran der Kapillaren abgelagert. Zur Entleerung dieser Eiweißspeicher muß tierisches Eiweiß (Eier, Fleisch, Geflügel und Fisch) sehr stark eingeschränkt werden.

Fälle aus der Praxis

■ Fallbeispiel I

Bei einem 45jährigen Mann sind zufällig vor einigen Mon. erhöhte Blutdruckwerte festgestellt worden. Die Werte liegen durchschnittlich bei RR 155/90 mmHg, sind also grenzwertig. Der Patient, selbständiger Handwerker, ist 1,82 m groß und wiegt 95 kg. Der Patient hat eine aufreibende Tätigkeit. Er ißt gerne, Nichtraucher, regelmäßiger Alkoholgenuß. Der robuste Patient ist ein Fülle-Typ, das Gesicht ist leicht gerötet. Bisher zeigen sich kaum Symptome des Hochdrucks, gelegentlich Kopfschmerzen und Schwindel. In der Anamnese wird eine familiäre Disposition erwähnt. Im Blutuntersuchung zeigt sich ein Hämatokrit von 46%. In der Iris ist eine lipämische Diathese zu sehen sowie ein Pigmentzeichen im Herzsektor links. Folgende Zustimmungspunkte sind druckempfindlich: B 15 – Herzmeridian, B 18 – Lebermeridian und B 19 – Gallenmeridian. In diesem Stadium der Grenzwerthypertonie kann durch eine naturheilkundliche Therapie eine deutliche Besserung bzw. eine Normalisierung des hohen Blutdrucks erreicht werden.

Therapie

- Ernährung, Diätetik: 7 Tage Kartoffeldiät, anschließend Umstellung der Ernährung auf Vollwertkost, Einschränkung des Salz-, Fett- und Fleischkonsums. Alkohol reduzieren. Ziel ist eine Gewichtsreduktion um etwa 10 kg in 3 Mon.
- Lebensführung: regelmäßige Bewegung, die Spaß macht wie Tanzen, Radfahren
- Ausleitungs- und Umstimmungsverfahren:
  1. Aderlaß: Abnahme von 100 ml Blut, Wiederholung nach 2 und nach 4 Wo. mit dem Ziel der Entstauung
  2. Senffußbad: Anleitung des Patienten zur

häuslichen Durchführung, Verordnung für 2 Wo. sowie bei akuten Beschwerden
- Akupunktur: LG 20, G 20, M 36, Ni 3 als Hauptpunkte mit dem Ziel der Beruhigung des Leber-Yangs
  Ohrakupunkur: 55, 51, 95, 19, Eßverlangen, um Gewichtsabnahme zu erleichtern, insgesamt 10 Sitzungen
- Phytotherapie
  1. Rp. Tinktur (Rezept s. o.), 3 × tgl. 25 Tr., zur schonenden Blutdrucksenkung
  2. Stärkung der Funktion von Leber und Galle mit Chol-Truw® S, 2 × tgl. 10 Tr.

Epikrise

Im Vordergrund stand eine schonende Gewichtsabnahme, ohne daß der Patient hungern mußte. Zunächst waren Kartoffeltage bis maximal 1500 kcal sinnvoll, mit Übergang in eine vollwertige Ernährung. Der Patient bemerkte bald, daß gesunde Kost nicht langweilig und auch nicht mit einem Hungergefühl verbunden sein muß. Die begleitend durchgeführten Aderlässe, über 3 Mon. hinweg, führten zu einer spürbaren Entlastung. Akupunktur wurde zur Regulierung des Leber- und Nieren-Qi eingesetzt. Bei der Ohrakupunktur stand eine psychische und vegetative Stabilisierung im Vordergrund. Die Senffußbäder wirkten entspannend und wurden in der Folge nur noch bei Bedarf eingesetzt. Die Heilpflanzentinktur nahm der Patient über 3 Mon. In dieser Zeit hatte sich sein Gewicht um 7 kg reduziert, der Blutdruck lag durchschnittlich bei RR 145/80 mmHg. Alle Medikamente konnten abgesetzt werden. Die gute Compliance des Patienten bzgl. der Lebensführung wurde entschieden durch eine neue Partnerschaft beeinflußt.

Fallbeispiel II

Eine 57jährige Patientin leidet unter primärer Hypertonie mit Durchschnittswerten unbehandelt von 180/90 mmHg und beginnender Herzinsuffizienz. Risikofaktoren sind keine feststellbar: die Patientin ist normalgewichtig, ernährt sich gesund, ist Nichtraucherin und trinkt nur selten Alkohol. Der Hausarzt hat einen β-Blocker, Beloc® 1–0–0, verschrieben. Die Patientin ist blaß, eher zierlich und wirkt angespannt. In der Iris ist eine neurogene Konstitution sowie eine Arterioskleroseneigung sichtbar.

Therapie

- Körperakupunktur: Ni 3, M 36, Le 3 als Hauptpunkte mit dem Ziel der Stärkung der Nieren-Energie
- Ohrakupunktur: 95, 100, 97, 51, 19, vegetative Stabilisierung; Punkte bluten lassen!
- Homöopathie: Rauwolsan® H Injektionen 2 × pro Wo. 1 Amp. i. m., nach 3 Wo. Umstellung auf 4 × tgl. 10 Tr., da primäre Hypertonie mit Herzinsuffizienz
- Phytotherapie: als Tagessedativum Valeriana comp.-Hevert® SL, 2 Drg. morgens
- Entspannungsverfahren: Atemtherapie und AT.

Epikrise

Unter der Behandlung kam es allmählich zu einer spürbaren Blutdrucksenkung bis auf Werte von RR 140/90 mmHg, so daß in Absprache mit dem Hausarzt eine Dosisreduktion des β-Blockers auf 1/2–0–0 erfolgreich und dauerhaft unternommen wurde. Bei dieser Form der konstitutionellen Hypertonie konnte die Störung nur gemildert, aber nicht beseitigt werden. Die Patientin fühlte sich insgesamt subjektiv besser und ausgeglichener.

6

6.2.2 Hypotonie

Blutdruckwerte unter RR 105/60 mmHg mit Minderperfusion von Organen (besonders Gehirn), sowohl chronische als auch orthostatische Dysregulation (beim Aufstehen, bei langem Stehen). Ruhehypotonie mit Bradykardie bei Leistungssportlern physiologisch.

Pathogenese

Ätiologisch werden folgende Hypotonieformen unterschieden:

- **primäre Hypotonie:** Ätiologie weitgehend unbekannt; besonders betroffen sind junge Frauen; bei häufig subjektiv großem Leidensdruck ist der Krankheitswert umstritten („german disease")
- **sekundäre Hypotonie:** Ausdruck einer Grunderkrankung. Die wichtigsten Ursachen sind:
  - *kardial:* schwere Herzinsuffizienz, Herzrhythmusstörungen, Mitralklappenstenose
  - *hypovolämisch:* Exsikkose (geriatrische Patienten!), Blutverlust, Polyurie (z.B. bei Diabetes mellitus, Nierenerkrankungen)
  - *medikamentös:* z.B. Diuretika, Antihypertensiva, Psychopharmaka
  - *neurogen:* M. Parkinson, Polyneuropathie, nach Apoplex
  - *endokrin:* Nebennierenrindeninsuffizienz, Hyperparathyreodismus
  - *sonstige:* Varikosis, Schwangerschaft, lange Bettlägerigkeit, Infekte, Unterernährung.

Klinik

Viele Patienten klagen typischerweise über Abgeschlagenheit, Leistungs- und Konzentrationsschwäche, Müdigkeit (verstärkt morgens) sowie Schwindel mit Schwarzwerden vor den Augen, besonders beim Aufstehen oder längerem Stehen. Bewußtlosigkeit ist dabei möglich. Nicht selten sind auch Frösteln, Blässe, Stiche oder Beklemmungsgefühl in der Herzgegend sowie depressive Verstimmungen.

Von der primären Hypotonie sind sehr häufig schlanke Patienten mit ansonsten unauffälligem Untersuchungsbefund betroffen. Bei den sekundären Hypotonieformen stehen die Befunde der Grunderkrankung im Vordergrund.

Medizinische Diagnostik

Die Diagnose wird durch mehrfache Blutdruckmessungen und durch den **Schellong-Test** gestellt: Hierbei steht der Patient nach Messung des Ruheblutdrucks im Liegen rasch auf und es wird jeweils nach 1, 2, 3, 5, 7 und 10 Min. Puls und Blutdruck gemessen. Danach legt sich der Patient wieder hin; Puls und Blutdruck werden bis zum Erreichen der Ausgangswerte alle 5 Min. gemessen. Man kann daraufhin in der Therapie differenzieren und die hypo- bzw. asympathikotonen Formen (vgl. Abb.) bevorzugt mit Sympathomimetika behandeln.

Medizinische Therapie

Bei den sekundären Hypotonien wird die Grunderkrankung behandelt. Die primäre Hypotonie bedarf nur in schweren Fällen einer medikamentösen Therapie:

- **Ergotaminpräparate**: z.B. Dihydroergotamin (z.B. Dihydergot®). *NW:* Kopfschmerzen, bei Überdosierung schwere Durchblutungsstörungen durch Vasospasmen („Ergotismus"). *KI:* 1. Trimenon der Schwangerschaft

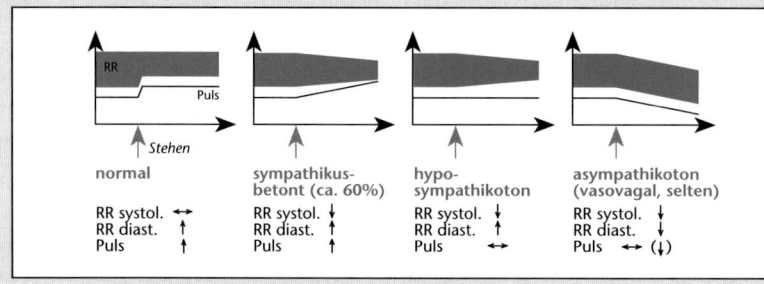

Abb. 6.4:
Schellong-Test

- **Symathomimetika:** z.B. Etilefrin (z.B. Effortil®).
  NW: Unruhe, Schwindel, Übelkeit
- **Kombination:** z.B. Etilefrin und Dihydroergotamin (z.B. Dihydergot plus®).

Prognose

Günstige Prognose der primären Form. Wichtig ist, daß der Arzt den Patienten über die Harmlosigkeit der Erkrankung aufklärt. Bei den sekundären Hypotonien wird die Prognose von der Grunderkrankung bestimmt.

6

Hypotonie

Diagnostik

Anamnese

Neben der medizinischen Anamnese in einem ausführlichen Gespräch fragen nach:
- *Aktivität:* Ist der Patient eher aktiv oder passiv?
- *Schonhaltung:* Vermeidet der Patient Herausforderungen und den Umgang mit Konflikten? Rückzug als Reaktion auf Leistungsdruck?
- *Lebenslust:* positive Lebenseinstellung oder Leben „auf Sparflamme"?
- *Aggressionen:* können Aggressionen geäußert werden?

Angesichtsdiagnose

Gesichtsblässe ist keineswegs immer Ausdruck einer Hypotonie, sie kann auch konstitutionell bedingt sein. Mundschleimhaut- und Konjunktivalblässe können auf eine Anämie hinweisen. Typisch für eine Eisenmangelanämie sind Mundwinkelrhagaden in Verbindung mit einer Hautblässe. Zu achten ist weiterhin auf eine isolierte Blässe im Unterlippenbereich bzw. Unterlippenkante, die (nach *Bach*) ebenfalls für eine Anämie spricht.

Fußreflexzonen

Bei Hypotonie sind häufig die Zonen des Verdauungstraktes, des Endokrinums sowie der Plexus solaris druckschmerzhaft.

Irisdiagnose

Häufig findet sich eine lymphatische oder neurogene Konstitution mit einer Neigung zur vegetativen Dysregulation bzw. Neurasthenie. Besondere Beachtung verdienen Zeichen im Bereich der Verdauungsorgane wie Zeichen im Lebersektor oder Magenfeld.

Störfelddiagnose

Grundsätzlich sollte bei der Untersuchung abgeklärt werden, ob Störfelder bzw. eine Fokalintoxikation vorliegen. In diesem Zusammenhang ist auf den Zahnstatus zu achten.

Therapeutische Strategie

Bei Hypotonie sind mit einer naturheilkundlichen Therapie gute Erfolge zu erzielen. Insgesamt wird eine allgemeine Tonisierung des Organismus angestrebt. Bei Erschöpfungszuständen sind roborierende Maßnahmen angezeigt. Therapie der ersten Wahl sind physikalische Maßnahmen und Phytotherapie. Auch Homöopathie und Akupunktur haben einen hohen Stellenwert bei der Behandlung. Alle Verfahren lassen sich sehr gut mit Umstimmungsverfahren, wie z.B. Schröpfen, kombinieren. Bei anämischen Zuständen sollte zusätzlich Eisen bzw. Vitamin B_{12} substituiert werden. Liegt eine Herzinsuffizienz vor, so muß diese entsprechend behandelt werden. Gute Erfahrungen bei Hypotonie liegen auch mit Bach-Blüten vor: Häufig sind Centaury oder Mimulus passend.

Fragen zur Lebensführung sollten bei der Behandlung der Hypotonie immer in den Vordergrund gestellt werden. Wenn unbewältigte Konflikte oder Lebensängste eine wesentliche Rolle spielen, ist eine weiterführende Behandlung anzustreben, z.B. Psychotherapie, Körpertherapien wie Bioenergetik oder konstitutionelle Homöopathie.

Tips zur Lebensführung

- aus dem Liegen nicht abrupt aufstehen
- bei längerem Stehen Wippen auf den Zehenballen
- regelmäßige körperliche Bewegung, die Spaß macht, z. B. Ballspiele
- Gefäßtraining, z. B. durch Wechselduschen, Bürstenmassage
- Ausdauertraining: z. B. Wandern, Radfahren
- Vollwerternährung, gut gewürzt, vitaminreich, besonders B-Vitamine
- ausreichend Flüssigkeit, mindestens 2 l tgl.
- Nikotinverzicht
- Koffeineinschränkung

Spezielle Therapie

▪ Phytotherapie

Es gibt eine Reihe von pflanzlichen Antihypotonika, die sich gut mit herzwirksamen Pflanzen kombinieren lassen. In der Naturheilkunde werden bei Hypotonie häufig zusätzlich Bitterstoffe verordnet, da diese nicht alleine nur auf die Verdauung tonisierend wirken.

Heilpflanzen für Teerezepturen/Tinkturen

Rosmarin (Rosmarinus officinalis): chronische Kreislaufschwäche
Besenginster (Sarothamnus scoparius): vasokonstriktorische Wirkung, orthostatische Dysregulation
Ginseng (Panax Ginseng): allgemeine Tonisierung, bei Erschöpfung
Weißdorn (Crataegus oxyacantha): blutdruckregulierend, herzstärkend.

Tee

Rp.	Fol. Rosmarini	100,0

D. S. 1 TL auf 1 Tasse Wasser, über den Tag verteilt 2–3 Tassen

---

Tinktur

Rp.	Tinct. Rosmarini	30,0
	Tinct. Crataegi	20,0

M. D. S. 3 × tgl. 20 Tr.

Fertigpräparate

Besenginster: z. B. Spartiol®, 3 × tgl. 20 Tr.
Rosmarin: z. B. Kneipp® Rosmarin-Pflanzensaft, 3x tgl. 1 EL
Kombinationen: z. B. Korodin Herz-Kreislauf-Tropfen®, 3 × tgl. 10 Tr., bei Bedarf alle 15 Min. 5 Tr.; DS Herz-Kreislauf myKomplex®, 3 × tgl. 1 Tbl.
Magen-Darm-Mittel: mit Bitterstoffen, z. B. Lomatol®, 3 × tgl. 15 Tr.

▪ Homöopathie

In der Homöopathie gibt es eine große Zahl von Mitteln, die eine Beziehung zu Blutdruckregulationsstörungen haben. Bei der akuten Hypotonie bewährt sich eine symptomatische Therapie. Für eine Konstitutionsbehandlung ist dagegen eine individuelle Repertorisation notwendig.

Symptomatische Behandlung

- *Ammonium carbonicum D4:* schlaff, träge, verlangsamt, korpulent, Herzschwäche
- *China D3, D4:* Erschöpfungszustände, nach Infekten und Blutverlusten
- *Gelsemium D4:* Benommenheit, Schläfrigkeit, Hinterkopfschmerzen
- *Crataegus D1, D2:* bei Herzschwäche, besonders ältere Menschen
- *Haplopappus D2, D3:* Erschöpfung, vegetative Dystonie, depressive Störungen
- *Kalium carbonicum D6:* Vagotonie, Blässe, Herzangst, ohnmachtsartige Schwäche.

6

Hypotone Krisen

Dosierung: Im akuten Fall können die Mittel 2–3 × pro Std. eingenommen werden.
- *Veratrum album D3-D6:* akuter Kollaps, kalter Schweiß, kleiner Puls
- *Tabacum D6:* Herzklopfen, Schwindel mit Elendsgefühl, große Übelkeit
- *Camphora D1-D3:* kalter Schweiß, Blässe, Zyanose, Übelkeit, Angst
- *Carbo vegetabilis D6:* Kachexie, große Schwäche, Venostase.

Konstitutionsmittel

Übersicht über häufig eingesetzte „Schwächemittel" in der Homöopathie:
- *Arsenicum album:* große Erschöpfung, Blässe, Abmagerung, unruhig, ängstlich, entkräftet nach einer Krankheit, zittrig, starker Durst, trinkt in kleinen Schlucken
- *Phosphorus:* asthenische Personen, lebhaft, aber schnell ermüdet, erholen sich rasch nach kurzem Schlaf, reizbare Schwäche
- *Sepia:* nervöse Erschöpfung, Depressionen, Ängste, Stimmungsschwankungen, hormonelle Störungen, im Klimakterium, kalte Hände und Füße, frieren leicht, häufig Frauen
- *Silicea:* hagere Personen, nachgiebig, müde und erschöpft, besonders morgens, ausgeprägte Frostigkeit, Erkältungsneigung, partielle kalte Schweiße
- *Sulfur:* schlaffe, gebeugte Körperhaltung; kann nicht lange stehen, vormittags um 11 Uhr große Schwäche mit Hunger, unreine Haut, ungepflegt.

Komplexmittel

Alternativ oder ergänzend steht eine Reihe gut wirksamer homöopathischer Komplexmittel zur Verfügung:
- orthostatische Dysregulation: z.B. Hypophan® N, morgens 25 Tr. und bei Bedarf

- herzstärkend, Kollapsneigung: z.B. Camphora® Synergon Nr. 5, 3 × tgl. 20 Tr.; Angioton®, 3 × tgl. 10 Tr.
- Injektionen: z.B. Infi-cactus®-Injektion, 1–2 × pro Wo. 1 Amp. i.m, s.c. oder in die entsprechenden Akupunkturpunkte injizieren.

■ Physikalische Therapie

Wasseranwendungen nach Kneipp sind ein wichtiger Behandlungspfeiler der naturheilkundlichen Hypotoniebehandlung. Sie gelten als Reiztherapie für das vegetative Nervensystem und führen zu einer Tonuserhöhung des Sympathikus. Folgende Maßnahmen lassen sich ohne großen Aufwand zu Hause durchführen:
- Waschungen, Bäder mit Rosmarin, z.B. Kneipp®-Kreislauf-Bad am Morgen
- Wechselduschen und Bürstenmassage am Morgen
- Sauna, Kontraindikationen: Arteriosklerose, Herzerkrankungen
- kalte Armbäder, tagsüber.

 Kaltes Armbad

Waschbecken mit kaltem Wasser (ca. 12–18 °C) füllen, Arme bis Mitte des Oberarms für 10–30 Sek. eintauchen, nicht abtrocknen.
(„Die Tasse Kaffee der Naturheilkunde").

■ Akupunktur

Nach Auffassung der TCM steht die Hypotonie mit einer Leere des Qi bzw. einer Leere des Blutes in Verbindung. Allgemein auf den Kreislauf wirken Herz- und KS-Meridian. Befindet sich der Patient in einem energetisch schwachen Zustand, so kann zusätzlich durch Moxa-Behandlung „Energie zugeführt" werden.

Körperakupunktur

LG 26 Notfallpunkt bei Kreislaufkollaps, auch zur Akupressur

MP 6 Tonisierungspunkt bei Hypotonie, „Herr des Blutes"

M 36 Anregung der Blutzirkulation, bei Neurasthenie

Ni 3 Quellpunkt, bei kalten Füßen

KS 6 wichtiger Punkt zur Kreislaufregulation

KG 12 Meisterpunkt der Yang-Organe

B 23 Schwäche der Nierenenergie, Moxa

KG 8 bei allen Yin-Zuständen; keine Nadelung, nur Moxa!

Ohrakupunktur

13 – Nebenniere, 29 – Polster, 51 – Vegetativum I, Vegetativum II, 95 – Niere, 100 – Herz, 97 – Leber.

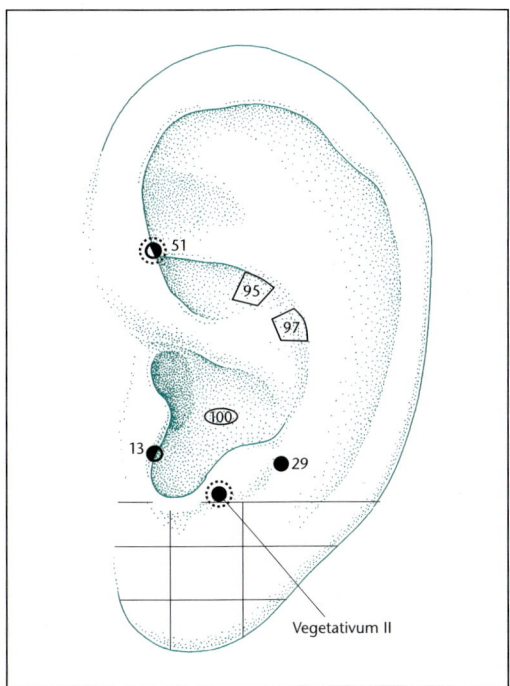

Vegetativum II

Abb. 6.5: Ohrakupunktur bei Hypotonie

Durchführung: Anfangs wird 2 × pro Wo. behandelt, nach 4–5 Sitzungen und einer Besserung der Beschwerden nur noch 1 × pro Wo., insgesamt bis zu 10 Sitzungen, bis die Hypotonie anhaltend stabilisiert ist. In manchen Fällen ist eine Nachbehandlung nach etwa 1/2 Jahr erforderlich.

■ Ausleitungs- und Umstimmungsverfahren

Bei der Anwendung dieser Verfahren geht es um eine Tonisierung und Umstimmung des Organismus, im Sinne einer Beeinflussung des Vegetativums und einer besseren Regulationsfähigkeit.

Schröpfen

Trockenes Schröpfen ist als aktivierende Maßnahme sehr gut geeignet für asthenische Patienten mit Hypotonie, die gleichzeitig meist auch unter chronischer Müdigkeit und Energiemangel leiden. Geschröpft werden vorzugsweise die paravertebralen Reflexzonen vom Nacken bis zum Kreuzbein, mit dem Ziel einer allgemeinen Tonisierung und Kräftigung. Diese Zone entspricht dem Verlauf des Blasenmeridians und seiner Zustimmungspunkte. Eine sehr gute Wirkung ist auch mit einer Schröpfmassage im BWS-Bereich zu erreichen. Die Maßnahme kann 1 × pro Wo. über einen längeren Zeitraum wiederholt werden.

Baunscheidtieren

Sind durch eine trockene Schröpf-Behandlung keine positiven Änderungen erzielt worden, so kommt eine Baunscheidtierung des ganzen Rückens in Frage, die mit einer deutlich ausgeprägteren Reizwirkung verbunden ist. Die Anwendung führt zu einer starken Tonisierung und reflektorischen Beeinflussung der inneren Organe. *Hinweis:* Wegen möglicher Nebeneffekte (Narben, Hyperpigmentierungen) ist Baunscheidtieren nicht die Therapie der ersten

6

Wahl. Wichtig ist die entsprechende Aufklärung der Patienten.

Fälle aus der Praxis

◼ Fallbeispiel I

Eine 25jährige Patientin, Studentin, leidet seit etwa 3 Mon. unter mangelnder Konzentrationsfähigkeit, schneller Ermüdung und häufigem Schwarzwerden vor den Augen. Mittags legt sie sich häufig hin und erholt sich dann bald. Der Blutdruck liegt bei wiederholten Messungen bei RR 90/60 mmHg; organische Ursachen sind ausgeschlossen.

Die Patientin ist grazil und wiegt 55 kg bei 1,72 m. Sie ist blond, blaß, sehr lebhaft und offen. Die Patientin ist gerne in Gesellschaft und nur ungern alleine. In der Irisdiagnose ist eine neurogene Konstitution zu sehen mit einer vegetativen Schwäche. Ziel ist eine aufbauende, stärkende und umstimmende Behandlung.

Therapie

- Ausleitungs- und Umstimmungsverfahren: Schröpfen, trocken, im BWS-Bereich, zusätzlich Schröpfkopfmassage, 6 Behandlungen mit dem Ziel der Tonisierung und der Zuführung von Energie
- Homöopathie: Phosphorus C30 5 Globuli, einmalig
- physikalische Therapie: Abhärtung durch Sauna und Wechselduschen.

Epikrise

Unter der Therapie kam es schon bald zu einer deutlichen Besserung der Symptomatik. Die Schröpf-Behandlungen, insgesamt über 6 Wo. durchgeführt, wurden von der Patientin als sehr anregend empfunden. Daneben wurden der Patientin die obengenannten physikalischen Maßnahmen empfohlen. Als homöopathisches Konstitutionsmittel erhielt die Patientin nach ausführlicher Repertorisation Phosphorus C30 und nach 1/2 Jahr eine Gabe C 200. Der Blutdruck ist seitdem auf Werte bis RR 100/60 mmHg gestiegen und die Patientin fühlt sich subjektiv wohl.

◼ Fallbeispiel II

Ein 37jähriger Patient, Beamter im Bauamt, leidet unter Hypotonie. Er fühlt sich energieschwach und leidet unter Herzklopfen, mangelnder Leistungsfähigkeit sowie gelegentlich unter Schwindel und Ohnmachtsgefühl. Die Blutdruckwerte liegen durchschnittlich bei RR 105/65 mmHg. Sämtliche Untersuchungsergebnisse beim Internisten waren unauffällig. Der Patient ist normalgewichtig, blaß, sehr zurückhaltend. In der Irisdiagnose zeigt sich eine lymphatische Diathese sowie Zeichen im Lebersektor. Im Gespräch berichtet der Patient, daß er sich wenig zutraut und sein Selbstbewußtsein schwach sei. Im Umgang mit Vorgesetzten kann er sich nicht durchsetzten. Der Patient befindet sich in einem chronischen Leere-Zustand; er benötigt eine allgemein roborierende und umstimmende Behandlung sowie eine Stärkung der Leberfunktion.

Therapie

- Körperakupunktur: M 36, MP 6, Ni 3, B 23 (Moxa) als Hauptpunkte
- Ohrakupunktur: 51, Vegetativum II, 13, 29, 95, 97, insgesamt 7 Behandlungen mit dem Ziel der Zuführung von Energie und der Tonisierung
- Phytotherapie:
  1. Rosmarintee (Rezept s. o.), 2–3 Tassen am Tag, zur Kreislaufanregung
  2. Stärkung der Verdauungsfunktion, z. B. Lomatol®, 3 × tgl. 15 Tr.

- physikalische Therapie: Tonisierung durch Rosmarinbäder, bei Blutdruckabfall kalte Armbäder.

Epikrise

Es dauerte mehrere Wo., bis sich der Zustand des Patienten verbesserte. Wichtig war die Erkenntnis, daß sich der Patient trotz seiner Schwäche durchaus mehr zumuten kann. Die phytotherapeutischen Mittel führten neben der übrigen Behandlung zu einer Stärkung der Verdauungsfunktion und einer Stabilisierung des Blutdrucks auf Werte bis RR 115/65 mmHg. Durch die Akupunktur und Moxa-Behandlung fühlte sich der Patient deutlich energievoller und konnte viele Alltagsprobleme wieder schwungvoller angehen. Nachdem der Patient Vertrauen gefaßt hatte, wurden auch tiefere Konflikte angesprochen, z. B. seine Aggressionshemmung. Als weiterführende Behandlung wurde dem Patienten Bioenergetik empfohlen.

Eigene Notizen

6

6.3 Venenerkrankungen und Hämorrhoiden

Varikosis

Varizen („Krampfadern") sind geschlängelte und erweiterte oberflächliche Venen, die am häufigsten an den Beinen auftreten. Unter einer Varikosis versteht man ausgedehnte Varizen der Beine. Jeder Dritte entwickelt im Laufe seines Lebens Varizen. Frauen erkranken 4 mal häufiger als Männer. Durch die Folgeprobleme sind Varizen nicht nur ein kosmetisches, sondern auch ein medizinisches Problem mit großer sozialer Bedeutung.

Pathogenese

- **primäre Varikosis** (ca. 90% der Fälle): Eine Bindegewebsschwäche oder eine Insuffizienz der Venenklappen sind für die Venenerweiterung verantwortlich. Betroffen sind in der Regel die V. saphena magna und/oder die Vv. perforantes. Fast immer liegt eine familiäre Belastung vor. Begünstigt wird die Manifestation der Varikosis z.B. durch stehende Tätigkeit, Übergewicht und Schwangerschaft.
- **sekundäre Varikosis:** Sie entsteht als Folge anderer Venenerkrankungen, z.B. nach einer tiefen Beinvenenthrombose, die zu einer Abflußbehinderung im tiefen Venensystem oder Zerstörung der Venenklappen führen. Die oberflächlichen Venen müssen dann mehr Blut transportieren und werden langfristig überlastet. Selten sind Varizen Folge anderer Erkrankungen, z.B. von Tumoren, die den Blutrückfluß behindern.

Klinik

Eine Varikosis kann lange symptomlos bleiben und die Patienten nur in kosmetischer Hinsicht stören. Viele Patienten klagen aber über Ödeme, Schwere- und Spannungsgefühl der Beine (v.a. nach längerem Sitzen oder Stehen), Juckreiz sowie nächtliche Muskelkrämpfe. Gelegentlich haben die Patienten auch stechende Schmerzen im Wadenbereich. Im fortgeschrittenen Stadium kann es insbesondere bei der sekundären Varikosis zu Hautveränderungen (Stauungsdermatitis) bis hin zu einem Geschwür (Ulcus cruris) kommen.

Medizinische Diagnostik

Ziel ist die Unterscheidung zwischen primärer und sekundärer Varikosis durch:
- **Anamnese und Inspektion**: familiäre Belastung, vorangegangene tiefe Beinvenenthrombose, Beinumfangsdifferenz, trophische Störungen, Besenreiser-Varizen (kleinste, netzförmig angeordnete Varizen)
- **Funktionstest:** in der Regel einfach durchzuführen
  - *Perthes-Test:* prüft Durchlässigkeit der tiefen Beinvenen. *Durchführung:* proximal der Varizen Stauung anlegen, dann den Patienten umhergehen lassen. Kommt es zu einer Entleerung der Varizen bedeutet dies, daß die tiefen Beinvenen und die Vv. perforantes durchlässig sind.
  - *Trendelenburg-Test:* prüft Funktionsfähigkeit der Klappen der V. saphena magna. *Durchführung:* Bein hochlagern, Blut aus den Varizen ausstreichen, am Oberschenkel stauen, Patient aufstehen lassen. Füllen sich sofort die Varizen handelt sich um eine Insufizienz der Vv. perforantes. Stauung nach 30 Sek. lösen. Kommt es zu einer Venenfüllung nach distal, liegt eine Klappeninsuffizienz der V. saphena magna vor.
- **apparative Diagnostik:** z.B. Dopplersonographie und Phlebographie zum Nachweis von Verschlüssen der tiefen Beinvenen.

Medizinische Therapie

Primäre Varizen müssen nur im Falle von Komplikationen behandelt werden.
- **konservativ:**
  - *allgemeine Maßnahmen:* langes Stehen bzw. Sitzen vermeiden; wenn möglich öfter umhergehen; so viel wie möglich zu Fuß erledigen; hohe Absätze und einschnürende Schuhe und Strümpfe vermeiden; möglichst keine heißen Bäder oder Sauna; Beine häufig hochlagern; Übergewicht vermeiden, Gefäßtraining (z.B. Wechselduschen, kalte Waschungen)
  - *Kompressionstherapie:* elastische Binden oder individuell angepaßte Kompressionsstrümpfe

- **invasiv:**
  - *Sklerosierung*: ein Verödungsmittel wird in die Venen injiziert. Anschließend wird für 2 Wo. ein Kompressionsverband angelegt. *KO:* allergische Reaktionen, Hautpigmentierungen sowie Hautnekrosen bei paravenöser Injektion
  - *operative Varizenentfernung:* nur bei durchgängigen tiefen Beinvenen. *KO:* Wundheilungsstörungen, (Keloid-) Narben und Gefühlsstörungen am operierten Bein.

Komplikationen

Thrombophlebitis, tiefe Beinvenenthrombose, chronisch venöse Insuffizienz, Ulcus cruris, starke Blutungen durch Bagatelltrauma.

Prognose

Häufig läßt sich die Progredienz einer (beginnenden) Varikosis durch geeignete Lebensführung so verlangsamen, daß keine invasiven Maßnahmen notwendig werden.

Thrombophlebitis

Entzündung von oberflächlichen Venen, häufig im Bereich von varikösen Veränderungen.

Pathogenese

- **abakteriell:** Gerinnsel in einer oberflächlichen Vene (meist einer Unterschenkelvarize)
- **bakteriell:** selten, meist Folge eines Bagatelltraumas, von Injektionen oder venösen Zugängen.

Klinik

Die Thrombophlebitis zeigt sich durch einen derben, druckschmerzhaften (Venen-) Strang, dessen Umgebung gerötet und überwärmt ist. Evtl. besteht auch eine lokale Schwellung. Das Allgemeinbefinden des Patienten ist in der Regel nicht beeinträchtigt, bei der bakteriellen Form können jedoch Allgemeinsymptome wie Fieber, Schüttelfrost oder gar eitrige Einschmelzung des Entzündungsherdes hinzutreten.

Medizinische Diagnostik

Die Diagnose einer Thrombophlebitis wird aufgrund der Symptomatik gestellt. Bei Verdacht auf eine bakterielle Beteiligung sollte ein Blutbild angefertigt werden.

Differentialdiagnose

Erysipel, tiefe Beinvenenthrombose.

Medizinische Therapie

- keine Bettruhe, sondern Patienten mit Kompressionsverband viel umhergehen lassen
- nachts Bein gewickelt lassen und hochlagern
- zur Linderung der Beschwerden lokal Umschläge mit Alkohol, Heparinsalben (z.B. Essaven® Gel); NSAR (z.B. Ibuprofen), ASS (z.B. Aspirin®) p.o. oder als supp.
- Antibiotika bei bakterieller Thrombophlebitis.

Komplikationen

Selten Beteiligung der tiefen Venen, Abszeßbildung.

Prognose

Die Prognose ist günstig. Bei wiederholten Thrombophlebitiden ist eine Sanierung der Varizen durch Operation oder Sklerosierung angezeigt.

Tiefe Beinvenenthrombose

Verschluß einer tiefen Vene durch eine Thrombose. Meist in den tiefen Bein- (gehäuft rechts) und Beckenvenen (in 60% im linken Bein, in 10% beidseitig) auftretend und v.a. durch ihre Komplikationen gefährlich. Syn.: Phlebothrombose

Pathogenese

- **Immobilisierung:** z.B. bei Bettlägerigkeit, Ruhigstellung während einer Operation oder in einem Gipsverband sowie bei Lähmungen, langen Flugreisen
- **erhöhte Blutgerinnungsneigung:** z.B. nach Operationen, Frakturen, während der Schwangerschaft und im Wochenbett, bei Tumorleiden sowie Einnahme bestimmter Medikamente (z.B. Glukokortikoide, Ovulationshemmer).

Klinik

Als erstes bemerkt der Patient meist ein Schwere- oder Spannungsgefühl am betroffenen Bein, einen belastungsabhängigen Fußsohlen- oder Wadenschmerz und evtl. einen ziehenden Schmerz entlang der Venen. Häufig fühlt er sich auch allgemein unwohl. Mäßig hohes Fieber ist möglich.

6

! Besonders thrombosegefährdet sind ältere und übergewichtige Patienten!
Vielfach verläuft eine tiefe Bein-/Beckenvenenthrombose symptomarm oder klinisch „stumm" und wird erst nach Auftreten einer Lungenembolie erkannt. Rezidivierende Thrombophlebitiden oder Phlebothrombosen sollten an ein paraneoplastisches Syndrom bei Tumorerkrankung denken lassen.

Medizinische Diagnostik

- **Anamnese:** manchmal Schmerzen in Wade und Fußsohle
- **Inspektion:** Schwellung von Unterschenkel oder gesamtem Bein (Umfangsdifferenz). Die Haut der betroffenen Extremität ist bläulich-rot verfärbt, warm und glänzend.
- **körperliche Untersuchung:** Wadendruckschmerz (Mayr Zeichen), Fußsohlendruckschmerz (Payr Zeichen), Wadenschmerz bei Dorsalflexion im Sprunggelenk (Homann Zeichen)
- **apparativ:** Duplexsonographie, Phlebographie oder Plethysmographie.

Differentialdiagnose

Muskelfaserriß, Ischias-Syndrom, akuter arterieller Verschluß, posttraumatische Schwellung, Lymphödem.

Medizinische Therapie

- **allgemein:** in der Regel strenge Bettruhe, Kompressionsverband
- **medikamentös:** bei fehlenden Kontraindikationen Fibrinolyse mit z.B. Streptokinase; anschließend Antikoagulation mit Heparin oder Cumarin für 6–12 Mon.

Komplikationen

- **Lungenembolie**: lebensgefährliche Komplikation. Symptomatik: Thoraxschmerz (häufig atemabhängig), Luftnot, Husten und Unruhe bis hin zum tödlichen Rechtsherzversagen innerhalb von Min.
- **chronisch venöse Insuffizienz:** bei 40–50% der Patienten durch Behinderung des venösen Blutstromes; postthrombotisches Syndrom mit Ödemen und Hautveränderungen
- **Thrombose-Rezidiv:** häufig auf derselben Seite.

Prognose

Patienten nach einer durchgemachten Phlebothrombose bleiben auch nach gutem Therapieerfolg erhöht thrombosegefährdet.

Chronisch venöse Insuffizienz

Kombination von Venen- und Hautveränderungen bei länger bestehender primärer oder sekundärer Varikosis.

Pathogenese

Die Stauung des Blutes bei einer Varikosis läßt den Blutdruck im venösen Schenkel der Kapillaren und in den Venolen ansteigen und führt im Verlauf der Erkrankung zu einer Schädigung von Haut und Subkutis. Meist aufgrund eines postthrombotischen Syndroms oder einer Insuffizienz der Vv. perforantes.

Klinik

Am häufigsten klagen die Patienten über Wadenschmerzen oder ein „Berstungsgefühl" im betroffenen Bein bei längerem Stehen oder Sitzen. Wadenkrämpfe können ebenfalls auftreten.

Stadieneinteilung	
Stadium I:	Varikosis ohne Hautveränderungen
Stadium II:	Varikosis mit Pigmentstörungen, Stauungsdermatitis, Hautatrophie
Stadium III:	Ulcus cruris

Medizinische Diagnostik

Die Diagnose wird anhand der Anamnese und des körperlichen Untersuchungsbefundes gestellt. Zur Sicherung der Diagnose kann eine Duplexsonographie durchgeführt werden.

Medizinische Therapie

- **Stadium I:** Allgemeinmaßnahmen wie bei der Varikosis, z.B. häufiges Hochlagern der Beine und Gewichtsreduktion
- **Stadium II:** Kompressionstherapie, evtl. Sklerosierung oder chirurgische Varizenentfernung, Gefäßtraining, z.B. Wechselduschen und kalte Waschungen

- **Stadium III:** eine Sklerosierung oder Operation ist nicht mehr möglich. Die Kompressionsbehandlung bleibt das A und O! Treten Ulzera auf, müssen diese sorgfältig behandelt werden; möglichst keine Salben verwenden, da das Risiko allergischer Reaktionen hoch ist!

Komplikationen

Oftmals hartnäckige Ulcera cruris.

Prognose

Bei konsequenter (Kompressions-) Behandlung gut.

Hämorrhoiden

Vergrößerte, häufig knotenförmige blutführende Gefäße im distalen Rektum (Corpus cavernosum recti). Je nach Schweregrad werden 4 Stadien unterschieden. Prävalenz: ca. 50% der Erwachsenen.

Pathogenese

Familiäre Belastung, chronische Obstipation, Laxanzienabusus, Schwangerschaft und Bewegungsmangel führen zur Erweiterung der Blutgefäße und Schwächung des Schließmuskels (Sphinkter ani).

Klinik

Symptome von Hämorrhoiden sind: perianaler Juckreiz, Brennen, lokale Entzündungen mit Nässen sowie (meist hellrote) Blutauflagerungen auf dem Stuhl.

Medizinische Diagnostik

- **Anamnese und Inspektion:** Risikofaktoren (s.o.)
- **digitale Untersuchung- apparativ:** Proktoskopie und Rektoskopie.

> **!** **Cave:** Hinter der häufig vom Patienten selbst gestellten Diagnose „Hämorrhoiden" kann sich ein Karzinom verbergen. Aber auch bei bekannten Hämorrhoiden sollte bei „Blut im Stuhl" die Ursache sorgfältig abgeklärt werden.

Medizinische Therapie

- **konservativ:**
  - Gabe von Füll- und Quellmitteln wie Leinsamen und Weizenkleie bei chronischer Obstipation
  - Gabe von Lokalanästhetika, z.B. Benzocain (z.B. Anaesthesin® N-Zäpfchen)
  - evtl. kurzzeitig glukokortikoidhaltige Präparate, z.B. Prednisolon (z.B. Alferm®)
- **invasiv:** wenn konservative Maßnahmen nicht ausreichend
  - Verödung mit sklerosierenden Substanzen, Gummibandligatur oder operative Entfernung der Gefäßknoten, je nach Schweregrad und Stadium der Hämorrhoiden.

Komplikationen

Analekzem, perinale Thrombose (schmerzhaft, ungefährlich).

6

Venenerkrankungen und Hämorrhoiden

Diagnostik

Anamnese

Neben der medizinischen Anamnese in einem ausführlichen Gespräch fragen nach:
- *Ernährung:* Vollwertige Ernährung oder hohe Zufuhr von Fleisch, Eiweiß und Fett?
- *Verdauungsbeschwerden:* Bei genauer Anamnese finden sich oftmals Hinweise auf eine Leber-, Pankreas- oder Darmstörung (Völlegefühl, Meteorismus usw.).

Visuelle Diagnose

Eine Bindegewebsschwäche tritt vorzugsweise bei Asthenikern auf und zeigt sich oftmals in einer schlaffen Haltung, hängenden Schultern sowie einer Schwäche des Bandapparates. Die einseitige Verstärkung der rechten Nasolabialfalte kann auf eine Leberstörung hinweisen. Ist dagegen die linke Falte deutlich betont, so spricht dies für eine Magenerkrankung mit einer Beteiligung von Milz und Pankreas. Pankreopathien zeigen sich (nach *Bach*) in teigigen Verdickungen seitlich neben den Mundwinkeln und in einer schmalen Oberlippe.

Meridianverlauf

Varizen oder Ulzera sind auffällig oft im Verlauf von Meridianen lokalisiert und können damit auf eine Funktionsstörung hinweisen. Am Unterschenkel ergeben sich hinsichtlich der Lokalisation häufig Beziehungen zu den Meridianen Milz-Pankreas, Leber und Niere.

Reflexzonen

Bei Venenerkrankungen sollten Auffälligkeiten im Bereich der dorsalen Leber-Galle-Zone (C7 bis Th8 rechts) beachten werden, z. B. druckdolente Gelosen, Verquellungen oder Hautverfärbungen. Sie können einen Hinweis auf eine Organstörung liefern.

Irisdiagnose

In der Iris zeigt sich bei Venenpatienten häufig eine konstitutionelle Bindegewebsschwäche mit zahlreichen Strukturzeichen und Radiären. Stauungszeichen oder Pigmente im Leberbereich deuten auf eine Belastung des Organs hin. Der variköse Symptomenkomplex tritt gehäuft bei einer hämatogenen Konstitution auf.

Fußreflexzonen

Bei Venenerkrankungen sind häufig die Lymphzonen des Beckens und der Beine sowie die Zonen der Verdauungsorgane druckschmerzhaft.

Therapeutische Strategie

Eine naturheilkundliche Behandlung kann bestehende Venenschäden meist nicht mehr beheben. Mit einer gezielten Therapie lassen sich jedoch subjektive Beschwerden positiv sehr gut beeinflussen und langfristige Schäden auf ein Minimum reduzieren. Dies gilt auch für die postoperative Nachbehandlung zur Vermeidung von Rezidiven.

Basisbehandlung bei Venenerkrankungen ist die Kombination von physikalischer Therapie mit Kompressionverbänden und Phytotherapie. Diese Maßnahmen ergänzen sich in idealer Weise, aber gerade bei Hydrotherapie und Kompressionsverbänden ist die Patienten-Compliance gering. Im Patientengespräch sollte daher deutlich zu Ausdruck kommen, daß eine Besserung der Beschwerden nur durch eine Umstellung der Lebensweise auf längere Sicht erreicht werden kann.

Neben dieser Basistherapie kommen ergänzend zum Einsatz: Akupunktur, Neuraltherapie, Homöopathie und ausleitende Verfahren. Bei akuten Entzündungen stehen ausleitende Verfahren, Neuraltherapie und Homöopathie im Vordergrund. Bei einer Bindegewebsschwäche haben Homöopathie, Ernährungsumstellung und Bewegungstraining einen hohen Stellenwert.

Ödeme sind ein Hinweis für Stoffwechselstörungen im Gewebe. Anfallende Stoffwechselendprodukte sollten durch Phytotherapie oder Homöopathie ausgeleitet werden. Bei genauer Diagnose findet sich häufig ein Hinweis auf eine gestörte Leber-, Nieren- und Darmfunktion. Und oftmals ist die Venenerkrankung mit einer Pfortaderstauung vergesellschaftet. Aus diesem Grund wird bei Venenerkrankungen traditionell die Leber mitbehandelt. Die Erfahrung zeigt weiterhin, daß bei Venenentzündungen häufig eine latente oder manifeste Pankreopathie vorliegt.

Tips zur Lebensführung

- Beine so oft wie möglich hochlagern
- Längeres Stehen und Sitzen vermeiden, zwischendurch für Bewegung sorgen
- Sport: z.B. Schwimmen, Radfahren, Laufen, Beingymnastik
- Tragen von Kompressionsstrümpfen oder -strumpfhosen, auch beim Sport
- Keine schweren Lasten tragen
- Nikotinabstinenz
- Übergewicht vermeiden

Spezielle Therapie

■ Physikalische Therapie

Zur Tonisierung der Venenwände und der Hautdurchblutung sind kalte Kurzreize in Form von Güssen, Wassertreten, Waschungen und Bädern sehr effektiv. Diese Maßnahmen sind als Dauertherapie geeignet. Grundsätzlich gilt dabei: Kaltanwendungen nur auf warme Körperpartien. Heiße Anwendungen sollten völlig gemieden werden, es kommen maximal wechselwarme Anwendungen in Frage. In der Regel ist nach etwa 3 Wo. ein Adaptationseffekt erreicht. Eine tägliche Wiederholung der Reize führt zur Umstimmung und Anpassungsleistung des Organismus.

 Kaltes Fußbad

Wassertemperatur 12–18 °C, 20 Sek. – 1 Min., nicht abtrocknen.

 Kalter Knie- und Schenkelguß

Wassertemperatur 12–18 °C, rechts beginnen, vom Fußrücken lateral nach oben bis handbreit über das Knie bzw. bis zur Leiste, kurz pausieren, und auf der Innenseite abwärts, kurz pausieren; zum linken Bein wechseln; abschließend beide Fußsohlen begießen.

■ Akute Thrombophlebitis

Kühlende Auflagen wirken schmerzlindernd, abschwellend und entzündungshemmend. Sie werden bei Entzündungen als angenehm und wohltuend empfunden.

 Quarkwickel

250–500 g Quark ohne Bindemittel, Quark fingerdick auf Leinenlappen (evtl. als Wäscheschutz Küchenpapier benutzen) aufstreichen, auf die entsprechende Körperstelle legen und mit einer Binde locker befestigen. Nach ca. 20 Min. erneuern.

6

Retterspitz®-Umschlag

Retterspitz® äußerlich mit kaltem Wasser verdünnen im Verhältnis 1 : 3, Umschläge 1–2 × pro Std. erneuern.

■ Hämorrhoiden

Warme Sitzbäder (38 °C) wirken bei Hämorrhoiden beruhigend. Kamille oder Eichenrinde sind geeignete pflanzliche Zusätze.

 Sitzbad bei Hämorrhoiden

Eine Handvoll Kamillenblüten mit 3 l kochendem Wasser übergießen, 10 Min. ziehen lassen, abseihen und ins Badewasser geben oder Fertigpräparat, z. B. Kamillobad®, 1 Btl. auf 1 l Wasser. Die Sitzbäder werden 1 × pro Tag für 15 Min. durchgeführt, bis die Beschwerden abklingen.

■ Phytotherapie

Der größte Teil der therapeutisch genutzten Venenmittel ist pflanzlichen Ursprungs. Wirksame Pflanzeninhaltsstoffe sind vor allem Saponine (Aescin; Wirkstoff der Roßkastanie) und Flavonoide wie z. B. Derivate des Rutins. Sie wirken vorwiegend im Kapillarbereich im Sinne einer antiexsudativen Wirkung durch eine Senkung der Kapillarpermeabilität. Viele Mittel sind für eine Teezubereitung ungeeignet, es werden daher bevorzugt Fertigpräparate eingesetzt. Die Mittel sollten kurmäßig über einen Zeitraum von 2–3 Mon. eingenommen werden, auch wenn die Beschwerden im Verlauf der Therapie zurückgehen. In Bezug auf das Wirkprinzip können diese Phytotherapeutika auch bei Hämorrhoiden eingesetzt werden.

Heilpflanzen

Roßkastanie (Aesculus hippocastanum): antiexsudativ, antiödematös, als Fertigpräparat zur innerlichen und äußerlichen Anwendung
Steinklee (Melilotus officinalis): enthält Cumarin, antiödematös, entzündungshemmend, Verbesserung der Lymphkinetik
Mäusedorn (Ruscus aculeatus): antiphlogistisch, kapillarabdichtend, venentonisierend
Hamamelis (Hamamelis virginiana): adstringierend, entzündungshemmend, innerliche und äußerliche Anwendung, besonders für Hämorrhoidalleiden
Buchweizen (Fagopyrum esculeatum): enthält Rutin, antiödematös, kapillarabdichtend
Raute (Ruta graveolens): enthält Rutin, antiödematös, fördert die Mikrozirkulation, keine Monoanwendung üblich
Mariendistel (Silybum marianum): bei Lebersymptomatik, nicht als Teezubereitung
Arnika (Arnica montana): antiphlogistische, antiödematöse Wirkung, äußerliche Anwendung, z. B. Arnika Tinktur Hetterich® (1: 5 in Wasser) für Umschläge. **Cave**: allergisierende Potenz!

Tee		
Rp.	Herb. Meliloti	100,0
D. S. 2 TL auf 1 Tasse Wasser als Infus, 3 × tgl. 1 Tasse.		

Mittel bei Venenentzündungen		
Rp.	Extract. Hippocastani e Fruct. fluid.	20,0
	Extract. Hamamelis fluid.	
	Extract. Meliloti fluid.	aa 15,0
M. D. S. 3 × tgl. 20–30 Tropfen. (nach *P. A. Zizmann*)		

Fertigpräparate

Aesculus: z. B. Venostasin® N forte, 2 × tgl. 2 Drg.; Venoplant® retard S, 2 × tgl. 1 Tbl.
Hamamelis: z. B. Hamadest® comp. N, 3 × tgl.

10 Tr.; Hametum®, 3 × tgl. 1 Supp.; Hametum® Salbe; Hametum® Extrakt, für Umschläge 1 : 3 in Wasser

Ruscus: z. B. Rhenus® med, 3 × tgl. 1 Drg., Phlebodril®; 2 × tgl. 2 Kps.

Melilotus: z. B. Venalot®, 3 × tgl. 2 Kps.; Presselin® VE, 4 × tgl. 30 Tr.

Kombinationen: z. B. Pascovenol® novo, 3 × tgl. 20 Tr.

Tee: z. B. Fagorutin® Buchweizen-Tee, 3 × tgl. 1 Tasse

Mariendistel: z. B. Heplant® 3 × tgl. 1 Tbl.

Salben: z. B. elhavenodyn®; Venostasin® N; Aescorin® N, 2 × tgl. sanft einreiben.

▪ Homöopathie

In der Homöopathie gibt es eine Vielzahl von Mitteln, die eine Beziehung zum venösen Symptomenkomplex haben. Für eine Konstitutionsbehandlung ist eine individuelle Mittelwahl nach ausführlicher Repertorisation notwendig.

Akutmittel

Venenerkrankungen allgemein

– *Aesculus D4:* venöse Belastung; schmerzhafte Varizen; Pfortaderstau; Thrombophlebitis, Thromboseneigung; chronische Obstipation; trockene Schleimhäute; Kreuzschmerzen

– *Pulsatilla D4:* träge Blutzirkulation; Krampfaderbeschwerden bei Frauen; blaue und gestaute Venen; Ödeme; frostig; kalte Füße; wechselnde Symptome, weinerlich

– *Sepia D6:* Senkungsbeschwerden der Beckenorgane; Beine und Füße geschwollen, Hämorrhoiden; reizbar; Hitzewallungen; Hepatopathie; überwiegend Frauen

– *Sulfur D4, D6, D12:* venöse Stauungen; alle Körperöffnungen rot; Hepatopathie mit Pfortaderstauung; Varizen; Ulcus cruris mit stinkendem Sekret, trockene, rauhe, schmutzige Haut; Brennen der Füße

– *Lycopodium D6:* venöse Stase durch Leberleiden; stechende Schmerzen; Blähungen; Obstipation; blutende Hämorrhoiden; welkes, trockenes Aussehen; Ulcus cruris, 16–20 Uhr <

– *Arsenicum album D6, D12:* Stauungsdermatitis, rauhe, trockene, schuppende Haut, Brennschmerz, Jucken, nachts <, Ulcus cruris mit scharfen Sekreten

– *Calcium fluoratum D6:* Schwäche des Bindegewebes und der elastischen Fasern

– *Cuprum metallicum D4:* bewährte Indikation bei Wadenkrämpfen.

Akute Entzündung (Phlebitis, Thrombophlebitis)

– *Arnica D6, D12:* beginnende Entzündung; nach Verletzung; Varizen sehr berührungsempfindlich; bläulichrote Venektasien; Ulcus cruris

– *Hamamelis D1–D4:* wunder, stechender Schmerz; Venenstränge entzündet; Blutungsneigung; Stauungsgefühl mit starker Spannung

– *Echinacea D4:* Entzündungszeichen; zur Steigerung der Abwehrfunktion

– *Millefolium D2, D3:* hellrote Blutungen der Varizen; Hämorrhoiden; schmerzhaft

– *Lachesis D12:* akute Venenentzündung, bläulichrot bis violett; starke Schmerzen; extrem berührungsempfindlich; verträgt keinen Verband; Neigung zu Geschwüren; Linksmittel

– *Injektion mit 1 Amp. Lachesis D12:* i. m., evtl. mit Echinacea D4, 1–2 × tgl. 1 Amp.

Hämorrhoiden

– *Aesculus D4:* brennende und blutende Hämorrhoiden, Pfortaderstau

– *Nux vomica D6:* meist innere Hämorrhoiden, schmerzhaft, juckend, nicht blutend;

spastische Obstipation; Folge von Abführ-mittelabusus; sitzende Berufe; cholerisch
- *Paeonia officinalis D3:* äußere, entzündlich gereizte Hämorrhoiden, nässend; Analfissuren; Pruritus ani
- *Collisonia canadensis D4:* chronische Verstopfung mit Blähungen und Hämorrhoiden, mit Diarrhö wechselnd; schwangerschaftsbedingt.

Komplexmittel

Alternativ oder ergänzend steht eine Reihe gut wirksamer Komplexmittel zur Verfügung:
- allgemein bei Venenerkrankungen: z. B. Venen-Tonicum M Hanosan®, 3 × tgl. 1 EL; Poikiven® T, 3 × tgl. 20 Tr.; Wibotin®, 3 × tgl. 20 Tr.; Hamamelis® Oligoplex, 4 × tgl. 20 Tr.
- zur Steigerung des Lymphflusses: z. B. Cefalymphat® N, 3x tgl. 30 Tr.
- bei Hämorrhoidalblutungen: z. B. Hamamelis-Echtroplex®-N, 3 × tgl. 10 Tr., n. Bed.
- Zusatztherapie bei Ulcus cruris: z. B. Calcium fluoratum N Synergon® Nr. 114, 4 × tgl. 15 Tr.
- Injektionen: z. B. Veno-L-90 N, 3 × pro Wo. i. v., s. c.; Lophakomp®-Hamamelis H, 2 × pro Wo. i. m.

■ Akupunktur

Nach Auffassung der TCM stehen das Bindegewebe und die Lymphe mit dem Funktionskreis Milz-Pankreas in Verbindung. Bereits die Lokalisation der Varizen oder Ulzera liefert häufig Hinweise auf eine Beziehung zu funktionsgestörten Meridianen, am häufigsten betroffen sind die Yin-Meridiane am Unterschenkel: Milz-Pankreas, Leber und Niere. In die Behandlung können auch spontan schmerzhafte Punkte einbezogen werden. Ziel der Therapie ist eine Verbesserung der Blut- und Energiezirkulation in den Beinen.

Körperakupunktur

MP 6	„Herr des Blutes", Kreuzungspunkt der 3 Yin-Meridiane am Fuß
MP 5	Meisterpunkt für das Bindegewebe (nach *Bischko*)
M 36	regulierende Wirkung bei Stoffwechsel-störungen
M 44	analgetische Wirkung
Le 8	stärkt das Leber-Qi
B 57, 58	Wadenkrämpfe
MP 10	venöse Stauungen, Juckreiz
G 38, 39	Schmerzen im Unterschenkel
Lu 7	Ödeme, venöse Stauungen der Beine
Ni 3, 7	stärkt das Nieren-Qi, bei kalten Füßen, Ödemneigung

Durchführung: Zunächst wird 2 × pro Wo. behandelt, dann 1 × pro Wo., insgesamt eine Serie von 7–10 Sitzungen. *Hinweis:* Tritt bei Nadelentfernung eine Blutung auf, so kann man diese im Sinne eines Mikroaderlasses bluten lassen.

■ Ausleitungsverfahren

Bei Venenerkrankungen am Unterschenkel werden bevorzugt lokale Maßnahmen durchgeführt. Sie haben eine antiphlogistische, entstauende Wirkung und führen zu einer Förderung der lokalen Mikrozirkulation und des Stoffwechsels. Wichtig: Sämtliche Maßnahmen werden nur im intakten Hautbereich vorgenommen, andernfalls können neue Verletzungen und Geschwüre entstehen!

Lokaler Aderlaß

Kleine Aderlässe, sogenannte Mikroaderlässe, sind indiziert bei Stauungszeichen und Besenreiser-Varizen am Unterschenkel. Dabei werden die Gefäße mit einer Hämolanzette oberflächlich angestochen; das Blut kann spontan abtropfen. Ein kleiner Aderlaß im gesunden Hautareal in der Nähe eines Ulcus cruris verbessert die lokale Stoffwechselsituation und lindert die Beschwerden. Bei starken Stauungen und Schmerzen wird der größte Schmerzpunkt der Varize direkt angestochen und über eine Braunüle (bis max. 100 ml) Blut abgelassen. Diese Maßnahmen sind eine Alternative zur Blutegeltherapie.

Blutegel

Akute und schmerzhafte Beschwerden wie Varikosis und Thrombophlebitis sind Domänen der Blutegelbehandlung. Die antiphlogistische Wirkung erklärt sich durch den Blutegelwirkstoff Hirudin (auch als Salbe erhältlich, z. B. Exhirud®-Salbe). Die Behandlung erfordert viel Aufwand, Zeit und Geduld. Wichtig ist eine ausführliche Patientenaufklärung über Art und Umfang der Behandlung.

Durchführung: Bezug der Blutegel über die Apotheke. Blutegel werden niemals direkt auf eine Vene gesetzt, sondern neben die betroffene Stelle. Das Gefäß selbst darf durch den Egel nicht verletzt werden! Die geplante Bißstelle mit einer Hämolanzette anritzen, die Blutegel (ca. 2–4 Egel) mit einem Spatel oder einer stumpfen Pinzette vorsichtig nehmen und an die Wunde legen. Die Blutegel fallen nach ca. 15–40 Min. ab, wenn sie sich vollgesogen haben. Anschließend die Wunde mindestens 1 Std. nachbluten lassen bzw. bis sie spontan sistiert und anschließend locker verbinden. Die Blutegel müssen nach einmaliger Verwendung getötet werden (in Essig oder Chloroform), wegen möglicher Infektionsübertragung, z. B. HIV und Hepatitis.

Schröpfen

Bei venöser Stauung mit einer Leberbeteiligung kommt eine (blutige) Schröpfbehandlung der dorsalen Leber-Galle-Zone in Frage. Diese Maßnahme bewirkt eine verbesserte Durchblutung der Leber. Bei asthenischen, energiearmen Patienten wird unblutig geschröpft. Diese Behandlung kann mit einer Schröpfung der Lumbalzone (Segment L2 bis

L3) kombiniert werden oder mit einem lokalen Mikroaderlaß am Unterschenkel.

■ Neuraltherapie

Bei Venopathien wird Neuraltherapie ergänzend eingesetzt. Eine Quaddelung im betroffenen Gebiet mit Procain und einer homöopathischen Injektionslösung, z. B. Veno-L-90® N, lindert die Beschwerden. Bei einem Ulcus cruris werden ringsherum Quaddeln im gesunden Hautbereich gesetzt. Dabei darf auf keinen Fall in das kranke Gewebe injiziert werden. Zur Schmerzlinderung bei Thrombophlebitis empfehlen sich paravasale Injektionen mit einem Lokalanästhetikum bzw. die Unterspritzung des entzündeten Venenstrangs.

■ Enzymtherapie

Enzyme besitzen einen fibrinolytischen, antiödematösen und entzündungshemmenden Effekt. Indikation für eine kurzzeitige Therapie über 4–6 Wo. sind akute und/oder schwere Entzündungen, z. B. mit Phlogenzym®, $3 \times$ tgl. 2 Drg.; Bromelain-POS®, $3 \times$ tgl. 2 Tbl. Da die Enzymtherapie relativ kostenintensiv ist, wird sie bei chronischen Geschehen häufig erst nach dem Versagen anderer Therapien eingesetzt. Eine wichtige Indikation sind schlecht heilende Ulcera cruris. Die Therapiekosten am besten vorher mit dem Patienten bzw. der Krankenkasse abklären.

■ Ernährung, Diätetik

Bei Übergewicht muß eine Gewichtsreduktion angestrebt werden. Erfahrungsgemäß leiden viele Patienten mit Venenerkrankungen unter Verdauungsstörungen. Ziel ist daher eine Ernährungsumstellung im Sinne einer leicht verdaulichen Nahrung mit wenig Fett, Zucker und tierischem Eiweiß. Bei Hämorrhoiden

6

sollte die Nahrung ballaststoffreich sein, evtl. mit Quellmitteln angereichert und ausreichender Zufuhr von Flüssigkeit.

Günstig ist Heilfasten zur Stoffwechselentlastung. Eine weitere Möglichkeit ist ein mehrwöchiges Eiweißfasten (nach *Wendt*), in dem tierisches Eiweiß wie in Fleisch, Wurst, Fisch und Eiern gemieden wird. Bei Venenschwäche und Ödemneigung sollten regelmäßig Fastentage bzw. 1 × pro Wo. Reis- oder Obsttage eingelegt werden.

Fälle aus der Praxis

■ Fallbeispiel I

Eine 37jährige leicht adipöse Patientin, Sachbearbeiterin, halbtags angestellt, eine 8jährige Tochter, leidet unter Krampfadern, die bisher nur ein kosmetisches Problem darstellten. Seit einiger Zeit jedoch treten Symptome auf, wie Ödemneigung, Schmerzen und Schweregefühl der Beine. Am Abend, bevor sie in die Praxis kam, hatte sich eine schmerzhafte Thrombophlebitis entwickelt. Am linken Unterschenkel war ein Venenstrang derb, sehr berührungsempfindlich, geschwollen und bläulichrot verfärbt. In der Diagnose ergaben sich weiterhin Hinweise auf eine Verdauungsstörung. In der Iris war eine Bindegewebsschwäche erkennbar. Ziel ist neben der Behandlung der akuten Entzündung eine Linderung der allgemeinen Symptome sowie die Verhinderung einer weiteren Verschlechterung. Die als Dauerbehandlung empfohlenen Kompressionsstrümpfe lehnt die Patientin ab.

Therapie

Akutbehandlung

- Kompressionsverband und viel Bewegung
- Neuraltherapie: Unterspritzung des Venenstrangs mit Lokalanästhetikum, paravasale Injektionen, 1 × tgl. bis zum deutlichen Abklingen der Beschwerden, 2 Tage
- Homöopathie: 1 Amp. Lachesis D12 mit Echinacea D4, 1 × tgl. bis zum Abklingen der Beschwerden, über 4 Tage
- Retterspitz®-Umschläge: abschwellend, entzündungshemmend (Anleitung s.o.).

Weiterführende Therapie

- Physikalische Therapie: zunächst kalter Kniegüss, nach Akzeptanz auf kalten Schenkelguß steigern, 1x tgl.
- Lebensführung: Bewegung, z.B. Radfahren, Umstellung der Ernährung, Reistag 1 × pro Wo.
- Phytotherapie: Venoplant®, 2 × tgl. 1 Tbl., 3 Mon. zur Venentonisierung; Silimarit® 3 × tgl. 1 Kps., 3 Mon. zur Unterstützung der Leber- und Gallenfunktion.

Epikrise

Die akute Thrombophlebitis klang durch die Behandlung rasch ab. Die Patientin war nach diesem Ereignis bereit, etwas für ihre Gesundheit zu tun. Die einfachste und billigste Möglichkeit sind physikalische Maßnahmen, die zunächst aber eine gewisse Überwindung erfordern. Die phytotherapeutischen Mittel wurden kurmäßig über 3 Mon. eingenommen. Zu diesem Zeitpunkt traten kaum noch Beschwerden auf, auch die Verdauungsstörungen waren nicht mehr vorhanden.

Die Patientin kommt etwa 1 × pro Jahr in die Praxis zur Kontrolle: Eine weitere Verschlechterung der Venenerkrankungen konnte gestoppt werden. Beim Wiederauftreten der Symptome wird erneut mit der phytotherapeutischen Behandlung begonnen. Entscheidend für den Therapieerfolg ist die aktive Mitarbeit der Patientin.

Fallbeispiel II

Ein 72jähriger Mann, Rentner, hat an beiden Unterschenkeln ausgeprägte knotige Varizen. Er leidet unter Wadenschmerzen, Juckreiz, rascher Ermüdbarkeit der Beine und Druckschmerz. Eine beginnende Stauungsdermatitis mit leichten Ödemen spricht für die Gewebeschädigung. Am rechten Bein ist ein dunkler Venenstrang zu sehen, der an 2 Stellen besonders hart und schmerzhaft ist. Die Lokalisation entspricht auffallend dem Verlauf des Milz-Pankreas-Meridians. Der Patient hatte bereits mehrere Venenentzündungen. Im Gesicht sind neben den Mundwinkeln seitlich Verdickungen zu sehen, die für eine Pankreasstörung sprechen. Er gibt an, Milch und Süßigkeiten nicht zu vertragen.

Therapie

- Phytotherapie: Venalot® 3 × tgl. 2 Drg. zur Venentherapie und Anregung des Lymphflusses
- Homöopathie: Cuprum metallicum D4, 5–0–5 Glob. wegen der Wadenkrämpfe; zur Unterstützung der Pankreasfunktion Chelidonium Synergon® Nr. 55, 4 × tgl. 1 Tbl.

- Akupunktur: MP 5, MP 6, MP 10, B 57, G 38, Lu 7 als Hauptpunkte zur Anregung des Energieflusses
- Ausleitungsverfahren: 2 × Mikroaderlaß, zur Verbesserung der lokalen Stoffwechselsituation.

Epikrise

Neben der homöopathischen und phytotherapeutischen Behandlung wurde gleichzeitig Akupunktur (7 Sitzungen) eingesetzt. Unter dieser Behandlung kam es zu einer spürbaren Verbesserung der Symptomatik. Bei der Nadelentfernung kam es häufig zu kleinen Blutungen. Das Blut war auffallend dunkel, beinahe schwarz. Dies war Anlaß für einen Mikroaderlaß im Bereich der besonders schmerzhaften Areale. Nach einmaliger Behandlung kam es zu einer spürbaren Schmerzerleichterung. Im weiteren Verlauf ließen auch die Wadenkrämpfe deutlich nach. Der Patient ist nicht bereit, wichtige Maßnahmen wie Kompressionsverbände und Hydrotherapie durchzuführen. Er kommt aber etwa alle 9 Mon. in die Praxis, um entweder Akupunktur oder einen Mikroaderlaß durchführen zu lassen, kombiniert mit der kurmäßigen Einnahme von pflanzlichen und homöopathischen Venenmitteln.

6

Eigene Notizen

7 Neurologische und psychische Erkrankungen

7.1 Kopfschmerzen und Migräne

Meist chronisch-funktionelle Kopfschmerzen wie Spannungskopfschmerz und Migräne; Frauen doppelt so häufig betroffen wie Männer. In etwa 10% als Begleitsymptom bei organischen Erkrankungen.

Ätiologie

- Spannungskopfschmerzen
- Migräne
  - Allgemeinerkrankungen: Hypertonie (insbesondere bei Phäochromozytom), Hypoglykämie, Harnstau bei Nierensteinen
- Gefäßprozesse: intrakranielle Blutungen (z.B. Apoplex, Subarachnoidalblutungen, intrakranielle Thrombosen, Arteriitis temporalis
- Neuralgien (z.B. Trigeminusneuralgie), Cluster-Kopfschmerz (Bing-Horton-Syndrom)
- psychische Störungen (z.B. Depressionen, Psychosen)
- zerebrale Prozesse
  - Raumforderungen (Tumoren, Abszesse, Hämatome)
  - Infektionen (z.B. Meningitis, Enzephalitis, grippaler Infekt)
- Traumata (Schädel-Hirntrauma, Schleudertrauma, Z.n. Liquorpunktion)
- medikamentös-toxisch (z.B. Analgetikaabusus und -entzug, Antiarrhythmika, Nitrate, Ergotamin, Alkohol, Kohlenmonoxid)
- Sonstige: Wirbelsäulenerkrankungen, Augenerkrankungen (Fehlsichtigkeit, Glaukom), Hals-Nasen-Ohren-Erkrankungen (z.B. Otitis, Sinusitis), Zahnerkrankungen
- bei Kindern häufig Appendizitis!

Medizinische Diagnostik

Bei der Vielzahl möglicher Ursachen ist häufig eine fachärztliche (insbesondere neurologische) Abklärung der Genese wichtig. Praktisch können die meisten Facharztgruppen betroffen sein.

- **Anamnese:**
  - Qualität, Intensität, Lokalisation, Dauer und Häufigkeit der Kopfschmerzen
  - typische Auslöser, chronische Erkrankungen, Medikamente, familiäre Häufung, psychische Belastungen, Begleitsymptome
- **körperliche Untersuchung**: organische Erkrankungen, Fieber
- **Zusatzuntersuchungen:**. z.B. Laboruntersuchungen (z.B. BSG, Diff.-BB, BZ), EEG, Schädel-CT, MRT, LP.

Überweisungsindikation zum Neurologen
(n. Mumenthaler und Regli, 1990)

- erstmalig ungewohnte Kopfschmerzen, v.a. bei Patienten > 40 Jahre
- Dauerkopfschmerzen
- zunehmend intensive Kopfschmerzen
- schlagartig auftretende „Explosion im Kopf" (V.a. Subarachnoidalblutung; Notfallindikation)
- streng lokalisierter, seitenkonstanter Kopfschmerz
- Begleitsymptome wie Erbrechen (außer bei Migräne), psychische Veränderungen oder neurologische Ausfälle.

Spannungskopfschmerz

Diffuse, häufig regelmäßig auftretende oder chronische Kopfschmerzen, meist von okzipital nach frontal ausstrahlend. 25% der Bevölkerung sind betroffen, davon ca. 7% der Kinder; bei Frauen etwa dreimal häufiger (oft in Kombination mit Migräne) als bei Männern. In der Regel von psychischen Faktoren beeinflussbar.

Pathogenese

Die genauen Ursachen sind nicht bekannt. Eine Rolle spielen z.B.
- Muskelverspannungen (besonders im Schulter-Nakken-Bereich)
- biochemische Veränderungen (insbesondere Serotoninstoffwechsel)
- überschießende Reaktionen der Blutgefäße
- äußere Faktoren: z.B. Wetterwechsel, Schlafmangel, Streß, psychische Konflikte.

Klinik

Die Patienten klagen über diffuse, dumpfe, gelegentlich pulsierende Schmerzen, besonders über Schläfen, Stirn und Scheitel, oft helm- oder kappenförmig. Beim Bücken und Pressen verstärkt sich der Schmerz. Vegetative Begleiterscheinungen fehlen meist. Beschwerden häufig abends verstärkt. Muskelverspannungen im Schulter-Nackenbereich in der Regel tastbar.

Medizinische Therapie

Neben Umstellung der Lebensweise:
- **Analgetika:** ASS 500–1000 mg p.o. (z.B. Aspirin®); Paracetamol 500 – 1000 mg p.o. oder als supp. (z.B. ben-u-ron®). Die Substanzen wirken analgetisch, antipyretisch und antiphlogistisch. *NW:* u.a. gastrische Beschwerden und Ulzera, Blutgerinnungsstörungen, Bronchospasmen, bei Kindern Reye-Syndrom. Bei Paracetamol-Überdosierung Leberschäden. **Cave:** Analgetikaabusus; bei Dauereinnahme führen Analgetika dieser Gruppe paradoxerweise zu Kopfschmerzen.
- **Antidepressiva:** evtl. Gabe von z.B. Amitriptylin (z.B. Saroten®); wirken dämpfend und schmerzdistanzierend; erst über längeren Zeitraum (> 2 Wo.) antidepressiv. *NW:* Mundtrockenheit, Obstipation, Tachykardie, Blutbildschäden.

Prognose

Meist gute Prognose bei Umstellung der Lebensweise und entsprechender Behandlung. Viele Patienten leiden aber lebenslang unter Kopfschmerzen.

Migräne

Rezidivierende Kopfschmerzattacken mit vegetativen Begleitsymptomen. In ca. 20–30% den Kopfschmerzen unmittelbar vorausgehende Prodromi, oft Sehstörungen („Aura"). Ca. 3% der Bevölkerung sind betroffen, Frauen etwa dreimal häufiger als Männer.

Pathogenese

Die genaue Ursache der Migräne ist unklar. Es gibt aber viele Hinweise auf eine über das Serotonin verursachte Reaktion der intrazerebralen Gefäße mit anfänglicher Konstriktion und darauf folgender Dilatation und Reizung umliegender sensibler Nerven. Mögliche Auslöser:
- erbliche Veranlagung
- Störungen im Serotoninstoffwechsel
- Streß, aber auch plötzliche Entlastung
- hormonelle Faktoren (häufig Zyklusabhängigkeit)
- Nahrungsmittel: z.B. Schokolade, Blauschimmelkäse, Alkohol
- Medikamente: z.B. Ovulationshemmer
- Wetterwechsel.

Einteilung

- Migräne ohne Aura: Halbseitenkopfschmerz ohne Prodromi oder neurologische Symptome
- Migräne mit Aura: mit Prodromi und reversiblen neurologischen Symptomen, wie Seh- und Sprachstörungen, Sensibilitätsstörungen, Lähmungen.
- sonstige Formen: sehr selten

Klinik

- Anfallshäufigkeit: wenige Male im Jahr bis mehrmals pro Wo.
- Anfallsdauer: Std. bis Tage
- Symptomatik:
  - pulsierende, klopfende Halbseitenkopfschmerzen, meist in der Stirn- und Schläfenregion beginnend. Licht und Lärm verstärken den Schmerz.
  - in ca. 60% starke Übelkeit mit Erbrechen und vegetative Symptome wie Schwitzen, Tachykardie, Durchfälle und Mundtrockenheit
  - bei der Migräne mit Aura zusätzliche, reversible neurologische Symptome: z.B. Sensibilitätsstörungen, Sprach- und Sehstörungen, Schwindel und Lähmungen
  - Aura: meist visuelle Symptome wie Flimmern vor den Augen, Lichtblitze und/oder Gesichtsfeldausfälle.

7

Medizinische Therapie

Therapie des Migräneanfalls

- **Analgetika:** z..B. ASS 500–1000 mg p.o. (z.B. Aspirin®) , günstig i.v. (z.B. Aspisol®) oder Paracetamol 500–1000 mg (z.B. ben-u-ron®) p.o. oder als supp. Die Substanzen wirken analgetisch, antipyretisch und antiphlogistisch. *NW:* u.a. gastrische Beschwerden und Ulzera, Blutgerinnungsstörungen, Bronchospasmen, bei Kindern Reye-Syndrom. Bei Paracetamol-Überdosierung Leberschäden. **Cave:** Analgetikaabusus; bei Dauereinnahme führen Analgetika dieser Gruppe paradoxerweise zu Kopfschmerzen.
- **Antiemetika:** z.B. Metoclopramid (z.B. Paspertin®), p.o. oder als supp., gegen Übelkeit und Erbrechen. *NW:* extrapyramidale Störungen. *Hinweis:* wegen Einfluß auf Magenmotilität Einnahme ca. 15 Min. vor Analgetika
- **Ergotaminpräparate:** z.B. Dihydroergotamin (z.B. Dihydergot®); wirkt vasokonstriktorisch. *NW:* Kopfschmerzen, bei Überdosierung von Ergotaminpräparaten schwere Durchblutungsstörungen durch Vasospasmen („Ergotismus").; deshalb heute seltener eingesetzt
- **Sumatriptan** (Imigran®): ausgeprägte vasokonstriktorische Wirkung; Gabe p.o oder s.c., z.B. mit Autoinjektor. *NW:* Schwindel, Müdigkeit, schwere Durchblutungsstörungen (z.B. Herzinfarkt, zerebrale Ischämie); deshalb Gabe nur bei Patienten mit schweren Migräneanfällen; hohe Therapiekosten.

Dauertherapie

Bei häufigen Migräneattacken ist neben der Umstellung der Lebensweise eine medikamentöse Prophylaxe angezeigt:

- **ß-Blocker:** z.B. Propranolol (z.B. Dociton®), vasokonstriktorische Wirkung. *NW:* Bradykardie, Müdigkeit; wegen Rebound-Effekt (z.B. Tachykardie) langsames Ausschleichen
- **Calcium-Antagonisten:** z.B. Flunarizin (z.B. Sibelium®). *NW:* Gewichtszunahme, Müdigkeit, Depressionen, extrapyramidale Störungen.
- **Methysergid** (z.B. Deseril® ret): wirkt serotoninantagonistisch, vasokonstriktorisch. *NW:* Unruhe, Übelkeit, Fibrosen
  Nach 6–9 Mon. Auslaßversuch (Medikamente ausschleichend absetzen).

Komplikationen

Länger als 7 Tage nach dem Anfall noch bestehende neurologische Ausfälle.

Prognose

Bei Kindern verschwindet die Migräne in der Hälfte der Fälle nach der Pubertät. Bei Erwachsenen ist der Verlauf individuell sehr unterschiedlich. Häufig Änderung der Symptomatik bei Frauen nach Geburten und in den Wechseljahren.

Kopfschmerzen und Migräne

Diagnostik

Anamnese

Neben der medizinischen Anamnese in einem ausführlichen Gespräch fragen nach:

- *Belastungen:* Tagesablauf/-rhythmus. Umgang mit Streß. Migräne- und Kopfschmerzpatienten besitzen eine deutlich niedrigere Reizschwelle gegenüber Streßfaktoren als Gesunde.
- *hormonellen Einflüssen:* Häufig besteht ein Zusammenhang zwischen ovarieller Dysfunktion und Migräne.
- *Medikamenten:* Leber- und Nierenbelastung durch langjährige Medikamenteneinnahme.
- *Wetterfühligkeit:* deutet auf vegetative Unausgeglichenheit hin. Erfahrungsgemäß oftmals im Zusammenhang mit Gallenstörungen auftretend.
- *Verdauungsproblemen:* Erfahrungsgemäß leiden Kopfschmerzpatienten häufig unter chronischer Obstipation. Eine Regulation der Verdauung verbessert oft auch die Kopfschmerzsymptomatik.

Störfelddiagnose

Grundsätzlich sollte bei der Untersuchung abgeklärt werden, ob Störfelder vorliegen: krankhafte Zähne, chronische Sinusitis oder Narben an Kopf und Körper. In diesem Zusammenhang ist besonders auf Auffälligkeiten im Verlauf der Meridiane zu achten, z. B. Narben, die den Energiefluß im Kopfbereich unterbrechen.

Schmerzlokalisation

Rezidivierend rechtsseitig auftretende Kopfschmerzen treten häufig im Zusammenhang mit einer Leber-Galle-Störung auf, linksseitige Kopfschmerzen mit einer Magenstörung, während flächiger Stirnkopfschmerz für eine Darmbeteiligung spricht. Ein vom Hinterkopf nach vorne ziehender Schmerz kann auf eine Beteiligung der Urogenitalorgane hinweisen.

Alarmpunkte

Druckschmerzhaftigkeit der Punkte deutet auf Störungen des jeweiligen Organs und seines Meridians hin. Bei Kopfschmerzen sind oft folgende Alarmpunkte empfindlich:
Le 14 – Alarmpunkt Leber
G 24 – Alarmpunkt Galle.

Angesichtsdiagnose

Steilfalten über der Nasenwurzel deuten auf eine Kopfschmerzdisposition hin. Querfalten über der Nasenwurzel sind (nach *Bach*) dagegen vermehrt bei muskulären Verspannungen im Schulter-Nacken-Bereich und bei Wirbelsäulenbeschwerden zu beobachten.

Irisdiagnose

Patienten mit einer neurogenen Konstitution leiden vermehrt unter Migräne und Kopfschmerzen. Häufig sind Krampfringe in der Iris zu beobachten, die für eine allgemeine Krampfbereitschaft sprechen. Besondere Beachtung verdienen auch Reiz- oder Schwächezeichen, die topographisch zugeordnet, Hinweise auf Organbelastungen zulassen, z. B. im Bereich von Leber, Galle oder Uterus und Ovarien.

Therapeutische Strategie

Erfahrungsgemäß sind bei Kopfschmerzen mit einer naturheilkundlichen Therapie gute bis befriedigende Ergebnisse zu erreichen. Bei Migräne ist, wie auch in der konventionelle

7

Medizin, nur in seltenen Fällen eine Heilung möglich. Realistisches Ziel ist es vielmehr, die Frequenz und die Intensität der Migräneattakken zu reduzieren sowie den adäquaten Umgang mit einer chronischen Erkrankung zu vermitteln.

Bewährt hat sich die Kombination mehrerer Verfahren: Neben einer umstimmenden diätetischen Behandlung werden Akupunktur, Homöopathie, Phytotherapie, Mineralien und Neuraltherapie sowie Ausleitungs- und Umstimmungsverfahren eingesetzt.

Starke Stoffwechselbelastungen und Überlastungsreaktionen der Ausscheidungsorgane spielen bei Kopfschmerzen und Migräne eine wichtige Rolle. Erfahrungsgemäß sind es häufig latente Störungen im Bereich von Leber und Galle sowie Niere und Darm, die jedoch hinsichtlich der Symptome und Laborparameter oft nur wenig Auffälligkeiten zeigen.

Gibt es diagnostische Hinweise auf eine endokrine Störung, werden bevorzugt hormonell wirksame Pflanzen, Homöopathie und Akupunktur eingesetzt. Bei überwiegend vegetativen und psychischen Ursachen haben psychotrop wirkende Pflanzen, vegetative und psychotrope Ohrakupunkturpunkte, Mineralien und umstimmende Maßnahmen einen hohen Stellenwert.

Wenn Migräne auch heute in der konventionellen Medizin vielfach als eine neurologische Erkrankung angesehen wird, so spielen doch psychische Faktoren eine wichtige Rolle. Psychosozialer Streß kann zu vielfältigen Veränderungen auf kortikaler und subkortikaler Ebene führen und hat letztlich einen Einfluß auf den Hormonstatus, woraus wiederum andere pathophysiologische Veränderungen resultieren können.

In der Migräne- und Kopfschmerztherapie gewinnen nichtmedikamentöse Verfahren immer mehr an Bedeutung, insbesondere die Biofeedback-Therapie.

Tips zur Lebensführung

- regelmäßiger Schlaf-/Wachrhythmus
- Entspannungstraining, z.B. Muskelentspannung nach Jacobson
- extreme Belastungen vermeiden
- Ausdauersportarten, z.B. Joggen, Radfahren, Schwimmen
- Tagesablauf planen, sich dabei nicht zuviel zumuten.

Spezielle Therapie

■ Akupunktur

Mit Akupunktur lassen sich bei der Migräne- bzw. Kopfschmerzbehandlung oftmals gute Erfolge erzielen. Nach Auffassung der TCM ist die Migräne im wesentlichen durch eine energetische Störung der im Kopfbereich verlaufenden Meridiane bedingt. Damit lassen sich drei verschiedene Kopfschmerztypen unterscheiden:

1. Leber-Galle-Kopfschmerz – lateral (Shao-Yang)
2. Magen-Darm-Kopfschmerz – frontal (Yang-Ming)
3. Uro-Genital-Kopfschmerz – okzipital (Tai-Yang).

Es ist sinnvoll, über die entsprechenden Meridiane die betroffenen Organe zu beeinflussen. Andererseits ist es jedoch auch möglich, die Kopfschmerzen symptomatisch entsprechend ihrer Lokalisation zu behandeln. Auch die Berücksichtigung von „organischen" Störungen, z.B. Leber-Galle-Störungen oder Störungen im Uro-Genitalbereich kann oft sehr hilfreich sein.

Körperakupunktur

Lokale Punkte

Stirn:	B 2 , G 14, LG 23
Schläfe:	G 1, G 8, M 8
Scheitel:	LG 20
Hinterkopf:	G 20, B 10, LG 13

Fernpunkte

Di 4	wichtiger Schmerzpunkt mit besonderer Wirkung auf Kopf und Gesicht
M 44	starke analgetische Wirkung, mit Bezug zum Kopfbereich
B 60	wichtiger Schmerzpunkt, besonders bei Beteiligung der HWS
G 21	bei Verspannungen im Schulter-Nacken-Bereich

Zusatzpunkte

MP 6	bei hormoneller Beteiligung
3E 5	bei Wetterfühligkeit
3E 4	bei vasomotorischen Kopfschmerzen (nach *Bischko*)

Ohrakupunktur

55 – Shen Men, 29 – Polster, 35 – Sonne, 26a – Thalamuspunkt, Analgesiepunkt, Wetterpunkt, 8 – Auge, 51 – Vegetativum I, Vegetativum II, 23 – Ovar, 83 – Plexus solaris, 95 – Niere, 96 – Galle.

Durchführung: Akupunkturpunkte im Gesicht werden nur oberflächlich und sehr vorsichtig gestochen. **Cave:** Nervenverletzung. Im sensiblen Kopfbereich hat sich die Verwendung von sehr feinen Nadeln mit Führungsröhrchen, z.B. Seirin® C-Type Nr. 02, bewährt. Der Einstich wird kaum als schmerzhaft empfunden. Die Behandlung erfolgt jeden 2. – 3. Tag, nach Besserung der Beschwerden Übergang auf 1 Behandlung pro Wo. Zu Beginn sollten nicht mehr als 5 Nadeln am Kopf gestochen werden und dazu eine Auswahl von Fernpunkten. Bei der Punktauswahl gilt: Je akuter der Schmerz, desto mehr Fernpunkte und umso weniger Nahpunkte verwenden. Bei einseitigen Kopfschmerzen wird über die homolaterale Ohrmuschel behandelt.

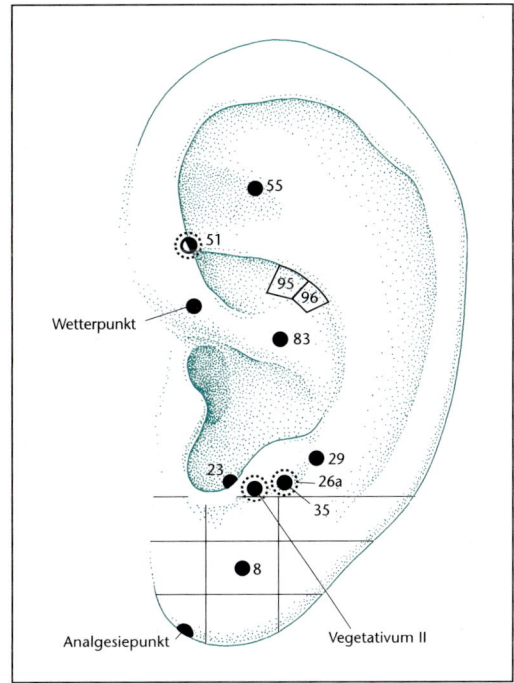

Abb. 7.1: Ohrakupunktur bei Kopfschmerzen

■ Homöopathie

In der Homöopathie gibt es eine große Anzahl von Mitteln, die eine Beziehung zu Kopfschmerzen und Migräne haben. Die Bedeutung der Homöopathie liegt vornehmlich in der Langzeitanwendung. Für eine Konstitutionsbehandlung ist eine individuelle Arzneimittelwahl nach ausführlicher Repertorisation notwendig.

Akutmittel

- *Chelidonium D4:* hepatogen bedingte Kopfschmerzen oder Migräne; Schweregefühl; vorwiegend rechts; Aufwachen zwischen 4–5 Uhr früh
- *Cocculus D6:* Migräne nach Überarbeitung, Folge von Schlafmangel; große Erschöp-

7

fung, Leeregefühl im Kopf; Krampfdiathese; Reisekrankheit (Auto, Bahn)
– *Cuprum metallicum D6:* zerebrale Reizungen mit Konvulsionen, Sehstörungen und Gesichtsfeldausfällen; starke Übelkeit; Neigung zu Spasmen
– *Cyclamen D4:* Migräne mit Flimmerskotom, beim Aufwachen; Wärme >, Bewegung >
– *Gelsemium D4:* dumpfe Kopfschmerzen; Hinterhauptschmerzen, die zu den Augen ausstrahlen; Sehstörungen; Benommenheit; Folge von Grippe; Wasserlassen >
– *Iris versicolor D6, D12:* Wochenendmigräne mit Übelkeit und Erbrechen, klopfende Schmerzen; Leberbeteiligung; saurer Magen; Wasserlassen >; depressive Stimmung
– *Nux vomica D6:* Hinterkopfschmerzen, Migräne; besonders morgens; nach Reizmittelabusus; verkatert; Magenbeschwerden; spastische Diathese; schlechtgelaunt, reizbar
– *Spigelia D4:* einschießender, stechender Schmerz; halbseitig links; von morgens bis Sonnenuntergang; periodisch wiederkehrend; Bewegung <, Wetterwechsel <.

Konstitutionsbehandlung

Übersicht über Polychreste mit einer Beziehung zu Kopfschmerzen/Migräne:
– *Natrium muriaticum:* chronische Kopfschmerzen und Migräne; hämmernder Schmerz, mit der Sonne steigend und fallend; Migräne aus Trauer; häufig Mutter-Kind-Problematik; zurückhaltend, schüchtern, verletzlich; erdige Blässe
– *Cimicifuga:* hormonell bedingte Migräne; berstende Schmerzen in Hinterkopf oder Stirn; Nackenverspannungen, HWS druckempfindlich; im Klimakterium; schwermütig
– *Ignatia:* Kopfschmerzen, als würde ein Nagel in den Kopf geschlagen; Folge von Kummer oder Streß; Essen >, Bücken >; neurasthenisch, launenhaft, häufig dunkelhaarig

– *Silicea:* Kopfschmerz setzt sich über den Augen fest; sehr frostig; Neigung zu Erkältungen und Eiterungen; durch Klimaanlage; Kopfschweiß; schwächlich, verzagt; nachgiebig, starke Erwartungsspannung.

Komplexmittel

Alternativ oder ergänzend steht eine Reihe gut wirksamer homöopathischer Komplexpräparate zur Verfügung:
• allgemein bei Migräne und Kopfschmerzen: z. B. Iris Similiaplex® 3 × tgl. 10 Tr.
• krampfartige Schmerzen, Spannungskopfschmerz: z. B. Cefaspasmon® Tr. 3 × tgl. 30 Tr.
• hormonelle Kopfschmerzen: z. B. Presselin 20 F, 2 × tgl. 15 Tr.; Mulimen® pro injectione, 1–2 Amp. pro Wo. s. c., i. m.
• Kopfschmerzen besonders bei Männern: z. B. Unotex® N masculin, 3 × tgl. 20 Tr.
• Injektionen: z. B. Cefanalgin® 1–2 Amp. pro Wo. s. c., i. m.

■ Phytotherapie

In der Erfahrungsheilkunde besitzen Heilpflanzen zur Behandlung von Kopfschmerzen und Migräne eine lange Tradition. Bei einem akuten Migräneanfall sind sie nur schwach wirksam, ihre Bedeutung liegt vornehmlich in der prophylaktischen Behandlung. Ergänzend kann zur Verbesserung der Gesamtsituation ein Tee kurmäßig verordnet werden.

Erfahrungsgemäß sind bei Kopfschmerzen zur Unterstützung der Leber- und Gallenfunktion Bitterstoffe gut geeignet. Bei vegetativen Störungen ist Johanniskraut indiziert. Gute Erfolge sind auch mit ätherischen Ölen zur äußerlichen Anwendung, z. B. über Akupunktur- bzw. Akupressurpunkten, zu erzielen.

Heilpflanzen

Pestwurz (Petasites hybridus): krampflösend, schmerzstillend, vegetativ ausgleichend

Mutterkraut (Chrysanthemum parthenium): schmerzhemmend; vermutet wird eine Hemmung der Prostaglandinsynthese

Steinklee (Melilotus officinalis): krampflösend, hormonell bedingte Kopfschmerzen

Schafgarbe (Achillea millefolium): krampflösend, beruhigend

Pfefferminze (Mentha piperita): schmerzlindernd, kühlend; Anregung von Leber und Galle; äußerlich als ätherisches Öl

Artischocke (Cynara scolymus): Bitterstoffe, zur Anregung von Leber und Galle

Johanniskraut (Hypericum perforatum): beruhigende, antidepressive Wirkung

Melisse (Melissa officinalis): beruhigend, vegetativ stabilisierend

Wanzenkraut (Cimicifuga racemosa): östrogenartige Wirkung; geeignet bei zyklusabhängigen Kopfschmerzen.

Adjuvante Teekur bei Kopfschmerzen

Rp.		
	Herb. Hyperici	
	Herb. Meliloti	
	Herb. Millefolii	
	Fol. Melissae	
	Fol. Menthae pip.	ad 100,0

M. f. spec. D. S. 3× täglich 1 Tasse, kurmäßig über 6 Wo.

Fertigpräparate

Pestwurz: z. B. Petadolex®, 2 × tgl. 2 Kps., bei Spannungskopfschmerzen, zur Migräneprophylaxe 3 Mon. kurmäßig; auch als Inj.

Mutterkraut: z. B. Nemagran® 1 × tgl. 40 Tr., zur Migräneprophylaxe 3 Mon. kurmäßig

Bitterstoffe: z. B. Nemacynar®, 3 × tgl. 30 Tr.; Legapas® comp., 1 × tgl. 30 Tr.; bei Verstopfung kurzdauernde Anwendung für 1–2 Wochen

Johanniskraut: z. B. Hyperforat®, 3 × tgl. 1 Drg.

Wanzenkraut: z. B. Remifemin®, 2 × tgl. 2 Tbl.

Tee: z. B. Haut- und Blutreinigungs-Tee N O. P. Infirmarius-Rovit®, 3 × tgl. 1 Tasse

Externa: z. B. Euminz® N Öl, bei Bedarf auf Schläfen, Stirn und Nacken auftragen.

■ Neuraltherapie

Zunächst muß abgeklärt werden, ob potentielle Störfelder vorliegen, besonders im Bereich der Tonsillen, der Zähne und der Gallenblase. Weiterhin sind vertebragene Ursachen auszuschließen, sonst muß in diesem Bereich behandelt werden.

Die Lokaltherapie wird zur Schmerzstillung eingesetzt sowie zur Förderung der regionalen Durchblutung.

Durchführung: Quaddelung der schmerzhaften Punkte mit einem Lokalanästhetikum und/oder einer homöopathischen Injektionslösung, z. B. Cefanalgin®. Klassisches Quaddelschema bei Kopfschmerzen und Migräne ist der sogenannte Dornenkranz: Dabei wird an der größten Schädelzirkumferenz in Abständen von etwa 3 cm ein Lokalanästhetikum infiltriert (vgl. Abb. 7.2).

■ Physikalische Therapie

Diese Maßnahmen wirken schmerzlindernd im Sinne einer Energieableitung aus dem Kopfbereich sowie einer reflektorischen Beeinflussung des Gefäßtonus.

Ansteigende Armbäder

Sie sind indiziert bei vasomotorischen Kopfschmerzen. Die Bäder bewirken eine reflektorische Gefäßdilatation und damit eine zentrale Kreislaufentlastung.

7

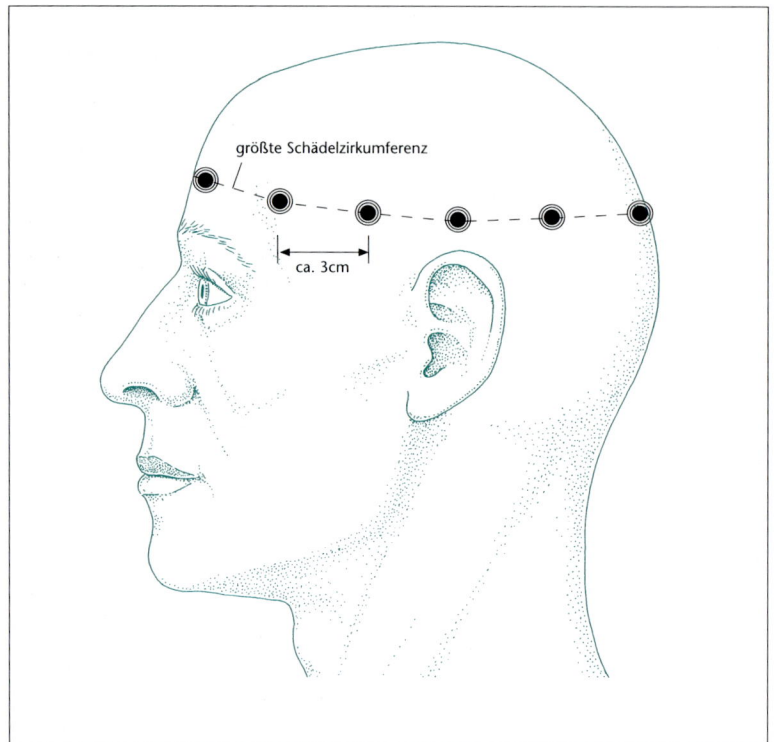

größte Schädelzirkumferenz

ca. 3cm

 Ansteigendes Armbad

Wasser mit einer Temperatur von 35 °C in ein Waschbecken mit Überlauf einfüllen. In bequemer Haltung die Arme etwa bis zur Mitte des Oberarms eintauchen. Anschließend wird die Temperatur innerhalb von 12–15 Min. bis auf 39 °C erhöht. Abtrocknen, keine kalte Abschlußbehandlung!

 Kaltes Fußbad

Nur mit warmen Füßen durchführen; Wassertemperatur 12–18 °C, 20 Sek.- 1 Min., nicht abtrocknen; anschließend für Wiedererwärmung sorgen.

Quarkauflagen

Bei Kopfschmerzen, die durch Kühlung gebessert werden, wirken Quarkauflagen im Stirnbereich schmerzlindernd.

 Quarkauflage

150 g Quark ohne Bindemittel fingerdick auf Leinenlappen (evtl. als Wäscheschutz Küchenpapier benutzen) aufstreichen, auf die Stirn legen und locker befestigen. Bei Bedarf nach etwa 20 Min. erneuern.

■ Ausleitungs- und Umstimmungsverfahren

Bei der Behandlung von Kopfschmerzen und Migräne wird versucht, über kutiviszerale Reflexe Einfluß auf den Kopfbereich zu nehmen.

Bei der Anwendung dieser Verfahren geht es auch um eine Umstimmung des Körpers, im Sinne einer Beeinflussung des Vegetativums und einer besseren Regulationsfähigkeit.

Schröpfen, Baunscheidtieren

Kopfschmerzen, die im Zusammenhang mit Organstörungen stehen, lassen sich mit einer Schröpfung der entsprechenden Reflexzone deutlich bessern. Häufig sind die dorsalen Reflexzonen Leber/Galle und Niere auffällig. Gelosen geben Hinweise auf eine Störung in diesem Bereich. Schlecht durchblutete, eingedellte Zonen deuten auf einen energetischen Leere-Zustand hin. Trockenes Schröpfen an diesen Stellen führt zu einer verbesserten Durchblutung und einer reflektorischen Aktivierung der Organtätigkeit. Im Bereich der Gallenzone finden sich oftmals Füllegelosen, die mit dem Ziel einer Entlastung blutig geschröpft werden.

Bei zervikaler Migräne ist häufig eine Schröpfmassage oder Baunscheidtieren im Nacken wirkungsvoll. *Hinweis:* Die Patienten müssen über mögliche Nebenwirkungen des Baunscheidtierens (Hyperpigmentierungen) aufgeklärt werden.

■ Ernährung, Diätetik, Orthomolekulare Medizin

Aus naturheilkundlicher Sicht entstehen Kopfschmerzen häufig durch schwere Stoffwechselbelastungen infolge langjähriger Fehlernährung. Erfahrungsgemäß leiden viele Kopfschmerzpatienten unter Verdauungsstörungen und einer Stoffwechselazidose. Zur allgemeinen Entlastung und Entgiftung des Organismus bietet sich daher als idealer Therapiebeginn eine F. X. Mayr-Diät oder eine milde Ableitungsdiät an. Bei Übersäuerung ist die zusätzliche Einnahme von Basenpulver oder -tabletten zu empfehlen, z. B. Alkala® N, morgens 1 TL Pulver auf 1/2 Glas Wasser oder Alkala® T, 3 × tgl. 1 Tbl. Kontrolle des Urin pH-Werts erfolgt mit Indikatorpapier.

Als Nahrungsergänzung kommt in Frage: Magnesium. Es bestehen gute Erfahrungen mit der spasmolytischen Wirkung, z. B. Magnesium-Diasporal® N 300, 1 Btl. tgl., kurmäßig über 6 Wo. Auch starker Streß führt zu einem erhöhten Magnesiumbedarf, was bei Kopfschmerzpatienten häufig eine große Rolle spielt.

Fälle aus der Praxis

■ Fallbeispiel I

Eine 26jährige Studentin leidet seit ihrem 14. Lebensjahr an Migräne, mit 2–3 heftigen Anfällen pro Mon. Die Schmerzen mit pulsierendem Charakter ziehen vom Hinterkopf nach vorne, meistens linksseitig auftretend. In der Anamnese zeigt sich eine familiäre Disposition. Der Neurologe hatte der Patientin erfolglos Ergotaminpräparate verschrieben. Ovulationshemmer hatten zu einer Verschlimmerung der Beschwerden geführt, sie wurden abgesetzt. In der Iris ist eine neurogene Konstitution zu sehen sowie Pigmentzeichen im Uterussektor. Die Patientin ist streßempfindlich.

Therapie

- Akupunktur: G 1, G 20, M 8, Di 4, MP 6, M 44 als Hauptpunkte; Ohrakupunktur: 23, 83, 51, 35; Punkte wirken ausgleichend und vegetativ stabilisierend; insgesamt 10 Sitzungen
- Phytotherapie: 2 × tgl. 2 Kps. Petadolex®, über 3 Mon. als Migräneprophylaxe
- Homöopathie: Presselin 20 F, 2 × tgl. 15 Tr.

7

Epikrise

Unter dieser Behandlung kam es zu einer deutlichen Besserung der Symptomatik. Die Intensität der Attacken hatte abgenommen, pro Mon. trat im Durchschnitt nur noch 1 Anfall auf. Nach dieser dreimonatigen Behandlung wurde der Patientin empfohlen, das Medikament nur noch bedarfsweise, d.h. in der Zeit vor und während der Menses einzunehmen. Als weiterführende Therapie wurde Biofeedback empfohlen, das neben der Beeinflussung von Schmerzen auch zum mentalen Streßtraining geeignet ist und von der Patientin erfolgreich erlernt wurde.

■ Fallbeispiel II

Eine 45jährige Patientin, leicht übergewichtig, leidet seit mehreren Jahren unter Spannungskopfschmerzen. Sie nimmt seit 2 Jahren Analgetika, tgl. 1–2 Tbl. Gelonida®. Die Beschwerden werden bei Wetterwechsel schlimmer. Über der Nasenwurzel sind ausgeprägte Steilfalten zu sehen. In der Iris ist eine starke Stoffwechselbelastung sowie Schwächezeichen im Lebersektor rechts zu erkennen. Die Alarmpunkte von Leber und Galle sind druckschmerzhaft. Die Patientin leidet unter chronischer Obstipation. Die dorsale Leber- und Gallenzone ist im Leere-Zustand. Bei dieser Patientin stehen die Beschwerden offenbar im Zusammenhang mit einer Leber-Galle-Störung. Ziel ist eine ursächliche Behandlung sowie ein Verzicht auf Analgetika.

Therapie

- Ernährung, Diätetik: milde Ableitungsdiät für 3 Wo., zur Umstimmung und Stoffwechselentlastung, anschließend Umstellung auf ballaststoffreiche, überwiegend laktovegetabile Ernährung
- Phytotherapie: Tee zur unterstützenden Behandlung (Rezept s.o.); Legapas® comp, 1 × tgl. 20 Tr. während 2 Wo. als Bitterstoff zur Anregung der Galle, wegen Obstipation; ätherisches Öl, Euminz® N, zum Auftragen auf Schläfen, Stirn und Nacken, besonders für unterwegs
- Homöopathie: Cefaspasmon®, 3 × tgl. 20 Tr., zur Schmerztherapie
- Ausleitungs- und Umstimmungsverfahren: trockenes Schröpfen der Leber- und Gallenzone, zur Anregung der Organtätigkeit, 1 × pro Wo., insgesamt 4 mal.

Epikrise

Unter der milden Ableitungsdiät fühlte sich die Patientin sehr wohl. Anschließend wurde eine laktovegetabile Ernährung empfohlen. Zur Unterstützung der Verdauungstätigkeit wurden kurmäßig für 2 Wo. Bitterstoffe verordnet, die auch die chronische Obstipation positiv beeinflußten. Begleitend wurde ein Tee für 4 Wo. getrunken. Auch das Schröpfen brachte eine spürbare Entlastung. Das homöopathische Mittel konnte die Schmerzen deutlich reduzieren. Unter dieser Therapie war es der Patientin nach 4 Wo. möglich, auf die Analgetika völlig zu verzichten.

Eigene Notizen

7.2 Neuralgien

7.2.1 Trigeminusneuralgie

Meist einseitige, heftige Schmerzattacken im Innervationsgebiet eines oder mehrerer Trigeminusäste, oft kombiniert mit unwillkürlichen Kontraktionen der mimischen Muskulatur („Tic douloureux"). Häufig ausgelöst durch äußere Einflüsse (z.B. kalte Getränke, Sprechen, Niesen), aber auch spontan; v.a. bei Frauen > 50 Jahre.

Pathogenese

- **idiopathische Trigeminusneuralgie**: ungeklärte Ätiologie; vermutet werden mechanische Reizungen von Ästen des N. trigeminus duch Gefäße und „Kurzschlüsse" zwischen verschiedenen Nervenfasern.
- **symptomatische Trigeminusneuralgie**: Erkrankungen der Nasennebenhöhlen, des Zahnfleischs sowie der Kiefergelenke, stoffwechselbedingt bei Diabetes mellitus, Z.n. Herpes-zoster-Infektion, mechanisch bei Raumforderungen im Kleinhirn-Brückenwinkel (z.B. Akustikusneurinom, Aneurysma), toxisch bei Vergiftungen mit Schwermetallen, im Rahmen einer Multiplen Sklerose.

Klinik

Blitzartig einsetzende, evtl. salvenförmige heftige und brennende Schmerzen meist im Ober- und Unterkieferbereich; wenige Sek. andauernd, bis zu mehreren hundertmal tgl. Typischweise Auslösung und Verstärkung duch äußere Faktoren („Triggerung"). Bei der idiopathischen Form sind die Patienten in den Intervallen zwischen den Attacken meistens schmerzfrei, bei symptomatischen Formen bleibt jedoch oft ein dumpfer Dauerschmerz bestehen.

Medizinische Diagnostik

- **Anamnese:** Qualität, Intensität, Lokalisation, Dauer und Häufigkeit der Schmerzen; Auslöser; Allgemeinerkrankungen; vorausgegangene Herpes-zoster-Infektion

- **körperliche Untersuchung:** organische, insbesondere neurologische Erkrankungen
- **fachärztlich-neurologisches Konsil:** Schädel-CT, MRT, LP, neurophysiologische Untersuchungen; Laboruntersuchungen (z.B. Schwermetalle im Blut).

Differentialdiagnose

- Sinusitis, Glaukom, Erkrankungen der Zähne, Kiefergelenksarthritis
- sonstige Neuralgien (z.B. Zoster-, Glossopharyngeus-); Cluster-Kopfschmerz (Bing-Horton-Syndrom)
- Raumforderungen (z.B. Tumoren)
- Migräne
- Epilepsie.

Medizinische Therapie

- **medikamentös:**
  - *Carbamazepin* (z.B. Tegretal®): Mittel der Wahl zur Prophylaxe. *NW:* Blutbildschäden, Leber- und Nierenfunktionsstörungen
  - *Alternativen:* Phenytoin (z.B. Zentropil®), *NW:* u.a. Herzrhythmusstörungen, Gingiva-Hyperplasie; Antidepressiva (z.B. Amitriptylin, z.B. Saroten®), *NW:* Obstipation, Mundtrockenheit, Tachykardie, Blutbildschäden
- **operativ:** bei medikamentös nicht kontrollierbaren Schmerzattacken mikrochirurgische Dekompression des Ganglion trigeminale (Operationsmethode nach *Janetta*) oder Elektrokoagulation (Verkochung) des Ganglion
- **sonstige:** Evtl. TENS-Behandlung (transkutane elektrische Nervenstimulation)

Prognose

Der Therapieerfolg ist mit medikamentösen Methoden öfter unzureichend. In diesen Fällen sollte die ausreichende Dosierung von z.B. Carbamazepin kontrolliert werden (Blutspiegel). Selbst nach einer Operation können die Attacken wiederkehren.

Trigeminusneuralgie

Diagnostik

Anamnese

Neben der medizinischen Anamnese in einem
ausführlichen Gespräch fragen nach:
* *Auslöser:* Welche Reize lösen die Neuralgie
  aus? Diese Modalitäten spielen besonders
  in der Homöopathie und Akupunktur eine
  große Rolle.
* *Zahn-Kiefer-Bereich:* Krankheitsherde im
  Kopf- und Nasennebenhöhlenbereich können Neuralgien auslösen.

Störfelddiagnose

Grundsätzlich sollte bei der Untersuchung abgeklärt werden, ob potentielle Störfelder vorliegen: Zahnstatus, Nasennebenhöhlen, Narben und Nabel. In diesem Zusammenhang ist
besonders auf Auffälligkeiten im Verlauf der
Meridiane zu achten, z.B. Narben, die den
Energiefluß in den Meridianen im Kopfbereich unterbrechen.

Alarmpunkte

Druckschmerzhaftigkeit der Punkte deutet
auf Störungen des jeweiligen Organs und seines Meridians hin. Bei Trigeminusneuralgien
sind oft folgende Alarmpunkte empfindlich:
Le 14 – Alarmpunkt Leber
KG 12 – Alarmpunkt Magen.

Fußreflexzonen

Bei Trigeminusneuralgien sind häufig die Zehen (Reflexzone des Kopfes) druckschmerzhaft, besonders die Großzehen. In diesem Bereich sind auch die Zähne und die Nasennebenhöhlen lokalisiert. Druckempfindlich ist
meistens ebenso die Ohrzone der betroffenen
Seite. Zu beachten sind weiterhin Mykosen im
Bereich der Interdigitalräume, die als Reflexzonen den Lymphwegen des Kopfes entsprechen.

Angesichtsdiagnose

Manchmal ist bei einer Trigeminusneuralgie
eine einseitige perinasale Rötung zu beobachten.

Irisdiagnose

Der Kopf- und Gesichtsbereich ist in der Iris
rechts zwischen 1–3 Uhr und links zwischen
9–11 Uhr lokalisiert. In diesem Bereich ist die
Iriskrause häufig partiell eingeengt. Gelegentlich ist eine neurogene Konstitution sichtbar
mit zarten Transversalen und Krampfringen.

Therapeutische Strategie

Erfahrungsgemäß sind bei Trigeminusneuralgien mit einer naturheilkundlichen Behandlung befriedigende Ergebnisse im Sinne einer
Schmerzlinderung zu erzielen. Bei langjährigem chronischem Verlauf ist die Behandlung
schwierig, besonders wenn keine erkennbare
Ursache vorhanden ist. In den meisten Fällen
gelingt es jedoch immerhin, Anfallshäufigkeit
und Schmerzintensität zu senken sowie den
Medikamentenverbrauch zu reduzieren. Die
bestehende medikamentöse Therapie, z.B.
Carbamazepin, sollte nicht vorzeitig reduziert
oder abgesetzt werden, sondern erst nach
deutlicher und stabiler Besserung durch die
naturheilkundliche Behandlung. Bewährt hat
sich die Therapie mit Akupunktur, Neuraltherapie, Homöopathie, Vitaminen sowie ausleitenden Maßnahmen und Phytotherapie zur
lokalen Anwendung. Akupunktur und Neuraltherapie stellen die Basistherapie dar und
ergänzen sich bei der Trigeminusneuralgie besonders gut, auch im Sinne einer Injekto-

Akupunktur. Bei Füllezuständen sind ausleitende Maßnahmen indiziert. Gute Erfahrungen gibt es auch mit Fußreflexzonenmassage. Hat sich in der Diagnose ein Hinweis auf eine vertebragene Störung ergeben, so ist eine manuelle Therapie wie Chiropraktik oder Osteopathie indiziert.

Tips zur Lebensführung

- extreme Anstrengungen und Abkühlung vermeiden, sie können Neuralgien auslösen
- Nikotinverzicht
- Entspannungstraining, z.B. Atemtherapie

Spezielle Therapie

■ Akupunktur

Bei Trigeminusneuralgie sind mit der Akupunktur gute bis befriedigende Ergebnisse zu erzielen. Die Punktauswahl richtet sich nach der Schmerzlokalisation bzw. dem betroffenen Nervenast. Ergänzend können spontan schmerzhafte Punkte einbezogen werden. Nach Auffassung der TCM werden Trigeminusneuralgien durch pathogene kosmische Energien wie Wind und Kälte ausgelöst oder durch Fülle- und Hitze-Zustände von Leber und Magen. Dumpfe, tiefe Schmerzen sprechen für Leber-Schwäche; brennende, oberflächliche Schmerzen für Leber-Fülle.

Akupunkturpunkte im Gesicht werden nur oberflächlich und sehr vorsichtig gestochen. **Cave:** Nervenverletzung. Im sensiblen Kopfbereich hat sich die Verwendung von sehr feinen Nadeln mit Führungsröhrchen, z. B. Seirin® C-Type Nr. 02, bewährt. Der Einstich wird kaum als schmerzhaft empfunden.

Körperakupunktur

Lokale Punkte

V_1	B 2, Taiyang, G 14, 3E 23, Dü 18
V_2	M 2, M 3, M 7, Dü 18, LG 26, Di 20
V_3	M 4, M 6, M 7, 3E 17, KG 24, Ex 7

Fernpunkte

Di 4	wichtiger Schmerzpunkt, insbesondere Wirkung auf Gesicht und Kopf
G 20	bei Winderkrankungen, Nackenschmerz, halbseitiger Verspannung
M 44	analgetisch, mit besonderer Wirkung auf den Kopfbereich; bei Hitzeerkrankungen
Le 3	bei Leberfeuer; spasmolytische Wirkung; bei psychischer Erregung
Ni 3	bei Yin-Schwäche

Ohrakupunktur

5 – Maxilla, 6 – Mandibula, 11 – Wange, 33 – Stirn, 8 – Auge, 35 – Sonne, 29 – Polster, HWS-Segment und vegetative Rinne, 51 – Ve-

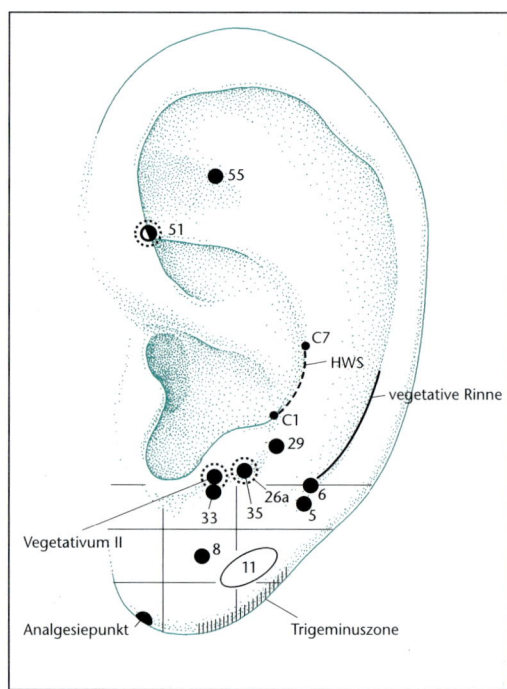

Abb. 7.3: Ohrakupunktur bei Trigeminusneuralgie

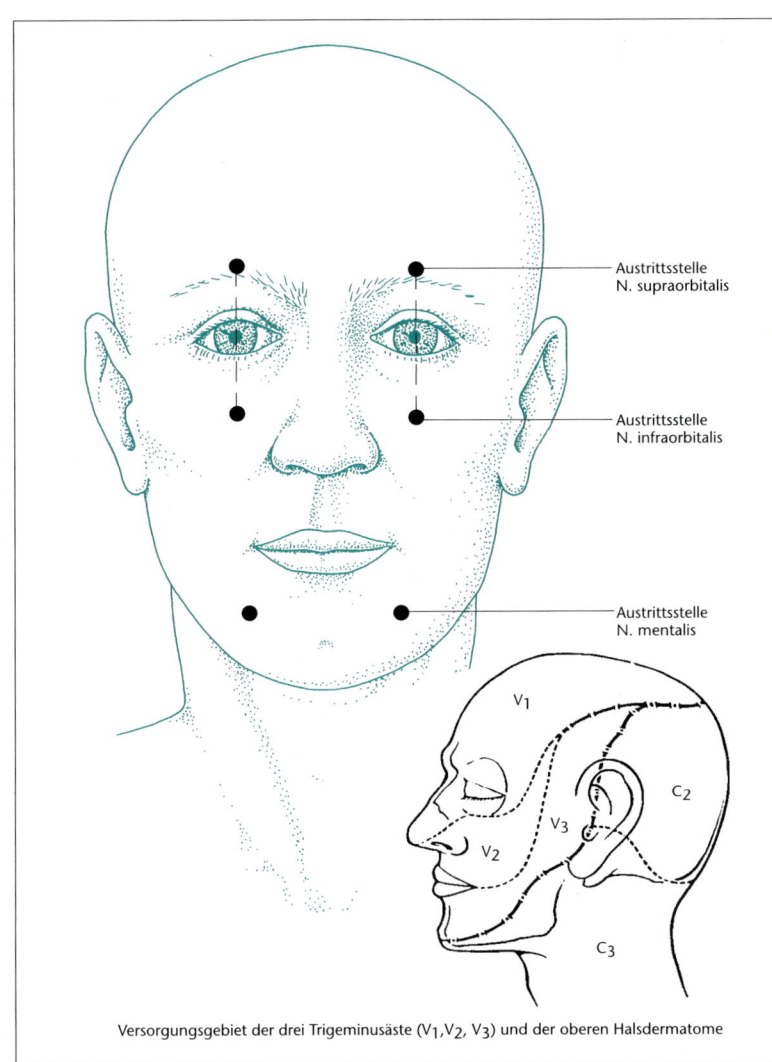

Austrittsstelle
N. supraorbitalis

Austrittsstelle
N. infraorbitalis

Austrittsstelle
N. mentalis

Versorgungsgebiet der drei Trigeminusäste (V$_1$, V$_2$, V$_3$) und der oberen Halsdermatome

Abb. 7.4:

Neuraltherapie bei
Trigeminusneuralgie

getativum I, Vegetativum II, 55 – Shen Men, 26a – Thalamus, Analgesiepunkt, Trigeminus-Zone.

Durchführung: Bei Punkten in Augennähe darauf achten, daß der Patient die Augen geschlossen hält. Zunächst wird jeden 2. bis 3. Tag behandelt, dann 1 × pro Wo.; insgesamt etwa 10 Sitzungen. Bei akuten bzw. starken Beschwerden wird vorzugsweise die kontralaterale Gesichtshälfte genadelt. Allgemein ist die Kombination von Körper- und Ohrakupunktur zu empfehlen. Bei der Ohrakupunktur können empfindliche Stellen wie die Trigeminus-Zone siebartig genadelt werden. Tritt dabei eine Blutung auf, so kann man diese im Sinne eines Mikroaderlasses bluten lassen. Insgesamt sollten nicht mehr als 10–15 Nadeln gestochen, pro Ohr maximal 5 Nadeln. Zur Stabilisierung ist häufig eine Wiederholung nach mehreren Mon. erforderlich.

■ Neuraltherapie

Zunächst muß abgeklärt werden, ob potentielle Störfelder vorliegen, besonders im Bereich der Tonsillen und der Zähne. Weiterhin sind vertebragene Ursachen auszuschließen, sonst muß in diesem Bereich behandelt werden. Die Lokaltherapie wird anschließend zur Schmerzstillung eingesetzt.

Durchführung: Quaddelung der schmerzhaften Punkte bzw. Infiltrierung der peripheren Austrittstellen des N. trigeminus mit einem Lokalanästhetikum und/oder einer homöopathischen Injektionslösung, z. B. Cefanalgin®. Besonders bewährt haben sich Injektionen in die entsprechenden Akupunkturpunkte (vgl. Abb. 7.4).

■ Homöopathie

In der Homöopathie gibt es eine Reihe von Mitteln, die eine Beziehung zu Neuralgien haben. Bei akuten Beschwerden ist die Wirkung oft gut, bei chronischen Schmerzen ist die Behandlung erfahrungsgemäß schwierig. Es ist daher sinnvoll, die Homöopathie mit anderen Verfahren zu kombinieren. Für eine Konstitutionsbehandlung ist eine individuelle Mittelwahl nach ausführlicher Repertorisation notwendig.

Akutmittel

– *Aconit D6:* plötzlicher, heftiger Beginn; durch Abkühlung und Wind, trockene Kälte; schießender Schmerz; Taubheit; sehr berührungsempfindlich; Unruhe; Wärme <; links
– *Cedron D4:* scharfer Schmerz; auffällige Periodizität, stets zur gleichen Stunde auftre-

tend; Ziliarneuralgie; Tränenfluß; nervöses Temperament; nach Malaria
– *Colocynthis D6:* Schmerz entsteht langsam, dann heftig einschießend, zerrend; mit Frösteln; Folge von Zorn und Ärger; Wärme >, Druck >, links; sehr reizbar und ärgerlich
– *Gelsemium D6:* Gesicht heiß, gerötet, berauscht aussehend; dumpfer Schmerz; Benommenheit; nach Infekt oder seelischer Erregung; Schwindel; energielos, Apathie
– *Hypericum D4:* nach Nervenverletzung, OP; reißende oder ziehende Schmerzen entlang der Nerven; Berührung <, Kälte <; Ausstrahlung in Auge und Ohr; depressive Stimmung
– *Magnesium phos. D6:* scharfer, einschießender Schmerz, wie mit einem Messer; blitzartig; krampfartig; Wärme und Gegendruck >, nachts >; müde, erschöpfte Patienten
– *Mezereum D4:* schießende Schmerzen; Ziliarneuralgie, große Empfindlichkeit gegen kalte Luft; nach Unterdrückung eines Ausschlags (Herpes zoster); Gesichtswaschen unerträglich
– *Spigelia D6:* einschießender, stechender Schmerz; vorwiegend links; von morgens bis Sonnenuntergang; Berührung <, Wetterwechsel <, anämische, rheumatische Patienten
– *Verbascum D3:* stechende, drückende Schmerzen, besonders im Bereich des Nervus mandibularis; Gefühl wie mit Zangen zusammengekniffen; periodisch; nach Erkältung.

Komplexmittel

Alternativ oder ergänzend steht eine Reihe gut wirksamer homöopathischer Komplexmittel zur Verfügung:
● Schmerzen: z. B. Aconitum Truw®, 3 × tgl. 5 Tr., akute Zustände: 1/2–1 stdl. 5 Tr.; Rephalgin®, 2 × tgl. 1 Tbl.; Schwöneural®, 3 × tgl. 15 Tr.

- Herpes zoster: z.B. Ranunculus Pentarkan®, 3 × tgl. 20 Tr.
- Stoffwechselbelastungen: z.B. Arsenicum Pentarkan®, 3 × tgl. 20 Tr.
- Injektionen: z.B. Cefanalgin®, 2 × pro Wo. 1 Amp. s.c., i.m.
- Externa: z.B. Aconit-Nervenöl Wala; Nettinerv®, mehrmals tgl. einreiben.

■ Schlangenreintoxine

Die Anwendung von Schlangengiften als Analgetika hat sich bei der Trigeminusneuralgie bewährt. Dabei kommen isolierte, gereinigte Wirkstoffe (Enzyme) der Vipera lachesis, Naja und Ammodytes zum Einsatz, z.B. Serpalgin® Reintoxin Horvi, jeden 2. Tag 1–2 Amp. i.m. oder s.c. An injektionsfreien Tagen werden 3 × tgl. 5 Tr. eingenommen. Nach Besserung der Beschwerden 1 Injektion pro Wo. Die Schlangenreintoxine werden auch als Salben angeboten.

■ Phytotherapie

Die spezifische phytotherapeutische Behandlung ist bei Trigeminusneuralgien eingeschränkt; denn der Eisenhut, als eine der wirksamsten Pflanzen mit antineuralgischen und schmerzlindernden Eigenschaften, ist gleichzeitig auch hochtoxisch. Die therapeutische Breite ist so gering, daß Eisenhut ebenso wie der giftige Jasmin vornehmlich für die äußere Anwendung eingesetzt wird bzw. als homöopathisches Mittel.

Eisenhut (Aconitum napellus): bei Neuralgien schmerzlindernd. **Cave:** Toxizität; nur selten innerliche Anwendung, verschreibungspflichtig bis D3
Wilder Jasmin (Gelsemium sempervirens): schmerzlindernd, beruhigend. **Cave:** Toxizität; nur äußerliche Anwendung; verschreibungspflichtig bis D3

Johanniskraut (Hypericum perforatum): bei Nervenletzungen, schmerzlindernd, äußerliche Anwendung.

Fertigpräparate zur äußerlichen Anwendung

Johanniskraut: Verwendung als Öl, z.B. Jukunda Rotöl®
Eisenhut: z.B. Aconitysat®- Salbe
Kombinationen: z.B. Nervencreme Fides®, mehrmals tgl. einreiben.

■ Ernährung, Diätetik, Orthomolekulare Medizin

B-Vitamine zeigen nachweislich eine gute Wirksamkeit bei neuralgischen Beschwerden. Die neurotropen B-Vitamine haben eine analgetische und durchblutungsfördernde Wirkung, z.B. Milgamma®, 3 × tgl. 1 Kps.; Redox-Injektopas®, 2–3 × pro Wo. 1 Amp. In der Anfangsphase zunächst parenterale Gabe, nach etwa 14 Tagen Übergang auf orale Dosierung.

Folgende Nahrungsmittel enthalten viel Vitamin B: Fisch, Fleisch, Käse und Getreide.

■ Ausleitungs- und Umstimmungsverfahren

Bei der Behandlung der Trigeminusneuralgie wird versucht, über ausleitende Verfahren eine reflektorische Schmerzstillung zu erreichen. Bei diesen Maßnahmen geht es auch um eine Umstimmung des Körpers im Sinne einer Beeinflussung des Vegetativums und des Nervensystems.

Baunscheidtieren

Eine Baunscheidtierung im Bereich des Nakkens und hinter dem Ohr führt zu einer ausgeprägten Reizwirkung und kann schmerzlindernd wirken. Ergänzend kann zur Ableitung

7

entlang der Wirbelsäule baunscheidtiert werden. *Hinweis:* Wichtig ist die Aufklärung der Patienten über mögliche Nebenwirkungen (Narben, Hyperpigmentierungen).

Cantharidenpflaster

Das Pflaster wird auf dem Mastoid angebracht, steril verbunden und je nach Empfindlichkeit 12–24 Std. belassen. Durch die Blasenbildung kann sich ein unangenehmer Brennschmerz entwickeln. *Hinweis:* Bei dunklen, pigmentreichen Menschen kann es in seltenen Fällen zu Hyperpigmentierungen kommen. Neben dieser kosmetischen Problematik muß der Patient in jedem Fall darauf hingewiesen werden, daß durch die Behandlung eine Wunde entsteht, die entsprechend versorgt werden muß.

Blutegel

Bei hartnäckiger Trigeminusneuralgie wird versucht, mit dem Ansetzen von Blutegeln eine Schmerzlinderung zu erreichen.

Durchführung: Bezug der Blutegel über die Apotheke. Die geplante Bißstelle im Bereich der Trigeminuswurzeln vor dem Ohr mit einer Hämolanzette anritzen, 1–2 Egel mit einem Spatel oder einer stumpfen Pinzette vorsichtig nehmen und an die Wunde legen. Die Blutegel fallen nach ca. 15–40 Minuten ab, wenn sie sich vollgesogen haben. Anschließend die Wunde mindestens 1 Std. nachbluten lassen bzw. bis sie spontan sistiert und anschließend locker verbinden. Die Blutegel müssen nach einmaliger Verwendung getötet werden (in Essig oder Chloroform) wegen möglicher Infektionsübertragung, z. B. HIV oder Hepatitis.

Fälle aus der Praxis

■ Fallbeispiel I

Eine 40jährige Patientin, Sekretärin; vor einer Woche ist erstmals eine Trigeminusneuralgie, linksseitig aufgetreten. Auslöser war eine Zahnextraktion. Die Schmerzen sind im Bereich des 2. und 3. Astes lokalisiert. Es handelt sich um einen brennenden Schmerz, der blitzartig einschießt, verbunden mit Augentränen. Die Schmerzen dauern immer einige Std. an. Verschlechterung durch Kälte und Zugluft. Der brennende, oberflächliche Schmerz spricht für eine Leber-Fülle.

Therapie

- Akupunktur: Le 3, Di 4, Dü 18, M 2, M 4, M 7, LG 26, 3E 17, KG 24, Ex 7 als Hauptpunkte; kontralateral Ohrakupunktur: 5, 6, 11, 33, 8, 35, 55, 26a, Analgesiepunkt, Trigeminus-Zone
- Neuraltherapie: Infiltrierung der Nervenaustrittsstellen V_2 und V_3 sowie spontan schmerzhafter Punkte mit einem Lokalanästhetikum, insgesamt 7 Behandlungen
- Homöopathie: Hypericum D30, einmalige Gabe, wegen Zahnextraktion; Aconitum Truw®, 3 × tgl. 5 Tr., bei akuten Zuständen: 1/2–1 stdl. 5 Tr.
- Phytotherapie: Johanniskrautöl als Jukunda Rotöl® zur topischen Anwendung, schmerzlindernd.

Epikrise

Die kombinierte Körper- und Ohrakupunktur wurde in der ersten Behandlungswoche dreimal durchgeführt, nach Besserung der Symptomatik anschließend 2 × pro Wo.. Die Behandlung erfolgte über verschiedene Punktkombinationen im Wechsel. Wegen der starken Schmerzen wurde zunächst die kontralaterale Gesichtshälfte akupunktiert. Ein Schmerzanfall konnte durch einen Mikroaderlaß in der Trigeminus-Zone des Ohres kupiert werden. Im Anschluß an jede Akupunktursitzung wurden die Nervenaustrittsstellen des 2. und 3. Astes neuraltherapeutisch infiltriert. Dies führte bereits nach der 3. Behandlung zu einer Besserung. Das homöopathische Mittel und die Einreibung mit Johanniskraut konnte ebenfalls die Neuralgien lindern. Nach dreiwöchiger Behandlung waren die Beschwerden verschwunden.

Fallbeispiel II

Ein 70jähriger Patient leidet seit mehr als 15 Jahren unter einer Trigeminusneuralgie, rechtsseitig. Die drückenden, tiefen Schmerzen dauern mehrere Tage an und sind manchmal unerträglich. Der Patient nimmt seit vielen Jahren Carbamazepin, ohne daß die Beschwerden deutlich reduziert werden konnten. In der rechten Gesichtshälfte ist die Haut gerötet. Die Neuralgien können durch Kauen und pyschische Belastungen ausgelöst werden. Der Patient wirkt leicht erregbar, nervös und erschöpft.

Therapie

- Akupunktur: Ni 3, Di 4, Dü 18, G 14, 3 E 23, M 2, M 3, M 7, Ex 7 als Hauptpunkte; Ohrakupunktur: 51, Vegetativum II, 5, 6, 11, Trigeminus-Zone

- Schlangenreintoxine: Serpalgin® Reintoxin Horvi, jeden 2. Tag 1–2 Amp. s. c. An injektionsfreien Tagen werden 3 × tgl. 5 Tr. verordnet
- Homöopathie: Aconit-Nervenöl Wala zur topischen Anwendung mehrmals tgl. einreiben
- Orthomolekulare Medizin: B-Vitamine als Redox-Injektopas®, 2 × pro Wo. 1 Amp., wegen der analgetischen Wirkung
- Ausleitungsverfahren: Cantharidenpflaster am rechten Mastoid.

Epikrise

Die kombinierte Körper- und Ohrakupunktur wurde 2 × pro Wo. durchgeführt. Es dauerte 2 Wo. bis eine leichte Besserung der Beschwerden eintrat. Zu diesem Zeitpunkt zeigte sich auch die analgetische Wirkung der Schlangenreintoxine und der B-Vitamine. Ergänzend wurde ein Cantharidenpflaster am Mastoid angesetzt, das ebenfalls eine Schmerzlinderung bewirkte. Nach Abschluß der Behandlung waren die Beschwerden hinsichtlich Schmerzintensität und Anfallshäufigkeit deutlich gebessert, jedoch nicht völlig verschwunden. Der Patient berichtete, daß diese positive Wirkung bereits nach etwa 3 Mon. nachließ; eine erneute Behandlung schaffte dann wieder für begrenzte Zeit Linderung.

7

Eigene Notizen

7.2.2 Polyneuropathie

Nicht-verletzungsbedingte Funktionsstörungen mehrerer peripherer Nerven oder des ganzen peripheren Nervensystems.

Pathogenese

Vier Hauptformen werden unterschieden:
- **metabolisch**: Stoffwechselerkrankungen (z.B. Diabetes mellitus, Hypothyreose), Urämie, in der Schwangerschaft, bei Mangelernährung (Vitaminmangel), paraneoplastische Syndrome bei Tumorerkrankungen sowie erbliche Formen
- **toxisch**: Alkohol, Benzol, Heroin, Schwermetalle, Insektizide; außerdem einige Medikamente (z.B. Penicillin, Chloroquin, Vincristin).
- **entzündunglich**: virale (z.B. Herpes zoster, FSME) oder bakterielle Infektionen (z.B. Lyme-Borreliose, Toxoplasmose); Entzündungsreaktionen unbekannter Ursache (z.B. idiopathische Polyradikulitis), allergische Polyneuritis. Die Polyneuropathie tritt oft erst nach der Infektion auf!
- **vaskulär**: z.B. bei Lupus erythematodes, Sklerodermie
- bei vielen Polyneuropathien ist die Ursache aber **unbekannt**.

Die beiden häufigsten Formen in Deutschland sind die diabetische und die alkoholbedingte Polyneuropathie.

Klinik

Die wichtigsten Symptome neben Schmerzen sind meist symmetrische Störungen der Berührungs-, Schmerz- und Temperaturempfindung, später schlaffe Lähmungen, Schäden an Haut und Nägeln, schlechte Wundheilung sowie Störungen der Magen-, Darm- und Blasenentleerung bei Beteiligung des vegetativen Nervensystems.
Häufig Beginn mit Sensibilitätsstörungen und Kribbeln an den unteren Extremitäten.

Medizinische Diagnostik

- **Anamnese.**: Beschwerden, Allgemeinerkrankungen, berufliche Exposition, Alkohol
- **körperliche Untersuchung:** neurologischer Status (Frühzeichen: fehlende Achillessehnenreflexe); Hinweis auf Allgemeinerkrankungen
- **Laboruntersuchungen:** z.B. BSG, Borrelien-Antikörper, BZ, Lebertransaminasen, Harnstoff, Folsäure
- **fachärztlich-neurologisches Konsil:** neurophysiologische Spezialuntersuchungen (Nervenleitgeschwindigkeit und Elektromyographie).

Medizinische Therapie

Wenn möglich, steht die Behandlung der Grunderkrankung im Vordergrund. Die Therapie der Polyneuropathie selbst stützt sich auf mehrere Säulen:
- **medikamentös:**
  - *α-Liponsäure* (z.B. Thioctacid®): Einsatz bei diabetischer Polyneuropathie mit ausgeprägten Parästhesien; z.B. 14tägige Infusionstherapie, dann Übergang auf orale Gabe. *NW:* allergische Reaktionen; nach i.-v.-Gabe Krämpfe.
  - *Carbamazepin* (z.B. Tegretal®): schmerzlindernd. *NW:* Blutbildschäden, Leber- und Nierenfunktionsstörungen
  - *Psychopharmaka:* Antidepressiva, z.B. Amitriptylin (z.B. Saroten®); Neuroleptika, z.B. Levomepromazin (z.B. Neurocil®), jeweils dämpfende Wirkung, schmerzdistanzierend. *NW:* Blutbildschäden, Leber- und Nierenfunktionsstörungen, bei Neuroleptika extrapyramidale Störungen
- **sonstige:** z.B. Krankengymnastik mit ständigem Üben der im häuslichen und beruflichen Alltag notwendigen Bewegungen; evtl. Alkoholkarenz, Blutzuckereinstellung, Vitaminsubstitution.

Differentialdiagnose

- Kompression von Spinalwurzeln oder Rückenmark, z.B. bei Bandscheibenvorfall
- zentral bedingte sensible und motorische Ausfälle
- Myopathien.

Komplikationen

- Ulkus: Durch die Sensibilitätsstörungen verspürt der Patient oft keine Schmerzen bei Verletzungen. So kann z.B. aus kleinen Haut- und Nagelverletzungen oder an Druckstellen am Fuß ein Ulkus entstehen, das wie alle Wunden bei einer Polyneuropathie eine sehr schlechte Heilungstendenz aufweist. Im Extremfall kann sogar eine Amputation notwendig werden.
- Lähmungen, v.a. der Beine.

Prognose

Nur wenn die zugrundeliegende Ursache beseitigt werden kann (z.B. gute Stoffwechseleinstellung bei Diabetikern, strikte Alkoholkarenz) ist die Prognose bei einigen Formen gut. Bei Polyneuropathien durch Schwermetalle und Medikamente ist dagegen die Rückbildungstendenz äußerst schlecht.

7

Polyneuropathie

Diagnostik

▓ Anamnese

Neben der medizinischen Anamnese in einem ausführlichen Gespräch fragen nach:
- *Ernährung:* Vitaminversorgung abklären. Ein Mangel an B-Vitaminen kann die Schmerzempfindlichkeit erhöhen.
- *Intoxikationen:* Schwermetallbelastungen, z. B. Blei, Kupfer, Amalgam, Kadmium
- *Impfungen:* Diese können ebenso wie Virusinfekte eine Polyneuropathie auslösen.

Störfelddiagnose

Grundsätzlich sollte bei der Untersuchung abgeklärt werden, ob potentielle Störfelder vorliegen: Zahnstatus, Nasennebenhöhlen, Narben und Nabel. In diesem Zusammenhang ist besonders auf Auffälligkeiten im Verlauf der Meridiane zu achten, z. B. Narben, die den Energiefluß in den Leitbahnen unterbrechen.

Alarmpunkte

Druckschmerzhaftigkeit der Punkte deutet auf Störungen des jeweiligen Organs und seines Meridians hin. Bei Polyneuropathien sind oft folgende Alarmpunkte empfindlich:
Le 14 – Alarmpunkt Leber
Le 13 – Alarmpunkt Milz-Pankreas
G 24 – Alarmpunkt Gallenblase.

Fußreflexzonen

Bei Polyneuropathien gibt es meist zahlreiche schmerzhafte Zonen, die über den gesamten Fuß verteilt liegen. Zu beachten sind besonders die Lymphbahnen des Beckens und der Wirbelsäule sowie gestörte Reflexzonen innerer Organe, z. B. Pankreas.

Angesichtsdiagnose

In der Angesichtsdiagnose gibt es kaum Merkmale, die direkt in Verbindung mit Polyneuropathien stehen, jedoch sollte auf Organstörungen geachtet werden: Die einseitige Verstärkung der rechten Nasolabialfalte kann auf eine Leberstörung hinweisen. Ist dagegen die linke Falte deutlich betont, so spricht dies für eine Magenerkrankung mit einer Beteiligung von Milz und Pankreas. Pankreopathien zeigen sich (nach *Bach*) in teigigen Verdickungen seitlich neben den Mundwinkeln und in einer schmalen Oberlippe. Perinasale rosafarbene Wangen ohne Gefäßzeichnungen stehen in Zusammenhang mit Diabetes.

Irisdiagnose

Eine eingeengte Iriskrause liefert einen Hinweis auf bestehende Neuropathien. Häufig ist auch eine neurogene Konstitution zu sehen, mit Schmerzlinien auf den betroffenen Sektoren. Bei einer diabetischen Polyneuropathie sind meistens Pigmente und Schwächezeichen im Pankreassektor zu erkennen.

Therapeutische Strategie

Erfahrungsgemäß sind bei beginnender Polyneuropathie mit einer naturheilkundlichen Behandlung gute bis befriedigende Ergebnisse zu erzielen. Bei fortgeschrittenen Prozessen ist die Behandlung weniger erfolgversprechend. In diesen Fällen steht die symptomatische Behandlung im Vordergrund. Bewährt hat sich die Therapie mit Homöopathie, ausleitenden Maßnahmen, Vitaminen sowie Neuraltherapie und Akupunktur. Die Phytotherapie wird flankierend eingesetzt zur Abmilderung von Begleitsymptomen, z. B. bei Durchblutungsstörungen oder depressiver Verstimmung.

Physikalische Maßnahmen und Bewegungstherapie haben ebenfalls ihren festen Platz in der Behandlung. Bei entzündlichen Prozessen sind ausleitende Verfahren und physikalische Maßnahmen indiziert. In der medikamentösen Therapie nehmen die B-Vitamine und die α-Liponsäure eine zentrale Rolle ein. Gute Erfahrungen gibt es auch mit Fußreflexonenmassage.

Die Mitarbeit des Patienten spielt bei der Behandlung der Polyneuropathie eine entscheidende Rolle. Denn nur durch eine Ausschaltung der Noxen (Alkohol, Ernährungsfehler) können sich neurologische Störungen zumindest teilweise zurückbilden. Im Patientengespräch sollte daher deutlich zum Ausdruck kommen, daß eine Besserung bzw. Beseitigung der Polyneuropathie nur durch eine Umstellung der Lebensweise auf längere Sicht erreicht werden kann.

Tips zur Lebensführung

- Alkohol- und Nikotinabstinenz
- Übergewicht reduzieren, zur Verbesserung des Gesamtbefindens
- viel Bewegung, z.B. Warmwasserschwimmen, und Gymnastik zur Verbesserung der Feinmotorik und Koordination

---

Spezielle Therapie

▦ Akupunktur

Akupunktur kann bei Polyneuropathien begleitend eingesetzt werden. Zu erwarten ist eine Schmerzlinderung, in günstigen Fällen evtl. sogar eine Teilrevision. Bei schweren Nervenschädigungen kann jedoch die Akupunktur wenig ausrichten.

In die Behandlung werden vorwiegend lokale Punkte einbezogen. Die Auswahl ist ähnlich wie bei peripheren Durchblutungsstörungen, bei der eine Zirkulationsstörung von Qi und Blut vorliegt.

Körperakupunktur

Dü 3	Neuropathien im Bereich der Hand
Di 4	wichtiger Schmerzpunkt, besonders der oberen Extremität
KS 6	Parästhesien der oberen Extremität
Lu 9	Meisterpunkt der Blutgefäße; bei arteriellen Durchblutungsstörungen
G 30	Neuropathien der Beine
G 34	Durchblutungsstörungen der unteren Extremität
MP 6	Schmerzen und Krämpfe der unteren Extremität, Pankreasinsuffizienz
M 44	starke analgetische Wirkung
B 40, 58	bei Wadenkrämpfen
B 62	bei Gehbeschwerden, Peroneusneuralgie

Ohrakupunktur

Analgesiepunkt, 55 – Shen Men, 51 – Vegetativum I, Vegetativum II, 29 Polster, 26a – Thalamuspunkt.

Durchführung: Bei Polyneuropathien empfiehlt sich der kombinierte Einsatz von Körper- und Ohrakupunktur. Im Bereich empfindlicher Stellen am Ohr können ggf. Dauernadeln appliziert werden. Die Behandlung erfolgt 1–2 × pro Wo. Insgesamt ist mit etwa 10–15 Sitzungen zu rechnen. Erfahrungsgemäß sind Wiederholungsbehandlungen nach 6–12 Monaten angezeigt (vgl. Abb. 7.5).

▦ Neuraltherapie

Mit Neuraltherapie sind gute schmerzlindernde Ergebnisse bei Polyneuropathien zu erzielen. Dabei werden zirkulär im Abstand von ca. 3 cm an der betroffenen Extremität Quaddeln mit einem Lokalanästhetikum gesetzt. Es wird immer einige cm proximal der Störung behandelt.

7

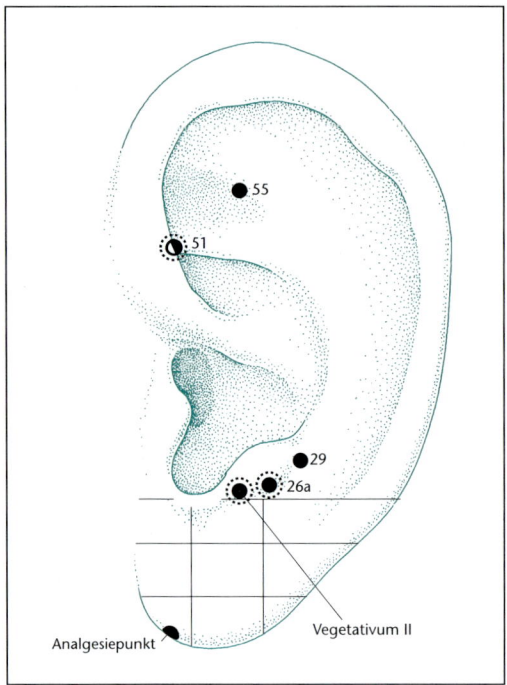

55

51

29

26a

Analgesiepunkt

Vegetativum II

Phytotherapie

Zur Behandlung der Polyneuropathie existieren keine spezifischen Heilpflanzen, sie sind lediglich zum adjuvanten Einsatz geeignet. Bei Neuropathien sollten ergänzend Pflanzen verordnet werden, die Einfluß auf die Gefäße und die Durchblutung besitzen. Bewährt haben sich auch Sedativa im Rahmen der chronischen Schmerzbehandlung. Bei lokaler Anwendung stehen Pflanzen mit einer schmerzstillenden oder hyperämisierenden Wirkung im Vordergrund. In der Mehrzahl der Fälle treten Polyneuropathien im Zusammenhang mit Diabetes mellitus auf. Aus diesem Grund werden nachfolgend einige Pflanzen mit einer schwachen „antidiabetischen" Wirkung erwähnt, die jedoch keinesfalls die medikamentöse Diabetes-Behandlung ersetzen können.

Heilpflanzen zum adjuvanten Einsatz

Fächerbaum (Ginkgo biloba): durchblutungsfördernd, v.a. im Bereich der Mikrozirkulation
Johanniskraut (Hypericum perforatum): äußerlich schmerzlindernd, bei Nervenverletzungen und Phantomschmerzen; innerlich beruhigende, antidepressive Wirkung
Gefleckter Schierling (Conium maculatum): schmerzlindernd, **Cave:** toxisch, zur äußerlichen Anwendung, Anwendung als Fertigpräparat
Heidelbeere (Vaccinium myrtillus): Verwendung der Blätter; milde Wirkung bei leichtem Altersdiabetes
Gartenbohne (Phaseolus vulgaris): antidiabetische Wirkung; bei leichtem Altersdiabetes.

Adjuvantes Mittel bei Diabetes/diabetischer Polyneuropathie		
Rp.	Tinct. Phaseoli	50,0
D. S. 3 × tgl. 30 Tropfen.		

Fertigpräparate

Ginkgo: z. B. Tebonin® forte, 3 × tgl. 1 Tbl.
Johanniskraut: z. B. Hyperforat®, 3 × tgl. 1 Drg.; Felis®, 3 × tgl. 1 Drg.
Externa: z. B. Conium-Salbe DHU; Nettinerv®; Jukunda Rotöl®.

Schlangenreintoxine

Die Anwendung von Schlangengiften als Analgetika hat sich bei Neuropathien bzw. Neuralgien bewährt. Dabei kommen isolierte, eiweißfreie Wirkstoffe (Enzyme) der Vipera lachesis, Naja und Ammodytes zum Einsatz, z. B. Serpalgin® Reintoxin Horvi, 1 × tgl. 1 Amp. i. m. oder s. c., bis eine Schmerzbesserung eintritt; anschließend zur Nachbehandlung Serpalgin®, 3 × tgl. 5 Tr. Die Schlangenreintoxine werden auch als Salben angeboten.

Ernährung, Diätetik, Orthomolekulare Medizin

Hochdosierte B-Vitamine besitzen eine analgetische Wirkung. Die schmerzstillende Wirkung tritt etwa nach 14 Tagen auf, nach der funktionellen Reorganisation des peripheren Nervs. Zahlreiche Untersuchungen weisen darauf hin, daß B-Vitamine geschädigte Nerven regenerieren und die Schmerzempfindung hemmen. Teilweise ist auch eine Besserung sensibler Defizite zu beobachten. In der Akutphase empfiehlt sich die parenterale Verabreichung, z. B. Neuralysan® S, mehrmals pro Wo. 1 Amp. i. m. Nach Besserung der Symptomatik kann auf orale Gabe übergegangen werden, z. B. B-Komplex forte-Hevert®, 3 × tgl. 1 Tbl.

Polyneuropathien können auch Ausdruck eines (leider laborchemisch oft nicht eindeutig nachweisbaren) Folsäuremangels sein. Reich an Folsäure ist Bierhefe; als Fertigpräparat z. B. Levurinetten®, 3 × tgl. 10 Tbl. Häufig ist jedoch eine parenterale Folsäuresubstitution, besonders bei erhöhtem Alkoholkonsum, notwendig, z. B. Folsäure-Hevert® forte, 1 × pro Wo. 1 Amp. i. m. Zur Entgiftung bei Schwermetallbelastungen (z. B. Blei, Quecksilber) und zur Stoffwechselumstellung eignen sich z. B. Sulfuretten®, 3 × tgl. 1 Tbl. über mehrere Mon.

Neuralgien treten häufig im Zusammenhang mit Diabetes auf, deshalb muß in diesem Falle eine entsprechende Diät unbedingt eingehalten werden. Abgesehen von einem weitgehenden Verzicht auf Zucker ist eine ca. 5 kleinere Mahzeiten umfassende, basenreiche Ernährung mit viel frischem Obst und Gemüse und wenig tierischem Eiweiß zu empfehlen. Beim „Altersdiabetes" reicht bereits eine Ernährungsumstellung aus zur Normalisierung des Stoffwechsels. Ergänzend kann Guarmehl eingesetzt werden, ein Quellstoff, der die Kohlenhydratresorption aus dem Darm verzögert, z. B. Guar Verlan®, 1–2 Btl. tägl.

Bei Stoffwechselazidose ist die zusätzliche Einnahme von Basenpulver oder -tabletten zu empfehlen, z. B. Thohelur® basisch, 2 × tgl. 2 Kautbl. Kontrolle des Urin pH-Werts erfolgt mit Indikatorpapier.

Homöopathie

In der Homöopathie gibt es eine Reihe von Mitteln, die eine Beziehung zu neurologischen Störungen haben. Je länger die Beschwerden bereits existieren, desto schwieriger ist die Behandlung. Es ist daher sinnvoll, die Homöopathie mit anderen Verfahren zu kombinieren. Für eine Konstitutionsbehandlung ist eine individuelle Mittelwahl nach ausführlicher Repertorisation notwendig.

Akutmittel

- *Agaricus muscarius D6, D12:* Eisnadelgefühl, Ameisenkribbeln; Krämpfe in den Extremitäten; Muskelzucken; Blasenlähmung; venöse Stase; morgens <; quälender Durst; nervöse Erregung; schwatzhaft
- *Aranea diadena D6:* eiskalte Extremitäten; bohrende neuralgische Schmerzen; Taubheit; Parästhesien; Feuchtigkeit <; Symptome bzw. Verschlimmerung stets um dieselbe Zeit
- *Arsenicum album D6, D12:* brennender Schmerz; Pelzigkeitsgefühl; Unruhe; Angst; Kälte <; um Mitternacht <; große Schwäche
- *Hypericum D6:* nach Nervenverletzungen, Traumata; Neuritis; bei Phantomschmerzen; Schmerzen entlang der Nerven; Brennen, Taubheit; depressiv; ängstlich
- *Mandragora e radice D6:* Gefühllosigkeit

7

am ganzen Körper; kalte Extremitäten, heißer Kopf; Blaseninkontinenz; fortgesetzte Bewegung >
– *Nux vomica D6:* Empfindungslosigkeit und Parästhesien in den Gliedern; Folge von Alkoholabusus; Magen-Darm-Beschwerden; ungeduldige, cholerische Patienten
– *Sulfur D12:* nachts Brennen der Füße, die aus dem Bett gestreckt werden müssen; unangenehmer Körpergeruch; pessimistische, mürrische Patienten
– *Verbascum D3:* neuralgische und rheumatische Schmerzen, Lähmungsgefühl, Schmerzen im Hüftgelenksbereich; krampfartige, drückende Schmerzen in den Fußsohlen.

Komplexmittel

Alternativ oder ergänzend steht eine Reihe gut wirksamer homöopathischer Komplexmittel zur Verfügung:
- bei Parästhesien, Durchblutungsstörungen: z. B. Anhalonium Pentarkan®, 3 × tgl. 20 Tr.; elhapargen®, 3 × tgl. 15 Tr., 1–2 Amp. pro Wo., s. c. in Akupunkturpunkte
- bei neuralgischen Schmerzen: z. B. Cedron Pentarkan®, 3 × tgl. 20 Tr.
- bei Intoxikationen: z. B. Kalovowen®-N, 3 × tgl. 1 Tl.

■ Ausleitungs- und Umstimmungsverfahren

Bei der Behandlung der Polyneuropathie wird versucht über Ausleitungsverfahren einen Einfluß auf die lokale Stoffwechseltätigkeit und die Durchblutung zu erreichen. Diese Maßnahmen werden ergänzend eingesetzt.

Schröpfen

Bei Polyneuropathien der unteren Extremitäten ist das Schröpfen des Ileosakralwinkels im Segment L2 – L3 indiziert. Schlecht durchblutete Zonen, die sich leicht eindellen lassen, deuten auf einen energetischen Leere-Zustand

hin. Trockenes Schröpfen an diesen Stellen führt zu einer verbesserten Durchblutung und reflektorischen Stimulation. Ödematose Verquellungszonen sprechen dagegen für einen Fülle-Zustand. Hier ist eine blutige Schröpfung indiziert, vorausgesetzt der energetische Gesamtzustand des Patienten ist kräftig genug.

Baunscheidtieren

Alternativ zum Schröpfen kommt eine Baunscheidtierung entlang der Wirbelsäule oder im Verlauf der betroffenen Nerven in Frage, die mit einer ausgeprägteren Reizwirkung verbunden ist. Die Anwendung führt zu einer starken Hyperämisierung und Stoffwechselaktivierung sowie einer Drainage von Lymphflüssgkeit. *Hinweis:* Wichtig ist die Aufklärung der Patienten über mögliche Nebeneffekte (Narben, Hyperpigmentierungen).

Cantharidenpflaster

Das Cantharidenpflaster hat einen Einfluß auf die Durchblutung und den Lymphfluß. Das Pflaster wird im Wirbelbereich des gestörten Nervs plaziert, steril verbunden und je nach Empfindlichkeit 12–24 Std. belassen. Durch die Blasenbildung kann sich ein unangenehmer Brennschmerz entwickeln. *Hinweis:* Bei dunklen, pigmentreichen Menschen kann es in seltenen Fällen zu Hyperpigmentierungen kommen. Neben dieser kosmetischen Problematik muß der Patient in jedem Fall darauf hingewiesen werden, daß durch die Behandlung eine Wunde entsteht, die entsprechend versorgt werden muß. Ein Pflaster kann bei Bedarf mehrmals auf derselben Stelle angelegt werden.

■ Physikalische Therapie

Zur Verbesserung der lokalen Durchblutung und des Stoffwechsels werden physikalische Maßnahmen eingesetzt. Bei Polyneuropathien sind milde Reize mit geringen Temperaturschwankungen indiziert.

- Wassertreten
- sanftes Trockenbürsten bzw. Bürstenmassage des Körpers
- Vollbäder mit Fichtennadeln, Heublumen; bei Diabetes Haferstrohbäder
- Lehmpackungen haben bei Neuralgien einen antiphlogistischen und schmerzlindernden Effekt.

 Lehmpackungen

Heilerde oder gebrauchsfertigen Lehm aus der Apotheke mit kaltem Wasser oder Kamillentee zu einem streichfähigen Brei verrühren, bleistiftdick auf die betroffene Körperpartie auftragen und mit einem Tuch abdecken. Abnehmen, sobald die Auflage erwärmt ist.

Ansteigende Armbäder

Sie sind vor allem bei diabetischer Polyneuropathie und gleichzeitig bestehenden diabetisch bedingten Mikrozirkulationsstörungen indiziert. Die Armbäder bewirken eine reflektorische Gefäßerweiterung und führen über eine Fernwirkung zu einem günstigen Effekt im Bereich der Beine.

 Ansteigendes Armbad

Wasser mit einer Temperatur von 35 °C in ein Waschbecken mit Überlauf einfüllen. In bequemer Haltung die Arme etwa bis zur Mitte des Oberarms eintauchen. Wichtig ist, daß eine bequeme Haltung möglich ist. Anschließend wird die Temperatur innerhalb von 12–15 Min. bis auf 39 °C erhöht. Abtrocknen, keine kalte Abschlußbehandlung!

Fälle aus der Praxis

▇ Fallbeispiel I

Ein 57jähriger Patient leidet seit einem 1/2 Jahr unter einer diabetischen Polyneuropathie beider Unterschenkel. Der Diabetes wurde vor 10 Jahren festgestellt, eine Gefäßbeteiligung wurde dopplersonographisch festgestellt. Medikation: Euglucon®, 1–0–1 Tbl., nicht insulinpflichtig. Der Patient ist hager und wirkt sehr unruhig. Die Beschwerden äußern sich in Brennschmerzen, nachts stärker, Kribbeln, Schwäche der Beine und Taubheitsgefühl. Kälte wird schlecht vertragen. Bei der Untersuchung wird ein verminderter Reflexstatus festgestellt. In der Iris sind im Pankreasbereich Pigmente und Schwächezeichen zu sehen; die hämatogene Konstitution zeigt eine Anlage zur Arteriosklerose.

Therapie

- Akupunktur: Lu 9, G 30, G 34, MP 6, M 36, B 62 als Hauptpunkte. Ohrakupunktur: 29, 26a, 51, 34. Behandlungsdauer: insgesamt 12 Sitzungen
- Neuraltherapie: zirkuläre Quaddelung der Unterschenkel mit einem Lokalanästhetikum proximal der Beschwerden
- Phytotherapie: Gingko, Tebonin®, 3 × tgl. 1 Tbl., zur Verbesserung der Mikrozirkulation
- Homöopathie: Arsenicum album D12, 1–0–1 Tbl., wegen passender Symptomatik
- Orthomolekulare Medizin: B-Vitamine als Neuralysan® S, 3 × pro Wo. 1 Amp. i.m., anschließend oral B-Komplex forte-Hevert®, 3 × tgl. 1 Tbl.; Thohelur® basisch, 2 × tgl. 2 Kautbl., zur Verbesserung der Stoffwechselsituation
- Lebensführung: Diabetes-Diät, viel Bewegung, Alkoholverzicht.

7

Epikrise

Unter der Behandlung kam es bereits in der 2. Woche zu einer Besserung der Symptomatik. Zu diesem Zeitpunkt wirkten bereits die B-Vitamine und die Homöopathie. Flankierend zur Langzeittherapie wurde das pflanzliche durchblutungsfördernde Mittel verordnet. Akupunktur und Neuraltherapie wurden zunächst 2 × pro Wo., nach der 3. Woche 1 × pro Wo. durchgeführt. Nach 6 Wochen waren die Beschwerden deutlich zurückgegangen. Im Gespräch wurde der Patient darauf hingewiesen, daß diese Besserung nur durch Einhalten der Diät und Alkoholkarenz aufrecht zuerhalten sei. Nach 16 Mon. meldete sich der Patient wieder, es wurde eine erneute Behandlung erfolgreich durchgeführt.

■ Fallbeispiel II

Eine 53jährige Patientin, Hausfrau, klagt über „Nervenschmerzen", besonders in den Armen, aber auch in den unteren Extremitäten. Parästhesien, Schmerzen, Muskelschwäche, und -krämpfe werden als Hauptsymptome angegeben. Auffallend ist eine Bewegungsunruhe der Zehen mit Schmerzen in den Beinen. Trotz fachärztlicher Abklärung dieses „polyneuropathischen Beschwerdebildes" konnte die Ursache bisher nicht geklärt werden. Anamnestisch läßt sich keine Schwermetallbelastung feststellen. In der Iris ist eine Leberschwäche zu sehen. Über ihren Alkoholkonsum macht die Patientin nur ungenaue Angaben. Die Patientin hat Mundwinkelrhagaden in Verbindung mit einer auffallenden Hautblässe; typische Anzeichen für eine Eisenmangelanämie. Diese wird bereits von ihrem Hausarzt behandelt. Die Patientin fühlt sich erschöpft und kraftlos.

Therapie

- Homöopathie: Anhalonium Pentarkan®, 3 × tgl. 20 Tr., wegen der Parästhesien
- Orthomolekulare Medizin: Substitution von B-Vitaminen und Folsäure bei Verdacht auf Mangelsyndrom bei allgemeiner Erschöpfung als Levurinetten®, 3 × tgl. 10 Tbl.
- physikalische Therapie: sanfte Bürstenmassage zur Anregung der Durchblutung und reflektorischen Beeinflussung der peripheren Nerven
- ausleitende und umstimmende Verfahren: Baunscheidtieren entlang der Wirbelsäule, zur Stoffwechselaktivierung, wegen Neuropathien im Bereich der oberen und unteren Extremitäten, insgesamt 3 mal
- Phytotherapie: Johanniskraut, Felis®, 3 × tgl. 1 Drg., zur psychischen Stabilisierung.

Epikrise

Bei dieser Patientin kam es nur allmählich zu einer Besserung. Nach 4 Wo. gingen die Beschwerden etwas zurück und die psychische Situation stabilisierte sich. Langfristig war die Behandlung jedoch wenig erfolgreich, denn die Schmerzen ließen nur geringfügig nach. Die Frage einer Alkoholproblematik konnte nicht klar beantwortet werden.

Eigene Notizen

7

7.3 Depression

Affektive Störung, die mit pathologisch niedergedrückter Stimmung sowie einer Vielzahl psychischer, psychosozialer und körperlicher Symptome einhergehen kann. Sehr häufige Erkrankung: Schätzungsweise 15% aller Menschen leiden (mindestens) einmal im Leben an einer behandlungsbedürftigen Depression.

Formen

- **endogene Depression:** gehört zu den affektiven Psychosen. Die Ursache ist nicht sicher geklärt. Vermutet werden Störungen der Neurotransmitter Serotonin und Noradrenalin. Erbliche Faktoren spielen eine Rolle; die Phasen werden oft durch äußere Ereignisse ausgelöst. Jahreszeitliche Häufung in Frühjahr und Herbst. Es können auch manische Phasen auftreten, die durch besonders gehobene Stimmung und vermehrte Aktivitäten mit Unruhe, vermindertem Schlaf einhergehen.
- **psychogene Depression:** reaktive Depression durch belastende äußere Faktoren ausgelöst, z.B. durch den Tod eines geliebten Menschen; neurotische Depression aufgrund frühkindlicher Störungen und die Erschöpfungsdepression als Antwort des Organismus auf ständige Überbelastungen; posttraumatische Depression
- **organische Depression:** Ausdruck einer körperlichen Erkrankung, z.B. endokrinologisch (z.B. Hypo- und Hyperthyreose, Hypophysenstörungen), kardiologisch, gastroenterologisch, nephrologisch; bei Infektionen, Tumorerkrankungen, Alkoholismus, postoperativ, prämenstruell, Epilepsie, M. Parkinson
- **medikamentös-toxische Depression:** z.B. Psychopharmaka (z.B. Neuroleptika), Antihypertensiva (z.B. β-Blocker, Reserpin), NSAR (z.B. Ibuprofen), Glukokortikoide, Cimetidin, Alkohol
- **Sonderformen**: Involutions- und Altersdepression, Auftreten > 45/60 Jahre; larvierte Depression, Manifestation mit vorwiegend körperlichen Symptomen; Schwangerschafts- und postpartale Depression („Wochenbettdepression").

In der neueren Literatur und den aktuellen Diagnosesystemen wird die Einteilung der Formen der Depression nicht mehr wie bisher nach der vermuteten Ätiologie, sondern rein deskriptiv („major depression", dysthyme Störung) vorgenommen.

Klinik

- **Stimmung:** gedrückt, niedergeschlagen, freudlos; Gefühl der „Gefühllosigkeit" und inneren Leere
- **Selbstwertgefühl:** vermindert; Schuldgefühle, Gefühl der eigenen Wertlosigkeit,
- **Denken:** gehemmt; Denken ist erschwert und verlangsamt, zwanghaftes Grübeln
- **Antrieb und Psychomotorik:** vermindert, verlangsamt, müde oder auch gesteigert, agitiert
- **Konzentration und Gedächtnis:** vermindert
- **Aktivitäten:** eingeschränkt, sozialer Rückzug, Interessenverlust
- **Wahnvorstellungen:** bei endogenen Depressionen möglich (z.B. Verarmungs-, Schuld-, hypochondrischer Wahn)
- **körperliche Symptome:** z.B. Kreislaufstörungen, Appetitmangel, Obstipation oder Diarrhoe, Libido- und Potenzstörungen. Thorakale Druck- und Engegefühle, Rücken- Glieder- und Kopfschmerzen bei v.a. larvierter Depression. Ein- und Durchschlafstörungen; typisch bei endogenen Depressionen ist das Erwachen am frühen Morgen
- **Suizidalität:** Todesursache bei ca. 15% der Patienten mit schwerer Depression.

Diagnostik

- **Anamnese:** Symptomatik, Biographie, Krankengeschichte, aktuelle Lebenssituation, Familienanamnese. Für eine endogene Depression sprechen phasenhafter Verlauf, von außen nicht beeinflussbar, positive Familienanamnese, frühere depressive und/oder manische Phasen, ausgeprägte Tagesschwankungen („Morgentief" und Besserung gegen Abend), Früherwachen und Wahnbildungen.
- **körperliche Untersuchung:** insbesondere neurologische Untersuchung, evtl. Schädel-CT, EEG
- **Laboruntersuchung:** z.B. Diff.-BB, BSG, Schilddrüsenhormone, Leber- und Nierenwerte, Elektrolyte
- **fachärztlich-psychiatrisches Konsil:** insbesondere zur Abschätzung der Suizidalität bei Patienten mit schwerer Depression unerlässlich.

Differentialdiagnose

- Demenz (insbesondere bei Altersdepression)
- Psychosen aus schizophrenem Formenkreis, neurotische Störungen, Persönlichkeitsstörungen
- neurologische Erkrankungen (z.B. Hirntumoren)

Therapie

Vor Beginn der Therapie einer Depression müssen organische Erkrankungen immer fachärztlich ausgeschlossen werden!
Ambulant oder stationär je nach Schweregrad der Erkrankung.
Die Behandlung stützt sich auf mehrere Säulen:

medikamentös

- **tri- und tetrazyklische Antidepressiva:** z.B. Amitriptylin (z.B. Saroten ®), sedierende Wirkung (häufig erwünscht); Doxepin (z.B. Aponal®). *NW:* u.a. Mundtrockenheit, Obstipation, Hypotonie, Tachykardie, Blutbildschäden.
- **Serotonin-Wiederaufnahmehemmer:** z.B. Paroxetin (z.B. Seroxat®), im Vgl. zu trizyklischen Antidepressiva geringe Toxizität. *NW:* Übelkeit, Unruhe, Hypotonie.
- **MAO-Hemmer:** z.B. Moclobemid (Aurorix®), im Vgl. zu trizyklischen Antidepressiva geringe Toxizität. *NW:* u.a. Unruhe, Schlafstörungen, gastrointestinale Störungen, Kopfschmerzen. Bei dem älteren Präparat Tranylcypromin (z.B. Parnate®) zusätzliche *NW:* Blutdruckanstieg bei Einnahme biogener Amine (z.B. in Käse, Rotwein), deshalb Diät erforderlich.

> Mit dem vollen antidepressiven Therapieeffekt kann erst nach ca. 3 Wo. gerechnet werden. Die antriebssteigernde Wirkung tritt jedoch bei einer Reihe von Präparaten oft früher ein als die stimmungsaufhellende, so daß bei manchen Patienten die Suizidgefahr vorübergehend gesteigert ist. Aus diesem Grund werden häufig zu Therapiebeginn dämpfende Präparate, wie niederpotente Neuroleptika und Benzodiazepine zusätzlich gegeben.

- **Lithium** (z.B. Quinolum®): bei endogenen Depressionen mit manisch-depressivem Verlauf. Die Behandlung sollte über mehrere Jahre durchgeführt werden. Die Erfolgsquote beträgt dann ungefähr 75%. Regelmäßige Kontrollen des Lithiumspiegels im Serum erforderlich, da geringe therapeutische Breite. *NW:* feinschlägiger Tremor, Bewegungsstörungen, Krampfanfall, Struma
- **sonstige:** Benzodiazepine, z.B. Diazepam (z.B. Valium®), angstlösend, sedierend. *NW:* u.a. Abhängigkeit, Benommenheit, Verwirrtheit, Bewegungsunsicherheit.
  Neuroleptika: z.B. Promethazin (z.B. Atosil®). *NW:* extrapyramidale Bewegungsstörungen, Blutbildschäden, Leberschäden, Sedierung.

Schlafentzug

Einer Theorie zufolge ist das frühmorgendliche Erwachen bei Depressiven ein Selbstheilungsversuch des Körpers. Dementsprechend kann Schlafentzug, unter stationären Bedingungen durchgeführt, diesen Selbstheilungsversuch unterstützen. Insbesondere endogene Depressionen mit ausgeprägten Tagesschwankungen sprechen oft gut darauf an.

Psychotherapie

Sie ist bei prinzipiell bei allen Forrmen der Depression angezeigt. In der Verhaltenstherapie werden vorrangig negative Selbstwahrnehmungen und Gedankenkreise bearbeitet sowie der Umgang mit Belastungssituationen geübt. Tiefenpsychologische Verfahren versuchen dagegen, primär die auslösenden Konflikte herauszuarbeiten und aufzulösen.

Elektrokrampftherapie

Bei schweren, therapieresistenten endogenen Depressionen: wird unter stationären Bedingungen in Vollnarkose und medikamentöser Muskelrelaxation durchgeführt.

Lichttherapie

Der Patient wird bis zu 2 Std. tgl. einem sehr starken Licht, entsprechend dem eines hellen Sommertages, ausgesetzt. Diese Methode ist v.a. bei den saisonal ausgeprägten Depressionen („Winterdepression") wirksam.

7

Komplikationen

- Suizidalität
- sozialer Rückzug und Aktivitätsminderung (Familie, Beruf).

Prognose

Abhängig von der Form der Depression ist die Prognose individuell sehr unterschiedlich. In ca. 25% der endogenen Depressionen bleibt es bei einer einzigen Phase, bei den restlichen Erkrankungen kommt es in Abständen von Mon. und Jahren zu Rezidiven.

Depression

Diagnostik

Anamnese

Neben der medizinischen Anamnese in einem ausführlichen Gespräch fragen nach:
- *Aggressionen:* Oftmals liegt eine Aggressionshemmung oder ein verdrängter Konflikt vor. Gefühle, die unterdrückt werden (müssen), richten sich gegen die eigene Person.
- *Partnerschaft:* Ungelöste Beziehungskonflikte äußern sich häufig in Form von Depressionen oder psychovegetativen Störungen.
- *Intoxikationen:* Chronische Belastungen durch Amalgam, Blei und andere Umweltgifte, wie aluminiumverseuchtes Wasser, können Depressionen auslösen.
- *Ernährung:* Depressive Verstimmungen durch Stoffwechselazidose bzw. Stoffwechselbelastungen durch gestörte Organfunktionen (Leber, Darm, Niere). Nach Symptomen einer Darmmykose fragen; diese geht oft mit depressiven Verstimmungen einher.
- *hormoneller Situation:* Hormonelle Verschiebungen, z. B. prämenstruell oder klimakterisch, können depressive Verstimmungen auslösen.

Visuelle Diagnose

Depressive Menschen wirken in ihrer Körperhaltung und äußeren Ausstrahlung meistens kraft- und spannungslos. Matte, glanzlose Augen sprechen für eine reduzierte Gesamtenergie. Die Patienten haben häufig eine leise, montone Stimme und sind nicht in der Lage, im Gespräch mitzuschwingen. Die Mimik ist unbewegt, manchmal wie versteinert, die Mundwinkel nach unten gebogen. Enggestellte Pupillen deuten auf einen erhöhten Vagotonus hin. Dunkle oder bläuliche Augenhöfe weisen auf eine nervliche Schwäche bzw. auf eine starke Erschöpfung des Patienten hin. Häufiger Lidschlag und unruhige Augenbewegungen sprechen für eine nervliche Belastung.

Irisdiagnose

Zu achten ist besonders auf den Neurastheniker-Ring, einen hellbraunen Ring direkt um die Pupille, der auf eine vegetative Labilität hinweist. Pupillenabflachung im zerebralen Bereich zwischen 11–1 Uhr deutet auf eine entsprechende Belastung.

Fußreflexzonen

Bei Depressionen sind häufig die Zonen von Plexus solaris und Herz druckschmerzhaft.

Störfelddiagnose

Bei unklaren chronischen Beschwerden unter Umständen geopathische Belastungen untersuchen.

Therapeutische Strategie

Bei leichten bis mittelschweren Depressionen und psychovegetativen Störungen sind mit einer naturheilkundlichen Behandlung gute Erfolge zu erzielen. Therapie der ersten Wahl ist die Phytotherapie, die sich sehr gut mit Homöopathie, Akupunktur sowie ausleitenden und umstimmenden Verfahren kombinieren läßt. Bei Patienten mit einer neurasthenischen Konstitution und einer gehemmten Depression werden bevorzugt aufbauende Maßnahmen wie z. B. trockenes Schröpfen, beruhigende und psychotrop wirkende Pflanzen, Homöopathie sowie eine energetisch stärkende Akupunktur eingesetzt. Patienten mit einer agitierten Depression benötigen anxioly-

7

tisch wirksame Phytopharmaka sowie beruhigende Maßnahmen wie Akupunktur und Homöopathie. Gute Erfahrungen bei depressiven Verstimmungen gibt es auch mit Bach-Blüten: Häufig ist Star of Bethlehem, Gorse und Wild Rose passend.

Schwere endogene Depressionen sind einer naturheilkundlichen Therapie kaum zugänglich.

Besonders verbreitet sind die larvierten Depressionen mit psychovegetativen Störungen, wie gastrointestinalen Beschwerden, Schlafstörungen, Erschöpfung usw. Da Depressionen im Prinzip immer mit Störungen des vegetativen Nervensystems kombiniert sind, geht es in der naturheilkundlichen Behandlung auch um die Stabilisierung des Vegetativums. Dies kann u.a. über eine Tonisierung des Stoffwechsels erreicht werden. Die Erfahrungsheilkunde hat immer den engen Zusammenhang zwischen Leberleiden und depressiver Verstimmung betont. Daher werden oftmals verdauungsfördernde Mittel gegeben, die auf den gesamten Organismus tonisierend wirken. Bei genauer Diagnose findet sich tatsächlich häufig ein Hinweis auf eine gestörte Leber- und Darmfunktion. Symptome einer Darmmykose sollten durch eine Stuhlprobe bestätigt werden. Eine Ernährungsumstellung führt dann meistens zu einer Stimmungsaufhellung.

Fragen zur Lebensführung sollten bei der Behandlung von Depressionen immer in den Vordergrund gestellt werden. Zur besseren Streßbewältigung und zum Abbau von Spannungen sind Entspannungsverfahren wie AT oder Muskelentspannung nach Jacobson sehr hilfreich. Wenn unbewältigte Konflikte eine entscheidende Rolle spielen, ist eine weiterführende Behandlung anzustreben, z.B. Psychotherapie und/oder konstitutionelle Homöopathie. Die naturheilkundliche Behandlung hat das Ziel, den Patienten wieder soweit zu stabilisieren und energetisch zu stärken, daß er zu einer besseren Auseinandersetzung mit seiner Lebenssituation und den daraus resultierenden Konflikten fähig ist. Nicht immer gelingt eine Lösung und es entsteht das Gefühl, die Lebensziele verpaßt zu haben, durch Versäumnisse oder zu spät entdeckte Ziele. In diesen Fällen ist die Rezidivrate entsprechend hoch.

Tips zur Lebensführung

- bei der Gestaltung des Tagesablaufes: weder Unter- noch Überforderung
- viel Bewegung, z.B. Tanzen, um mehr Körpergefühl zu entwickeln
- Ausdauersportarten, wie z.B. Joggen, haben einen psychisch aufhellenden Effekt
- viel frische Luft und Sonne
- Bürstenmassage wirkt belebend
- Bäder mit tonisierenden Zusätzen, z.B. Rosmarin
- Sauna,1 × pro Wo., wenn keine Kontraindikationen bestehen

Spezielle Therapie

■ Phytotherapie

Heilpflanzen haben in der Behandlung von Depressionszuständen eine lange Tradition. Aktuelle Studien haben gezeigt, daß hochdosierte Phytopharmaka bei leichten Depressionen ebenso wirksam sein können wie synthetische Antidepressiva – jedoch ohne schwere Nebenwirkungen. Mit einem Wirkungseintritt ist frühestens nach ca. 2 Wo. zu rechnen. Die Behandlungsdauer bei Johanniskraut richtet sich nach der Dauer der depressiven Phase. Es kann aber auch darüber hinaus unbedenklich weiter verordnet werden.

Heilpflanzen

Johanniskraut (Hypericum perforatum): antidepressive Wirkung; bei psychovegetativen Störungen und nervöser Unruhe
Kava-Kava (Piper methysticum): anxiolytische Wirkung, bei Spannungs- und Erregungszuständen; nicht für Teezubereitung geeignet
Baldrian (Valeriana officinalis): beruhigende Wirkung, bei nervöser Erregung, schlaffördernd.

Tee		
Rp.	Herb. Hyperici	100,0
D.S. 2 TL auf 1 Tasse Wasser als Aufguß, 3 × täglich 1 Tasse		

Tinktur		
Rp.	Tinct. Hyperici	30,0
	Extract. Kava-Kava fluid.	20,0
M. D. S. 3 × tgl. 20 Tr. (nach *P. A. Zizmann*)		

Fertigpräparate

Johanniskraut: z. B. Hyperforat® 3 × tgl. 2 Drg.; Jarsin®, 3 × tgl. 1 Drg.
Kava-Kava: z. B. Kavosporal® forte, 2 × tgl. 1 Kps.; Cefakava® 150, 2 × tgl. Tbl.
Kombinationen: z. B. Hewepsychon duo® (Kava-Kava, Johanniskraut), 4 × tgl. 20 Tr.; Sedariston® (Johanniskraut, Baldrian), 3 × tgl. 1 Kps.
bei klimakterischen Depressionen: z. B. Remifemin® plus (Wanzenkraut, Johanniskraut), 2 × tgl. 2 Drg.

■ Homöopathie

In der Homöopathie gibt es eine Vielzahl von Mitteln, die eine Beziehung zu psychischen Störungen besitzen. Grundsätzlich sollte bei Depressionen eine Konstitutionsbehandlung angestrebt werden.

Homöopathische Mittel

– *Acidum phosphoricum D6, D30:* teilnahmslos, apathisch, mutlos, bedrückt, schweigsam, schwere Konzentrationsstörungen; Folge von Kummer und Sorgen, Überarbeitung; hochgradige körperliche und geistig-seelische Erschöpfung
– *Arsenicum album D12, D30:* übermäßige Ängste; unruhige, erschöpfte, Menschen; getrieben; um Mitternacht <, kritisch, fordernd, ordentlich, perfektionistisch, zwanghaft
– *Aurum D12, D30:* schwermütig, depressiv; Lebensüberdruß, Suizidgedanken, religiöse Wahnideen; vollblütige Patienten; Folge von fehlgeschlagenen Lebensstrategien; Gefühl, nicht in diese Welt zu passen
– *Ignatia D12, D30:* vegetativ labile Menschen; psychisch verursachte Beschwerden; launenhaft, sehr wechselhafte Stimmungen; erschöpft, nervös, überempfindlich; widersprüchliche Symptomatik; Tabak<, Kloßgefühl im Hals; Menstruation <
– *Natrium muriatricum D12, D30:* introvertierte, ruhige, sehr ernsthafte Menschen; wollen allein sein; nach dem Schlaf <; furchtsam, grübeln viel; Abneigung gegen Mitleid; Folge von lange zurückliegenden Enttäuschungen, nicht bewältigtem Kummer
– *Sepia D12, D30:* klimakterische Depression; Regelstörungen; plötzliche Gleichgültigkeit gegenüber allem, abgestumpft; abgearbeitet, kraftlos; mutlos; Bewegung >, Tanzen >; häufig blaß-gelbliche Gesichtsfarbe und Pigmentanomalien.

Komplexmittel

Alternativ oder ergänzend steht eine Reihe gut wirksamer homöopathischer Komplexmittel zur Verfügung:

7

- psychovegetative Störungen: z. B. dysto-lo-ges®, 3 × tgl. 10 Tr.; Dystophan® 3 × tgl. 20 Tr.
- kognitive Störungen, nervöse Erschöpfung: z. B. Ambra Synergon® Nr. 10, 4 × tgl. 15 Tr.
- klimakterische Depressionen: z. B. Sepia Synergon® Nr. 6, 3 × tgl. 20 Tr.
- Ängste, agitierte Depressionen: z. B. Zincum valerianicum-Hevert®, 4 × tgl. 40 Tr.

▣ Akupunktur

Bei depressiven Verstimmungen kann Akupunktur begleitend einsetzt werden, bei schweren Depressionen ist sie nicht indiziert. Nach Auffassung der TCM werden depressive Verstimmungen dem Funktionskreis Leber zugeordnet. Die Stagnation des Leber-Qi entsteht durch „heruntergeschluckten" Willen, Wut und Aggressionen. Besteht dieser Zustand zu lange, werden auch andere Funktionskreise betroffen: Grübelzwang, Kummer und Sorgen weisen auf eine Störung von Milz-Pankreas bzw. eine Störung der Verdauung hin. Lebensangst und Furcht werden mit dem Funktionskreis Niere oder einer energetischen Herzschwäche in Verbindung gebracht. Die mit Depression meist einhergehende Erschöpfung weist auf eine Yin-Schwäche, bzw. einen Leere-Zustand hin. Ziel ist hier eine eher unspezifisch aufbauende Behandlung bzw. eine psychische Harmonisierung.

Körperakupunktur

M 36	„Göttlicher Gleichmut", psychische und physische Erschöpfung
H 3	depressive Verstimmung, psychische Erschöpfung, Freudlosigkeit
H 5	Unruhe, Angstzustände, funktionelle Herzbeschwerden
KS 6	Einschaltpunkt für Wundermeridian Yin Wei Mo
KG 12	harmonisierender Einfluß auf alle Yin-Organe
MP 6	Depression im Zusammenhang mit hormonellen Störungen
LG 20	beruhigende Wirkung

Ohrakupunktur

Antiaggressionspunkt, 29b – Point de Jérôme, Angstpunkt, Kummerpunkt, Vegetativum II, 100 – Herz, 83 – Plexus solaris, Antidepressionspunkt, Omega-Hauptpunkt, Omegapunkt I und II.

Durchführung: Bei depressiven Verstimmungen werden bevorzugt psychotrope und vegetative Punkte der Ohrmuschel ausgewählt, die allein oder gemeinsam mit der Körperakupunktur gestochen werden. Die Behandlung erfolgt 1–2 × pro Wo., insgesamt etwa 10 Behandlungen. *Hinweis:* Akupunktur wird bei depressiven Störungen immer nur als adjuvante Methode eingesetzt! (vgl. Abb. 7.6).

▣ Ausleitungs- und Umstimmungsverfahren

Bei der Behandlung depressiver Verstimmungen steht die konstitutionsbezogene Therapie im Vordergrund. Die Maßnahmen haben das Ziel, die Energie zu regulieren und den Organismus umzustimmen.

Schröpfen

Trockenes Schröpfen ist als aktivierende Maßnahme geeignet für asthenische Patienten mit Erschöpfung. Geschröpft werden vorzugs-

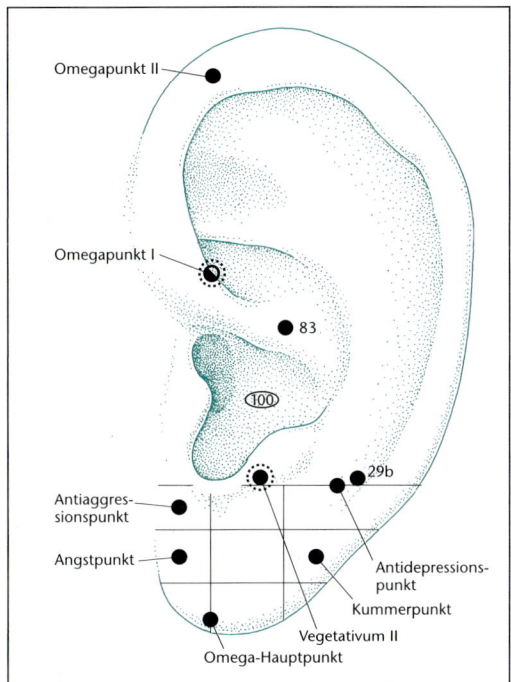

Omegapunkt II

Omegapunkt I

83

100

29b

Antiaggres-
sionspunkt

Angstpunkt

Antidepressions-
punkt

Kummerpunkt

Vegetativum II

Omega-Hauptpunkt

Abb. 7.6: Ohrakupunktur bei Depression

makterium sowie vollblütigen Patienten. Alternativ kann an der Depressionszone auch ein Cantharidenpflaster angesetzt werden.

Baunscheidtieren

Sind durch eine trockene Schröpf-Behandlung keine positiven Änderungen erzielt worden, so kommt eine Baunscheidtierung des ganzen Rückens in Frage, die mit einer deutlich ausgeprägteren Reizwirkung verbunden ist. Die Anwendung führt zu einer starken Tonisierung und reflektorischen Beeinflussung der inneren Organe. *Hinweis:* Wichtig ist die Aufklärung der Patienten über mögliche Nebeneffekte (Narben, Hyperpigmentierungen).

▪ Ernährung, Diätetik, Orthomolekulare Medizin

Eine Übersäuerung des Körpers durch eine langjährige Fehlernährung mit übermäßig viel Zucker, Fett und Weißmehl kann zu depressiven Verstimmungen führen. Auch ein Mangel an B-Vitaminen und Folsäure kann psychische Störungen hervorrufen. Nicht selten ist bei depressiven Patienten eine Darmmykose nachweisbar. In diesen Fällen ist eine Ernährungsumstellung im Sinne einer überwiegend laktovegetabilen, zuckerarmen und basenreichen Vollwertkost zu empfehlen. Erfahrungsgemäß haben diese diätetischen Verordnungen, wenn sie vom Patienten akzeptiert werden, eine sehr positive Wirkung und können das Gesamtbefinden erheblich verbessern.

Als Nahrungsergänzung kommt Magnesium in Frage. Eine Unterversorgung (die leider labordiagnostisch oft schwer nachweisbar ist) kann depressive Verstimmungen hervorrufen. Magnesium hat eine krampflösende und entspannende Wirkung, z. B. Magnesium Diasporal® 300, 1 Btl. tgl.

weise die paravertebralen Reflexzonen vom Nacken bis zum Kreuzbein mit dem Ziel einer allgemeinen Tonisierung und Kräftigung. Diese Zone entspricht dem Verlauf des Blasenmeridians und seiner Zustimmungspunkte.

Blutiges Schröpfen wirkt blutentziehend, ausleitend und entlastend wie ein kleiner Aderlaß. Etwa auf der Höhe von LWK 5 liegt die sogenannte Hypertonie- und Depressionszone. An dieser Stelle darf (nach *Abele*) ausnahmsweise über der Wirbelsäule blutig geschröpft werden, wenn eine starke Fülle und Verquellung vorliegt. Strenge Indikationsstellung, da ein sehr starker Reiz gesetzt wird und die Behandlung nicht ungefährlich ist. **Cave:** Verletzung der Knochenhaut! Diese Maßnahme ist wirkungsvoll bei Frauen im Kli-

Fälle aus der Praxis

■ Fallbeispiel I

Eine 32jährige Patientin, Geisteswissenschaftlerin, leidet unter chronischen Rückenschmerzen. 58 kg bei 1,75 m. Die orthopädische Untersuchung hatte keinen pathologischen Befund ergeben. Die Rückenmuskulatur ist erheblich verspannt. Weitere Beschwerden: übermäßiges Schwitzen, Magendruck mit gelegentlicher Übelkeit. In der Irisdiagnose war eine neurogene Konstitution sowie ein Neurastheniker-Ring zu sehen. Die Patientin wirkt unruhig und angespannt. Da die zunächst durchgeführte Behandlung dieser Beschwerden mit Akupunktur, Neuraltherapie und physikalischen Maßnahmen nur mäßigen vorübergehenden Erfolg brachte, liegt die Diagnose einer larvierten Depression nahe.

Therapie

- Phytotherapie: Kavosporal® forte, 2 × tgl. 1 Kps., zur Anxiolyse
- Homöopathie: dsyto-loges®, 3 × tgl. 10 Tr., wegen der psychovegetativen Störungen
- Akupunktur: Ohrakupunktur: 51, Vegetativum II, 29b, 83, Antiaggressionspunkt, Antidepressionspunkt, Omega-Hauptpunkt, Omegapunkte I und II; im Wechsel, insgesamt 10 Behandlungen.

Epikrise

Unter dieser Behandlung kam es zu einer langsamen Verbesserung der körperlichen Symptome. Nach 3 Wo. fühlte sich die Patientin viel energievoller. Die Rückenbeschwerden und die gastrointestinalen Störungen hatten deutlich nachgelassen. Es stellte sich heraus, daß die Patientin ihre Arbeitssituation als besonders belastend empfand. Sie hatte den Eindruck, ihre Tätigkeit werde nicht angemessen gewürdigt, während ihr Vorgesetzter eine klare Hierachie aufbaue, sehr launenhaft sei

und ihr ständig Arbeit aufhalse. Starke Versagens- und Existenzängste waren die Folge. In mehreren Gesprächen konnte die Patientin immerhin ihr Reaktionsmuster erkennen, d. h. die Somatisierung psychischer Probleme. Damit war diese Problematik natürlich nicht gelöst, aber es bestand die Möglichkeit, diese Verhaltensmuster zu verändern. Als weiterführende Behandlung wurde Bioenergetik und die Teilnahme an einer Gruppenpsychotherapie empfohlen.

■ Fallbeispiel II

Ein 56jähriger Patient, freiberuflicher Journalist, leidet unter Antriebsmangel, Erschöpfung, Müdigkeit und Konzentrationsstörungen. In der Nacht wacht er häufig auf und kann nur schlecht wieder einschlafen. Er wirkt sehr bedrückt. Geistige Arbeit fällt ihm seit einiger Zeit schwer, es stellen sich Versagensängste ein. Jede Anstrengung verschlechtert, abends fühlt er sich wieder etwas besser. Sein Interesse an allem hat überhaupt nachgelassen, am liebsten will er jetzt seine Ruhe. Der Patient lebt seit der Ehescheidung vor 10 Jahren alleine. Er kocht unregelmäßig, ißt ungesund und leidet unter Meteorismus. Der Patient zeigt hinsichtlich Gewebetonus und Urin pH-Wert eine starke Übersäuerung.

Therapie

- Phytotherapie: Jarsin®, 3 × tgl. 1 Drg., als Antidepressivum; Bitterstoffe, Hepatica® S Nestmann, 3 × tgl. 30 Tr., zur Stärkung der Leber
- Homöopathie: Acidum phosphoricum LM6 5–0–5 Glob., Mittelwahl nach Repertorisation
- Ernährung: Umstellung auf basenreiche, vorwiegend laktovegetabile Ernährung

- umstimmende Verfahren: trockenes Schröpfen paravertebral, anschließend Schröpfkopfmassage, zur allgemeinen Tonisierung, 6 mal
- Lebensführung: Planung des Tagesablaufs; jeden Tag Bewegung an der frischen Luft; Bürstenmassage der Haut; 1 × pro Wo. Sauna.

Epikrise

Nach einigen Sitzungen erzählte der Patient, daß er seit 1 Jahr beruflich wesentlich weniger Aufträge bekomme als früher. Die Arbeiten würden immer öfter an jüngere dynamische Kollegen vergeben, er gehe leer aus. Diese Situation hatte sein Selbstwertgefühl empfindlich getroffen und ihn auch finanziell belastet. Ärger und seine Kränkung konnten nicht geäußert werden. Dies bewirkte Selbstvorwürfe und Minderwertigkeitsgefühle.

Nach 2 Wo. geht es dem Patienten etwas besser, er fühlte sich stabiler und kann wieder durchschlafen. Während der Einnahme des homöopathischen Mittels träumte der Patient viel. Einnahme des Johanniskraut-Präparates über 6 Wo. Nach 4 Wo. war der Patient wieder in besserer Verfassung, seine weitere berufliche und finanzielle Situation jedoch weiterhin ungeklärt.

Eigene Notizen

7

7.4 Schlafstörungen

Elnschlaf- oder Durchschlafstörungen; durch organische oder psychische Krankheit, Konfliktsituationen oder Umwelteinflüsse. Bis zu 30% der Erwachsenen leiden an behandlungsbedürftigen Schlafstörungen, bei den über 65jährigen sind mehr als 40% betroffen.
- Einschlafstörung: Einschlafzeit > 30 Min.
- Durchschlafstörung: Vorzeitiges Aufwachen nach weniger als 6 Std. Schlaf häufiger als 3 × pro Wo.
- *Hypersomnien* sind ebenso wie *Parasomnien* (z.B. Schlafwandeln) selten.

Schlafapnoe-Syndrom: Sonderform der Schlafstörungen mit rezidivierendem kurzem Aussetzen der Atemtätigkeit. Ursächlich dafür können kardiale oder pulmonale Erkrankungen sein; verstärkt durch Alkohol. Betroffen sind weit überwiegend Männer im mittleren Alter. Symptome sind z.B. nächtliches Schnarchen und Tagesmüdigkeit mit Einschlafneigung. Bei ausgeprägter Symptomatik verminderte Lebenserwartung. Therapie: Theophyllin, Antidepressiva, Überdruckbeatmung. Benzodiazepine sind kontrainidiziert.

Pathogenese

- **äußere Faktoren:** Lärm (z.B. Verkehrslärm, schnarchender Partner), Raumtemperatur (zu kaltes oder zu warmes Schlafzimmer), Schichtarbeit, Zeitverschiebung, spätes Fernsehen, spätes Abendessen
- **körperliche Faktoren:** Schmerzen (z.B. Arthrose, Tumorerkrankungen), Herz-Kreislauferkrankungen (z.B. Hypertonie), zerebrale Durchblutungsstörungen, Hyperthyreose, nächtliche Hypoglykämien, Bewegungsmangel, Inkontinenz, Pruritus, Wadenkrämpfe
- **psychische Faktoren:** Ängste, Lebenskrisen (z.B. Partnerschaftskonflikt, Geldsorgen), Ärger
- **psychiatrisch:** Depressionen (charakteristisches Erwachen in den frühen Morgenstunden), organische Psychosyndrome, Angststörungen, manische Episoden, Schizophrenie; Demenz (fragmentierter Nachtschlaf mit häufigem Umherwandern)
- **medikamentös-toxisch:** z.B. Theophyllin, Antiepileptika, β-Blocker, Diuretika, paradoxe Wirkung von Schlafmitteln, Alkohol, Drogen, koffeinhaltige Genußmittel, Nikotin.

Ältere Patienten: Verändertes Schlafverhalten im Alter; Abnahme der notwendigen Schlafdauer und Änderung des Schlafmusters mit z.T. stark verkürzten Tiefschlafphasen und vermehrten kurzen Aufwachperioden. Gleichzeitig schlafen die Patienten häufiger tagsüber. Die Patienten haben oft unrealistische Erwartungen an die Schlafdauer und -qualität. So ist in der Regel für den älteren Menschen ein Schlaf von ca. 6–7 Std. ausreichend. Diesbezügliche Aufklärung ist häufig erforderlich.

Klinik

Neben den Schlafstörungen oft Tagesmüdigkeit mit Leistungs- und Konzentrationsschwäche sowie Stimmungsschwankungen und vegetativen Beschwerden, z.B. Kopfschmerzen, Frösteln und Kreislaufprobleme.

Medizinische Diagnostik

- **Anamnese:** Schlaf-Wach-Rhythmus, Ein- und Durchschlafstörungen, Schlafverhalten (z.B. Mittagsschlaf, Abendgestaltung, abendliche Einschlafzeit, Gesamtdauer des Schlafs), Tagesmüdigkeit, Schnarchen, Konflikte, Schmerzen, Umgebung, Erkrankungen, Medikamente, abendlicher Alkoholkonsum
- **körperliche Untersuchung:** organische Erkrankungen (z.B. Hypertonie, Diabetes mellitus, Asthma bronchiale, Hyperthyreose, Adipositas, Restless-legs-Syndrom)
- **Laboruntersuchungen:** z.B. (Langzeit-) EKG, Routine-Labor, EEG, evtl. Schlaflabor.

Depressionen gehen in ca. 90% der Fälle mit Schlafstörungen einher.

Medizinische Therapie

Bei auslösenden Grunderkrankungen werden diese behandelt.
Bei schweren Schlafstörungen: möglichst kurzfristige Gabe eines Schlafmittels. Die Dauereinnahme von Schlafmitteln kann zu Schlaflosigkeit führen.

Schlafmittel	Nebenwirkungen
Benzodiazepine, z.B. Oxazepam (z.B. Adumbran®)	Benommenheit, Sturzgefahr, Abhängigkeit, paradoxe Wirkung mit Agitiertheit
Chloralhydrat (z.B. Chloraldurat)	Herzrhythmusstörungen
Neuroleptika, z.B. Melperon (z.B. Eunerpan®)	extrapyramidale Störungen, Blutbildschäden
Antidepressiva, z.B. Doxepin (z.B. Aponal®)	Herzrhythmusstörungen, Obstipation, Blutbildschäden
neuere Präparate: z.B. Zopiclon (Ximovan®)	allergische Reaktionen, Übelkeit, paradoxe Reaktion, selten Abhängigkeit

Cave: Benzodiazepine sollten wegen ihres Abhängigkeitspotentials nur kurzfristig (< 4 Wo.) gegeben werden. Bei längerer regelmäßiger Einnahme dürfen die Präparate wegen ihrer Entzugssymptomatik mit der Gefahr von Krampfanfällen und einer deliranten Symptomatik nur langsam ausgeschlichen werden.

Komplikationen

Chronische Übermüdung, Erschöpfung und Reizbarkeit. Oft gegenseitige Verstärkung von depressiven Stimmungslagen und Schlafstörungen. Starke Beeinträchtigung der Lebensqualität.

Prognose

Oft hilft schon die Einführung eines abendlichen Schlafrituals und die Ausschaltung störender Faktoren. Viele Schlafstörungen verschwinden aber trotz Behandlung nicht vollständig.
Bei Schlafstörungen durch organische bzw. psychische Erkrankungen ist die Prognose von der erfolgreichen Behandlung der Grundkrankheit abhängig.

7

Schlafstörungen

Diagnostik

Anamnese

Neben der medizinischen Anamnese in einem ausführlichen Gespräch fragen nach:

- *Belastungen:* Gibt es finanzielle, berufliche oder private Sorgen, die den „Schlaf rauben"? Klären, ob sich der Patient in einer aktuellen Konfliktsituation bzw. Lebenskrise befindet, z. B. Scheidung oder Verlust des Arbeitsplatzes. Auch Einsamkeit führt oft zu Schlafstörungen, besonders bei älteren Menschen. Leidet der Patient unter akuten Ängsten?
- *Art der Störung:* Einschlafstörungen sind meist Folgen von Aufregung und Belastungen; Durchschlafstörungen oder vorzeitiges Erwachen treten dagegen häufig im Alter sowie als Begleiterscheinung depressiver Verstimmungen oder bei (unbewußten) Konflikten auf.
- *Beruf:* Arbeitsüberlastung und (Dauer-)Streß drücken sich häufig in Schlafstörungen aus.

Zeitlicher Aspekt

Schlafstörungen, die regelmäßig zur gleichen Uhrzeit auftreten, können einen Hinweis auf funktionsgestörte Organe liefern. So deuten beispielsweise Schlafprobleme in der Zeit von 23–1 Uhr auf eine Störung der Galle hin (vgl. Abb. 7.7).

Angesichtsdiagnose

Dunkle oder bläuliche Augenhöfe weisen auf eine nervliche Schwäche bzw. auf eine starke Erschöpfung des Patienten hin. Hier resultieren die Schlafstörungen häufig aus einer neurasthenischen Konstitution. Häufiger Lid-schlag und unruhige Augenbewegungen sprechen ebenfalls für eine nervliche Belastung.

Alarmpunkte und Zustimmungspunkte

Druckschmerzhaftigkeit der Punkte deutet auf Störungen des jeweiligen Organs und seines Meridians hin. Bei Schlafstörungen sind oft folgende Alarm- und Zustimmungspunkte empfindlich:

B 15 – Zustimmungspunkt Herz-Meridian
B 14 – Zustimmungspunkt Kreislauf-Sexus-Meridian
B 13 – Zustimmungspunkt Lungen-Meridian
KG 14 – Alarmpunkt Herz.

Die Ergebnisse sollten gegebenenfalls mit Auffälligkeiten aus der chinesischen Organuhr (vgl. Abb. 7.7) verglichen werden!

Fußreflexzonen

Bei Schlafstörungen sind häufig die Zonen von Herz, Plexus solaris, Wirbelsäule, Verdauungstrakt und Kopfbereich druckschmerzhaft.

Irisdiagnose

Weitgestellte Pupillen weisen auf eine sympathikotone Reaktionslage hin, enggestellte eher auf einen Vagotonus. Sehr oft findet sich in der Iris eine larviert-tetanische oder eine neurogen-lymphatische Konstitution. Zu achten ist hier besonders auf den Neurastheniker-Ring, einen hellbraunen Ring direkt um die Pupille, der auf eine ausgeprägte vegetative Labilität hinweist.

Störfelddiagnose

Grundsätzlich sollte bei der Untersuchung abgeklärt werden, ob potentielle Störfelder vorliegen: Zahnstatus, Nasennebenhöhlen, Nar-

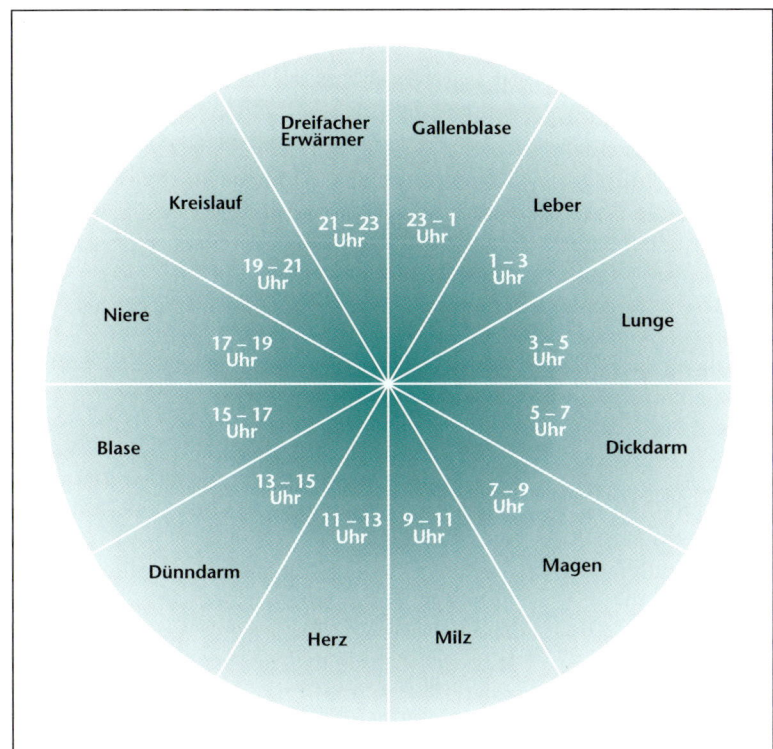

Dreifacher Erwärmer
Gallenblase
Kreislauf
Leber
21 – 23 Uhr
23 – 1 Uhr
19 – 21 Uhr
1 – 3 Uhr
Niere
Lunge
17 – 19 Uhr
3 – 5 Uhr
15 – 17 Uhr
5 – 7 Uhr
Blase
Dickdarm
13 – 15 Uhr
7 – 9 Uhr
11 – 13 Uhr
9 – 11 Uhr
Dünndarm
Magen
Herz
Milz

Abb. 7.7:

Chinesische Organuhr;
Beziehung zwischen
Tageszeit und Organsystem

7

ben und Nabel. In diesem Zusammenhang ist besonders auf Auffälligkeiten im Verlauf der Meridiane zu achten, z. B. Narben, die den Fluß der Leitbahnen unterbrechen.

Therapeutische Strategie

Oft reichen schon einige Informationen über Schlafqualität und -quantität aus. Denn nicht selten liegen erhebliche Fehlerwartungen und Mißverständnisse bezüglich des Schlafes vor, z. B. der alte Mensch, der um 20 Uhr ins Bett geht und um 3 Uhr nachts aufwacht, hat immerhin 7 Std. geschlafen!

Fragen zur Lebensführung sollten bei der Behandlung von Schlafstörungen deshalb immer in den Vordergrund gestellt werden. Wenn

unbewältigte Konflikte und psychische Faktoren eine wesentliche Rolle spielen, ist eine weiterführende Behandlung anzustreben, z. B. Psychotherapie oder konstitutionelle Homöopathie.

Bei Schlafstörungen sind mit einer naturheilkundlichen Therapie gute Erfolge zu erzielen. Liegen organische Ursachen vor, müssen diese primär behandelt werden. Therapie der ersten Wahl bei Schlafstörungen ist die Phytotherapie, die sich sehr gut mit Homöopathie, Akupunktur sowie ausleitenden und umstimmenden Verfahren kombinieren läßt. Hat sich in der Diagnose ein Hinweis auf eine sympathikotone Reaktionslage des Patienten ergeben, so steht die Therapie mit pflanzlichen Sedativa, ableitenden Maßnahmen, Homöopathie sowie vegetativen und psychotropen

Akupunkturpunkten im Mittelpunkt. Dies gilt auch für Schlafstörungen im Zusammenhang mit einem „Füllezustand" und Hypertonie. Bei einer neurasthenischen Konstitution werden dagegen bevorzugt „aufbauende" Maßnahmen wie z.B. trockenes Schröpfen, beruhigende und psychotrop wirkende Pflanzen, Homöopathie sowie eine energetisch stärkende Akupunktur eingesetzt. Patienten mit Hypotonie benötigen vegetativ anregende Mittel oder eine kreislaufanregende Akupunktur. Gute Erfahrungen gibt es auch mit Bach-Blüten: Bei quälenden Gedanken, die unaufhörlich im Kopf kreisen, ist White Chestnut häufig passend.

Zur besseren Streßbewältigung und zum Abbau von Spannungen sind Entspannungsverfahren wie AT oder Muskelentspannung nach Jacobson sehr hilfreich.

Tips zur Lebensführung

- keine späten Mahlzeiten
- für ausreichend Bewegung sorgen, um körperlich müde zu werden
- Ausklingen des Tages, keine Reizüberflutung durch Fernsehen
- Einschlafritual: Entspannung durch einen abendlichen Spaziergang, warmes Fußbad usw.
- etwa immer zur gleichen Zeit zu Bett gehen (Konditionierung)
- keine elektrischen Wecker, Radio und Fernsehen im Schlafzimmer (Elektrosmog)
- abends Bäder mit Melisse, Baldrian oder Lavendel
- kalte Ganzkörperwaschungen, ohne Abtrocknen ins Bett
- kein Alkohol abends
- früh aufstehen, kein Mittagsschlaf

Spezielle Therapie

▪ Phytotherapie

Es gibt eine Reihe von Heilpflanzen, die in der Behandlung von Schlafstörungen nachweislich zu guten Ergebnissen führen. Diese Pflanzen wirken gleichzeitig stabilisierend auf das Nervensystem und sind damit auch als milde Tagesedativa geeignet. *Hinweis:* Baldrian und baldrianhaltige Phytotherapeutika sollten bereits 2–3 Std. vor dem Schlafengehen eingenommen werden, damit sie ihre Wirkung optimal entfalten können. Sehr häufig wird der Fehler begangen, die Mittel erst kurz vor dem Schlafengehen einzunehmen, was dann scheinbar zu einer Nicht-Wirkung führt.

Heilpflanzen für Teerezepturen/Tinkturen

Baldrian (Valeriana officinalis): beruhigend, schlaffördernd, verbessert die Schlafqualität
Hopfen (Humulus lupulus): beruhigend, schlaffördernd
Melisse (Melissa officinalis): beruhigend, bei nervösen Einschlafstörungen
Passionsblume (Passiflora incarnata): bei leichten Einschlafstörungen, nervöser Unruhe
Lavendel (Lavandula officinalis): beruhigend, milde Wirkung
Hafer (Avena sativa): Erschöpfungszustände, beruhigend
Johanniskraut (Hypericum perforatum): Schlafstörungen bei depressiven Verstimmungen
Weißdorn (Crataegus oxyacantha): Schlaflosigkeit infolge Herzbeschwerden.

Schlaftee

Rp.	Rad. Valerianae	30,0
	Strob. Lupuli	15,0
	Fol. Melissae	15,0
	Flor. Lavandulae	20,0
	Flor. Chamomillae	ad 100,0

M. f. spec. D. S. 1–2 TL Infus, abends 1–2 Tassen schluckweise vor dem Zubettgehen trinken. Bei kurmäßiger Anwendung 4–6 Wo. lang täglich 2–3 Tassen trinken.

> **Schlaftinktur**
>
> **Rp.** Tinct. Valerianae
> Extract. Lupuli aa 20,0
>
> M. D. S. 40 Tr. 2 Std. sowie eine 1/2 Std. vor dem Schlafen.

Fertigpräparate

Baldrian: z. B. Baldrian-Dispert®, 6 Drg. abends; Sedonium® (hochdosierter Baldrianextrakt), 2 Drg. abends
Kalifornischer Schlafmohn (Eschscholtzia californica): z. B. Requiesan®, 30–40 Tr. vor dem Schlafengehen, in schweren Fällen die gleiche Dosis zusätzlich 1 Std. vorher
Kombinationen: z. B. Plantival®, 4 Drg. abends; Seda-Pasc®, 3 Tbl. abends
Tee: z. B. Kneipp® Nerven- und Schlaftee, 3 × tgl. 1 Tasse.

▪ Homöopathie

Es gibt eine große Anzahl von Mitteln, die Schlafstörungen verbessern und auch beheben können. Bei akuten Beschwerden steht die symptomatische Behandlung im Vordergrund. Für eine Konstitutionsbehandlung ist dagegen eine individuelle Mittelwahl nach ausführlicher Repertorisation notwendig.

Akutmittel

– *Argentum nitricum D6:* Aufregung wegen bevorstehender Ereignisse (Prüfungen usw.)
– *Belladonna D6-D12:* sehr unruhiger Schlaf; schläfrig, kann aber nicht einschlafen; alle Sinne überreizt; Pulsieren der Blutgefäße; hitzig
– *Chamomilla D6:* ärgerliche, jähzornige, unruhige Menschen; besonders für Kinder, die getragen werden wollen; Schlaflosigkeit während des Zahnens
– *Cocculus D12:* Folgen von Nachtarbeit und Schlafmangel
– *Coffea D6-D12:* großer Gedankenzudrang, überwach, aufgedreht, nach geistiger Anstrengung, Kaffeeabusus
– *Cypripedium D4:* Durchschlafstörungen; besonders Kinder, die nachts aufwachen und sehr munter sind
– *Kalium phosphoricum D6:* allgemeine Erschöpfung, Nervenschwäche, Gedächtnisschwäche
– *Zincum valerianicum D6-D12:* motorische Unruhe der Beine, Nervosität, Zähneknirschen, Tagesschläfrigkeit; häufig bei älteren Menschen indiziert, die unter Zinkmangel leiden

Konstitutionsbehandlung

Übersicht über Polychreste mit Beziehung zum gestörten Schlaf:
– *Nux vomica:* reizbare, ärgerliche Menschen, ständig mit ihrer Arbeit beschäftigt, sitzende Tätigkeit, Großstadtmenschen mit hektischem Lebensstil, reizüberflutet, Neigung zu Alkohol-, Nikotin- und Drogenabusus, unruhiger Schlaf mit vorzeitigem Erwachen um 3 oder 4 Uhr, morgens Müdigkeit und Kopfschmerzen, gastrointestinale Beschwerden
– *Sulfur:* pessimistische und depressive Menschen, mürrisch, „Katzenschlaf"; schlafen spät ein und wachen gegen 3 oder 4 Uhr auf, dann hellwach; heiße oder brennende Füße, die aus dem Bett gestreckt werden; abends <, nach Mitternacht, in der Bettwärme, in Ruhe
– *Natrium muriatricum:* introvertierte, ruhige und zurückhaltende Menschen; furchtsam; schlaflos durch lange zurückliegenden, nicht bewältigten Kummer und Enttäuschungen, infolge Depressionen; fühlen sich morgens nach dem Schlaf erschöpft
– *Ignatia:* launenhafte, überempfindliche Menschen; häufig dunkelhaarig, Schlaflo-

7

sigkeit durch Kummer und Schreck, sehr leichter Schlaf, tiefes Seufzen und Gähnen, widersprüchliche Symptome, spastische Diathese

– *Arsenicum album:* erschöpfte, unruhige Menschen, getrieben, reizbare Schwäche, große Angst, nächtliche Verschlimmerung, ändern dauernd die Lage, der Kopf muß durch Kissen erhöht sein, brennende Schmerzen, voller Schrecken und Sorge.

Komplexmittel

Alternativ oder ergänzend steht eine Reihe gut wirksamer homöopathischer Komplexmittel zur Verfügung:

- nervöse Schlafstörungen mit Angst und motorischer Unruhe: z. B. Zincum valerian-icum-Hervert®, 4 × tgl. 40 Tr.
- Schlafstörungen nach Aufregung, Übererregbarkeit: z. B. Lobelia® Oligoplex, 3 × tgl. 15 Tr., abends 30 Tr.; Injektionen: Akutdosierung 1 Amp. täglich
- Schlafstörungen und nervöse Erschöpfung: z. B. Nervoregin®, 3 × täglich 2 Tbl.
- Schlaflosigkeit infolge von Herzbeschwerden: z. B. Cactus Similiaplex®, abends 30 Tr.

■ Akupunktur

Nach Auffassung der TCM werden Schlafstörungen dem Funktionskreis Herz zugeordnet. Bei akuten Einschlafstörungen liegt energetisch meistens ein Yang-Übergewicht vor, d. h. der Patient kann nicht „abschalten". Therapeutisch wird hier eine Sedation bzw. Ableitung dieser Überfülle angestrebt. Bei länger bestehenden Einschlafstörungen entwickelt sich der Patient energetisch in Richtung einer Yin-Schwäche mit weiterhin relativem Yang-Übergewicht. Ziel ist hier eine Stärkung und Aktivierung der Energie. Durchschlafstörungen mit einem Erwachen zu immer denselben Uhrzeiten können auf Störungen anderer

Funktionskreise hindeuten und werden in die Punktauswahl einbezogen (vgl. Abb. 7.7).

Körperakupunktur

H 7	Sedationspunkt, das Herz-Qi stützend
Ni 6	„schließt die Augen", Einschaltpunkt für Wundermeridian Yin Tsiao Mo
B 62	„beruhigt die Nerven", Einschaltpunkt für Wundermeridian Yang Tsiao Mo
LG 20	allgemein beruhigender Punkt, bei Yang-Fülle
KS 6	Luo-Punkt, sedierende Wirkung
MP 5	Sedationspunkt, bei unruhigem Schlaf mit Alpträumen
MP 6	Vitalpunkt
KG 6	„Meer der Energie"
M 36	bei Yin-Schwäche, Neurasthenie, psychischen Störungen
Ex 1	„Yin Tang", beruhigt den Geist, bei Gedankenflut

Ohrakupunktur

51 – Vegetativum I, Vegetativum II, 100 – Herz, Valiumpunkt, 55 – Shen Men, 29 – Polster, 29b – Point de Jérôme, 35 – Sonne, 95 – Niere, Antiaggressionspunkt, Angstpunkt, Antidepressionspunkt.

Durchführung: Anfangs wird 2 × pro Wo. behandelt, nach 4–5 Sitzungen und einer Besserung nur noch 1 × pro Wo., insgesamt etwa 10 Behandlungen. Körper- und Ohrakupunktur können kombiniert werden, es sollten nicht mehr als 10–15 Punkte gestochen werden. Bester Behandlungszeitpunkt ist der späte Nachmittag, d. h. am Ende des Arbeitstages (vgl. Abb. 7.8).

■ Ernährung, Diätetik, Orthomolekulare Therapie

Eine häufige Ursache für Schlafstörungen sind schwerverdauliche und späte Mahlzeiten am Abend. Das letzte Essen sollte deshalb möglichst vor 19 Uhr, bzw. spätestens 4 Std. vor dem Schlafengehen, eingenommen wer-

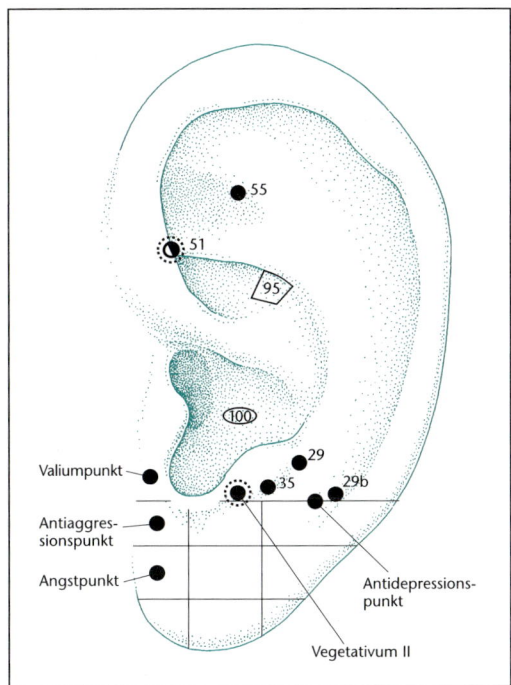

Valiumpunkt

Antiaggres-
sionspunkt

Angstpunkt

Antidepressions-
punkt

Vegetativum II

Abb. 7.8: Ohrakupunktur bei Schlafstörungen

■ Ausleitungs- und Umstimmungsverfahren

Bei der Behandlung von Schlafstörungen steht die konstitutionsbezogene Therapie im Mittelpunkt. Die Maßnahmen haben das Ziel, die Energie zu regulieren bzw. den Stoffwechsel zu entlasten und den Organismus vegetativ umzustimmen.

Aderlaß

Ein Aderlaß ist indiziert bei adipösen Patienten mit Schlafstörungen, die häufig im Zusammenhang mit Hypertonie und Plethora auftreten. Der Aderlaß entlastet den Organismus bei Blutfülle, beeinflußt die Rheologie und vermindert Stauungen.

Durchführung: Bei akuten Beschwerden, im Sinne einer starken Blutfülle bzw. Stauung, werden etwa 50–150 ml Blut abgelassen; größere Blutmengen würden die reaktive Erythropoese zu stark anregen. Wiederholung bei Bedarf nach 2–4 Wo.

Die stärkste Wirkung läßt sich erfahrungsgemäß bei abnehmendem Mond, d. h. in der 1. Woche nach Vollmond, erzielen. *Hinweis:* den Patienten während und nach dem Aderlaß überwachen, wegen möglicher Kreislaufreaktionen. Der Flüssigkeitsverlust kann durch reichlich Wasser oder Tee ausgeglichen werden.

Schröpfen

Trockenes Schröpfen ist als aktivierende Maßnahme geeignet für asthenische Patienten mit Schlafstörungen, die gleichzeitig meist auch unter Hypotonie und Energiemangel leiden. Geschröpft werden vorzugsweise die paravertebralen Reflexzonen vom Nacken bis zum Kreuzbein, mit dem Ziel einer allgemeinen Tonisierung und Kräftigung. Diese Zone entspricht dem Verlauf des Blasenmeridians und seiner Zustimmungspunkte.

den. Empfehlenswert ist ein leichtes Abendessen im Sinne einer ausgewogenen Vollwerternährung, z. B. fettarme Brotaufstriche, Suppe und etwas Salat.

Starkes Übergewicht kann den Schlaf stören, weil die Atmung im Liegen beeinträchtigt ist. In diesem Fall muß eine Gewichtsreduktion mit einer dauerhaften Ernährungsumstellung angestrebt werden. Als Nahrungsergänzung kommt Magnesium in Frage. Es wirkt entspannend, entkrampfend und fördert so die Schlafbereitschaft., z. B. Magnesium diasporal®.

7

Blutiges Schröpfen wirkt blutentziehend, ausleitend und entlastend wie ein kleiner Aderlaß. Etwa auf der Höhe von LWK 5 liegt die sogenannte Hypertonie- und Depressionszone. An dieser Stelle darf (nach *Abele*) ausnahmsweise über der Wirbelsäule blutig geschröpft werden, wenn eine starke Fülle und Verquellung vorliegt. Strenge Indikationsstellung, da damit ein sehr starker Reiz gesetzt wird und die Behandlung nicht ungefährlich ist (**Cave:** Verletzung der Knochenhaut). Alternativ können mit einer blutigen Schröpfung im Schulter-Nacken-Bereich ebenfalls gute Effekte erzielt werden; vorausgesetzt, in dieser Zone liegt ein Fülle-Zustand vor.

Senffußbäder

Schlafstörungen im Zusammenhang mit Hypertonie sprechen gut auf abendliche Senffußbäder an. Sie werden vom Patienten als angenehm empfunden, da sie die Energie vom Körper „abziehen", entspannen und den Schlaf fördern.

 Senffußbad

1/2 Std. vor dem Schlafengehen eine Fußbadewanne mit lauwarmem Wasser füllen und 2–3 EL Senfmehl einstreuen. Das Wasser reicht bis zur Wadenmitte; bei leichter Varikosis nur bis zum Knöchel. Dauer: ca. 10 Min. Kontraindiziert bei Krampfadern und Hautdefekten, da Senfmehl stark reizt.

Fälle aus der Praxis

▪ Fallbeispiel I

Ein 65jähriger Patient leidet seit mehreren Mon. unter Durchschlafstörungen. Er wacht regelmäßig um 3 Uhr auf und kann dann lange nicht mehr einschlafen. Außerdem klagt der Patient über Unruhe in den Beinen. Körperliche Untersuchung: 1,85 m, 87 kg, RR 170/85 mmHg, adipös, plethorische Konstitution. Sein Verhalten ist dominierend; er wirkt reizbar und genußfreudig.

In den Skleren sind verwaschene Lipidflecken neben der Iris zu sehen, v.a. nasal. In der Herzregion der Iris findet sich ebenfalls ein Zeichen. Bräunliche Pigmentzeichen weisen auf eine Belastung von Leber und Galle hin. Die rote Gesichtsfarbe des Patienten deutet auf eine Blutfülle und Stauung hin. Bei der körperlichen Untersuchung sind die Alarmpunkte Ga 24, KG 14, Le 13 sowie die Zustimmungspunkte B 15, B 18 und B 19 druckschmerzhaft. Das Blutbild zeigt erhöhte Lipidwerte sowie einen Hämatokrit von 46%. Ziel der Behandlung ist zunächst eine Entstauung und Ableitung sowie eine Unterstützung von Leber und Galle. Langfristig wird eine Ernährungsumstellung angestrebt.

Therapie

- Ausleitungs- und Umstimmungsverfahren:
  - Aderlaß: Abnahme von 100 ml Blut, Wiederholung nach 2 und nach 4 Wo. Ziel: Entstauung.
  - Senffußbad: Anleitung des Patienten zur häuslichen Durchführung, Verordnung für 2 Wo., sowie bei akuten Beschwerden
- Homöopathie: Zincum valerianicum D6, 5 Glob. abends; Auswahl aufgrund motorischer Unruhe
- Akupunktur: H 7, LG 20, B 62, MP 5 als Hauptpunkte; Ohrakupunktur: 55 – Shen Men, psychotrop sedierende Punkte, insgesamt 7 Sitzungen mit dem Ziel der beruhigenden Wirkung und Ableitung der Yang-Fülle
- Phytotherapie: Stärkung der Funktion von Leber und Galle mit Hepatofalk® Neu, 3 × 2 Drg. tgl.
- Lebensführung: Ernährungsumstellung, Gewichtsreduktion, keine späten Mahlzeiten.

Epikrise

Bereits nach dem 1. Aderlaß kam es zur einer spürbaren Erleichterung für den Patienten. Parallel dazu wurden 7 Akupunkturbehandlungen durchgeführt mit dem Ziel, die energetische Fülle abzuleiten. Auch die Senffußbäder wirken ableitend und werden zwischenzeitlich immer wieder eingesetzt. Die homöopathische Medikation Zincum valerianicum wird bei akuten Beschwerden genommen. Der Patient konnte mit dieser Behandlung bald wieder deutlich besser schlafen. Da sich in der Diagnose mehrere Hinweise auf eine Leber-Galle-Belastung ergeben hatten, wurde zur langfristigen Therapie ein phytotherapeutisches Präparat verordnet. Zeitweise traten jedoch wieder Schlafstörungen auf, da eine dauerhafte Ernährungsumstellung und eine Gewichtsreduktion nicht erreicht werden konnten. Insgesamt hat die Behandlung jedoch zu einer sehr deutlichen Besserung der Beschwerden geführt.

■ Fallbeispiel II

Eine 26jährige Frau leidet nach dem Abstillen ihres 7 Mon. alten Babys unter massiven Schlafstörungen. Die Patientin ist verheiratet, Krankenschwester und zur Zeit im Mutterschutz. Der Hausarzt hatte Depressionen als Ursache ihrer Schlafprobleme diagnostiziert und daraufhin das Antidepressivum Aponal® 10–0–10 mg verordnet. Die Patientin war mit dieser Medikation nicht zufrieden und begab sich in eine naturheilkundliche Behandlung.

Diagnose: In der Irisdiagnose ist eine neurogen-lymphatische Konstitution zu sehen sowie ein Neurastheniker-Ring. Unter den Augen zeigen sich dunkle Schatten. Dies spricht für eine ausgeprägte Sensibilität des zentralen und vegetativen Nervensystems. Die Schwangerschaft war für die Patientin – obwohl sie sich sehr auf das Baby gefreut hatte – eine große körperliche und seelische Belastung gewesen, und hatte eine vegetative Instabilität ausgelöst. Jetzt wirkt die Patientin erschöpft und ausgelaugt. Sie beschreibt sich selbst als leicht depressiv. Ziel ist eine antidepressive, vegetativ aufbauende und stärkende Therapie.

Therapie

- Phytotherapie:
  1. Johanniskraut, Jarsin®, 3 × 1 Drg. tgl.; wirkt antidepressiv und gleichzeitig schlaffördernd.
  2. Schlaftee (Rezept s. o.), kurmäßig über 4 Wo. tgl. 3 Tassen.
- Ausleitungs- und Umstimmungsverfahren: schröpfen, trocken, paravertebral der Wirbelsäule, insgesamt 4 Behandlungen, 1 × pro Wo.
- Akupunktur: M 36, MP 6, KG 6 als Hauptpunkte; Stärkung der Grundenergie, insgesamt 5 Sitzungen.

Epikrise

Nach etwa 10 Tagen fühlte sich die Patientin bereits psychisch deutlich stabiler und der Schlaf war wieder zufriedenstellend. Nach Absprache mit dem Hausarzt konnte nun unter der Therapie von Johanniskraut Aponal® abgesetzt werden. Die Patientin kam 1 × pro Wo. über einen Zeitraum von 5 Wo. in die Behandlung. Das Schröpfen und die Akupunktur führten zu einer positiven Tonisierung und Aktivierung der Patientin. Nach 2 Mon. konnte auch das Johanniskrautpräparat ohne Probleme wieder abgesetzt werden.

7

8.1 Harnwegsinfektionen

Entzündung der oberen und/oder unteren Harnwege, meist bakteriell, seltener viral oder parasitär bedingt.

Formen

- **akut oder chronisch:** je nach zeitlichem Verlauf
- **primär oder sekundär:** primär bedeutet „spontan" ohne äußere Ursache; sekundär heißt auf die Vorerkrankung „aufgepfropft"
- **untere oder obere Harnwege:** Beteiligung der unteren Harnwege bei Zystitis; Beteiligung der oberen Harnwege (Ureter, Niere) bei Pyelonephritis
- **aszendierend oder deszendierend:** aufsteigende (von Blase zu Nieren) oder absteigende (von Nieren zur Blase) Infektion
- **nicht-obstruktiv oder obstruktiv:** je nach Vorliegen eines Harnstaus bzw. einer Verengung der ableitenden Harnwege, z.B. durch Stein oder Prostatahyperplasie
- **unkompliziert oder kompliziert:** je nach Beteiligung der oberen Harnwege. Von komplizierten Harnwegsinfektionen spricht man auch dann, wenn durch Harnabflußstörungen eine akute oder chronische Infektion mit Harnstauung vorliegt.

Akute, unkomplizierte Harnwegsinfektion

Pathogenese

Meist wandern bakterielle Erreger aus dem Darm über die Harnröhre in die Harnblase und verursachen eine Urethritis und/oder Zystitis. Wegen der anatomischen Nähe von Darm- und Harnröhrenöffnung und der kürzeren Harnröhre sind Frauen wesentlich häufiger als Männer betroffen. Bei Männern liegen häufig Obstruktionen der Harnwege vor.

Risikofaktoren

- Kälte und Nässe
- Streß
- Menstruation
- Geschlechtsverkehr: z.B. sog. „Flitterwochen-Zystitis"
- Fremdkörper: z.B. durch Manipulation
- Medikamente: z.B. Antibiotika, Analgetika

Klinik

- Pollakisurie: häufiger Harndrang, z.T. alle 10–20 Min.; jeweils nur geringe Urinmengen
- Dysurie: Beschwerden beim Wasserlassen, z.B. Schmerzen, Brennen
- Blasentenesmen: krampfartige Schmerzen oberhalb des Schambeins durch Kontraktionen der Blasenmuskulatur
- Druckschmerz in der Blasengegend.

Medizinische Diagnostik

- **Anamnese:** typische Beschwerden (s.o.)
- **Urinuntersuchung:**
  - Streifentest (z.B. Combur® plus Leuco)
  - Urinstatus und -sediment: Nachweis von Leukozyten, Erythrozyten, Nitrit, Eiweiß, Bakterien. *Hinweis:* auf Mittelstrahlurin achten!
  - Urinkultur: quantitativer und qualitativer Nachweis der bakteriellen Erreger (in ca. 80% Escherichia coli); Ergebnis in 1–2 Tagen. *Hinweis:* auf Mittelstrahlurin achten!
- **fachärztlich-urologisches Konsil:** bei Männern erforderlich.

Cave: Beim Vorliegen einer Infektion mit Mykobakterien, für deren Nachweis spezielle Kulturmedien erforderlich sind, liegt eine Urogenitaltuberkulose vor, welche vom Heilpraktiker nicht behandelt werden darf (§30 Bundesseuchengesetz).

Differentialdiagnose

- **Reizblase:** Beschwerden wie bei Harnwegsinfektion bei unauffälligem Urinbefund. Als Ursache dieses meist bei Frauen auftretenden Krankheitsbildes werden Östrogenmangel und vegetative Einflüsse diskutiert
- **spezifische Harnwegsinfektion:** Gonorrhoe, Trichomoniasis, Tuberkulose (Nachweis durch spezielle Urinkulturen).
- **sonstige:** z.B. Prostatitis, Pyelonephritis, Vaginitis.

Medizinische Therapie

Allgemeinmaßnahmen: viel trinken, 2–4 l tgl.; bei asymptomatischer Bakteriurie in der Regel ausreichend
- **Antibiotika:** bei Frauen Kurzzeittherapie über 1–3 Tage; bei Männern, Diabetikern, Schwangeren Behandlung über 7–10 Tage.
  Ohne vorliegende Resistenzbestimmung Einsatz von Breitspektrumantibiotika wie z.B.:
  - Cotrimoxazol (z.B. Bactrim® forte). *NW:* gastrointestinale Störungen, allergische Reaktionen, Blutbildschäden
  - Amoxicillin (z.B. Amoxypen®): Einsatz während Schwangerschaft möglich. *NW:* gastrointestinale Störungen, Exantheme, Überempfindlichkeitsreaktionen (**Cave:** Penicillinallergie!)
- **Spasmolytika:** bei Schmerzen z.B. Butylscopolamin (z.B. Buscopan®). *NW:* Urtikaria, Tachykardie, Miktionsbeschwerden.

Komplikationen

Aufsteigen der Infektion und Beteiligung der oberen Harnwege. **Cave:** Fieber, Schmerzen im Nierenlager und eine stärkere Beeinträchtigung des Allgemeinbefindens weisen auf eine Mitbeteiligung der Niere hin!

Prognose

Die unkomplizierte Harnwegsinfektion heilt in der Regel folgenlos aus.

Chronisch-rezidivierende Harnwegsinfektionen

Immer wiederkehrende Schübe akuter Harnwegsinfektionen, entweder als Rückfall nach unzureichender Therapie oder als echte Neuinfektion. Die meisten Rezidive entstehen durch nicht vollständig ausgeheilte Infektionen von Nieren, ableitenden Harnwegen und der Prostata.

Risikofaktoren

- Streß
- unzureichende oder fehlerhafte Intimhygiene
- Schwangerschaft
- Diabetes mellitus
- Harnabflußstörungen (z.B. Mißbildungen der ableitenden Harnwege, Verlegung der Harnwege durch Tumoren oder Steine, bei Männern Prostatahyperplasie mit Restharnbildung)
- Harnreflux von der Blase in die oberen Harnwege
- Blasenentleerungsstörungen (z.B. bei neurologischen Erkrankungen)
- Fremdkörper als Keimherd (z.B. Steine)
- Blasendauerkatheter
- Männer mit einer „stummen" Prostatitis können ihre Intimpartnerinnen immer wieder infizieren.

! Häufig verlaufen chronisch-rezidivierende Harnwegsinfektionen asymptomatisch, z.B. bei Dauerkatheterträgern, Diabetikern.

8

Medizinische Diagnostik

Bei chronisch-rezidivierenden Harnwegsinfekten muß immer nach einer zugrundeliegenden Erkrankung gesucht werden!
- **Anamnese:** vorausgegangene Harnwegsinfektionen, chronische Erkrankungen, Fieber
- **Labor:**
  - *Urinkultur:* Erregernachweis (auch seltenere wie Chlamydien, Mykoplasmen, Trichomonaden, Pilze) und Resistenzbestimmung (Antibiogramm)
  - *Blut:* Routine-Labor mit Harnsäure, BZ
- **apparativ:** Sonographie, Röntgen, i.-v. Pyelogramm, Zystoskopie
- **fachärztlich-urologisches Konsil:** in der Regel angezeigt.

Medizinische Therapie

- **kausal:** möglichst Beseitigung der Ursache (z.B. durch OP)
- **Antibiotika:** Behandlung nach Antibiogramm. Liegt den Harnwegsinfektionen keine organische Erkrankung zugrunde, wird wie bei der akuten Harnwegsinfektion behandelt, aber mindestens über 7 Tage. Ein Wechsel des Antibiotikums kann angezeigt sein, z.B. auf Gyrasehemmer wie Ciprofloxacin (Ciprobay®). Patienten mit rezidivierenden Harnwegsinfektionen profitieren manchmal von einer niedrig dosierten antibiotischen Behandlung über mehrere Mon., z.B. mit Cotrimoxazol (z.B. Bactrim®).

Komplikationen

Aufsteigen der Infektion und Beteiligung der oberen Harnwege: es drohen Pyelonephritis und eine lebensbedrohliche Urosepsis.

Prognose

Bei spontanen rezidivierenden Harnwegsinfektionen ist die Prognose gut. Liegen den wiederkehrenden Infektionen organische Erkrankungen zugrunde, müssen diese behandelt und Risikofaktoren konsequent ausgeschaltet werden.

Harnwegsinfektionen

Diagnostik

Anamnese

Neben der medizinischen Anamnese in einem ausführlichen Gespräch fragen nach:
- *Lebensgefühl:* Erkrankungen der Harnorgane sind häufig mit Angstgefühlen oder traumatischen Erlebnissen auf der psychischen Ebene verknüpft: „Das geht mir an die Nieren".
- *Sexualität:* Sehr häufig besteht ein Zusammenhang zwischen rezidivierenden Harnwegsinfekten und zum Teil unbewußten Partnerschaftskonflikten, besonders im Bereich der Sexualität.
- *Ernährung:* Liegt eine latente Azidose infolge Fehlernährung vor? Erfahrungsgemäß kann die hohe Zufuhr von Kohlenhydraten, speziell Zucker, die Beschwerden verstärken.
- *Durchblutung:* Häufig leiden die Patienten unter kalten Füßen. Chronisch kalte Füße beeinflussen reflektorisch den Unterleib, erhöhen die Rezidivgefahr und sind ein Hinweis auf eine energetische Störung.

Angesichtsdiagnose

Chronische Reizzustände der Blase können im Zusammenhang mit einer Bindegewebsschwäche auftreten, die sich z.B. in kleinen Fältchen im Bereich der Augen zeigen kann. Auch Fibrome am oberen Augenlid sind (nach *Bach*) ein Hinweis auf eine Schwäche von Blase und Niere. Bei rezidivierenden Harnwegsinfektionen ist immer auch an Störungen der Genitalorgane zu denken, die sich vorzugsweise im Bereich von Mund und Kinn darstellen, z.B. deuten Pickel und Hautunreinheiten auf eine hormonelle Dysregulation hin.

Irisdiagnose

Häufig sind in der Iris helle Reizzeichen im Blasen- und Prostatabereich rechts zwischen 4–5 Uhr sowie links zwischen 7–8 Uhr zu sehen. Lakunen in diesem Bereich und im benachbarten Uterussektor können auf eine Organ- oder Beckenbodenschwäche hinweisen. Zu achten ist weiterhin auf Reiz- oder Schwächezeichen im Nieren- und Uterussektor.

Alarmpunkte und Zustimmungspunkte

Druckschmerzhaftigkeit der Punkte deutet auf Störungen des jeweiligen Organs und seines Meridians hin. Bei Harnwegsinfektionen sind oft folgende Alarm- und Zustimmungspunkte empfindlich:
KG 3 – Alarmpunkt Blase
KG 4 – Alarmpunkt Dünndarm
B 28 – Zustimmungspunkt Blasen-Meridian
B 23 – Alarmpunkt Nieren-Meridian.

Störfelddiagnose

Grundsätzlich sollte bei der Untersuchung abgeklärt werden, ob potentielle Störfelder vorliegen: Zahnstatus, Nasennebenhöhlen und Narben. In diesem Zusammenhang ist besonders auf Auffälligkeiten im Verlauf der Meridiane zu achten, z.B. Narben, die den Energiefluß in den Leitbahnen unterbrechen.

Therapeutische Strategie

Erfahrungsgemäß sind bei akuten und chronisch-rezidivierenden Harnwegsinfektionen gute Erfolge mit einer naturheilkundlichen Therapie zu erzielen. Bewährt hat sich die Behandlung mit Phytotherapie, Akupunktur, Homöopathie, diätetischen Maßnahmen, um-

8

stimmenden und ausleitenden Maßnahmen, sowie Neuraltherapie. Gute Erfahrungen gibt es auch mit Fußreflexzonenmassage und Bach-Blüten: häufig ist Aspen und Rock Rose passend. Bei Blasenschwäche lassen sich überraschend gute Therapieerfolge mit Biofeedback erzielen.

Nicht selten leiden die betroffenen Frauen abwechselnd unter Vaginalmykosen und Zystitis, und haben bereits mehrfach Antibiotika eingenommen. Häufig ist dann ein Aufbau der Darmflora erforderlich. Da chronisch kalte Füßen die Rezidivgefahr erhöhen, sollte durch eine Behandlung mit physikalischen Maßnahmen und Akupunktur die Durchblutung bzw. energetische Versorgung verbessert werden. Chronisch-rezidivierende Infektionen deuten immer auf eine reduzierte Abwehrkraft hin. Weiterführendes Ziel ist daher nach Ausheilen der akuten Zystitis eine langsame, aber kontinuierliche Abhärtung des Organismus, z. B. durch physikalische Maßnahmen.

Im Mittelpunkt steht die Schmerzbehandlung. Es muß jedoch berücksichtigt werden, daß bei chronisch-rezidivierenden Harnwegsinfektionen häufig psychische Ursachen eine große Rolle spielen. Eine längerfristige Behandlung zielt daher auf eine psychologische Unterstützung der Patienten im Umgang mit Partnerschaftsproblemen, geschlechtsspezifischen Rollenkonflikten sowie sexuellen Fragen. Als weitergehende Verfahren kommen dann in Frage: konstitutionelle Homöopathie, Körper- oder Psychotherapie.

Tips zur Lebensführung

- auf ausreichende Trinkmenge achten, mindestens 2 l tgl.
- keine synthetische Unterwäsche tragen
- keine zu enge Kleidung tragen, möglichst keine Perlonstrumpfhosen
- Unterkühlung vermeiden: auf warme Füße achten; nach dem Schwimmen sofort den Badeanzug wechseln
- Hygiene: Reinigung nach jedem Stuhlgang, Wischrichtung von vorne nach hinten; keine parfümierten Seifen verwenden; prä- und postkoitales Wasserlassen
- zur Toilette gehen, sobald ein Drang zum Wasserlassen verspürt wird
- Sauna, 1 × pro Wo., zur Prophylaxe. **Cave:** nicht bei akuten Beschwerden

---

Spezielle Therapie

▪ Ernährung, Diätetik

Eine der wichtigsten Maßnahme bei einer akuten Zystitis ist die erhöhte Flüssigkeitsaufnahme von etwa 3 l tgl., vorzugsweise Kräutertee und stilles Mineralwasser. Während eines akuten Infektes ist eine reizarme Kost ohne Kaffee, Alkohol (v. a. Rotwein) und ohne schleimhautreizende Gewürze sinnvoll. Bei akut auftretenden Infekten ist als Sofortmaßnahme die Einnahme von Basenpulver, z. B. Natriumbikarbonat, 3 × tgl. 1 TL, zu empfehlen.

Die früher übliche Schaukeldiät (eiweißreiche Kost im dreitägigen Wechsel mit basenreicher Kost) gilt heute als überholt, da einerseits häufig keine ausreichende Verschiebung des pH-Wertes erreicht werden konnte und andererseits die erhöhte Zufuhr von tierischem Eiweiß problematisch ist. In einer abgewandelten Form lassen sich mit einer Beeinflussung des pH-Wertes jedoch durchaus gute Ergebnisse erzielen.

Die Einschränkung von Kohlenhydraten, speziell Zucker, führt erfahrungsgemäß sehr häufig zu einer deutlichen Besserung der Beschwerden.

Um das Wachstum pathogener Keime zu hemmen, hat sich bei chronisch-rezidivierenden Infektionen die gelegentliche, erhöhte Zufuhr von Zitronensaft für einige Tage als günstig erwiesen. In vielen Fällen ist ein Aufbau der Darmflora erforderlich, z.B. mit Acidophilus-Bifidus-Präparaten, z.B. Acidobif®, 3 × tgl. 1 TL; Imbak®, 3 × tgl. 2 Tbl.

Phytotherapie

Bei der Behandlung der ableitenden Harnwege spielen pflanzliche Urologika eine wichtige Rolle. Neben desinfizierend und spasmolytisch wirkenden Pflanzen kommen vor allem diuretisch wirkende Pflanzen zur Durchspülung der Harnwege in Frage. Für diese Mittel wird in neuerer Zeit der Ausdruck „Aquaretika" (nach *Schilcher*) bevorzugt, da sie ja in erster Linie eine Wasserdiurese bewirken und es im Vergleich zu synthetischen Präparaten zu keiner wesentlichen Elektrolytausschwemmung kommt. Wichtig für die Wirksamkeit der pflanzlichen Aquaretika ist die gleichzeitige Zufuhr einer ausreichenden Flüssigkeitsmenge (2–3 l tgl.). *KI:* keine Durchspülungstherapie bei Ödemen infolge eingeschränkter Herz- oder Nierentätigkeit.

Heilpflanzen zur innerlichen Anwendung

Bärentraube (Arctostaphylos uva ursi): bakteriostatisch, desinfizierend; der hohe Gerbstoffgehalt wirkt magenreizend, als Kaltauszug (kalt mit Wasser ansetzen, 6–12 Std. ziehen lassen, portionsweise aufwärmen) besser verträglich; Wirkungsoptimum im alkalischen Urin
Goldrute (Solidago virgaurea): nierenwirksam; diuretisch, antiphlogistisch, spasmolytisch

Kapuzinerkresse (Tropaeolum majus): antiseptisch, antibiotisch, abwehrsteigernd
Ackerschachtelhalm (Equisetum arvense): diuretisch; kieselsäurehaltig; auch zur äußerlichen Anwendung für Bäder
Orthosiphon (Orthosiphon aristatus): „indischer Nieren- und Blasentee", diuretisch
Birke (Betula pendula): zur Durchspülungstherapie
Brennessel (Urtica dioica, Urtica urens): diuretisch, stoffwechselanregend
Hauhechel (Ononis spinosa): diuretisch, „blutreinigend"
Kürbiskerne (Semen Cucurbitae): bei Reiz- und Funktionsstörungen von Blase und Prostata; Kräftigung der Blasenmuskulatur.

Tee bei akutem Harnwegsinfekt

Rp.	Rad. Orthosiphonis	30,0
	Fol. Uvae ursi	20,0
	Fol. Betulae	20,0
	Rad. Taraxaci c. Herb.	10,0
	Herb. Urticae	10,0
	Flor. Chamomillae	10,0

M. f. spec. D. S. 1 TL mit 1 Tasse Wasser kalt ansetzen, kurz aufkochen, ziehen lassen und nach 5 Min. abseihen, mehrmals tgl. 2 Tassen.

Zur Nachbehandlung, Förderung der Aquarese

Rp.	Fol. Betulae	30,0
	Herb. Urticae	30,0
	Herb. Equiseti	20,0
	Herb. Virgaureae	20,0

M. f. spec. D. S. 1 TL auf 1 Tasse Wasser als Aufguß, mehrmals tgl. 2 Tassen.
(nach *G. Lindemann*)

Fertigpräparate

Akute Harnwegsinfektion: z.B. Cystinol®, 3 × tgl. 5 ml
Anregung der Aquarese: z.B. Solidagoren® N, 3 × tgl. 20 Tr.; nephro-loges®, 3 × tgl. 1 TL
Bärentraube: z.B. Uvalysat® Bürger, 3 × tgl. 30 Tr.; Aquacaps®, 3 × tgl. 1 Kps.

8

Kapunzinerkresse und *Meerrettich*: z.B. Angocin®, 3 × tgl. 4 Tbl.
Tee: z.B. Nephronorm® Med, 4 × tgl. 1 Tasse; Indischer Nierentee Fides®, 3 × tgl. 1 Tasse
Kürbis: z.B. Granufink® Kürbiskerne, 2 × tgl. 1 EL.

◾ Homöopathie

In der Homöopathie gibt es eine große Zahl von Mitteln, die eine Beziehung zu Erkrankungen der ableitenden Harnwege haben. Bei akuten Beschwerden sind mit niedrigen Potenzen oft gute Behandlungsergebnisse zu erzielen. Für eine Konstitutionsbehandlung ist dagegen eine individuelle Mittelwahl nach ausführlicher Repertorisation notwendig.

Akutmittel

Dosierung: Im akuten Fall können die Mittel 1/2–1stdl. eingenommen werden
– *Aconit D6:* plötzlicher Beginn; im sehr frühen Stadium passend; Tenesmus und Brennen; Urin heiß und evtl. rot; Folge von kaltem Wind und Zugluft; ängstlich, unruhig
– *Cantharis D6:* unerträglicher Harndrang; aber nur wenige Tropfen gehen ab; starke brennende und schneidende Schmerzen; dunkler, trüber, auch blutiger Urin
– *Apis D6:* stechende und brennende Schmerzen beim Wasserlassen; unfreiwiliger Harnabgang, die letzten Tropfen brennen, Gefühl, nicht fertig zu sein; Wärme <
– *Dulcamara D4:* Blasen- und Nierenreizung als Folge von Durchnässung oder Abkühlung
– *Pulsatilla D4:* Folge von kalten Füßen und Unterkühlung; Pollakisurie; brennender; krampfartiger Schmerz bei und nach dem Wasserlassen; nervöse Reizblase; vermehrter Harndrang beim Hinlegen; Streßinkontinenz; frische Luft >; weinerlich

– *Pareira brava D3:* heftige Schmerzen in der Harnröhre beim Wasserlassen, ständiger Harndrang; Tenesmus; Urin dunkel, auch blutig, eitrig; Folgen von Prostatahypertrophie; Neigung zu Harngrießbildung; Wasserlassen nur nach starkem Pressen; Schmerz zieht die Oberschenkel hinunter
– *Populus tremuloides D1:* bewährte Indikation bei akuter und chronischer Zystitis in der Schwangerschaft und nach Operationen; bei alten Menschen; bei Prostatahypertrophie
– *Petroselinum D3:* plötzlicher Harndrang; Pollakisurie; Reizzustände der Harnröhre; Brennen und Jucken; unspezifische Urethritis; Reizblase bei Kälte
– *Colocynthis D6:* krampfartige Schmerzen im ganzen Bauch beim Wasserlassen; klebrige Absonderung aus der Harnröhre; Vorwärtsneigen >; ärgerlich, sehr reizbar.

Komplexmittel

Alternativ oder ergänzend steht eine Reihe gut wirksamer homöopathischer Komplexmittel zur Verfügung:
• akute Entzündung: z.B. Cantharis-Complex, 3 × tgl. 15 Tr.
• Reizblase: z.B. Cantharis Pentarkan®, 3 × tgl. 20 Tr.
• bei Spasmen: z.B. Colocynthis Pentarkan®, 3 × tgl. 20 Tr.
• bei Bindegewebsschwäche, Streßinkontinenz: z.B. Aletris Oligoplex®, 2 × tgl. 40 Tr.
• bei Prostatabeschwerden: z.B. Petroselinum N Synergon® Nr. 80, 4 × tgl. 15 Tr.
• Injektionen: z.B. uro-L® 90 N, 2–3 Amp. pro Wo. s.c. oder i.m.; Calculi® H, 2–3 Amp. s.c. oder i.c.

■ Akupunktur

Nach Auffassung der TCM stehen Erkrankungen der Urogenitalorgane mit einer Störung der Lebensenergie bzw. des Nieren-Qi in Verbindung. Sie werden dem Funktionskreis Blase-Niere zugeordnet. Eine Nierenschwäche kann sich in kalten Füßen und Kältegefühl am Rücken oder Unterleib zeigen. Bei diesen Leere-Zuständen ist Moxa sehr wirkungsvoll. Dem Funktionskreis Blase-Niere wird die Emotion (Lebens-)Angst zugeordnet.

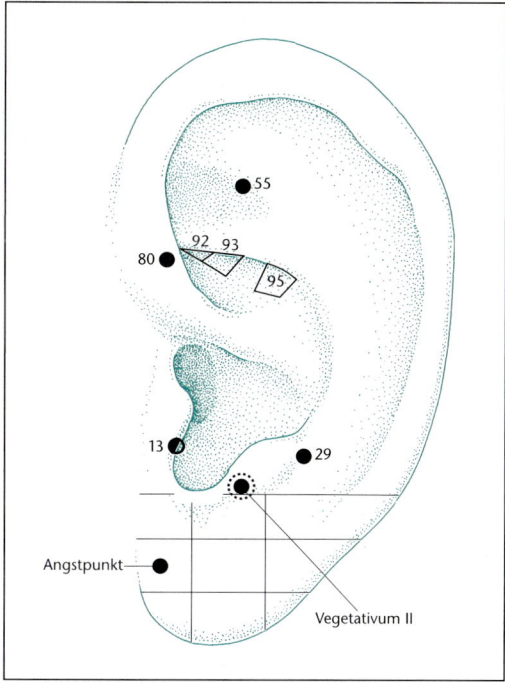

Körperakupunktur	
KG 3	Alarmpunkt Blase; Einfluß auf die Blutzirkulation im Unterleib
KG 4	Alarmpunkt Dünndarm; Urogenitalerkrankungen
KG 8	bei Yin-Zuständen; Punkt nicht nadeln, nur moxen!
KG 6	„Meer der Energie"
Ni 3	spezifischer Punkt bei Urogenitalerkrankungen; Quellpunkt
Ni 7	Tonisierungspunkt; bei kalten Füßen
B 23	Zustimmungspunkt Nieren-Meridian
B 28	Zustimmungspunkt Blasen-Meridian
MP 6	Kreuzungspunkt der 3 Yin-Meridiane am Fuß, tonisierend
Le 3	spasmolytische Wirkung
LG 4	Urogenitalerkrankungen; Stärkung der Nierenenergie

Abb. 8.1: Ohrakupunktur bei Harnwegsinfektionen

Ohrakupunktur

92 – Blase, 29 – Polster, 80 – Urethra, 95 – Niere, Vegetativum II, Angstpunkt, 93 – Prostata, 55 – Shen Men, 13 – Nebenniere.

Durchführung: Mit 2 Akupunktursitzungen pro Wo. beginnen, danach 1 × pro Wo., insgesamt ca. 10 Behandlungen. Körper- und Ohrakupunktur können kombiniert werden, dabei sollten nicht mehr als maximal 10–15 Punkte gestochen werden.

■ Neuraltherapie

Zunächst muß abgeklärt werden, ob potentielle Störfelder vorliegen. Bei chronischen Harnwegsinfektionen ist besonders auf Narben im Bereich des Unterbauches zu achten, etwa nach Appendektomie oder Sectio. Sie können den Fluß dort verlaufender Meridiane, z. B. des Konzeptionsgefäßes, stören und sollten daher neuraltherapeutisch unterspritzt werden.

Die Lokaltherapie wird anschließend mit dem Ziel eingesetzt, reflektorisch eine Schmerzstillung sowie eine Regulation im Bereich des Urogenitaltraktes zu erreichen.

Durchführung: Es werden ventral 2 Quaddelreihen, d. h. 5 Quaddeln über der Symphyse und 5 Quaddeln in Höhe von KG 4 sowie

8

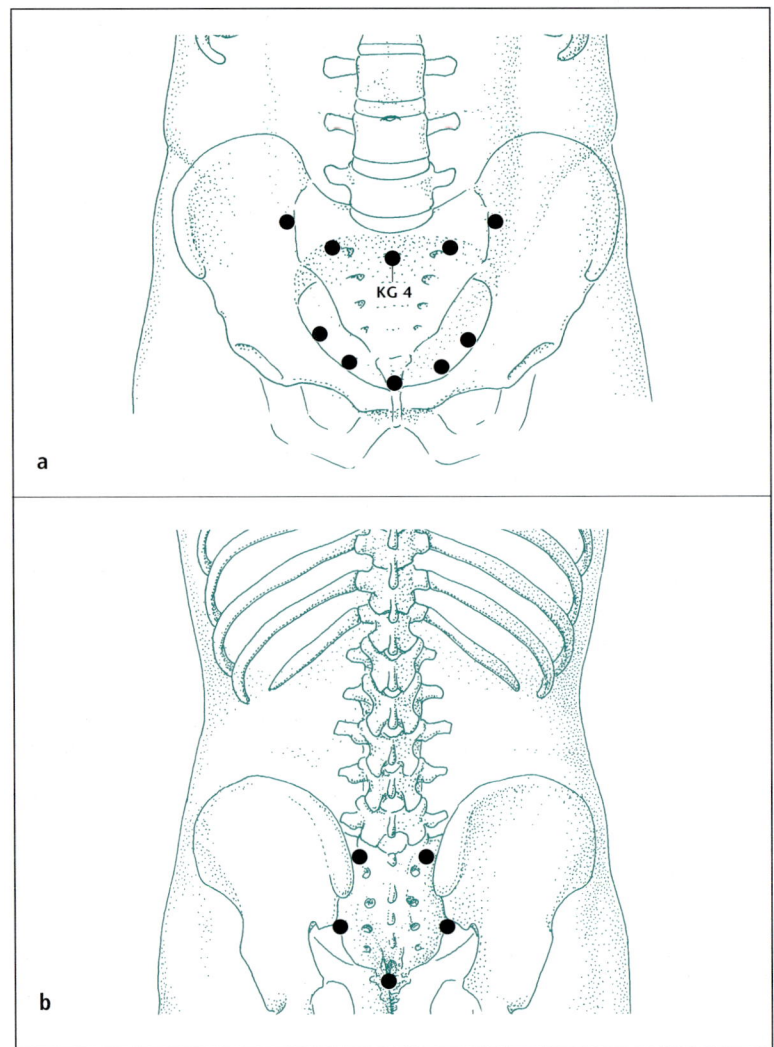

KG 4

a

b

Abb. 8.2:

Neuraltherapie bei
Harnwegsinfektionen.
a: Behandlung ventral;
b: Behandlung dorsal

dorsal 5 Quaddeln über den Ileosakralgelenken und dem Sakrum gesetzt. Bewährt hat sich die Mischung von 1 ml eines Lokalanästhetikums und 1 ml einer homöopathischen Injektionslösung, z. B. uro-L® 90 N. Wirkungsvoll ist auch die Injektion in Akupunkturpunkte, z. B. des Konzeptionsgefäßes, die sogenannte Injektoakupunktur.

■ Eigenbluttherapie

Die Eigenblutbehandlung wird als Reiztherapie mit dem Ziel eingesetzt, eine Umstimmung des Organismus zu erreichen. Unter der Therapie kommt es zu einem proteolytischen und antiphlogistischen Effekt, sowie zu einer Anregung der körpereigenen Abwehrkräfte. Bei der Behandlung gilt: Je akuter der Zustand, desto öfter, je chronischer der Zustand, desto größere Abstände sollten zwischen den Injektionen liegen.

Durchführung: 0,5 ml Eigenblut mit homöopathischer Injektionslösung, z. B. 1 Amp. Echinacea-Complex, mischen und i. m. injizieren. Bei chronischen Beschwerden wird etwa alle 5–7 Tage eine Injektion in ansteigender Dosierung: 0,5 ml – 1,0 ml – 1,5 ml – 2 ml – 2,5 ml – 3 ml durchgeführt, bis eine Besserung der Symptomatik eingetreten ist.

■ Ausleitungs- und Umstimmungsverfahren

Bei der Behandlung chronisch-rezidivierender Harnwegsinfekte wird versucht, über kutiviszerale Reflexe Einfluß auf die Harn- und Beckenorgane zu nehmen, das Vegetativum zu beruhigen und eine bessere Regulationsfähigkeit zu erreichen.

Schröpfen

Zunächst erfolgt eine Palpation der dorsalen Reflexzonen im Lenden-Kreuzbein-Bereich, speziell der Nierenreflexzone paravertebral von L1 – L2. Schlecht durchblutete Zonen, die sich leicht eindellen lassen, deuten auf einen energetischen Leere-Zustand hin. Trockenes Schröpfen an diesen Stellen führt zu einer verbesserten Durchblutung und reflektorischen Stimulation der Organe des kleinen Beckens. Erfahrungsgemäß werden Schröpfkopfmassagen als sehr angenehm empfunden. Die Nierenzone sollte bei chronischen Erkrankungen der Harnorgane nicht blutig geschröpft werden.

Baunscheidtieren

Sind durch eine trockene Schröpf-Behandlung keine positiven Änderungen erzielt worden, so kommt eine Baunscheidtierung des unteren Rückens in Frage, die mit einer deutlich ausgeprägteren Reizwirkung verbunden ist. Die Anwendung führt zu einer starken Tonisierung und reflektorischen Beeinflussung der Harnorgane. *Hinweis:* Wichtig ist ein entsprechende Aufklärung der Patienten über mögliche Nebeneffekte (Narben, Hyperpigmentierungen).

■ Physikalische Therapie

Diese Maßnahmen werden bei akuten Beschwerden eingesetzt, um eine Durchblutungssteigerung im kleinen Becken und eine Linderung der Schmerzen zu erzielen. Langfristiges Ziel ist es, im nicht-akuten Stadium durch geeignete Anwendungen wie z. B. Sauna, kalte Waschungen und Wechselduschen die Kältetoleranz zu erhöhen und damit den Organismus abzuhärten.

 Sitzbäder bei akuten Beschwerden

Warme Sitzbäder mit Schachtelhalm (50 g Herba Equiseti mit 1/2 l kochendem Wasser übergießen), ca. 38 °C, 10–15 Min.

Heublumenpackungen

Heublumen sind indiziert bei schmerzhaften Spasmen und zur Förderung der Durchblutung mit einer reflektorischen Wirkung auf die gesamten Urogenitalorgane.

 Heublumenpackung

Ein Baumwollbeutel wird mit 500 g Heublumen gefüllt und in einen Topf mit Einsatz gelegt. Der Heublumensack soll nicht direkt im siedenden Wasser liegen, sondern ca. 20 Min. vom Wasserdampf durchzogen werden. Dann so heiß wie möglich auf den Bauch oder alternativ auf die dorsalen Reflexzonen legen, mit einem Baumwolltuch abdecken; Dauer ca. 1 Std. Es gibt auch Fertigpackungen, z.B. Kneipp Heupack Herbatherm®.

8

Feuchtheiße Auflagen auf den Unterbauch

Feucht-warme Anwendungen verfügen über eine bessere Tiefenwirkung als trockene Anwendungen.

 Feuchtheiße Unterbauchauflagen

Ein Leinentuch oder einen Waschlappen in heißes Wasser tauchen, auswringen, auf den Unterbauch legen, mit einem Baumwolltuch abdecken und darüber eine Wärmflasche legen. Solange belassen, wie als angenehm empfunden. Wirkungsverstärkung: statt Wasser Schafgarbentee verwenden, der spasmolytische Eigenschaften besitzt.

Ansteigende Fußbäder

Sie bewirken eine reflektorische Durchblutungssteigerung im Urogenitalbereich und sind besonders bei chronisch kalten Füßen sehr wirkungsvoll.

 Ansteigendes Fußbad

50 g Schachtelhalm mit 1/2 l kochenden Wasser übergießen, in eine Fußbadewanne geben und mit Wasser auffüllen. Anfangstemperatur etwa 33 °C, innerhalb von 15 Min. durch zufließendes Wasser die Temperatur auf 39–40 °C steigern. Fußbadewanne am besten in die Badewanne oder Dusche stellen, erleichtert die Handhabung. Anschließend abtrocknen.

Fälle aus der Praxis

■ Fallbeispiel I

Eine 28jährige Patientin, Medizinstudentin, leidet unter rezidivierenden Harnwegsinfektionen, etwa 1 × pro Mon. Zur Zeit akute Beschwerden. Die Patientin hat chronisch kalte Füße. Prüfungsstreß, verbunden mit der Angst, die Anforderungen nicht erfüllen zu können; mit dem Freund gibt es keine besonderen Probleme. Ernährung: Die Patientin ißt meistens in der Mensa; trinkt zu wenig. Da die Patientin Symptome einer energetischen Nierenschwäche zeigte, wurde eine Moxa-Behandlung durchgeführt.

Therapie

- Homöopathie: Cantharis D6, 3 × tgl. 1 Tbl. und bei Bedarf
- Akupunktur: Moxa-Behandlung: KG 8, KG 6, MP 6, Ni 7
- Phytotherapie: Cystinol®, 3 × tgl. 5 ml, Trinkmenge erhöhen auf mindestens 2 l tgl.
- Physikalische Maßnahmen: Heublumenpackungen, 1–2 × tgl., zur Durchblutungssteigerung.

Epikrise

Die Moxa-Behandlung führte zu einer raschen Besserung der Symptomatik. Zunächst wurde 2 × pro Wo., dann 1 × pro Wo. behandelt, insgesamt 6 Sitzungen. Unter dieser Behandlung kam es zu einer besseren Durchwärmung der Füße. Während der akuten Infektion nahm die Patientin für 1 Wo. ein phytotherapeutisches Mittel und ausreichend Flüssigkeit zur Durchspülungstherapie zu sich. Die Heublumenauflagen führten zu einer Durchblutungssteigerung im kleinen Becken und einer Linderung der Beschwerden. Nach dieser Behandlung war die Patientin beschwerdefrei. Ihr wurden weiterhin ansteigende Fußbäder und Sauna empfohlen.

■ Fallbeispiel II

Eine 37jährige Patientin, Steuerfachgehilfin, verheiratet, eine Tochter, leidet seit mehreren Jahren unter wiederkehrenden Harnwegsinfektionen. Wiederholte Antibiotikagaben haben stets nur zu einer kurzfristigen Linderung geführt. Seit ca. 1 Jahr kommt es zusätzlich zum Auftreten von Vaginalmykosen. Auch

Antimykotika konnten die Beschwerden nicht dauerhaft beseitigen. Anamnese: Patientin ißt gerne und viel Süßigkeiten; Meteorismus, Neigung zu Obstipation; Reizblase; Streßinkontinenz; Bindegewebsschwäche; Urin pH-Wert 5.

Therapie

- Ernährung, Diätetik: Ernährungsumstellung auf basenreiche Kost, weitestgehender Verzicht auf Zucker
- Darmsanierung: Acidobif®, 3 × tgl. 1 TL und Sulfredox®, 3 × tgl. 2 Drg.
- Homöopathie: Aletris Oligoplex®, 2 × tgl. 40 Tr. als bindegewebsstärkendes Mittel
- Phytotherapie: Angocin®, 3 × tgl. 4 Tbl., antiseptische, antibiotische Wirkung
- Neuraltherapie: Schema s. Abb. 8.2.

Epikrise

Unter der Therapie kam es zunächst zu einer Besserung der Symptomatik. Nach 3 Wo. Rezidiv mit Brennen auch im Vaginalbereich. In einem Gespräch deutete die Patientin an, daß ihre Ehe durchaus harmonisch verlaufe; sie jedoch keine Lust mehr auf sexuellen Kontakt mit ihrem Mann habe. Ob sich dahinter ein unbewußter Ausdruck ihres Körpers im Sinne einer Ablehnung des Partners verbarg, war nicht eindeutig zu klären. Die Patientin zeigte keine große Bereitschaft, sich mit dieser Frage intensiv auseinanderzusetzen. Nach einer zweimonatigen Behandlung ist die Patientin beschwerdefrei, nach 1 Jahr erneut Rezidiv.

Eigene Notizen

8

8.2 Menstruationsbeschwerden

Dysmenorrhoe

Krampfartige Unterbauchschmerzen im Zusammenhang mit der Menstruation. Besonders Mädchen und junge Frauen (Prävalenz fast 50%) sind betroffen. Es werden eine primäre (Beschwerden seit Menarche) und eine sekundäre Form (Auftreten erst nach Geschlechtsreife) unterschieden.

Pathogenese

Es besteht allgemein eine enge Wechselwirkung zwischen organischen und psychischen Faktoren:
- **primäre Dysmenorrhoe:** oft durch vermehrte Bildung bzw. erhöhte Empfindlichkeit gegenüber Prostaglandinen gesteigerte Uteruskontraktionen während der Menstruation
- **sekundäre Dysmenorrhoe:** Folge anderer Erkrankungen oder Störungen
- **organische Ursachen:** Fehlbildungen oder Lageanomalien des Uterus, Endometriose, Myome, Zysten von Eierstöcken und Eileitern, Tumoren, Intrauterinpessar
- **psychische Faktoren:** Ablehnung der Menstruation, die die erwachende Weiblichkeit symbolisiert. Häufig auffallend enge (symbiotische) Bindung an die Eltern. Partnerkonflikte, Störungen des Sexuallebens, unerfüllter Kinderwunsch.

> Pathologische Organbefunde sollten nicht überbewertet und dabei die psychischen Faktoren übersehen werden!

Klinik

Typisch sind krampfartige Schmerzen im Unterbauch zu Beginn und während der Menstruation. Oft bestehen vegetative Symptome wie allgemeines Unwohlsein, Übelkeit, Kopfschmerzen und Kreislaufstörungen. Manchmal kommt es sogar zu Ohnmachtsanfällen. Oft besteht Arbeitsunfähigkeit.

Medizinische Diagnostik

- **Anamnese:** organische Erkrankungen, Konflikte, Sexualität, Operationen?
- **fachärztlich-gynäkologisches Konsil:** bei V.a. organische Ursache bzw. bei primärer Dysmenorrhoe gynäkologische Untersuchung sowie Sonographie des Abdomens, evtl. Laparaskopie.

Medizinische Therapie

Meist nicht behandlungsbedürftig; bei starken Beschwerden, wie z.B. mehrtägiger Schul- oder Arbeitsausfall oder ausgeprägter psychischer Symptomatik:
- **medikamentös:**
  - *Ovulationshemmer:* zur Verringerung der Blutung, bei gleichzeitigem Wunsch nach Kontrazeption, z.B. Marvelon®. *NW:* Thrombosen, Hypertonie, gutartige Lebertumoren, Übelkeit
  - *Analgetika:* NSAR (z.B. Ibuprofen) oder ASS (z.B. Aspirin®), prostaglandinhemmende Wirkung. *NW:* gastrische Beschwerden und Ulcera, Blutgerinnungsstörungen, Bronchospasmen. **Cave:** Analgetikaabusus
  - *Spasmolytika:* z.B. Butylscopolamin (z.B. Buscopan®). *NW:* Urtikaria, Tachykardie, Miktionsbeschwerden
- **organische Grunderkrankungen:** werden entsprechend behandelt. Liegt z.B. eine Endometriose vor, ist in leichteren Fällen eine Therapie mit Gestagenen (z.B. Primolut-Nor®) indiziert; ausgedehnte Endometriosen müssen chirurgisch entfernt werden, v.a. Endometrioseherde in den Ovarien.
- **psychotherapeutisch:** z.B. Erlernen von Entspannungsverfahren (z.B. AT).

Prognose

Die Prognose ist mit dem Älterwerden in den meisten Fällen gut.

Prämenstruelles Syndrom

In der 2. Hälfte des Regelzyklus auftretende v.a. vegetative Beschwerden. Unmittelbar nach dem Einsetzen der Regelblutung normalisiert sich das Befinden wieder. Psychovegetativ labile Frauen sind besonders betroffen.

Pathogenese

Die Ätiologie ist unklar. Vermutet werden hormonelle Ursachen, z.B. eine Störung im Progesteronstoffwechsel bzw. ein gestörtes Zusammenspiel verschiedener Hormone.

Klinik

Die Patientinnen klagen während einem Zeitraum von 8–12 Tagen vor dem Einsetzen der Menstruation über vielfältige Symptome, z.B. nervöse Reizbarkeit, depressive Stimmungslage, Lethargie, Kopfschmerzen, Kreislauflabilität, Ödeme, Völlegefühl, Gewichtszunahme und Spannungsgefühl in der Brust. Die Beschwerden verschwinden mit dem Einsetzen der Menstruation.

Medizinische Diagnostik

Die Diagnose wird aufgrund der klinischen Symptomatik gestellt.

Medizinische Therapie

In der Regel nicht erforderlich; nur bei ausgeprägten Beschwerden:

- **medikamentös:**
  - *Gestagene:* bei Mastodynie Progesteron lokal (z.B. Progestogel®); p.o. z.B. als Medrogeston (Prothil®) vom 15. – 25. Zyklustag. *NW:* Kopfschmerzen, Unruhe, Ödeme
  - *Ovulationshemmer:* bei gleichzeitigem Wunsch nach Kontrazeption, z.B. Marvelon®. *NW:* Thrombosen, Hypertonie, gutartige Lebertumoren, Übelkeit
- **psychotherapeutisch:** z.B. Erlernen von Entspannungsverfahren (z.B. AT).

Prognose

Die Prognose ist bei Stabilisierung der psychovegetativen Lage und entsprechender Behandlung gut.

8

Menstruationsbeschwerden

Diagnostik

Anamnese

Neben der medizinischen Anamnese in einem
ausführlichen Gespräch fragen nach:
- *Familie:* Hatte die Mutter auch eine Dysmenorrhoe? Dieser Bereich liefert oft erste
Hinweise über Hintergründe und tiefver-
wurzelte Einstellungen der Patientin zur Se-
xualität und zur Rolle als Frau.
- *Kontrazeption:* Welche Verhütungsmethode
wird angewendet? Ovulationshemmer, Spi-
rale? Gründe für Einnahme von Ovulati-
onshemmern bzw. Einsatz der Spirale? Da
Ovulationshemmer stark in das hormonelle
Gefüge eingreifen, sollten – in Zusammen-
arbeit mit dem Facharzt für Gynäkologie –
auch Alternativen besprochen werden.
- *Partnerschaft:* Einstellung des Partners zur
Verhütung?
- *Kinderwunsch:* besteht ein (einseitiger)
Kinderwunsch?
- *Belastungen:* Umgang mit Streß.

Cave: Körperliche Untersuchungen der Genitalorgane sind dem Heilpraktiker untersagt!

Angesichtsdiagnose

Im Gesicht sind Störungen der Genitalorgane
vorzugsweise im Bereich von Mund und Kinn
zu sehen. Pickel und Hautunreinheiten sprechen für eine hormonelle Dysregulation. Auch
Verdickungen unter der Lippe und Verfärbungen sind Hinweise für eine Störung. Ein
„Damenbart" kann auf eine Unterfunktion
der Eierstöcke hindeuten.

Irisdiagnose

Häufig sind Krampfringe in der Iris zu beobachten, die für eine allgemeine Krampfbereitschaft der Patientin sprechen. Zeichen und
Pigmente in der Region von Uterus und Ovarien können auf eine hormonelle Dysregulation hindeuten. Besondere Beachtung verdient
das hypophysäre Zeichen, eine kleine Lakune
bei 12 Uhr, das auf eine übergeordnete Störung der hormonellen Achse hinweist.

Alarmpunkte und Zustimmungspunkte

Druckschmerzhaftigkeit der Punkte deutet
auf Störungen des jeweiligen Organs und seines Meridians hin. Bei einer Dysmenorrhoe
sind oft folgende Alarm- und Zustimmungspunkte empfindlich:
KG 3   – Alarmpunkt Blase
KG 5, 7 – Alarmpunkte des Dreifachen Er-
          wärmers
B 28   – Zustimmungspunkt Blase.

Fußreflexzonen

Bei Dysmenorrhoe sind häufig die im Bereich
der Ferse lokalisierte Genitalzone sowie die
endokrinen Zonen druckschmerzhaft. Auch
Hyperkeratosen in diesem Bereich sollten beachtet werden.

Störfelddiagnose

Grundsätzlich sollte bei der Untersuchung abgeklärt werden, ob potentielle Störfelder in
folgenden Bereichen vorliegen: Zahnstatus,
Nasennebenhöhlen und Nabel. In diesem Zusammenhang ist besonders auf Auffälligkeiten
im Verlauf der Meridiane zu achten, z. B. Narben, die den Energiefluß in den Leitbahnen
unterbrechen.

Therapeutische Strategie

Erfahrungsgemäß sind bei Dysmenorrhoe gute Erfolge mit einer naturheilkundlichen Therapie zu erzielen. Bewährt hat sich die Behandlung mit Akupunktur, Homöopathie, Phytotherapie, Mineralien, umstimmenden und ausleitenden Maßnahmen, sowie Neuraltherapie. Hat sich in der Diagnose ein Hinweis auf eine endokrine Störung ergeben, werden bevorzugt östrogenartig wirkende Pflanzen, hormonell wirksame Akupunkturpunkte, Homöopathie und Neuraltherapie eingesetzt. Bei überwiegend vegetativen und psychischen Ursachen haben psychotrop wirkende Pflanzen, Akupunkturpunkte mit Einfluß auf Psyche und Vegetativum, Neuraltherapie sowie umstimmende Verfahren einen hohen Stellenwert. Zeigt sich eine allgemeine Krampfneigung, so steht die spasmolytische Therapie mit entkrampfend wirkenden Pflanzen und Mineralien sowie Akupunktur im Vordergrund.

Im Mittelpunkt steht die Schmerzbehandlung. Es muß jedoch berücksichtigt werden, daß bei der sekundären Dysmenorrhoe häufig psychische Ursachen eine große Rolle spielen. Eine längerfristige Behandlung zielt daher auf eine psychologische Unterstützung der Patientin beim Umgang mit Partnerschaftsproblemen und Rollenkonflikten. Als weitergehende Verfahren kommen dann in Frage: konstitutionelle Homöopathie, Entspannungsverfahren und Psychotherapie.

Tips zur Lebensführung

- „entwässernde" Diät vor der Menses
- vor und während der Menses leichte körperliche Bewegung
- positive Einstellung zur Periode (z.B. sich „fallen lassen")
- warme Fußbäder
- feucht-warme Kamillenkompressen auf den Unterbauch
- Bäder mit Melisse oder Rosmarin

Spezielle Therapie

◼ Akupunktur

Nach Auffassung der TCM stehen Erkrankungen der Urogenitalorgane mit einer Störung der Lebensenergie bzw. des Nieren-Qi in Verbindung. Sie werden dem Funktionskreis Blase-Niere zugeordnet. Ziel ist es, das gestaute Blut bzw. die Energie im Uterus zum Fließen zu bringen.

Körperakupunktur

KG 3	Einfluß auf die Blutzirkulation im Unterleib
KG 6	„Meer der Energie"
B 31, B 32	allgemein bei gynäkolgischen Erkrankungen
MP 4	Einschaltpunkt für Wundermeridian Tchong Mo
MP 6	spezifischer Punkt bei gynäkologischen Erkrankungen
MP 10	„Meer des Blutes"
Le 3	spasmolytische Wirkung
Ni 3	spezifischer Punkt bei Urogenitalerkrankungen

Ohrakupunktur

58 – Uterus, 23 – Ovarpunkt, 22 – Endokrinum, 51 – Vegetativum I, Vegetativum II, 95 – Niere, Schilddrüsenzone; bei akuten Beschwerden: 26a – Thalamus.
Durchführung: mindestens 2 Wo. vor der zu erwartenden Menstruation mit 2 Akupunktursitzungen pro Wo. beginnen, danach 1 × pro Wo. insgesamt ca. 10 Behandlungen. Körper- und Ohrakupunktur können kombiniert werden, dabei sollten nicht mehr als maximal 10–15 Punkte gestochen werden (vgl. Abb. 8.3).

◼ Homöopathie

In der Homöopathie gibt es eine große Zahl von Mitteln, die eine Beziehung zu gynäkologischen Erkrankungen haben. Bei der Be-

8

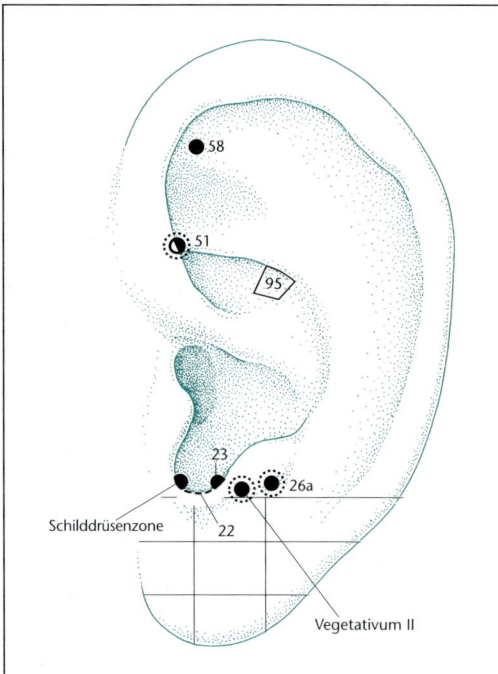

Schilddrüsenzone

Vegetativum II

Abb. 8.3: Ohrakupunktur bei Menstruationsbeschwerden

handlung des akuten Schmerzanfalls bewähren sich Mittel mit einer spasmolytischen Wirkung. Für eine Konstitutionsbehandlung ist
dagegen eine individuelle Mittelwahl nach
ausführlicher Repertorisation notwendig.

Akutmittel

Dosierung: Im akuten Fall können die Mittel
1/2–1 stdl. eingenommen werden.
- *Belladonna D6:* starke, übelriechende Blutungen mit reißenden Schmerzen; Patientin
  hat einen roten Kopf; Bewegung <
- *Chamomilla D6:* kolikartige Schmerzen;
  schmerzempfindliche Patientin; ärgerliche
  und gereizte Stimmung; starke Regel mit
  dunklem Blut
- *Magnesium phosphoricum D6:* scharfer,
  blitzartiger Schmerz; die Patientin krümmt

sich zusammen; „Heiße 7": 7 Tbl. in heißem
Tee auflösen, löst Spastiken
- *Viburnum opulus D3:* kolikartige Schmer-
  zen, mit Ausstrahlung in die Oberschenkel,
  starke Rückenschmerzen; nervöse Unruhe;
  Bewegung >.

Konstitutionsbehandlung

Übersicht über häufig eingesetzte Frauenmit-
tel in der Homöopathie:
- *Cimicifuga:* schwermütige, mürrische
  Frauen; ruhelos; prämenstruelles Syndrom;
  Menstruation <; Blutung stark, klumpig
  und dunkel; Krampfschmerzen, heftige
  Rückenschmerzen; hormonelle Migräne;
  rheumatische und neuralgische Beschwerden
- *Lachesis:* redselige, aufgeregte Frauen;
  sprunghaft, empfindlich gegen Berührung,
  besonders am Hals; Neigung zu Thrombosen; starke, schmerzhafte Blutungen; Blut-
  fluß erleichtert; Klimakterium; Linksmittel
- *Pulsatilla:* weibliche, sanfte, gefühlvolle
  Frauen; blond und blauäugig; depressiv,
  mutlos, weinerlich, labile Stimmungslage;
  Trost >; Menstruation schmerzhaft und jeden Monat unterschiedlich; Venenschwäche; verfroren, aber Wärme <
- *Sepia:* reizbare, launische Frauen; Gleichgültigkeit; dunkler Hauttyp; wehenartige
  Schmerzen mit Prolapsgefühl des Uterus;
  klumpiges Blut; Klimakterium; Hitzewallungen; übelriechende Schweiße.

Komplexmittel

Alternativ oder ergänzend steht eine Reihe gut
wirksamer homöopathische Komplexmittel
zur Verfügung:
- bei hormoneller Dysregulation: z. B. Muli-
  men®, 4 × tgl. 20 Tr.
- vegetativ und hormonell umstimmend: z. B.
  Hypericum® Oligoplex, 3 × 20 Tr.; Injektionen: 1 × pro Wo. 1 Inj. s. c. oder i. m., Akutdosierung: 2 Amp. tgl.

- bei spastischer Dysmenorrhoe: z. B. Magnesium phos. Pentarkan®, 3 × tgl. 1 Tbl., Akutdosierung: 1/2–1stdl.
- bei Bindegewebsschwäche: z. B. Aletris® Oligoplex , 3 × tgl. 20 Tr.

■ Phytotherapie

Hier steht die spasmolytische und analgetische Wirkung im Vordergrund, bei längerer Anwendung wirken die Pflanzen allgemein regulierend auf die Menstruation. Mit einem sofortigen Wirkungseintritt ist nicht zu rechnen, daher ist ein Einnahmebeginn bereits 10–14 Tage vor der Menstruation sinnvoll.

Heilpflanzen

Gänsefingerkraut (Potentilla anserina): spasmolytische Wirkung
Schafgarbe (Achillea millefolium): krampflösend, beruhigend
Gemeiner Schneeball (Viburnum opulus): bei kolikartigen Schmerzen
Frauenmantel (Alchemilla vulgaris): milde krampflösende und beruhigende Wirkung
Kamille (Matricaria chamomilla): spasmolytische Wirkung
Johanniskraut (Hypericum perforatum): vegetativ ausgleichend
Wanzenkraut (Cimicifuga racemosa): östrogenartige Wirkung; nicht als Tee.

Tee		
Rp.	Herb. Hyperici	20,0
	Herb. Millefolii	15,0
	Fol. Melissae	20,0
	Herb. Alchemillae	20,0
	Flor. Chamomillae	ad 100,0

M. f. spec. D. S. 1–2 TL Infus, morgens und abends 1 Tasse.
(Rezept nach *J. Karl*)

Tinktur		
Rp.	Viburnum Ø	20,0

D. S. 3 × tgl. 15 Tropfen.

Fertigpräparate

Gänsefingerkraut: z. B. Cefadian®, 2 × tgl. 2 Tbl.
Wanzenkraut: z. B. Remifemin®, 2 × tgl. 2 Tbl.
Kombinationspräparat: z. B. Presselin® Olin, 3 × tgl. 20 Tr.

■ Ausleitungs- und Umstimmungsverfahren

Bei der Behandlung der Dysmenorrhoe wird versucht, über kutiviszerale Reflexe Einfluß auf die Genitalorgane und das hormonelle Geschehen zu nehmen. Bei der Anwendung dieser Verfahren geht es auch um eine Umstimmung des Körpers, im Sinne einer Beeinflussung des Vegetativums und einer besseren Regulationsfähigkeit.

Schröpfen

Zunächst erfolgt eine Palpation der dorsalen Reflexzonen des Lenden-Kreuzbein-Bereiches. Gelosen an der Genitalzone geben Hinweise auf eine Störung dieses Bereiches. Schlecht durchblutete Zonen, die sich leicht eindellen lassen, deuten auf einen energetischen Leere-Zustand hin. Trockenes Schröpfen an diesen Stellen führt zu einer verbesserten Durchblutung und reflektorischen Stimulation der Organe des kleinen Beckens. Erfahrungsgemäß werden Schröpfkopfmassagen als sehr angenehm empfunden.

Ödematöse Verquellungszonen sprechen dagegen für einen Fülle-Zustand. Hier ist eine blutige Schröpfung zur Entlastung sowie Anregung der Ausscheidung indiziert, vorausgesetzt der energetische Gesamtzustand der Patientin ist kräftig genug.

8

Baunscheidtieren

Sind durch eine trockene Schröpf-Behandlung keine postiven Änderungen erzielt worden, so kommt eine Baunschcidticrung des Lenden-Kreuzbein-Bereiches in Frage, die mit einer deutlich ausgeprägteren Reizwirkung verbunden ist. Die Anwendung führt zu einer starken Tonsierung und reflektorischen Beeinflussung der Genitalorgane. *Hinweis:* Wegen möglicher Nebenwirkungen (Narben, Hyperpegmentierungen) ist Baunscheidtieren nicht die Therapie der ersten Wahl. Wichtig ist die entsprechende Aufklärung der Patientin.

▪ Ernährung, Diätetik, Orthomolekulare Therapie

Unter Östrogeneinfluß kommt es in den Tagen vor der Menstruation zu verstärkten Wassereinlagerungen, die schmerzhaft sein können. Sie lassen sich über eine leichte, entwässernde und kochsalzarme Ernährung positiv beeinflussen. Entspannend wirkende Mineralien wie Magnesium und Kalzium können in Form von Milch- und Vollkornprodukten sowie Weizenkeimen aufgenommen werden. Günstig ist ein Reis- oder Obsttag vor Einsetzen der Menstruation.

Als Nahrungsergänzung kommt Magnesium in Frage. Es bestehen gute Erfahrungen mit der spasmolytischen Wirkung, z. B. Magnesium® Tonil, 3 × 2 Tbl.

▪ Neuraltherapie

Zunächst muß abgeklärt werden, ob potentielle Störfelder vorliegen. Bei Dysmenorrhoe ist besonders auf Narben im Bereich des Unterbauchs zu achten, etwa nach Appendektomie oder Sectio. Sie können den Fluß dort verlaufender Meridiane, z. B. des Konzeptionsgefäßes, stören und sollten daher neuraltherapeutisch unterspritzt werden.

Die Lokaltherapie wird anschließend mit dem Ziel eingesetzt, reflektorisch eine Schmerzstillung sowie eine hormonelle Regulation zu erreichen.

Durchführung: Es werden 5 Quaddeln über der Symphyse sowie 5 Quaddeln über den Ileosakralgelenken und Sakrum gesetzt (ventrale und dorsale Head-Zonen). Bewährt hat sich die Mischung von 1 ml eines Lokalanästhetikums und 1 ml einer homöopathischen Injektionslösung, z. B. Cefaspasmon® N oder Lophakomp®-Pulsatilla (vgl. Abb. 8.4).

Fälle aus der Praxis

▪ Fallbeispiel I

Eine 27jährige zierliche Frau leidet seit mehreren Jahren unter Dysmenorrhoe. Sie nimmt bei Beschwerden bisher Buscopan® als Spasmolytikum. Psychosoziale Anamnese: Angestellte in einer Versicherungsagentur, seit 3 Jahren einen festen Freund, keine Kinder. Im Gespräch wird deutlich, daß in der Beziehung häufig Spannungen auftreten, die aber nicht thematisiert werden.

Diagnostik: 1,65 m, 50 kg. Sämtliche Untersuchungsergebnisse beim Frauenarzt waren unauffällig. Krampfartige Schmerzen, dunkle Blutung, normal bis stark. Die Patientin ist blaß und spricht wenig. Sie wirkt sensibel, empfindlich und wenig energievoll. Vor und während der Menses ist die Patientin schlecht gelaunt und reizbar. Beim Abtasten der Fußreflexzonen finden sich schmerzhafte muskuläre Blockaden. In der Iris sind Krampfringe zu sehen. Diese Befunde deuten auf eine allgemeine Krampfbereitschaft und einen Leerzustand der Patientin hin. Ziel ist daher eine aufbauende, stärkende, umstimmende und während der Menstruation zusätzlich spasmolytische Behandlung.

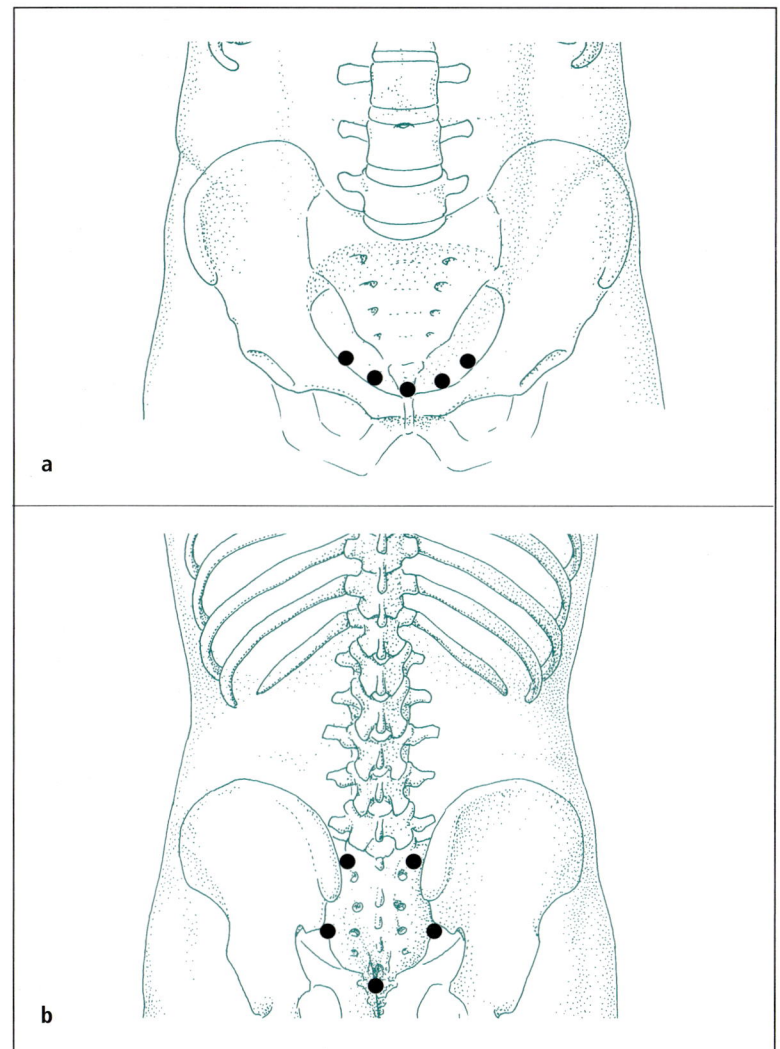

Abb. 8.4:

Neuraltherapie bei
Menstruationsbeschwerden.
a: Behandlung ventral;
b: Behandlung dorsal

Therapie

- Akupunktur: KG 3, KG 4, KG 6, MP 6, MP 9, MP 10, Ma 36 als Hauptpunkte, anfangs 2 Sitzungen pro Wo., dann 1 × pro Wo., insgesamt 8 Sitzungen; Punkte wirken regulierend auf die Menstruation und allgemein tonisierend

- Ausleitungs- und Umstimmungsverfahren: Schröpfen, trocken, im Lendenbereich und der Genitalzone, zusätzlich Schröpfkopfmassage, 1 × pro Wo., insgesamt 4 Behandlungen, Ziel: Tonisierung
- Phytotherapie: Gänsefingerkraut, Cefadian®, 3 × tgl. 2 Tbl., bei akuten Schmerzen 3–4 Tbl. 1stdl. als Spasmolytikum

• Homöopathie: Chamomilla D6, bei Beschwerden 5 Tr. 1/2–1stdl.

Epikrise

Unter der Therapie mit Akupunktur und Schröpfen kam es bald zu einer Besserung. Die Schröpfkopfmassagen wurden jeweils am Ende der Behandlung durchgeführt, danach fühlte sich die Patientin angenehm entspannt. Unterstützend wurde Gänsefingerkraut über einen Zeitraum von 3 Mon. verordnet. Im nächsten Zyklus nahmen die Beschwerden deutlich ab, im übernächsten Zyklus gab es keine nennenswerte Beeinträchtigung mehr. Die Patientin nimmt seither nur noch bedarfsweise Gänsefingerkraut sowie Chamomilla D6 und fühlt sich belastbarer und energievoller. Insgesamt ist ihre psychische Verfassung stabiler und ihre Stimmung positiver geworden. Die Patientin erscheint heute umgänglicher und hat begonnen, ihre Probleme in der Partnerschaft anzusprechen, unterstützt durch die Therapeutin.

▪ Fallbeispiel II

Eine 42jährige schlanke Frau leidet seit Absetzen der „Pille" vor 1 1/2 Jahren unter Dysmenorrhoe mit starker, klumpiger Blutung. Die kolikartigen Beschwerden sind so stark, daß sie oft 1–2 Tage lang nicht arbeiten kann. Die Patientin hat eine 10jährige Tochter und ist seit 3 Jahren geschieden. Ihr Beruf als Steuerberaterin ist mit viel Streß verbunden. Die Patientin ist temperamentvoll, wirkt aber gleichzeitig nervös und erschöpft.

Diagnostik: In der Iris ist eine neurogene Konstitution zu erkennen sowie Pigmentzeichen in der Uteruszone. Die Patientin hat eine Narbe nach Sectio, sowie einige druckschmerzhafte Punkte am Unterbauch. Über der Lippe ist eine feine, dunkle Behaarung zu sehen. Vor der Menses hat die Patientin meistens Pickel und Hautunreinheiten am Kinn. Insgesamt

stehen bei dieser Patientin die nervliche Belastung und die hormonelle Dysregulation im Vordergrund. Ziel ist eine vegetativ beruhigende und hormonell ausgleichende Behandlung.

Therapie

• Phytotherapie: Cimicifuga, Cimisan® T, 2 × tgl. 20 Tr.; wegen östrogenartiger Wirkung; Johanniskraut, Hyperforat®, 3 × tgl. 2 Drg.; wirkt vegetativ ausgleichend.
• Neuraltherapie: Infiltrierung der Narbe und der schmerzhaften Stellen, da potentielle Störfelder; Quaddelung des Becken und Blasen-Bereichs (Schema s. Abb. 8.4) mit Lokalanästhetikum und Cefaspasmon® als Spasmolytikum, insgesamt 5 Behandlungen.
• Ohrakupunktur: 22, 23, 51, 58, 29, 55, Antiaggressionspunkt; anfangs 2 Sitzungen pro Wo., dann 1 × pro Wo., insgesamt 10 Behandlungen. Auswahl: Punkte wirken vegetativ und hormonell stark ausgleichend und erfahrungsgemäß rascher als Körperakupunktur.
• Orthomolekulare Medizin: Magnesium® Tonil, kurmäßige Einnahme über 2 Mon., danach 2 Tage vor und während der Menses 2 × tgl. 2 Tbl. als Spasmolytikum einnehmen. Magnesium wirkt außerdem positiv auf die Bewältigung von Streß.

Epikrise

Es dauerte mehrere Zyklen, bis eine dauernde Besserung eintrat. Nach der 3. Behandlungswoche fühlte sich die Patientin stabiler und ausgeglichener. Die folgende Menstruation war weniger schmerzhaft als sonst. Im darauffolgenden Zyklus waren die Schmerzen tolerabel. Zu diesem Zeitpunkt zeigte sich auch deutlich die Wirkung der beiden Phytotherapeutika. Cimicifuga wurde für 6 Mon. verordnet, Johanniskraut für 3 Mon. Insgesamt führte die Behandlung zu einer deutlichen

Besserung mit nur noch sehr leichten Beschwerden sowie einer vegetativen Stabilisierung. Der Patientin wurde empfohlen, ein Entspannungsverfahren zu erlernen.

Eigene Notizen

8

8.3 Klimakterische Beschwerden

- **Klimakterium:** Wechseljahre. Lebensphase der Frau zwischen dem Ende der Fortpflanzungsfähigkeit und dem Senium (beginnt ca. ab dem 60. Lebensjahr)
- **Menopause:** Zeitpunkt der letzten von den Eierstöcken gesteuerten Menstruation
- **Postmenopause:** Zeitraum ab 1 Jahr nach der Menopause
- **klimakterisches Syndrom:** Typische Beschwerdekombination, bedingt durch das Erlöschen der Eierstockfunktion und die veränderte Hormonproduktion. Bei ca. 60–70% der Frauen treten entprechende Symptome auf.

Pathogenese

Bereits in der Mitte des 4. Lebensjahrzehnts kommt es an den Ovarien zu altersbedingten Veränderungen. Die Eierstockfunktion läßt nach, die Produktion von Östrogenen und Gestagenen nimmt ab. Durch Insuffizienz des Gelbkörpers kann es zu Zwischenblutungen kommen. Die Umstellung des gesamten hormonellen Systems führt zu vasomotorischen und vegetativen Reaktionen.

Klinik

Das klinische Bild ist individuell sehr verschieden. U.a. treten auf:

- **psychovegetative Symptome:**
  - Hitzewallungen, Schwindel, Schweißausbrüche, fleckige Hautrötungen
  - erhöhte Reizbarkeit, Nervosität, Schlafstörungen, depressive Verstimmungen (ca. 50% der Frauen)
- **organische Symptome:**
  - Blutungen. **Cave:** sie können klinisch oft nicht von Blutungen durch Karzinome unterschieden werden und erfordern daher eine diagnostische Abklärung durch eine fraktionierte Abrasio.
  - Rückbildung der Brust und Atrophie der Genitalien, die sich z.B. durch Trockenheit und Entzündungsanfälligkeit der Vagina zeigt.
  - Osteoporose
  - Gewichtszunahme.

Wie eine Frau das Klimakterium erlebt, hängt von zahlreichen Faktoren ab:
Während ein Mann Mitte 40 in unserer Gesellschaft als „Mann in den besten Jahren" gilt, wird eine gleichaltrige Frau oft schon als alt und wenig attraktiv angesehen. Das erschwert vielen Frauen, die Altersveränderungen an ihrem Körper zu akzeptieren.
Frauen, die sich bis dahin „nur" der Familie gewidmet haben, würden gerne in ihren Beruf zurückkehren, werden jedoch oft als „zu alt" abgelehnt. Sicher spielt auch die Persönlichkeit der Frau eine Rolle sowie ihre Art, mit körperlichen Beschwerden umzugehen und sich auf veränderte Lebensbedingungen einzustellen.

Medizinische Diagnostik

Die Diagnose wird primär aufgrund der klinischen Symptomatik gestellt. Als Nachweis der hormonellen Veränderungen im Klimakterium kann ein stark erhöhter Spiegel des follikelstimulierenden Hormons (FSH) dienen. Insbesondere bei unklaren genitalen Blutungen ist eine fachärztlich-gynäkologische Untersuchung erforderlich.

Differentialdiagnose

- **organische Erkrankungen:** Blutungen durch Endometriumhyperplasien, Myome, Korpus- oder Zervix-Karzinom, (Differenzierung möglich durch Abstrich: Zytologie und Abrasio)
- **psychische Erkrankungen:** Depressionen, psychovegetative Labilität.

Medizinische Therapie

- **Hormonsubstitution:** Da die Symptome des Klimakteriums durch einen Östrogenmangel hervorgerufen werden, ist die Hormonsubstitution Therapie der Wahl. Möglichst sollten Östrogene und Gestagene kombiniert gegeben werden mit jeweils 1 Wo. Pause (z.B. Presomen® 0,6 compositum, Cyclo-Progynova®). Patientinnen, die schon lange keine Menstruation mehr gehabt haben bzw. nach Entfernung der Gebärmutter benötigen nur Östrogene.
Vorteile: Verbesserung des Allgemeinbefindens (90% der Frauen sprechen auf die Hormontherapie an); wird

allgemein zur Prophylaxe gegen Osteoporose und koronarer Herzkrankheit empfohlen; Hinweise auch auf eine prophylaktische Wirkung gegen Uteruskarzinome und evtl. Demenz.

Nachteile: erneutes Auftreten von regelmäßigen Blutungen. *NW:* Thrombosen, Übelkeit, Unruhe, Leberschäden, Schwindel, Kopfschmerzen.

Hormonsubstitution auch transdermal als Pflaster möglich (z.B. Estraderm TTS®) oder lokal als Ovula oder Creme (z.B. Ovestin®)

- **Psychopharmaka:** in schweren Fällen möglichst kurzfristig
  - *Benzodiazepine,* z.B. Bromazepam (z.B. Lexotanil®). *NW:* Abhängigkeit, Benommenheit, Bewegungsunsicherheit, Verwirrtheit.
  - *Antidepressiva,* z.B. Doxepin (z.B. Aponal®). *NW:* Mundtrockenheit, Obstipation, Hypotonie, Blutbildschäden
- **Psychotherapie:** z.B. Erlernen von Entspannungsverfahren, z.B. AT, progressive Muskelentspannung nach Jacobson, Yoga.

Komplikationen

- atrophische Veränderungen und erhöhte Verletzlichkeit der Schleimhäute, z.B. Schmerzen beim Geschlechtsverkehr
- Infektionen des Urogenitaltraktes (Harnwegsinfektionen, Kolpitis)
- Frakturen bei Osteoporose, v.a. von Oberschenkelhals und Radius.

Prognose

Bei entsprechender Behandlung können die Symptome bei 90% der Frauen zum Verschwinden gebracht werden.

8

Klimakterische Beschwerden

Diagnostik

Anamnese

Neben der medizinischen Anamnese in einem ausführlichen Gespräch fragen nach:

- *Partnerschaft:* Unterstützt der Partner die Frau in dieser schwierigen Umstellungssituation? Wie wird Sexualität erlebt? Gemeinsame Auseinandersetzung mit dem Älterwerden?
- *soziales Umfeld:* Beurteilung und Verurteilung der Veränderungen durch die nähere Umgebung? In einer auf Leistungsfähigkeit und Jugendlichkeit ausgerichteten Gesellschaft wird das Thema häufig abgedrängt und die betroffenen Frauen sind stark verunsichert.
- *Beruf:* Frauen, die sehr stark in der Rolle als Hausfrau und Mutter aufgegangen sind, erleben die Umstellungsphase häufig als wesentlich bedrohlicher (u. a. Verlust der Kinder) als eine Frau, die beruflich eingebunden ist. Berufstätige Frauen leiden eher unter „lästigen" Symptomen wie Schwitzen oder Hitzewallungen, die den Arbeitsalltag stören.

Visuelle Diagnose

Im Gesicht sind Störungen der Genitalorgane vorzugsweise im Bereich von Mund und Kinn zu sehen. Typisch für ein Nachlassen der Östrogenproduktion sind die kleinen steilen Falten über der Oberlippe. Ein „Damenbart" kann auf eine Unterfunktion der Eierstöcke hindeuten. Pickel und Hautunreinheiten perioral sprechen ebenfalls für eine hormonelle Dysregulation. Auch Verdickungen unter der Lippe und Verfärbungen sind Hinweise für eine Störung. Das Ausfallen der seitlichen Augenbrauen kann auf Östrogenmangel, aber auch auf eine Schilddrüsenunterfunktion hin-

weisen. Häufig sind bräunliche Pigmente auf Gesicht und Körper zu beobachten. Auch trockene Schleimhäute und trockene Haare sind ein Kennzeichen für Östrogenmangel.

Irisdiagnose

Häufig sind Schwächezeichen im Uterus- und Ovarsektor rechts und links zwischen 5–7 Uhr zu sehen. Besondere Beachtung verdient das hypophysäre Zeichen, eine kleine Lakune bei 12 Uhr, das auf eine übergeordnete Störung der hormonellen Achse hinweist.

Therapeutische Strategie

Erfahrungsgemäß sind bei Klimateriumsbeschwerden gute bis befriedigende Erfolge mit einer naturheilkundlichen Therapie zu erzielen. Bewährt hat sich die Behandlung mit diätetischen Maßnahmen, Akupunktur, Homöopathie, Phytotherapie, umstimmenden und ausleitenden Maßnahmen sowie Neuraltherapie. Es werden bevorzugt östrogenartig wirkende Pflanzen, hormonell wirksame Akupunkturpunkte, Homöopathie und Neuraltherapie eingesetzt. Bei überwiegend vegetativen und psychischen Ursachen haben psychotrop wirkende Pflanzen, vegetative und psychotrope Akupunkturpunkte, Neuraltherapie sowie umstimmende Verfahren einen hohen Stellenwert. Gute Erfahrungen gibt es auch mit Bach-Blüten: Häufig sind Mustard, Walnut und Scleranthus passend.

Es muß weiterhin berücksichtigt werden, daß bei Klimateriumsbeschwerden meist psychische Faktoren eine große Rolle spielen. Eine längerfristige Behandlung zielt daher auf eine psychologische Unterstützung und Stärkung der Patientin im Umgang mit Älterwerden und Selbstwertgefühl. Als weitergehende Verfahren kommen dann in Frage: konstitutionelle Homöopathie, Entspannungsverfahren und Psychotherapie. In unserem Kulturkreis wird das Älterwerden (der Frauen) und die damit einhergehenden hormonellen Veränderungen eher negativ beurteilt. Dabei sind die Wechseljahre eine Chance, das Leben in vieler Hinsicht positiv neu zu orientieren. Diese Einstellung sollte der Patientin vermittelt werden, um sich selbstbewußt über gängige Vorurteile hinwegzusetzen. Andererseits ist es jedoch auch wichtig zu akzeptieren, daß die Leistungsfähigkeit und Vitalität nicht mehr die gleiche ist wie noch als junge Frau.

Tips zur Lebensführung

- zur Osteoporoseprophylaxe und -behandlung: Bewegung, die Spaß macht, sowie Entspannungsverfahren, z.B. Tai Chi, Qi Gong
  (Vorteil: in jedem Alter möglich)
- Beckenbodengymnastik zur Prophylaxe und Therapie von Senkungsbeschwerden
- Nikotinverzicht, denn Rauchen erhöht das Osteoporoserisiko
- Kaffeekonsum einschränken wegen erhöhter Kalziumausschwemmung
- viel frische Luft und Sonne wegen Vitamin-D-Produktion
- bei trockener Vaginalschleimhaut spezielles Gleitgel, z.B. Gleitgelen®, verwenden
- im Urlaub oder zur Kur: Moorheilbäder

Spezielle Therapie

▪ Ernährung, Diätetik, Orthomolekulare Medizin

Der Wert einer überwiegend pflanzlichen Kost im Hinblick auf vielerlei Folgekrankheiten ist allgemein unbestritten. Neuere Untersuchungen deuten darauf hin, daß bei Frauen durch eine einfache Ernährungsumstellung – mehr Obst, Gemüse, Sojaprodukte und Ballaststoffe – das Brustkrebsrisiko gesenkt werden kann. Eine protektive Wirkung wird dabei insbesondere den beiden Pflanzenstoffen Isoflavon und Lignan zugesprochen, die wegen ihrer hormonähnlichen Wirkung auch Phytoöstrogene genannt werden. In Kulturkreisen mit überwiegend pflanzlicher Ernährung, z.B. Asien, liegt die endokrine Tumorrate niedriger als in der westlichen Welt, und die Frauen scheinen (auch aus kulturellen Gründen) weniger unter Klimateriumsbeschwerden zu leiden als bei uns. Neben dieser wichtigen Ernährungsempfehlung sollten Frauen im Klimakterium folgende Grundregeln beachten:

- Normalgewicht anstreben, z.B. durch eine überwiegend laktovegetabile Vollwertkost mit Einschränkung der Fettzufuhr, Verzicht auf Zucker und Weißmehlprodukte
- in der Menopause besteht ein erhöhtes Osteoporoserisiko infolge nachlassender Östrogenproduktion. Zur Prophylaxe und Therapie wird eine kalziumreiche Ernährung (1 g tgl.) empfohlen. Kalziumreich sind z.B. grüne Gemüse, Sprossen, Getreide, Nüsse und Soja. Die häufig empfohlene Milch bzw. Milchprodukte sind zwar kalziumreich, aber viele Frauen reagieren darauf, zumindest bei erhöhter Zufuhr, mit Unverträglichkeitsreaktionen.
- neuere Untersuchungen haben gezeigt, daß Vit. E Wechseljahresbeschwerden wie Hitzewallungen, Reizbarkeit und Schlafstörungen sowie Schleimhautstörungen, z.B. Trockenheit der Vagina, lindern kann. Vitamin E ist enthalten in kaltgepreßten Pflanzenölen, Soja, Nüssen und Getreidekeimen. Als Nahrungsergänzung kommt z.B. Optovit® forte, 1–2 × tgl. 1 Kps. à 200 I.E. Vit. E, in Frage.
- salzarme Kost, um vermehrte Wassereinlagerungen zu vermeiden.

8

■ Phytotherapie

Neben Heilpflanzen mit einer direkten gynäkologischen Beziehung werden bei Klimak-
teriumsbeschwerden bevorzugt Pflanzen mit
einer vegetativ beruhigenden Wirkung sowie
herzwirksame Mittel eingesetzt.

Heilpflanzen

Wanzenkraut (Cimicifuga racemosa): östrogenartige Wirkung; nicht als Tee geeignet
Mönchspfeffer (Vitex agnus castus): bei Corpus-luteum-Insuffizienz, indiziert v. a. bei prä-
klimakterischen Blutungsstörungen und Zy-
klusanomalien, nicht als Tee geeignet
Hopfen (Humulus lupulus): leichte östrogenartige Wirkung, beruhigend
Rhapontikrhabarber (Rheum rhaponticum):
schwache östrogenartige Wirkung
Wolfstrapp (Lycopus europaeus, L. virginicus): bei leichter Hyperthyreose, vegetativ-
nervöse Störungen, Herzklopfen
Johanniskraut (Hypericum perforatum): antidepressive, ausgleichende Wirkung
Frauenmantel (Alchemilla vulgaris): milde
spasmolytische und beruhigende Wirkung
Schafgarbe (Achillea millefolium): wirkt tonisierend auf die Beckenorgane
Salbei (Salvia officinalis): bei Hyperhidrosis;
schweißhemmend
Weißdorn (Crataegus oxyacantha): bei nachlassender Herzleistung, Herzsensationen
Ginseng (Panax Ginseng): tonisierend; diskutiert wird eine östrogenähnliche Wirkung.

Tee bei Klimakteriumsbeschwerden	
Rp.	Herb. Alchemillae
	Herb. Hyperici
	Strob. Lupuli
	Fol. Salviae
	Fol. Melissae aa ad 100,0

M. f. spec. D. S. 1 EL auf 2 Tassen Wasser, 10 Min.
ziehen lassen, 3 × tgl. 1 Tasse.

Fertigpräparate

Cimicifuga: z. B. Remifemin®, 2 × tgl. 2 Tbl.;
Cimisan®, 1 × tgl. 40 Tr.
Agnus castus: z. B. Agnolyt®, morgens 40 Tr.
Johanniskraut:. z. B. Hyperforat®, 3 × tgl.
2 Drg.
Weißdorn: z. B. Faros® 300, 3 × tgl. 1 Drg.
Salbei: z. B. Salvysat® Bürger, 3 × tgl. 20 Tr.
Kombinationen: z. B. Remifemin® plus, 2 × tgl.
1 Drg.; Frauen-Tonikum Nestmann®, 3 × tgl.
1 EL
Tee: z. B. Echtroklim®-N Tee, 3 × tgl.
1 Tasse.

■ Homöopathie

In der Homöopathie gibt es eine große Zahl
von Mitteln, die eine Beziehung zu klimakterischen Beschwerden haben. Zur Behandlung von Begleitsymptomen lassen sich mit
niedrigen Potenzen oftmals gute Wirkungen
erzielen. In erster Linie sollten aber konstitutionell wirkende Homöopathika eingesetzt
werden. Für eine Konstitutionsbehandlung ist
eine individuelle Mittelwahl nach ausführlicher Repertorisation notwendig.

Akut- und Konstitutionsmittel

- *Sepia D6, D12, D30:* übelriechende
  Schweiße, Hitzewallungen; Uterusprolaps;
  Gefühl des Hinausdrängens; trockene,
  wunde Vagina; Abneigung gegen Sex; Le-
  ber-Galle-Beschwerden; plötzliche Gleichgültigkeit gegen Familie und Beruf; erschöpft; reizbare, launenhafte, eher
  schlanke, brünette Frauen; gelbliche Pigmentierungen; Frieren
- *Lachesis D12, D30:* Blut- und Hitzewallungen, Schweißausbrüche, Herzsensationen,
  Kopfschmerzen, Thromboseneigung; sehr
  berührungsempfindlich, besonders am
  Hals; Wärme <; redselige, aufgeregte
  Frauen, starke Stimmungsschwankungen;
  Periode >

- *Cimicifuga D4, D6, D12:* klimakterische Depression; Wechsel zwischen Rheuma und Depression; Rückenschmerzen und HWS-Beschwerden; hormonelle Migräne; Neigung zur Übertreibung, hysterisch; schwermütige, redselige Frauen, ruhelos; Frösteln
- *Pulsatilla D4, D12, D30:* Hitzewallungen, Krampfadern; aussetzende, unregelmäßige Periode; Symptome wechseln; anhängliche, sanfte, gefühlvolle Frauen; depressiv, mutlos, weinerlich; labile Stimmungslage; Trost >; frösteln, aber Frischluft >
- *Natrium muriatricum D6, D12, D30:* trokkene Schleimhäute und Vagina; unregelmäßige, eher schwache Periode; Schwäche; introvertiert, empfindlich; möchte allein sein
- *Sanguinaria D4, D12, D30:* klimakterische Beschwerden mit fliegender Hitze; trockene, brennende Haut; Blutandrang zum Kopf; Kopfschmerzen, Schwindel; Herzsensationen.

Komplexmittel

Alternativ oder ergänzend steht eine Reihe gut wirksamer homöopathischer Komplexmittel zur Verfügung:

- klimakterische Beschwerden: z. B. Cefakliman® N, 3 × tgl. 20 Tr.
- Hyperhidrosis: z. B. Salvia Oligoplex®, 3 × tgl. 15 Tr.
- Senkungsbeschwerden, Bindegewebsschwäche: z. B. Aletris Oligoplex®, 3 × tgl. 15 Tr.
- zur psychovegetativen Stabilisierung: z. B. Mulimen®, 4 × tgl. 20 Tr.
- Corpus-luteum-Insuffizienz: z. B. Phyto-Hypophyson® L, 3 × tgl. 50 Tr.
- bei Knochenschmerzen: z. B. Steirocall®, 3 × tgl. 30 Tr.
- Injektionen: z. B. Hocura®-Femin F-Injektopas®, 1–2 Amp. pro Wo. i. m., i. c.

■ Akupunktur

Nach Auffassung der TCM stehen Erkrankungen der Urogenitalorgane mit einer Störung der Lebensenergie in Verbindung. Sie werden dem Funktionskreis Blase-Niere zugeordnet. Klimakterische Beschwerden sind Mangelsyndrome, v. a. Nieren-Yin-Mangel, und daher durch Akupunktur nur bedingt zu beeinflussen. Zu behandeln sind am ehesten noch die psychovegetativen Symptome wie Schlaflosigkeit, Reizbarkeit und Hitzewallungen.

Körperakupunktur

B 31	Meisterpunkt des Klimakteriums (nach *Bischko*)
LG 4	bei Senkungsbeschwerden, Krankheiten der Genitalorgane
KG 4	Einfluß auf die Blutzirkulation im Unterleib
MP 6	Depression im Zusammenhang mit hormonellen Störungen
M 36	„Göttlicher Gleichmut", psychische und physische Erschöpfung
Le 3	bei überschießender Leberenergie; energetischer Ausgleich
Ni 3, Ni 7	Schwäche der Nierenenergie
LG 20	beruhigende und ausgleichende Wirkung; Uterusprolaps
B 11	Knochenbeziehung; bei Osteoporose
H 5	Unruhe, Angstzustände, funktionelle Herzbeschwerden

8

Ohrakupunktur

23 – Ovar, 58 – Uterus, 55 – Shen Men, 100 – Herz, 51 – Vegetativum I, Vegetativum II, 22 – Endokrinum, 13 – Nebenniere, Schilddrüsenzone, 95 – Niere, 97 – Leber, Frustrationspunkt.

Durchführung: Die Auswahl der Punkte richtet sich nach den Symptomen, die im Vordergrund stehen, z. B. Hitzewallungen, Schlafstörungen. Die Behandlung erfolgt zunächst 2 × pro Wo., nach Besserung der Beschwer-

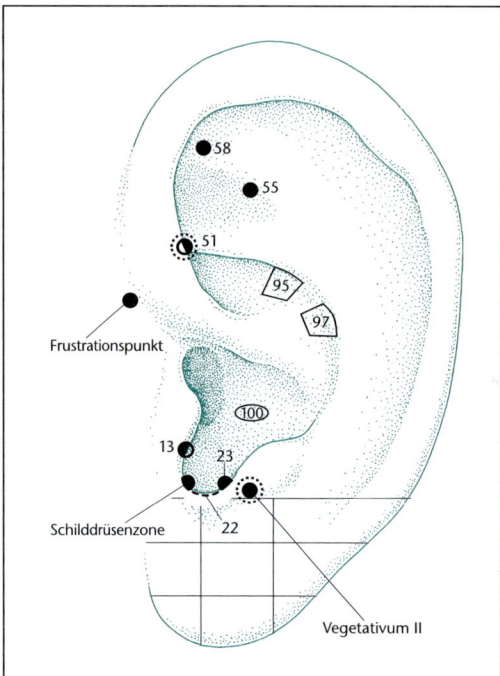

58

55

51

95

97

Frustrationspunkt

100

13

23

Schilddrüsenzone   22

Vegetativum II

Abb. 8.5: Ohrakupunktur bei klimakterischen Beschwerden

den 1 × pro Wo., insgesamt etwa 10 Sitzungen.

Ausleitungs- und Umstimmungsverfahren

Bei der Behandlung der klimakterischen Beschwerden wird versucht, über kutiviszerale Reflexe Einfluß auf die Genitalorgane und das hormonelle Geschehen zu nehmen. Bei der Anwendung dieser Verfahren geht es auch um eine Umstimmung des Körpers, im Sinne einer Beeinflussung des Vegetativums und einer besseren Regulationsfähigkeit.

Schröpfen

Zunächst erfolgt eine Palpation der dorsalen Reflexzonen, besonders im Lenden-Kreuzbein-Bereich. Gelosen an der Genitalzone ge-

ben Hinweise auf eine Störung dieses Bereichs. Schlecht durchblutete Zonen, die sich leicht eindellen lassen, deuten auf einen energetischen Leere-Zustand hin. Trockenes Schröpfen an diesen Stellen führt zu einer verbesserten Durchblutung und reflektorischen Stimulation der Organe des kleinen Beckens. Erfahrungsgemäß werden Schröpfkopfmassagen als sehr angenehm empfunden.

Ödematöse Verquellungszonen sprechen dagegen für einen Fülle-Zustand. Hier ist eine blutige Schröpfung zur Entlastung sowie Anregung der Ausscheidung indiziert, vorausgesetzt der energetische Gesamtzustand der Patientin ist kräftig genug. Bei klimakterischen Depressionen wird die Hypertonie- und Depressionszone (im Bereich von L5) bei vorliegender Füllegelose blutig geschröpft oder alternativ mit einem Cantharidenpflaster behandelt.

Baunscheidtieren

Sind durch eine trockene Schröpf-Behandlung keine positiven Änderungen erzielt worden, so kommt eine Baunscheidtierung des Lenden-Kreuzbein-Bereiches in Frage, die mit einer deutlich ausgeprägteren Reizwirkung verbunden ist. Die Anwendung führt zu einer starken Tonisierung und reflektorischen Beeinflussung der Genitalorgane. Auch bei Osteoporose wirkt Trockenschröpfung oder Baunscheidtieren günstig im Sinne einer Durchblutungssteigerung und einer reflektorischen Beeinflussung des Knochenstoffwechsels. *Hinweis:* Wichtig ist die Aufklärung der Patientin über mögliche Nebeneffekte (Narben, Hyperpigmentierungen).

Neuraltherapie

Bei klimakterischen Beschwerden kann eine neuraltherapeutische Behandlung sehr wirkungsvoll sein. Bei vegetativen Beschwerden wie z. B. Herzklopfen, Nervosität und erhöh-

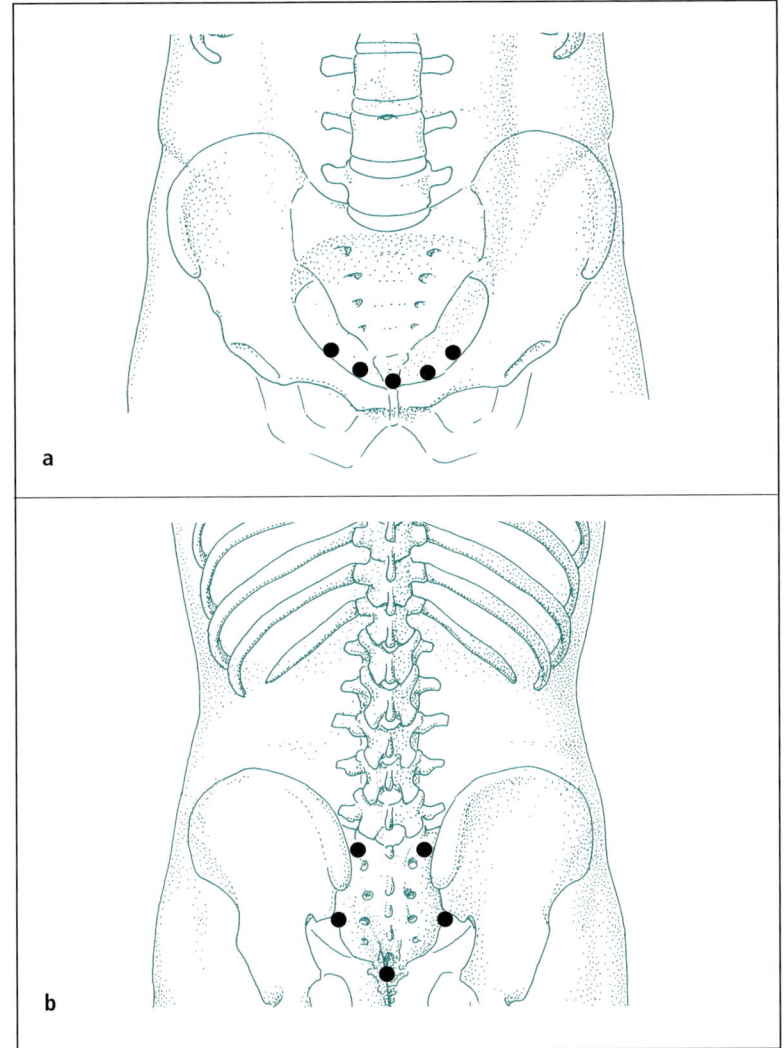

a

b

Abb. 8.6:

Neuraltherapie bei
klimakterischen
Beschwerden.
a: Behandlung ventral;
b: Behandlung dorsal

8

ter Reizbarkeit lassen sich mit Neuraltherapie im Bereich der Schilddrüse erfahrungsgemäß gute Ergebnisse erzielen. *Durchführung:* Je 2 Quaddeln rechts und links über die oberen und unteren Schilddrüsenpole setzen (medialer Rand des M. sternocleidomastoideus), vgl. Abb. 5.3.

Die Lokaltherapie wird mit dem Ziel eingesetzt, die Genitalorgane reflektorisch direkt zu beeinflussen. *Durchführung:* Es werden 5 Quaddeln über der Symphyse sowie 5 Quaddeln über den Ileosakralgelenken und dem Sakrum gesetzt (ventrale und dorsale Head-Zonen). Bewährt hat sich die Mischung von 1 ml eines Lokalanästhetikums und 1 ml einer homöopathischen Injektionslösung, z. B. Cefakliman®.

Physikalische Therapie

Als Adjuvans spielen physikalische Maßnahmen bei klimakterischen Beschwerden eine wichtige Rolle. Je nach Symptomatik kommen unterschiedliche Anwendungen zum Einsatz:

- bei Hitzewallungen: kühle Waschungen, bei Bedarf lauwarme Halbbäder (10 Min., ca. 27–28 °C)
- bei Libidostörungen: kalte Unterkörperwaschungen, 1–2 × tgl.
- zur Regulation der Genitalorgane: Moor-(sitz)bäder, z. B. Moorbad-Saar N, 2–3 × pro Wo.
- zur vegetativen Stabilisierung und bei Schlafstörungen: Wechselfußbäder, abends
- bei Osteoporose sind Wärmemaßnahmen zur Anregung der Durchblutung günstig, z. B. Heublumensack.

Wechselfußbad

Je ein Gefäß mit warmem (36–38 °C) und kaltem (15–18 °C) Wasser füllen. Nach einem 5minütigen warmen Fußbad die Füße für 10–15 Sek. in das kalte Wasser tauchen. Einmal wiederholen, mit kalt enden. Die Gefäße am besten in die Badewanne stellen, das erleichtert die Handhabung.

Heublumenpackung

Ein Baumwollbeutel wird mit 500 g Heublumen gefüllt und in einen Topf mit Einsatz gelegt. Der Heublumensack soll nicht direkt im siedenden Wasser liegen, sondern ca. 20 Min. vom Wasserdampf durchzogen werden. Dann so heiß wie möglich auf die betroffene Körperstelle legen und mit einem Baumwolltuch abdecken; Dauer ca. 1 Std. Es gibt auch Fertigpackungen, z. B. Kneipp Heupack Herbatherm®.

Fälle aus der Praxis

Fallbeispiel I

Eine 52jährige Patientin, Bedienung, leidet unter klimakterischen Beschwerden in Form von starkem Schwitzen, Hitzewallungen, Schwächegefühl mit Unruhe, Herzklopfen, Juckreiz und Trockenheit der Vagina, gelegentlich Rückenschmerzen. Die Patientin leidet unter ihrem Zustand, fühlt sich gereizt, unausgeglichen und lustlos. Sie hat seit einiger Zeit weniger Interesse an Beruf und Familie. Regelunregelmäßigkeiten seit 3 Jahren, Menopause vor 8 Mon. Raucherin, schlank. Die Patientin nimmt seit einigen Wochen Hormontabletten (Presomen® 0,6, 1–0–0 Drg.).

Therapie

- Homöopathie: Sepia LM VI, 5–0–5 Globuli tgl.
- Ausleitungsverfahren: Baunscheidtieren des unteren Rückens; zur reflektorischen Beeinflussung der Beckenorgane und zur allgemeinen Tonisierung
- Neuraltherapie: Quaddelung der Schilddrüsenpole mit einem Lokalanästhetikum, insgesamt 3 mal
- Ernährung: kalziumreiche Kost, Kaffee- und Alkoholkonsum einschränken Nahrungsergänzung: Vit. E, Optovit® forte, 2 × tgl. 1 Kps.
- Lebensführung: Nikotinverzicht wegen Osteoporoserisiko; Entspannungsverfahren und viel Bewegung.

Epikrise

Unter dieser Behandlung kam es allmählich zu einer Linderung der Beschwerden. Das Baunscheidtieren wurde von der Patientin als sehr angenehm empfunden und bewirkte in Kombination mit Neuraltherapie und Homöopathie eine deutliche emotionale Stabilisierung und eine deutliche Abnahme der körperlichen Symptomatik. Wegen des erhöhten Osteoporoserisikos nimmt die Patientin die Hormontabletten weiterhin. Änderungen der Lebensweise, z. B. Nikotinverzicht, konnten von der Patientin jedoch nicht dauerhaft eingehalten werden.

▦ Fallbeispiel II

Eine 47jährige Patientin, Hausfrau, hat seit 1 Jahr unregelmäßige Blutungen mit Pausen von 6–8 Wo. Überlange Blutungen von bis zu 2 Wo., Ödemneigung. Verheiratet, 1 Sohn, der vor wenigen Monaten von zu Hause ausgezogen ist. Die Patientin wirkt depressiv und stimmungslabil. Etwas übergewichtig. Außerdem Schwächegefühl und Herzsensationen.

Therapie

- Phytotherapie: Wanzenkraut mit Johanniskraut, Remifemin® plus, 2 × tgl. 2 Tbl.; Tee zur unterstützenden Behandlung (Rezept s. o.)
- Akupunktur: B 31, 32, MP 6, KG 4, KG 6 als Hauptpunkte
- Neuraltherapie: Quaddelung mit Lokalanästhetikum und Cefakliman® (s. Abb. 8.6)
- Ernährung: Vollwertkost, überwiegend laktovegetabil, viel Sojaprodukte, kalziumreich, salzarm

- Lebensführung: neue Interessen suchen, den Kontakt und den Austausch zu anderen Frauen suchen, viel Bewegung und Körpererfahrung, Tai Chi.

Epikrise

Zum Zeitpunkt des Behandlungsbeginns befand sich die Patientin in einer Sinnkrise und wirkte zutiefst verunsichert. Das phytotherapeutische Mittel wurde über mehrere Wo. eingenommen, der Tee kurmäßig 4 Wo. Tips zur Ernährung nahm die Patientin gerne auf. Nach 4wöchiger Behandlung kam es zu einer Normalisierung der Blutungsanomalien und die endgültige Menopause konnte damit insgesamt um etwa 1 1/2 Jahre hinausgezögert werden.

Die naturheilkundliche Therapie bewirkte bei der Patientin nach einigen Wo. eine vegetative Stabilisierung und eine Stimmungsaufhellung. Diese allgemeine Vitalisierung war Voraussetzung für die Auseinandersetzung der Patientin mit ihrer unbefriedigenden Situation, d. h. keine beruflichen Aktivitäten und Zerfall der Familie. Ein weiterer Therapiebestandteil konzentrierte sich daher auf die psychologische Unterstützung der Patientin im Umgang mit Selbstwertgefühl und einer notwendigen Neuorientierung in ihrem Leben.

8

Eigene Notizen

9 Hals-Nasen-Ohren-Erkrankungen

9.1 Erkältungskrankheiten

9.1.1 Akute Atemwegsinfektionen

Akute Infektion des Rachens und der oberen Luftwege. Am häufigsten sind Rhinitis, Sinusitis, Pharyngitis, Laryngitis, Tonsillitis, Bronchitis, Otitis media und grippale Infektionen.

Pathogenese

Meist handelt es sich um eine virale Infektion (Inkubation ca. 1–7 Tage); häufig kommt es im Verlauf aber zu einer bakteriellen Superinfektion. Begünstigend wirken starke Schwankungen der Temperatur, ungünstiges Raumklima (zu trocken, zu heiß), Noxen wie Nikotin und Umweltgifte (z.B. Ozon, Abgase), Streß sowie eine Schwächung der Immunabwehr.

Klinik

- **Rhinitis:** behinderte Nasenatmung, „laufende" Nase, gerötete und geschwollene Nasenschleimhaut
- **Sinusitis:** Schmerzen im Bereich der betroffenen Nasennebenhöhle, Kopfschmerzen
- **Pharyngitis:** Schmerzen im Rachen, oft auch beim Schlucken
- **Laryngitis:** Halsschmerzen, Heiserkeit bis zur völligen Stimmlosigkeit (Aphonie), Hustenreiz
- **Tonsillitis:** starke Halsschmerzen, v.a. beim Schlucken. Mandeln geschwollen und gerötet, vergrößerte Lymphknoten seitlich am Hals und im Kieferwinkel
- **Otitis media:** (starke) Ohrschmerzen, Schwerhörigkeit, Fieber
- **Bronchitis:** Husten, im Anfangsstadium oft nur trockener Reizhusten mit zuweilen quälendem Charakter, v.a. nachts; später dann sog. produktiver Husten mit Sekretbildung
- **„grippaler Infekt":** Virusinfektion mit Kopf- und Gliederschmerzen, Fieber, Husten, Schnupfen, Halsschmerzen

Bei allen Erkrankungsformen können Allgemeinsymptome wie Fieber und Abgeschlagenheit hinzutreten.

Oft sind mehrere Organe gleichzeitig betroffen, z.B. Sinusitis mit Rhinitis, Pharyngolaryngitis.

Medizinische Diagnostik

Anamnese: Beschwerden, Dauer, Vorerkrankungen, Allergie.

> **Untersuchung**
>
> in vielen Fällen ist ein fachärztliches Konsil (HNO, Innere Medizin) erforderlich.
> - **Rhinitis:** gelb-grünliches Sekret – Hinweis auf bakterielle Superinfektion, Abstrich und Erregernachweis, häufig Staphylokokken
> - **Sinusitis:** körperliche Untersuchung, Rhinoskopie, evtl. Röntgen oder Sonographie der Nasennebenhöhlen
> - **Pharyngitis:** körperliche Untersuchung; Streptokokken-Schnelltest bei V.a. auf bakterielle Beteiligung
> - **Laryngitis:** Laryngoskopie, Labor (BSG, Diff.-BB bei V.a. bakterielle Beteiligung)
> - **Tonsillitis:** körperliche Untersuchung mit Racheninspektion, Streptokokken-Schnelltest, evtl. Tonsillen-Abstrich zur Erregerdiagnose und Resistenzbestimmung, Labor (BSG, Diff.-BB)
> - **Otitis media:** Otoskopie, Röntgen bei V.a. Mastoiditis, Labor (BSG, Diff.-BB), Audiometrie
> - **Bronchitis:** körperliche Untersuchung mit Racheninspektion, bei Kindern zusätzlich Ohreninspektion, Lungenauskultation, evtl. Röngen-Thorax. Sputumdiagnostik bei V.a. bakterielle Beteiligung (gelb-grünliches Sputum).

Differentialdiagnose

- **Rhinitis:** allergische Rhinitis, Staphylokokkenrhinitis
- **Sinusitis:** wenn einseitig, häufig dentogene Ursache
- **Pharyngitis:** bakterielle Erreger (β-hämolysierende Streptokokken)

- **Tonsillitis:** Scharlach-Angina, Angina Plaut-Vincent (einseitig, Foetor ex ore), Herpes-Angina, Diphterie, Mononukleose
- **Otitis media:** Scharlach, Masern
- **Bronchitis:** Pneumonie, Bronchial-Karzinom, Asthma bronchiale, Lungenstauung, Tuberkulose
- **grippaler Infekt:** Influenza („echte" Grippe, hervorgerufen durch Influenzaviren; hohes Fieber, erhebliche Beeinträchtigung des Allgemeinbefindens); Mononukleose (Pfeifffersches Drüsenfieber: Fieber, Lymphknotenschwellung, Angina, Abgeschlagenheit. Nachweis durch „Pfeiffer-Zellen" im Diff.-BB).

Medizinische Therapie

- **Rhinitis:**
  - abschwellende *Nasentropfen* oder *-spray:* z.B. Xylometazolin (z.B. Otriven ®; 0,05% für Kinder; bis zu 0,1% für Erwachsene); auch zur Prophylaxe von Sinusitis. *NW:* Tachykardie, Kopfschmerzen, Schleimhautatrophie mit chronischer Rhinitis bei Langzeitanwendung, deshalb maximal 10 Tage.
  - *Dampfinhalalationen:* z.B. mit Kamille (z.B. Kamillosan®)
- **Sinusitis:**
  - abschwellende *Nasentropfen* oder *-spray:* wie bei Rhinitis
  - *Expektoranzien:* z.B. Acetylcystein (z.B. Fluimucil®), Ambroxol (z.B. Mucosolvan®)
  - *symptomatisch:* Dampfinhalationen (wie bei Rhinitis), Rotlichtbestrahlung, Analgetika, z.B. ASS (z.B. Aspirin®)
  - *Breitspektrum-Antibiotika:* z.B. Amoxicillin (z.B. Amoxypen®) bei eitrigem, bakteriellem Sekret und möglichst nach Austestung. **Cave:** Penicillin-Allergie
- **Pharyngitis:**
  - *Inhalationen:* z.B. mit Emser® Salz; *Gurgeln:* z.B. mit Salbeitee
  - *medikamentös:* Analgetika (z.B. ASS), evtl. Antibiotika nach Abstrich, z.B. Penicillin V (z.B. Isocillin®)
- **Laryngitis:**
  - Sprechverbot!
  - *Inhalationen:* z.B. mit Kamillenlösung (z.B. Kamillosan®
  - *Antitussiva:* bei trockenem Reizhusten z.B. Codein (z.B. Codipront®). **Cave:** nicht zusammen mit Expektoranzien, da Gefahr einer Schleimretention
- **Tonsillitis:**
  - *Antibiotika:* z.B. Penicillin V (z.B. Isocillin®); sofor-

tiger Therapiebeginn noch vor Antibiogrammergebnis; bei Therapieresistenz *Breitspektrum-Antibiotikum*, z.B. Amoxicillin/Clavulansäure (Augmentan®). *NW:* Penicillin-Allergie, gastrointestinale Störungen
  - *Analgetika:* z.B. ASS (z.B. Aspirin®)
- **Otitis media:**
  - abschwellende *Nasentropfen* und *-spray:* wie bei Rhinitis
  - *Antibiotika:* wie bei Sinusitis
  - *sonstige:* evtl. Parazentese (Öffnung des Trommelfells)
- **Bronchitis:**
  - *Inhalationen:* wie bei Rhinitis
  - *Expektoranzien:* wie bei Sinusitis
  - *Antitussiva:* wie bei Laryngitis.

Komplikationen

- **allgemein:** bakterielle Superinfektion einer zunächst viralen Erkrankung; geht häufig mit einer Verschlimmerung des Krankheitsbildes einher; typisch dafür ist die sekundäre Verschlechterung nach anfänglicher Besserung der Symptomatik
- **Rhinitis:** Entwicklung einer Sinusitis
- **Sinusitis:** chronische Sinusitis, Fortleitung in die Weichteile des Gesichtes, die Augenhöhle. Seltene, aber lebensbedrohliche Komplikationen sind Hirnabszeß und Hirnvenenthrombose
- **Laryngitis:** chronische Kehlkopfentzündung mit dauerhafter Heiserkeit
- **Tonsillitis**: Retro- und Peritonsillarabszeß (hohes Fieber, starke Halsschmerzen, evtl. Atemnot), Endokarditis und Nephritis durch Anlagerung von Immunkomplexen an die Basalmembranen der Herzklappen und der Nierenglomeruli mit der Gefahr einer lebensbedrohlichen akuten Herzklappeninsuffizienz bzw. Niereninsuffizienz
- **Otitis media:** Perforation des Trommelfells, Fortleitung in die umliegenden knöchernen Abschnitte oder Weichteile, z.B. Mastoiditis, Meningitis
- **Bronchitis:** Pneumonie bei gefährdeten Personen, z.B. Säuglinge und Kleinkinder, alte Menschen, Patienten mit gestörter Immunabwehr.

Prognose

Bei entsprechender Behandlung ist die Prognose aller Erkrankungsformen gut.

9

Akute Atemwegsinfektionen

Diagnostik

Anamnese

Neben der medizinischen Anamnese in einem ausführlichen Gespräch fragen nach:
- *Belastungen:* „verschnupft" sein über bestimmte Umstände; „die Nase voll haben" als ein Zeichen von Überforderung
- *Abwehrschwäche:* Anzahl der Infektionen pro Jahr? Welche Impfungen wurden durchgeführt?

Zungendiagnose

Eine trockene, rote Zunge mit gelblichem Belag kennzeichnet einen Hitze- bzw. Fülle-Zustand und macht eine ableitende Behandlung erforderlich. Eine feuchte, blasse Zunge mit wenig Belag deutet auf einen Kälte- bzw. Leere-Zustand hin und kann in Verbindung mit einer Abwehrschwäche stehen.

Irisdiagnose

Bei Atemwegsinfektionen sind häufig Reizzeichen im tracheonasalen Raum rechts bei 2–3 Uhr und links bei 9–10 Uhr sowie gelegentlich im Lungenbereich rechts etwa zwischen 8–10 Uhr, links zwischen 2–4 Uhr zu sehen. Blutgefäße der Sklera, die auf diesen Sektor weisen, deuten auf eine akute Belastung hin. Bei Fieber sind die Augen glasig.

Therapeutische Strategie

Erfahrungsgemäß sind bei akuten Erkältungskrankheiten gute Erfolge mit einer naturheilkundlichen Therapie zu erzielen. Bewährt hat sich die Behandlung mit Homöopathie, Phytotherapie, Akupunktur, Vitaminen sowie ausleitenden Maßnahmen, z. B. Schwitzkur, Pak-

kungen usw. Entscheidend für den Verlauf der Infektion ist die rasche Behandlung bereits beim Auftreten erster Krankheitsanzeichen. Zu diesem Zeitpunkt lassen sich viele Infektionen der Atemwege durch die Therapie mit phytotherapeutischen oder homöopathischen Mitteln verhindern. Ist die Infektion erst einmal ausgebrochen, läßt sich der Verlauf mit naturheilkundlichen Mitteln immerhin verkürzen und lindern.

Viele Patienten vertreten die Ansicht, immer vital und leistungsfähig sein zu müssen und selbst ein „banaler Infekt" wird häufig nicht mehr akzeptiert. Dabei sind Erkältungskrankheiten als eine natürliche Auseinandersetzung mit der Umwelt anzusehen. In vielen Fällen ist daher der Hinweis sinnvoll, daß z. B. Fieber aus naturheilkundlicher Sicht zunächst einmal kein Prozeß ist, der unterdrückt werden sollte, sondern ein Ausdruck gesunder Reaktionsfähigkeit. Wichtig ist die vollständige Ausheilung jeder Infektion.

Tips zur Lebensführung
- körperliche Anstrengung vermeiden, bei Fieber Bettruhe
- Nikotin- und Alkoholverzicht
- kalte Füße vermeiden, bewirken reflektorisch eine Minderdurchblutung der Atemwege
- zur Prophylaxe: viel Bewegung an der frischen Luft; Sauna 1× pro Wo., wenn keine Kontraindikationen vorliegen

---

Spezielle Therapie

▪ Ernährung, Diätetik

Eine leichte und vitaminreiche Kost (oder Fasten) entlastet den Organismus bei fieberhaften Erkältungskrankheiten. Wichtig ist eine vermehrte Flüssigkeitsaufnahme von mindestens 2–3 l tgl., besonders bei Temperaturerhöhung und im Rahmen der Therapie mit Expektoranzien. Günstig sind Kräutertees und stille Wasser, jedoch keine Milch wegen des verschleimenden Effekts. Wegen des erhöhten Vitamin C-Verbrauchs bei Infektionen ist die Einnahme von 2–3 g tgl. sinnvoll. Reich an Vitamin C sind z. B. Zitronen, Sanddornsaft und Hagebuttenmus.

Phytotherapie

Bei der Behandlung akuter Erkältungskrankheiten spielen Heilpflanzen eine wichtige Rolle. Zum Einsatz kommen, je nach Beschwerdebild, schweißtreibende, reizlindernde, schleimlösende, expektorierende oder spasmolytische Pflanzen, die sich sehr gut ergänzen. Hinsichtlich des Wirkungsspektrums sind die Grenzen nicht immer eindeutig.

Echinacea bewirkt eine Steigerung der unspezifischen Immunabwehr. Gute Erfolge lassen sich im Frühstadium einer akuten Infektion erzielen. Bekannt ist aber auch ein allergenes Potential der Pflanze. Aus grundsätzlichen Erwägungen sollten daher bei autoimmunologischen Prozessen bzw. bei einer Entgleisung des Immunsystems keine Echinacea-Präparate verordnet werden. Als Kontraindikationen gelten Überempfindlichkeit gegen Korbblütler, Allergieneigung und – wegen einer möglichen Stimulation autoimmunologischer Prozesse – chronisch-progrediente Entzündungen, z. B. Rheumatismus.

Heilpflanzen zur innerlichen Anwendung

Grippaler Infekt/ diaphoretische Pflanzen

Holunder (Sambucus nigra): schweißtreibend, sekretolytisch
Winterlinde (Tilia cordata): schweißtreibend, abwehrsteigernd, sekretolytisch

Weide (Salix alba, Salix purpurea): antipyretisch, analgetisch, antiphlogistisch
Sonnenhut (Echinacea purpurea, E. angustifolia): abwehrsteigernd, resistenzsteigernd, virushemmend
Kapuzinerkresse (Tropaeolum majus): abwehrsteigernd, antibiotische Wirkung
Ingwer (Zingiber officinalis): schweißtreibend, erwärmend; Zubereitung: Ingwer geraspelt mit Zitronensaft aufkochen.

Schleimhaltige Pflanzen (Muzilaginosa)

Eibisch (Althaea officinalis): reizlindernd, Steigerung der Phagozytose
Huflattich (Tussilago farfara): reizmildernd, antiphlogistisch, expektorierend, wegen Gehalt an Pyrrolizidinalkaloiden nicht länger als 4–6 Wo. pro Jahr
Spitzwegerich (Plantago lanceolata): reizmildernd, adstringierend, antibakteriell
Isländisches Moos (Lichen islandicus): reizlindernd, antibakteriell, trockener Reizhusten.

Expektoranzien (Saponinhaltige Pflanzen)

Primel (Primula officinalis): expektorierend, antiphlogistisch, sekretomotorisch
Königskerze (Verbascum densiflorum): reizlindernd, mildes Expektorans
Anis (Pimpinella anisum): mildes Expektorans, spasmolytisch, Geschmackskorrigens
Brechwurzel (Ipecacuanhae radix): sekretomotorisch, antibakteriell, virustatisch, in höherer Dosis emetische Wirkung, Verwendung nur als Fertigpräparat.

Krampflösende Pflanzen/Hustensedativa

Thymian (Thymus vulgaris): spasmolytisch, antibakteriell, sekretolytisch, antiseptisch
Sonnentau (Drosera rotundifolia): hustenstillend, bronchospasmolytisch, reizlindernd
Efeu (Hedera helix): spasmolytisch, Expektorans, nicht für Teezubereitung geeignet.

9

Heilpflanzen zur lokalen Anwendung

Salbei (Salvia officinalis): Gurgeln mit Salbeitee bei Pharyngitis und Laryngitis, antibakteriell, virustatisch

Kamille (Chamomilla recutita): zur Inhalation, schleimhautberuhigend

Ätherische Öle: z. B. Pfefferminz-, Eukalyptusöl, zur Inhalation und topischen Anwendung. **Cave**: Bronchospasmus bei Kleinkindern.

Schweißtreibender Tee

Rp.   Flor. Sambuci
         Flor. Tiliae   ad 50,0

M. f. spec. D. S. 1–2 TL auf eine Tasse Wasser, 10 Min. ziehen lassen, mehrmals tgl. 1 Tasse.

Husten- und Bronchialtee

Rp.   Flor. Verbasci
         Fol. Farfarae
         Rad. Althaeae
         Fruct. Anisi   aa ad 100,0

M. f. spec. D. S. 2 TL auf 1 Tasse Wasser, 20 Min. ziehen lassen, mehrmals tgl. 2 Tassen.
(nach *R. F. Weiß*)

Fertigpräparate

Efeu: z. B. Prospan®, 4 × tgl. 20 Tr. (alkoholfrei)

Isländisches Moos: z. B. Isla-Moos®-Pastillen, mehrmals tgl. 2 Past.

Kapuzinerkresse und Meerrettich: z. B. Angocin®, 3 × tgl. 4 Tbl.

Sonnenhut: z. B. Echinacin®, initial 40 Tr., 2stdl. 20 Tr. (Kontraindikationen s. o.)

Sonnentau: z. B. Makatussin® Saft Drosera zuckerfrei, 3 × tgl. 1 TL

Thymian: z. B. Isephca® S Hustensaft, 3 × tgl. 7,5 ml

Kombinationen: z. B. Drosithym®-N, 5 × tgl. 30 Tr.; Expectysat®, 5 × tgl. 1 ML

Tee: z. B. Hevert® Erkältungstee, mehrmals tgl. 1 Tasse

Externa: z. B. Nasulind® Nasensalbe, 3 × tgl.

■ Homöopathie

In der Homöopathie gibt es eine Vielzahl von Mitteln, die eine Beziehung zu infektiösen Erkrankungen der Atemwege haben. Bei akuten Beschwerden sind mit niedrigen Potenzen sehr gute Erfolge zu erzielen.

Akutmittel

Grippale Infekte

– *Aconitum D4:* plötzlicher stürmischer Beginn, bei initialen Fieberzuständen, trockene Haut, trockener Husten; Angst, Unruhe; großer Durst, Folge von kaltem Wind und Zugluft

– *Belladonna D4:* plötzlicher Beginn; feuchte, heiße Haut; Schweiß, Fieber, trockene Schleimhaut; Hals und Tonsillen hochrot, roter Kopf, klopfende Schmerzen, delirant

– *Ferrum phosphoricum D6:* im frühen Stadium der Entzündung; bei Fieber vgl. Aconit, aber ohne Angstsymptome; geringe Abwehrkraft, Neigung zu blutigem Sekret und Otitis media

– *Eupatorium perfoliatum D6:* Zerschlagenheitsgefühl, Glieder- und Knochenschmerzen, Kopfschmerzen, Fieber ohne Schweiß, Kälteschauer, trockener Husten, Fließschnupfen

– *Gelsemium D6:* Frösteln, Kälteschauer am Rücken, Zerschlagenheitsgefühl, Benommenheit, Kopfschmerzen, Fieber ohne Durst, Herzklopfen; Infektion zieht sich hin

– *Phytolacca D6:* dunkelrote Schleimhaut, Halsschmerzen, Tonsillitis, Schluckbeschwerden und Schmerzen bis in die Ohren ausstrahlend, subfebrile Temperatur

Husten

– *Bryonia D3*: trockener Husten, spastisch, Stiche in der Brust, Tonsillitis, Durst, trockene Schleimhäute, Kopfweh, Obstipation, schlechte Laune, will in Ruhe gelassen werden
– *Drosera D6:* Heiserkeit, krampfartiger Reizhusten, anfallsweise, pertussiform, Atmung erschwert, nachts <, nächtliche Hustenanfälle, Schmerzen hinter dem Brustbein.

Rhinitis

– *Allium cepa D4:* wässriger Schnupfen, scharfes Sekret, wund, Niesreiz, Augentränen
– *Luffa D6:* Fließ- oder Stockschnupfen, trockene Nasenschleimhaut, Stirnkopfschmerz
– *Natrium muriatricum D6, D30:* mit Niesen beginnende Erkältung; starker Fließschnupfen, später Nasenverstopfung; Fieberbläschen, eingerissene Mundwinkel.

Dosierung: bei akuten Beschwerden Potenzen bis D12 1/2-stdl.–1-stdl. einnehmen.

Komplexmittel

Alternativ oder ergänzend steht eine Reihe von gut wirksamen homöopathischen Komplexmitteln zur Verfügung:
- akute fieberhafte Zustände: z. B. Infludo®, stdl. 5 Tr. bis zu 10 mal; ohne Fieber 3 × tgl. 8 Tr.
- grippale Infekte: z. B. Roth's RKT® Tropfen, 4 × tgl. 20 Tr.
- Abwehrsteigerung: z. B. toxi-loges®, stdl. 40 Tr. bis zum Abklingen der akuten Beschwerden, dann 3 × tgl. 20 Tr.
- akute Angina, Seitenstrangangina: z. B. Mediotensin® H, stdl. 20 Tr. bis zu 10mal
- Husten. z. B. Droserapect®-N, 3 × tgl. 20 Tr.
- Injektionen: z. B. Influex® 1 × tgl. 1 Amp. i. m., s. c.

- Externa: z. B. Luffa Nasentropfen DHU, mehrmals tgl.

■ Akupunktur

Nach Auffassung der TCM stehen Erkrankungen der Atemwege mit dem Funktionskreis Lunge-Dickdarm in Verbindung. Ursache sind äußere pathologische Energien wie Wind oder Kälte, die in den Körper eindringen und die Abwehrkraft schwächen. Ziel ist eine Ausleitung dieser schädlichen Energien und eine Stärkung der Abwehrenergie.

Körperakupunktur	
Lu 11	akute Infektion, wichtiger Punkt bei Halsschmerzen und -entzündungen
Di 4	Quellpunkt, starke Wirkung auf die Schleimhäute
Lu 7	Luo-Punkt, wichtiger Punkt bei allen Lungenaffektionen
G 20, LG 14	bei Fieber, Kopfschmerzen, Erschöpfung, „Winderkrankungen"
KG 17	Meisterpunkt für den Respirationstrakt
3E 17	bei allen Nasenaffektionen, erleichtert die Nasenatmung
Ex 3	„Bitong", lokaler Punkt, erleichtert die Nasenatmung
Di 20	Rhinitis, Sinusitis
KG 22	Reizhusten, Pharyngitis, Brustschmerzen
M 40	Fernpunkt, schleimlösende Wirkung

Ohrakupunktur

55 – Shen Men, 15 – Larynx/Pharynx, 16 – innere Nase, 101 – Lunge, 30 – Parotispunkt, 13 – Nebenniere.

Durchführung: Bei akuten Beschwerden kann die Behandlung tgl. erfolgen. Tritt bei Entfernung der Nadel aus dem Akupunkturpunkt Lu 11 eine Blutung auf, so kann man diese im Sinne eines Mikroaderlasses bluten lassen.

9

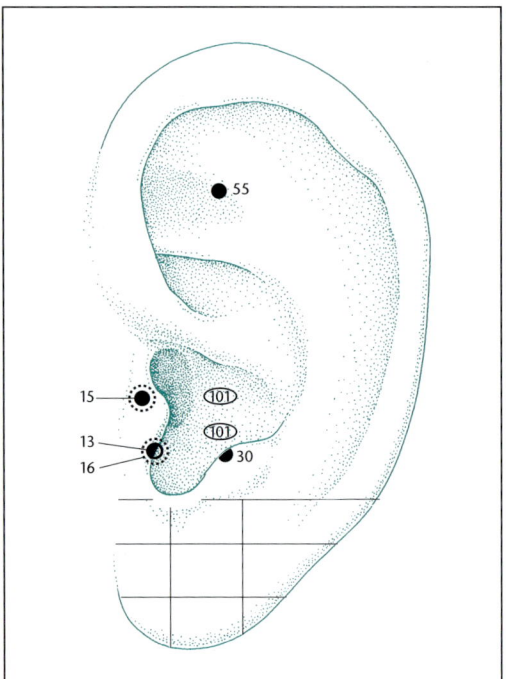

Abb. 9.1: Ohrakupunktur bei akuten Atemwegs-infektionen

Säuglinge 70–100 ml, Kleinkinder bis 250 ml, größere Kinder und Erwachsene bis 500 ml Flüssigkeit.

Ansteigende Fußbäder

Sie sollten bereits bei den ersten Krankheits-zeichen (Frösteln, Kratzen im Hals) durch-geführt werden, denn sie können im Anfangs-stadium die drohende Erkältung aufhalten.

 Ansteigendes Fußbad

Gefäß füllen mit Wasser, evtl. mit Zusatz von äther-ischem Öl, z.B. Thymianöl, Anfangstemperatur etwa 33 °C, innerhalb von 20 Min. durch zufließendes Wasser die Temperatur auf 40–42 °C steigern. (Fußbadewanne am besten in die Badewanne oder Dusche stellen, erleichtert die Handhabung.) Anschließend abtrocknen und ins Bett legen. Für Schwitzkur zusätzlich warmen Tee, z.B. Lindenblütentee oder „Ingwer-Trunk", trin-ken.

Halswickel mit Quark

Kühlende Auflagen wirken schmerzlindernd, abschwellend und entzündungshemmend.

 Halswickel mit Quark

250 g Quark ohne Bindemittel fingerdick auf Leinen-lappen (evtl. als Wäscheschutz Küchenpapier benut-zen) aufstreichen, auf den Hals legen und mit einer Binde locker befestigen. Nach ca. 20 Min. erneuern.

Brustwickel

Der kalte Brustwickel wird angewendet bei akuter Bronchitis und Sekretstau. Er wirkt entzündungshemmend, fiebersenkend und schmerzlindernd. Liegedauer: ca. 45–60 Min. Bei Kältegefühl kontraindiziert!

■ Physikalische Therapie

Bei akuten Erkältungskrankheiten sind ein-fache physikalische Maßnahmen sehr wir-kungsvoll. Je nach Beschwerdebild wer-den entzündungshemmende, abschwellende, schleimlösende, abkühlende oder antipyreti-sche Maßnahmen eingesetzt. Grundsätzlich gilt: kalte Anwendungen nur bei einem war-mem Körper! Folgende Maßnahmen lassen sich ohne großen Aufwand zu Hause durch-führen:

- Inhalationen mit Meersalz oder Emser® Salz, 11 g auf 1 l heißes Wasser
- Einläufe mit zimmerwarmem Kamillentee als ausleitende Maßnahme zur Fiebersen-kung, besonders wirksam bei Kindern so-wie bei infektionsbedingter Obstipation:

Brustwickel

Leinentuch in kaltes Wasser (ca. 18 °C) tauchen, auswringen, faltenfrei und straff um den Brustbereich legen. Darüber ein Baumwolltuch und ein Wolltuch. Anschließend mit Bettdecke zudecken.

Wadenwickel

Wadenwickel sind eine wirkungsvolle und schonende Methode zur Fiebersenkung. **Cave:** Nicht bei Patienten mit peripherer arterieller Verschlußkrankheit.

Bei Kindern reicht es oft schon, wenn man ihnen die dicke Kleidung auszieht!

Wadenwickel

2 Baumwolltücher (z. B. Küchentücher) in eine Schüssel mit kaltem Wasser (ca. 18 °C) und einem Schuß Zitrone tauchen, leicht auswringen und anschließend faltenfrei um beide Waden legen. Als Schutz außen 2 Flanelltücher locker umschlagen. Die Wickel können etwa alle 15–20 Min. bis zu 3 mal hintereinander erneuert werden. Bleiben sie zu lange liegen, kann es zu einem Wärmestau kommen, der das Fieber unter Umständen noch steigen läßt. Zwischendurch Temperaturkontrolle.

Fälle aus der Praxis

Fallbeispiel I

Eine 27jährige Patientin, Angestellte in einer PR-Agentur, wegen Verdauungsbeschwerden in der Praxis, gibt an, daß sie erste Anzeichen einer Erkältung verspüre: Kratzen im Hals, Frösteln, kalte Füße, heißer Kopf, jedoch kein Fieber.

Therapie

- Phytotherapie: Verordnung eines schweißtreibenden Tees (Rezept s. o.)
- physikalische Maßnahmen: ansteigendes Fußbad, anschließend ins Bett
- Homöopathie: toxi-loges®, stdl. 40 Tr. bis zum Abklingen der akuten Beschwerden.

Epikrise

Die Patientin hielt sich an alle Anweisungen, führte die Schwitzkur durch und hatte am nächsten Morgen keine Beschwerden mehr.

Fallbeispiel II

Eine 65jähriger Mann, Rentner, leidet unter starkem Husten, Schnupfen und Schwächegefühl, appetitlos; schläft wegen des Hustens schlecht; Temperatur 38 °C.

Therapie

- Ernährung, Diätetik: 2–3 l tgl. trinken; leichte, Vitamin C-reiche Kost
- Phytotherapie: Husten- und Bronchialtee (Rezept s. o.), mehrmals tgl. 2 Tassen
- Homöopathie: Droserapect®-N, 3 × tgl. 20 Tr.
- Akupunktur: KG 17, Di 4, Lu 7, M 40 als Hauptpunkte.

Epikrise

Unter dieser Behandlung kam es zu einer baldigen Besserung der Symptomatik. Die Akupunktur wurden tgl. oder jeden 2. Tag durchgeführt, nach 5 Tagen hatte der Patient keine Beschwerden mehr.

9

9.1.2 Chronisch-rezidivierende Atemwegsinfektionen

Pathogenese

Man unterscheidet 2 Formen:
- Rezidiv einer nicht vollständig ausgeheilten akuten Infektion, z. B. bei ungenügender oder zu kurzer Behandlung
- immer wiederkehrende, neu auftretende Infektionen, z. B. bei ungünstigen anatomischen Bedingungen wie eine Nasenscheidewandverkrümmung als Risikofaktor für rezidivierende Nasennebenhöhlenentzündungen, Polypen, bei Störungen der Immunabwehr wie z. B. Therapie mit Glukokortikoiden und Immunsuppressiva, bei psychischer Dauerbelastung oder bei Erkrankungen des Immunsystems wie AIDS, bei allergischer Veranlagung und Umweltnoxen (z. B. Nikotin, Abgase).

Medizinische Diagnostik

- **Anamnese**
- **körperliche Untersuchung**
- **fachärztliches Konsil:** entsprechende Spezialuntersuchungen, z. B. Allergietestung, gezielte Diagnostik bei V. a. Immunschwäche.

Medizinische Therapie

Wenn möglich, Ausschaltung der Ursache, Allgemeinmaßnahmen (z. B. Sport, Abhärtung), sonst:
- **symptomatisch:**
  - abschwellende *Nasentropfen* oder *-spray*: z. B. Xylometazolin (z. B. Otriven ®; 0,05% für Kinder; bis zu 0,1% für Erwachsene); auch zur Prophylaxe von Sinusitis. *NW:* Tachykardie, Kopfschmerzen, chronische Rhinitis bei Langzeitanwendung, deshalb maximal 10 Tage.
  - *Dampfinhalalationen:* z. B. mit Kamille (z. B. Kamillosan®)

- **Antibiotika:** Gabe von Antibiotika bei bakterieller Beteiligung bzw. Wechsel auf Breitspektrum-Antibiotika, wie z. B. Cephalosporin (z. B. Elobact®), Gyrasehemmer (z. B. Ciprobay®), Amoxicillin/Clavulansäure (Augmentan®). *NW:* z. B. gastrointestinale Störungen, pseudomembranöse Kolitis, allergische Reaktionen, zentralnervöse Störungen, Veränderungen der Darmflora
- **Operation:** bei rezidivierender Tonsillitis, evtl. bei chronischer Sinusitis
- **antiallergische Therapie:** bei nachgewiesener Allergie Allergenkarenz, Hyposensibilisierung und antiallergische Therapie.

Prognose

Gelingt es, die Ursache bzw. Grunderkrankung erfolgreich zu behandeln, ist die Prognose gut. Bei bestimmten Erkrankungen des Immunsystems (z. B. angeborener Immunglobulinmangel oder AIDS) ist die Prognose trotz lebenslanger Therapie schlecht.

Chronisch-rezidivierende Atemwegsinfektionen

Diagnostik

Anamnese

Neben der medizinischen Anamnese in einem ausführlichen Gespräch fragen nach:
- *Auslöser:* zeitlicher Beginn der Infektanfälligkeit? Häufige Antibiotikagaben? Häufig Irritation des Immunsystems durch Impfungen.
- *Belastungen:* ständige Überforderung und Dauerstreß schwächen das Immunsystem. Zusätzliche Streßquellen: Reizüberflutung durch Fernsehen usw.
- *Konflikten:* ungelöste (Dauer-)Konflikte, Folge ist häufig eine depressive Grundstimmung.
- *Nikotin:* Raucht der Patient bzw. wird in seiner Umgebung viel geraucht?
- *Ernährung:* Fast food, Fertiggerichte. Sind Nahrungsmittelunverträglichkeiten oder -allergien bekannt, z. B. Milch?
- *Verdauung:* Eine intakte Darmflora und das darmassoziierte Immunsystem sind für die Abwehrlage des Körpers von großer Bedeutung. Daher Symptome abkären, die auf eine Störung bzw. Dysbiose hindeuten können, z. B. Meteorismus, Flatulenz, Stuhlanomalien.

Angesichtsdiagnose

Eine lymphatische Konstitution mit einer Neigung zu Lymphdrüsenschwellungen, Tonsillitis, Tonsillenhypertrophie usw. haben bevorzugt Menschen mit heller Haut und blauen Augen. Die Haut bei diesen Patienten ist häufig blaß, pastös und bräunt nur schlecht.

Irisdiagnose

Bei der Behandlung chronisch-rezidivierender Atemwegsinfektionen ist die Erkennung der Konstitution wichtig, die sich in der Iris gut darstellt.

Eine lymphatische Konstitution ist Hinweis für ein verstärkt reagierendes Lymphsystem. Die blaue Iris ist durchzogen von weißen Fasern, die geschlängelt von der Magen-Darm-Zone zum äußeren Rand ziehen. Feine, dünne Fasern weisen auf eine neurogene Diathese hin. Ein hervorgehobener aufgehellter Krausenrand ist ebenfalls ein Zeichen für eine Störung des Lymphsystems.

Braune Augen deuten auf eine hämatogene Konstitution hin mit einer Neigung zu hyperplastischen Drüsenerkrankungen.

Störfelddiagnose

Grundsätzlich sollte bei der Untersuchung abgeklärt werden, ob potentielle Störfelder vorliegen: Zahnstatus, Tonsillen und Nasennebenhöhlen

Stuhlprobe

Bei Verdacht auf eine gestörte Darmflora bzw. eine Darmmykose sollte eine Stuhlprobe durchgeführt werden.

Therapeutische Strategie

Erfahrungsgemäß sind bei rezidivierenden Atemwegsinfektionen gute Erfolge mit einer naturheilkundlichen Therapie zu erzielen. Bewährt hat sich die Behandlung mit diätetischen Maßnahmen, Homöopathie, Phytotherapie, Eigenblut, ausleitenden und umstimmenden Maßnahmen, Akupunktur sowie

9

physikalischer Therapie. Die Kombination mehrerer Verfahren hat sich als günstig erwiesen. Ziel ist eine Stärkung des Immunsystems sowie eine verbesserte Regulationsfähigkeit des Organismus.

Das Erkennen und Eingehen auf die Konstitution ist Basis der naturheilkundlichen Therapie. Zeigt sich in der Diagnose ein Hinweis auf eine lymphatische Konstitution, so sollte eine konstitutionsbezogene Behandlung erfolgen. Die Anregung des Lymphsystems und des Stoffwechsels, z. B. mit homöopathischen Mitteln und ausleitenden Verfahren, gehört zur naturheilkundlicher Basistherapie bei rezidivierenden Infektionen und ist besonders bei der lymphatischen Diathese indiziert.

Aus naturheilkundlicher Sicht wird besonders der Darmflora und den Peyer-Plaques als einem wesentlichen Teil des Immunsystems eine zentrale Stellung bei der Behandlung rezidivierender Infektionen eingeräumt. Häufig sind Zusammenhänge zwischen einem geschädigten Darm und einer geschwächten Abwehr zu erkennen. Besonders nach wiederholter Antibiotikaeinnahme kommt es zu Störungen der Darmflora; in diesen Fällen ist eine entsprechende Nachbehandlung wichtig. Finden sich Hinweise auf eine allergische Reaktion, so muß eine entsprechende Behandlung eingeleitet werden.

Es muß jedoch berücksichtigt werden, daß bei chronisch-rezidivierenden Atemwegsinfektionen häufig psychische Ursachen eine große Rolle spielen. Die Wechselbeziehung zwischen Immunsystem und seelischem Gleichgewicht ist altes Wissen der Naturheilkunde, das jetzt wissenschaftlich unter dem Begriff „Psychoneuroimmunologie" untersucht wird. Eine längerfristige Behandlung zielt auf eine psychologische Unterstützung der Patienten im Umgang mit emotionalen Problemen und Konflikten. Als weitergehende Verfahren kommen dann in Frage: konstitutionelle Homöopathie, Entspannungsverfahren und Psychotherapie.

Tips zur Lebensführung

- regelmäßige bzw. tgl. Bewegung an der frischen Luft
- Nikotinverzicht, Alkohol einschränken
- Sauna, 1 × pro Wo., wenn keine Kontraindikationen vorliegen
- kalte Füße vermeiden; bewirken reflektorisch eine Minderdurchblutung der Atemwege
- elektrische Wecker, Radio und Fernsehen im Schlafzimmer möglichst vermeiden (Elektrosmog)
- Wohnräume nicht überheizen, Schlafzimmer kühl und gut gelüftet
- Meditation, positive Visualisierung

Spezielle Therapie

■ Ernährung, Diätetik

Vitamin- und Mineralstoffmangel können das Abwehrsystem beeinträchtigen. Zu empfehlen ist daher eine vitaminreiche Vollwertkost mit hohem Rohkost- und Ballaststoffanteil. Als Nahrungsergänzung kommt in Frage: Vitamin C 2 × tgl. 1 g. Vitamin C übernimmt wichtige Aufgaben als Antioxidans und bewirkt eine Steigerung der körpereigenen Interferon- und Kortisonsynthese. Vitamin C in gepufferter Form ist besser magenverträglich als herkömmliches. (Vor der Verordnung Preis in der Apotheke erfragen; erhebliche Preisunterschiede!).

Rp.	Calciumascorbat	50,0
	Ascorbinsäure (Vit. C)	50,0
M. D. S. 2 × tgl. 1 g		

Bei chronisch-rezidivierenden Infektionen sollte auf Schweinefleisch und Wurst wie auch denaturierte Lebensmittel wie Weißmehl und Zucker verzichtet werden. Fertiggerichte und Lebensmittel in Konserven sollten völlig aus dem Speiseplan gestrichen werden.

Bei Hinweisen auf eine Dysbakterie sollte Milchzucker, z. B. Edelweiss®-Milchzucker DAB, 3 × tgl. 1 TL, verordnet werden, bzw. angereichert mit Bifidusbakterien, z. B. Acidophilus-Jura®, 3 × tgl. 1 TL. Günstig sind auch milchsaure Gemüse und Milchprodukte mit rechtsdrehenden (L+) Milchsäurebakterien, z. B. Joghurt, Kefir und Sauerkraut. Dann kann eine mikrobiologische Therapie mit Escherichia coli-Präparaten durchgeführt werden, z. B. Rephalysin®, 3 × tgl. 2 Drg. Zur Regeneration der Darmflora und zur Entgiftung sollte zusätzlich ein Mittel verordnet werden, z. B. Sulfredox®, 3 × tgl. 2 Drg. Eine Darmsanierung dauert erfahrungsgemäß mehrere Wo. bis Mon.

■ Phytotherapie

Zur Behandlung von chronisch-rezidivierenden Infektionen gibt es eine Reihe von Heilpflanzen, die eine immunstimulierende bzw. imunmodulatorische Wirkung besitzen. Bewährt hat sich die Verwendung von Fertigpräparaten. Echinacea bewirkt eine Steigerung der unspezifischen Immunabwehr. Bekannt ist auch ein allergenes Potential der Pflanze. Aus grundsätzlichen Erwägungen sollten daher bei autoimmunologischen Prozessen bzw. bei einer Entgleisung des Immunsystems keine Echinacea-Präparate verordnet werden. Als Kontraindikationen gelten demnach Überempfindlichkeit gegen Korbblütler, Allergieneigung und – wegen einer möglichen Stimulation autoimmunologischer Prozesse – chronisch progrediente Entzündungen, z. B. Tuberkulose, Rheumatismus.

Heilpflanzen zur innerlichen Anwendung

Sonnenhut (Echinacea angustifolia, E. purpurea): abwehrsteigernd, resistenzsteigernd, virushemmend, Steigerung der Phagozytose
Wilder Indigo (Baptisia tinctoria): Steigerung der Phagozytose

Lebensbaum (Thuja occidentalis): immunstimulierend, antiviral
Roter Wasserhanf (Eupatorium perfoliatum): immunstimulierend, antiphlogistisch
Pelargonium reniforme/sidoides (Heimat Südafrika): bakteriostatisch, immunmodulierend
Salbeigamander (Teucrium scorodonia): zur Umstimmung, stoffwechselanregend
Taiga-Strauch (Eleutherococcus senticosus): immunstimulierend, adaptogen.

Fertigpräparate

Kombinationen: z. B. Esberitox® N, 3 × tgl. 2 Tbl.
Echinacea: z. B. Echinacea Stada®, 3 × tgl. 1 Lutschtbl.
Pelargonium reniforme: z. B. Umckaloabo®, 3 × tgl. 20 Tr.
Eleutherococcus: z. B. Eleu-Kokk®, 3 × tgl. 1 Drg.
Salbeigamander: z. B. Scordal, 3 × tgl. 1 Kps.
Tee: z. B. Gerner Lymphaticum, 2 × tgl. 1 Tasse; Hevert® Stoffwechsel-Tee, 3 × tgl. 1 Tasse.

■ Homöopathie

In der Homöopathie gibt es eine Vielzahl von Mitteln, die eine Beziehung zu chronisch-rezidivierenden Atemwegsinfektionen bzw. eine Disposition zu einem gestörten Abwehrsystem haben. In erster Linie sollten konstitutionell wirkende Homöopathika eingesetzt werden. Für eine Konstitutionsbehandlung ist eine individuelle Mittelwahl nach ausführlicher Repertorisation notwendig. Die Akutmittelauswahl entspricht der Behandlung der akuten Atemwegsinfektionen.

Konstitutionsmittel

Übersicht über häufig eingesetzte Polychreste bei Abwehrschwäche:
– *Calcium carbonicum:* lymphatische Diathese, Tonsillenhypertrophie, generalisierte

9

Lymphknotenschwellung; Kopfschweiß, Verlangen nach Eiern und Süßigkeiten, Milchunverträglichkeit; pastöse, hellhaarige, hellhäutige Patienten

- *Natrium muriaticum:* chronische Ohr- und Augenentzündungen, chronischer Schnupfen, Geruch- und Geschmacksmangel, Drüsenaffektionen, reserviert, introvertiert
- *Silicea:* Neigung zu Erkältungen, chronische Eiterungen, chronische Otitis media und Otitis externa, extrem frostig, bleiche Patienten, leistungsunfähig, schwächlich, eher kümmerlich, greisenhaftes Aussehen der Kinder
- *Sulfur:* chronische Infekte der oberen Luftwege, häufige Rezidive, Reaktionsschwäche, Wechselbeziehung zwischen inneren Erkrankungen und Haut- oder Schleimhautaffektionen, unreine Haut; Chronizität, unordentlich, selbstbezogen
- *Tuberculinum:* große Neigung zu Infekten und Rezidiven; geringste Kälteeinwirkung führt zum Infekt, monatelanger Husten, Ekzemneigung, reist gerne; Angst vor großen Tieren; unbeständig, wechselt häufig Interessen und Freunde; Anstrengungen <.

Komplexmittel

Alternativ oder ergänzend steht eine Reihe gut wirksamer homöopathischer Komplexmittel zur Verfügung:
- zur Abwehrsteigerung: z.B. Naranotox® plus, 4 × tgl. 30 Tr.; Echinacea-Tabletten Nestmann, 3 × tgl. 1 Tbl. lutschen (gut geeignet für Kinder)
- bei lymphatischer Konstitution: z.B. Alymphon®, 3 × tgl. 1 TL
- Lymphmittel: z.B. Lympholact N, 3 × tgl. 20 Tr.; Phönix Lymphophön, 4 × tgl. 20 Tr.
- Otitis media: z.B. Otovowen®, 3 × tgl. 12 Tr.

- Injektionen: z.B. Derivatio®, 2 × pro Wo. 1 Amp. i.m., s.c.

▪ Akupunktur

Nach Auffassung der TCM stehen Erkrankungen der Atmungsorgane mit dem Funktionskreis Lunge-Dickdarm in Verbindung. Ursache ist häufig eine Schwäche des Lungen-Qi oder eingedrungene pathologische Energien wie Wind oder Kälte, bei bereits geschwächter Abwehrkraft. Ziel ist eine Ausleitung dieser schädlichen Energien und eine Stärkung der Abwehrenergie.

Körperakupunktur	
Di 11	immunstimulierende Wirkung
Di 4	Quellpunkt, starke Schleimhautwirkung
MP 10	immunmodulierende Wirkung; allergische Diathese
B12	„Tor des Windes", Infektneigung
B 13	Zustimmungspunkt Lungen-Meridian
KG 17	Meisterpunkt für den Respirationstrakt
LG 14	immunstimulierende Wirkung, psychisch ausgleichend
Ni 27	chronischer Husten, thorakale Schmerzen

Ohrakupunktur

55 – Shen Men, 15 – Larynx/Pharynx, 16 – innere Nase, 101 – Lunge, 30 – Parotispunkt, 13 – Nebenniere, 29 – Polster, Vegetativum II, 95 – Niere.
Durchführung: Die Behandlung erfolgt zunächst 2 × pro Wo., nach einer Besserung Übergang auf 1 Sitzung pro Wo.; insgesamt 8–10 Behandlungen. Ohr- und Körperakupunktur lassen sich gut kombinieren (vgl. Abb. 9.2).

▪ Neuraltherapie

Zunächst muß abgeklärt werden, ob potentielle Störfelder vorliegen. Bei rezidivierenden Infektionen ist besonders auf Störungen im

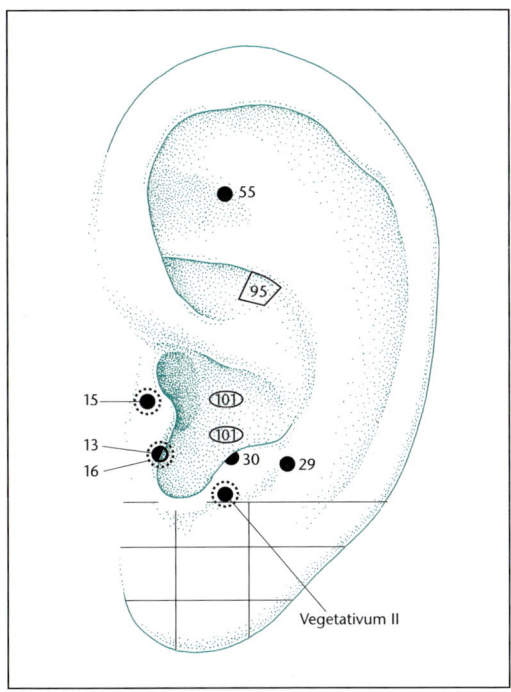

Abb. 9.2: Ohrakupunktur bei chronisch-rezidivierenden Atemwegsinfektionen

Bereich der Tonsillen zu achten. Eine häufig durchgeführte Maßnahme ist deshalb die Injektion an die oberen und unteren Tonsillenpole bzw. an die Tonsillektomienarben mit 1 ml Lokalanästhethikum. **Cave:** immer aspirieren! Nie in die Tonsillen stechen! Keine Injektion bei akuter Tonsillitis, sonst Gefahr eines Tonsillarabszesses. Eine spezielle Tonsillennadel verhindert zu tiefes Einstechen.

Als adjuvante Therapie bei chronischer Bronchitis ist die Quaddelung des thorakalen Raums sinnvoll, ventral und dorsal, möglichst unter Einbeziehung der Akupunkturpunkte Ni 27, B 12 und B 13 (vgl. Abb. 9.3).

Eigenbluttherapie

Die Eigenblutbehandlung wird als Reiztherapie mit dem Ziel eingesetzt, eine tiefgreifende Umstimmung des Organismus zu erreichen. Unter der Therapie kommt es zu einem proteolytischen und antiphlogistischen Effekt sowie zu einer Anregung der körpereigenen Abwehrkräfte. Bei der Behandlung gilt: Je akuter der Zustand, desto öfter, je chronischer der Zustand, desto größere Abstände sollten zwischen den Injektionen bzw. der oralen Einnahme liegen.

Eigenblutinjektionen

Durchführung: 0,5 ml Eigenblut mit homöopathischer Injektionslösung, z. B. 1 Amp. Influex® mischen und i. m. injizieren. Bei chronischen Beschwerden wird etwa alle 5–7 Tage eine Injektion in ansteigender Dosierung: 0,5 ml – 1,0 ml – 1,5 ml – 2 ml – 2,5 ml – 3 ml durchgeführt, bis eine deutliche Besserung der Symptomatik eingetreten ist.

Eigenblutnosode

Potenziertes Eigenblut ist eine sanfte Methode, die sich besonders bei Kindern gut bewährt. Aber auch bei Patienten, die sehr sensibel sind oder eine Abneigung gegen Spritzen haben, stellt sie eine wirksame Alternative zur Eigenblutinjektion dar.

9

Behandlungsschema bei Kindern (nach *H. Krebs*)
C5 Potenz 1 × pro Wo. 5 Tr., insgesamt 6 mal
C7 Potenz 1 × pro Wo. 5 Tr., insgesamt 6 mal
C9 Potenz 1 × pro Wo. 5 Tr., insgesamt 6 mal
C10 Potenz 1 × pro Wo. 5 Tr., insgesamt 6 mal
C12 Potenz 1 × pro Wo. 5 Tr., insgesamt 6 mal.

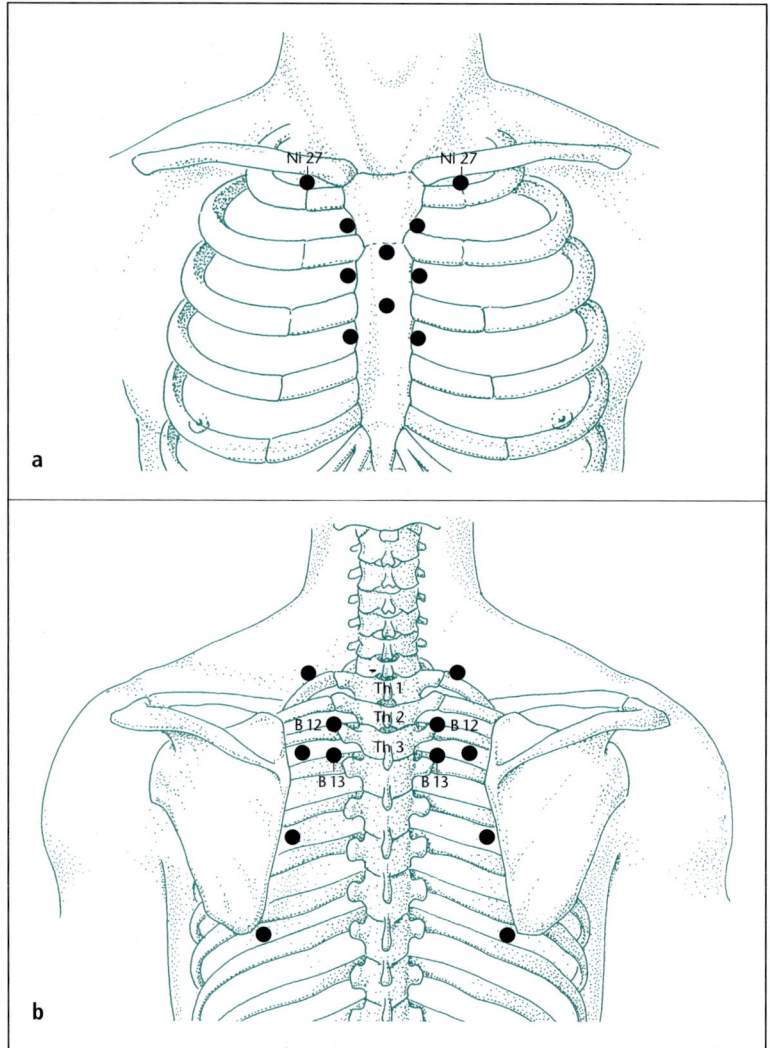

Abb. 9.3:

Neuraltherapie bei
chronisch-rezidivierenden
Atemwegsinfektionen.
a: Behandlung ventral;
b: Behandlung dorsal

■ Ausleitungs- und Umstimmungsverfahren

Bei der Behandlung rezidivierender Infekte wird versucht, über ausleitende Verfahren einen Einfluß auf die Durchblutung sowie eine Lymphdrainage zu erreichen.

• Nasenspülungen und Gurgeln mit Salzwasser, z. B. Emser® Salz oder Meersalz.

Cantharidenpflaster

Bei Otitis media sind mit dem Cantharidenpflaster erfahrungsgemäß gute Ergebnisse zu erzielen, denn es hat einen starken Effekt auf die regionale Durchblutung und den Lymphfluß. Ein briefmarkengroßes Pflaster wird an das Mastoid angebracht, steril verbunden und über Nacht belassen. Dabei kann sich ein unangenehmer Brennschmerz entwickeln. *Hinweis:* Bei dunklen, pigmentreichen Menschen kann es in seltenen Fällen zu Hyperpigmentierungen kommen. Neben dieser kosmetischen Problematik muß der Patient in jedem Fall darauf hingewiesen werden, daß durch die Behandlung eine Wunde entsteht, die entsprechend versorgt werden muß.

■ Physikalische Therapie

Bei rezidivierenden Infektionen sind Reize indiziert, die zu einer Abhärtung des Organismus bzw. zu einer angemessenen Abwehrreaktion führen sollen. Folgende Maßnahmen lassen sich ohne großen Aufwand zu Hause durchführen:
- Wechselduschen und Bürstenmassage am Morgen
- wechselwarme Fußbäder haben eine reflektorische Wirkung auf die Nasen-Rachenschleimhaut und sind auch bei chronisch kalten Füßen sehr wirkungsvoll.

 Wechselwarmes Fußbad

Je ein Gefäß mit warmem (36–38 °C) und kaltem (15–18 °C) Wasser füllen. Nach einem 5minütigen warmen Fußbad die Füße für 10–15 Sek. in das kalte Wasser tauchen. 1 × wiederholen, mit kalt enden. Die Gefäße am besten in die Badewanne stellen, das erleichtert die Handhabung.

Fälle aus der Praxis

■ Fallbeispiel

Eine 47jährige Patientin, MTA, leidet unter rezidivierenden Infektionenen der oberen Atemwege, die Abstände zwischen den Infektionen werden immer kürzer. Häufig sind die Beschwerden subakut. Die Patientin bekommt kein Fieber. Auch zwischen den einzelnen Infektionen fühlt sich die Patientin nicht wirklich gesund und fit. Schon als Kind rezidivierende eitrige Bronchitis, Tonsillektomie mit 12 Jahren. Die Nasenschleimhaut ist trocken. Die Patientin friert sehr leicht und leidet unter chronisch kalten Füßen. Leichte Adipositas, Verstopfungsneigung, seit einer Anti-Pilz-Diät geht es besser. Hellhäutig, blaue Augen. In der Iris zeigt sich eine lymphatische Diathese.

Therapie

- Eigenbluttherapie: Injektionen in ansteigender Dosierung (Schema s. o.)
- physikalische Therapie: wechselwarme Fußbäder, wegen chronisch kalter Füße und zur Abwehrsteigerung; Inhalation mit 1/2 TL Meersalz auf 1 l Wasser im Wechsel mit einigen Tr. ätherischem Öl 1 × tgl., wegen geschädigter Nasenschleimhaut
- Neuraltherapie: Injektion an die Tonsillektomienarben, Störfeldbehandlung
- Homöopathie: Alymphön®, 3 × tgl. 1 TL über 3 Mon., wegen lymphatischer Diathese
- Ernährung: Vollwertkost, vitaminreich, weitgehender Verzicht auf Zucker.

Epikrise

Unter der Behandlung kam es zu einer langsamen Verbesserung des Zustandes. Auch zu Beginn der Behandlung kam es wiederholt zu Atemwegsinfektionen. Nach 6 Wo. stabilisierte sich unter der Eigenbluttherapie und dem homöopathischen Mittel der positive Zustand. Zur allgemeinen Abwehrsteigerung wurden regelmäßig wechselwarme Fußbäder und Inhalationen mit Meersalz durchgeführt.

9

9.2 Chronische Sinusitis

Entzündung der Nasennebenhöhlenschleimhaut, meist von Kieferhöhle (Sinusitis maxillaris) oder Stirnhöhle (Sinusitis frontalis). Seltener betroffen sind Siebbeinzellen (Sinusitis ethmoidalis) und Keilbeinhöhlen (Sinusitis sphenoidalis). Häufiges Krankheitsbild: ca. 5% der Bevölkerung.

Pathogenese

Häufig auf dem Boden einer Rhinitis durch Verlegung der Nasennebenhöhlenausgänge durch die geschwollene Nasenschleimhaut. Sehr oft Mischinfektionen mit mehreren Keimen. Häufig aufgepfropft auf allergische Entzündungen der Nasen-(nebenhöhlen-)schleimhaut. Begünstigend wirken auch anatomische Besonderheiten, z.B. Nasenscheidewandverkrümmung, Hyperplasie der Nasenmuscheln, Adenoide ("Polypen"), Streß und Klimafaktoren. Sinusitiden der Kieferhöhlen können auch durch erkrankte Zahnwurzeln (Wurzelspitzeneiterung, Wurzelspitzengranulome) entstehen.

Klinik

- **Sinusitis maxillaris:** pochende Schmerzen im Bereich des vorderen Oberkiefers und in der Schläfenregion. Beim Bücken verstärken sich typischerweise die Schmerzen. Die Nasenatmung ist behindert.
- **Sinusitis frontalis:** Schmerzen in der Stirnregion, die in den inneren Augenwinkel ausstrahlen können
- **Sinusitis ethmoidalis:** Druck bzw. Schmerzen im Bereich der Nasenwurzel und des inneren Augenwinkels. "Schleimstraße" an der Rachenhinterwand führt häufig zu Hustenreiz.
- **Sinusitis sphenoidalis:** eher uncharakteristisches Beschwerdebild; Kopfschmerzen in der Mitte des Kopfes mit Ausstrahlung zum Hinterkopf. "Schleimstraße" an der Rachenhinterwand führt häufig zu Hustenreiz.

> **!** Bei der chronischen Sinusitis können die Schmerzen jedoch auch ganz fehlen! Oft finden sich dann nur eine Druck- bzw. Klopfempfindlichkeit der betroffenen Nasennebenhöhlen, (einseitige) Behinderung der Nasenatmung, Geruchsstörungen, (einseitiger) Ausfluß von Nasensekret. Auch Abgeschlagenheit und chronische Kopfschmerzen sind möglich.

Medizinische Diagnostik

- **Anamnese:** z.B. Allergie, vorausgegangene Erkältungen, Immunschwächeerkrankung
- **körperliche Untersuchung**
- **Allergietestung:** bei entsprechendem Verdacht
- **HNO-fachärztliches Konsil:** Rhinoskopie, Röntgen der Nasennebenhöhlen, Sonographie, evtl. CT.

Differentialdiagnose

- allergische Rhinitis
- Gesichtsneuralgien (z.B. Trigeminusneuralgie)
- chronische Wurzelspitzeneiterung
- Glaukom
- Tumoren der Nasen- und Nebenhöhlenschleimhaut.

Komplikationen

- Chronifizierung, Verschlechterung der Lebensqualität.
- Fortleitung in die Weichteile des Gesichtes, die Augenhöhle (z.B. Orbitalabszeß) sowie in die knöchernen Strukturen (Ostitis, Mastoiditis). Seltene, aber lebensbedrohliche Komplikationen sind Hirnabszeß und Hirnvenenthrombose

Medizinische Therapie

- **konservativ:**
  - *abschwellende Nasentropfen oder -spray:* z.B. Xylometazolin (z.B. Otriven ®; 0,05% für Kinder; bis zu 0,1% für Erwachsene). *NW:* Tachykardie, Kopfschmerzen, Schleimhautatrophie mit chronischer Rhinitis bei Langzeitanwendung, deshalb über maximal 10 Tage
  - *Expektoranzien:* z.B. Acetylcystein (z.B. Fluimucil®)
  - *symptomatisch:* Dampfinhalationen z.B. mit Kamillenlösung (z.B. Kamillosan®), Rotlichtbestrahlung, Analgetika, z.B. ASS (z.B. Aspirin®)
  - *Breitspektrum-Antibiotika:* z.B. Amoxicillin (z.B. Amoxypen®) bei eitrigem, bakteriellem Sekret und möglichst nach Austestung. **Cave:** Penicillin-Allergie. *NW:* gastrointestinale Störungen, pseudomembranöse Kolitis, Veränderungen der Darmflora

- **antiallergische Behandlung:** bei nachgewiesener Allergie Allergenkarenz, antiallergische Medikation, Hyposensibilisierung
- **operativ:** wenn durch konservative Maßnahmen keine Besserung und bei eindeutiger Korrelation (gleiche Seite) zwischen anatomischer Besonderheit und Befund, z.B. „Fensterung" (Eröffnung und Ausräumung der Nasennebenhöhlen durch den Nasengang); endonasale Siebbbeinoperation; Septumplastik.

Prognose

Bei Ausschaltung begünstigender Faktoren und konsequenter Behandlung ist die Prognose meist gut, jahrelange Verläufe sind jedoch nicht selten.

9

Chronische Sinusitis

Diagnostik

Anamnese

Neben der medizinischen Anamnese in einem
ausführlichen Gespräch fragen nach:
- *Auslöser:* Seit wann? Häufige Antibiotikagaben? Zeitlicher Zusammenhang mit Impfungen? Klimaanlage?
- *Belastungen:* Ständige Überforderung und
  negativer Dauerstreß schwächen das Immunsystem. Was „stinkt" dem Patienten?
  (Bei Sinusitis ist häufig der Geruchssinn
  eingeschränkt.)
- *Ernährung:* Ernährungs- und Eßgewohnheiten: z. B. Fast food, Fertiggerichte, die
  die Abwehr schwächen. Sind Nahrungsmittelunverträglichkeiten bekannt, z. B.
  Milch?
- *Allergien:* Häufig liegt eine allergische Diathese vor.
- *Verdauung:* Eine intakte Darmflora und das
  darmassoziierte Immunsystem sind für die
  Abwehrlage des Körpers von großer Bedeutung. Daher Symptome abklären, die auf
  eine Störung bzw. Dysbiose hindeuten können, z. B. Meteorismus, Flatulenz, Stuhlanomalien.
- *Medikamenten:* die häufige Einnahme von
  Antibiotika führt zu einer Dysbiose des
  Darmmilieus.

Störfelddiagnose

Grundsätzlich sollte bei der Untersuchung abgeklärt werden, ob potentielle Störfelder vorliegen: Zahnstatus, Tonsillen und Narben. In
diesem Zusammenhang ist besonders auf Auffälligkeiten im Verlauf der Meridiane, die über
den Kopf ziehen, zu achten, z. B. Narben, die
den Energiefluß in den Leitbahnen unterbrechen.

Irisdiagnose

Bei der Behandlung der chronischen Sinusitis
ist die Erkennung der Konstitution wichtig,
die sich in der Iris gut darstellt.

Eine lymphatische Konstitution ist Hinweis
auf ein verstärkt reagierendes Lymphsystem.
Die blaue Iris ist durchzogen von weißen Fasern, die geschlängelt (wie nasses, gekämmtes
Haar) von der Magen-Darm-Zone zum äußeren Rand ziehen. Feine, dünne und gerade
Fasern weisen auf eine neurogene Diathese
hin. Ein hervorgehobener aufgehellter Krausenrand ist ebenfalls ein Zeichen für eine Störung des Lymphsystems.

Braune Augen deuten auf eine hämatogene
Konstitution hin mit einer Neigung zu hyperplastischen Drüsenerkrankungen.

Stuhlprobe

Bei Verdacht auf eine gestörte Darmflora,
Dysbiose bzw. eine Darmmykose sollte eine
Stuhlprobe durchgeführt werden.

Therapeutische Strategie

Erfahrungsgemäß sind bei chronischer Sinusitis gute Erfolge mit einer naturheilkundlichen
Therapie zu erzielen. Bewährt hat sich die
Behandlung mit Akupunktur, Neuraltherapie,
Eigenbluttherapie, Homöopathie, Phytotherapie, umstimmenden und ausleitenden Maßnahmen sowie physikalischen Anwendungen.
Günstig ist die Kombination mehrerer Verfahren. Die Wechselbeziehung zwischen Haut
und Schleimhaut und Darm ist bekannt. Zeigt
sich eine Störung des Darmmilieus, so steht
die mikrobiologische Therapie mit einem Aufbau der Darmflora im Vordergrund. Hat sich
in der Diagnose ein Hinweis auf eine Störung

des Lymphsystems ergeben, werden bevorzugt stoffwechselanregende Pflanzen und homöopathische Mittel mit einer Anregung des Lymphsystems eingesetzt. Bei therapieresistenten Sinusitiden hat die Eigenblutbehandlung einen hohen Stellenwert. Wichtig ist eine ausreichend lange Behandlung, da die Regeneration der Schleimhaut 1–2 Mon. dauern kann.

Es muß jedoch berücksichtigt werden, daß bei chronischer Sinusitis auch psychische Ursachen eine Rolle spielen können. Eine längerfristige Behandlung zielt daher auf eine psychologische Unterstützung der Patienten im Umgang mit emotionalen Problemen. Als weitergehende Verfahren kommen dann in Frage: konstitutionelle Homöopathie, Entspannungsverfahren und Psychotherapie.

Tips zur Lebensführung

- ausreichende Flüssigkeitszufuhr, mind. 2 l tgl.
- regelmäßige Spülungen mit Emser® Salz
- Sauna, 1 × pro Wo., wenn keine Kontraindikationen bestehen
- viel Bewegung an der frischen Luft
- Urlaub an der See oder im Hochgebirge
- keine abschwellenden Nasentropfen verwenden, da Gewöhnungseffekt. Auch Austrocknung und Hyperplasie der Schleimhaut können die Folge sein.

Spezielle Therapie

◾ Ernährung, mikrobiologische Therapie

Häufig ist eine mikrobiolgische Therapie des Darms notwendig. Bei Hinweisen auf eine Dysbakterie sollte Milchzucker, z. B. Edelweiss®-Milchzucker DAB, 3 × tgl. 1 TL, verordnet werden, bzw. angereichert mit Bifidusbakterien, z. B. Acidophilus-Jura®, 3 × tgl. 1 TL. Günstig sind auch milchsaure Gemüse und Milchprodukte mit rechtsdrehenden (L+) Milchsäurebakterien, z. B. Joghurt, Kefir und Sauerkraut. Im Anschluß daran (nach 2–3 Wo.) kann eine mikrobiologische Therapie mit Escherichia coli-Präparaten durchgeführt werden, z. B. Rephalysin®, 3 × tgl. 2 Drg. Zur Regeneration der Darmflora und zur Entgiftung sollte zusätzlich ein Mittel verordnet werden, z. B. Sulfredox®, 3 × tgl. 2 Drg. Eine Darmsanierung dauert erfahrungsgemäß mehrere Wo. bis Mon.

Vitamin A spielt eine Rolle bei der Schleimhautregeneration. Vitamin-A-haltig ist z. B. Coldastop® Nasen-Öl, mehrmals tgl. 2–3 Tr. Dies hat sich bewährt bei trockener Rhinitis bzw. bei chronisch geschädigter Nasenschleimhaut und nach Septumoperationen.

◾ Phytotherapie

Bei der Behandlung chronischer Sinusitiden werden bevorzugt Heilpflanzen mit sekretolytischen, expektorierenden und reizmildernden Eigenschaften eingesetzt. Besonders bewähren sich ätherische Öle, z. B. zur Inhalation. Bei einer Abwehrschwäche kommen Immunstimulanzien in Frage. Es werden bevorzugt Fertigpräparate eingesetzt.

Heilpflanzen

Primel (Primula officinalis): expektorierend, antiphlogistisch, sekretomotorisch

Efeu (Hedera helix): expektorierend; spasmolytisch

Holunder (Sambucus nigra): schweißtreibend, sekretolytisch

Fenchel (Foeniculum vulgare): sekretolytisch, schleimhautprotektiv

Sonnenhut (Echinacea purpurea, E. angustifolia): abwehrsteigernd, resistenzsteigernd, virushemmend

Pelargonium reniforme/sidoides (Heimat Südafrika): bakteriostatisch, immunmodulierend

Salbeigamander (Teucrium scorodonia): zur Umstimmung, stoffwechselanregend.

9

Ätherische Öle

Thymianöl (Thymi aetheroleum): antiseptisch, expektorierend
Eukalytusöl (Eucalypti aetheroleum): sekreto-motorisch, expektorierend.

Fertigpräparate

Kombinationen: z. B. Sinupret®, 3 × tgl. 2 Drg.
Ätherische Öle: z. B. Gelomyrtol® forte, 3 × tgl. 1 Kps.
Pelargonium: z. B. Umckaloabo®, 3 × tgl. 20 Tr.
Salbeigamander: z. B. Scordal, 3 × tgl. 1 Kps.
Externa: z. B. Lymphdiaral® L Salbe, 2 × tgl. zur (perkutanen) Lymphdrainage.

■ Akupunktur

Nach Auffassung der TCM werden Erkrankungen der Atmungsorgane dem Funktionskreis Lunge-Dickdarm zugeordnet. Mit dieser Zuordnung wird die Wechselbeziehung von Atemwegsaffektionen und Dickdarmstörungen deutlich. Auch im Meridianverlauf zeigt sich diese Verbindung: Der Dickdarmmeridian endet an der Nasolabialfalte. Mit einer symptomatischen Therapie sind gute Erfolge zu erzielen. Es werden überwiegend lokale Punkte eingesetzt.

Körperakupunktur

Di 4	Quellpunkt, starke Schleimhautwirkung
Di 20	lokaler Punkt, sekretolytische Wirkung
B 2	lokaler Punkt, Sinusitis frontalis
B 12	„Tor des Windes"; Infektneigung
G 14	Sinusitis frontalis, Stirnkopfschmerz
M 3	lokaler Punkt, Sinusitis maxillaris
Ex 1	„Yintang", Sinusitis frontalis
Ex 3	„Bitong", erleichtert die Nasenatmung
M 44	schleimlösende Wirkung; Fernpunkt für Gesichts- und Kopfbereich
Di 11	immunmodulierende Wirkung; Tonisierungspunkt

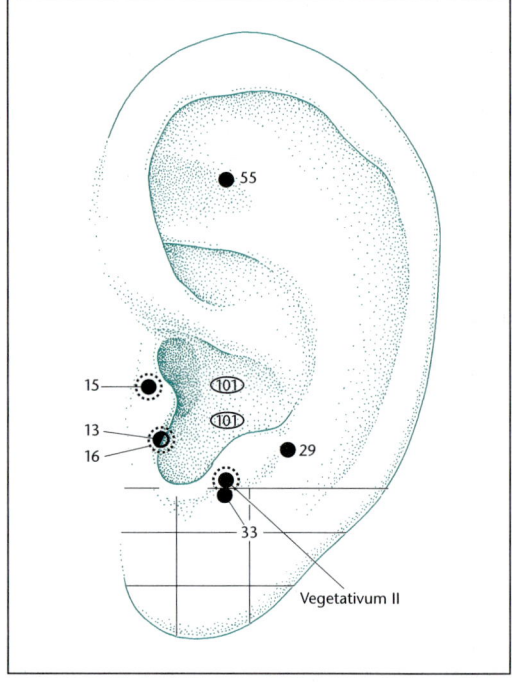

Abb. 9.4: Ohrakupunktur bei chronischer Sinusitis

Ohrakupunktur

16 – innere Nase, 15 – Larynx/Pharynx, 33 – Stirn, 101 – Lunge, 13 – Nebenniere, 55 – Shen Men, 29 – Polster, Vegetativum II.

Durchführung: Akupunkturpunkte im Gesicht werden nur oberflächlich und sehr vorsichtig gestochen. **Cave:** Nervenverletzung. Im sensiblen Kopfbereich hat sich die Verwendung von feinen Nadeln mit Führungsröhrchen (z. B. Seirin® C-Type Nr. 02) bewährt. Der Einstich wird kaum als schmerzhaft empfunden. Bei Punkten in Augennähe darauf achten, daß der Patient die Augen geschlossen hält. Die Behandlung erfolgt 1–2 × pro Wo., insgesamt etwa 10 Sitzungen. Körper- und Ohrakupunktur lassen sich gut kombinieren. Bei chronischer Sinusitis hat sich auch die Injekto-Akupunktur bewährt (s. Neuraltherapie).

■ Homöopathie

In der Homöopathie gibt es eine Reihe von Mitteln, die eine Beziehung zu Stirnhöhlenaffektionen haben. Bei akuten Beschwerden sind mit organotropen Potenzen gute Ergebnisse zu erzielen. Für eine Konstitutionsbehandlung ist eine individuelle Mittelwahl nach ausführlicher Repertorisation notwendig.

Akutmittel

– *Cinnabaris D4*: eitrige, ätzende, scharfe Sekrete; übelriechender Mundgeruch und Nachtschweiß; Druck an der Nasenwurzel, wie von einer schweren Brille; Geschwürsbildung
– *Hepar sulfuris D12:* Eiterungsneigung; Verstopfung der Nase durch kalte Luft; Absonderungen haben Geruch wie von altem Käse; sehr kälte- und berührungsempfindlich
– *Hydrastis D4:* dickes gelbliches Sekret, zäh, fadenziehend; dickes retronasales Sekret zum Rachen hin; Zahneindrücke auf der Zunge; ausgeprägte Schleimhautbeziehung
– *Kalium bichromicum D4:* Punktschmerz; Druck an der Nasenwurzel; zäher, gelblich-grünlicher fadenziehender Schleim; Schnupfen mit Verstopfung der Nase; Wärme >
– *Luffa D6:* Stockschnupfen; Stirnkopfschmerz, allergische Diathese
– *Pulsatilla D6:* Sekrete sind dick, gelbgrün, mild, frostig, aber Frischluft >; Symptome wandernd; veränderlich, weinerlich, launisch; durstlos
– *Silicea D12:* Neigung zu Erkältungen; reaktionsträge; chronische eitrige oder dünne ätzende, stinkende Sekrete; Kopf- und Fußschweiß; warmes Einhüllen des Kopfes >, sehr verfrorene Patienten.

Komplexmittel

Alternativ oder ergänzend steht eine Reihe gut wirksamer homöopathischer Komplexmittel zur Verfügung:
• chronische Sinusitis: z. B. Sinusitis-Complex, 3 × tgl. 10 Tr.; Sinuselect®, 3 × tgl. 20 Tr.
• bei lymphatischer Konstitution: z. B. Alymphön®, 3 × tgl. 1 TL
• Nasentropfen: z. B. Rapako® S, 2 × tgl. 1 Sprühstoß.

■ Neuraltherapie

Bei rezidierenden Sinusitiden muß zunächst abgeklärt werden, ob potentielle Störfelder vorliegen, besonders im Bereich der Tonsillen und der Zähne. Die Lokaltherapie wird anschließend mit dem Ziel eingesetzt, die regionale Durchblutung zu fördern, die Nasennebenhöhlen reflektorisch zu beeinflussen und um eine Beschwerdefreiheit zu erreichen.

Durchführung: Sehr wirksam ist die Quaddelung von Akupunkturpunkten im Gesicht (nach *Hopfer*), mit einem Lokalanästhetikum und/oder einer homöopathischen Injektionslösung, z. B. Schwörosin® (vgl. Abb. 9.5).

■ Eigenbluttherapie

Die Eigenblutbehandlung wird als Reiztherapie mit dem Ziel eingesetzt, eine tiefgreifende Umstimmung des Organismus zu erreichen. Unter der Therapie kommt es zu einem proteolytischen und antiphlogistischen Effekt sowie zu einer Anregung der körpereigenen Abwehrkräfte. Bei der Behandlung gilt: Je akuter der Zustand, desto öfter, je chronischer der Zustand, desto größere Abstände sollten zwischen den Injektionen bzw. der oralen Einnahme liegen.

9

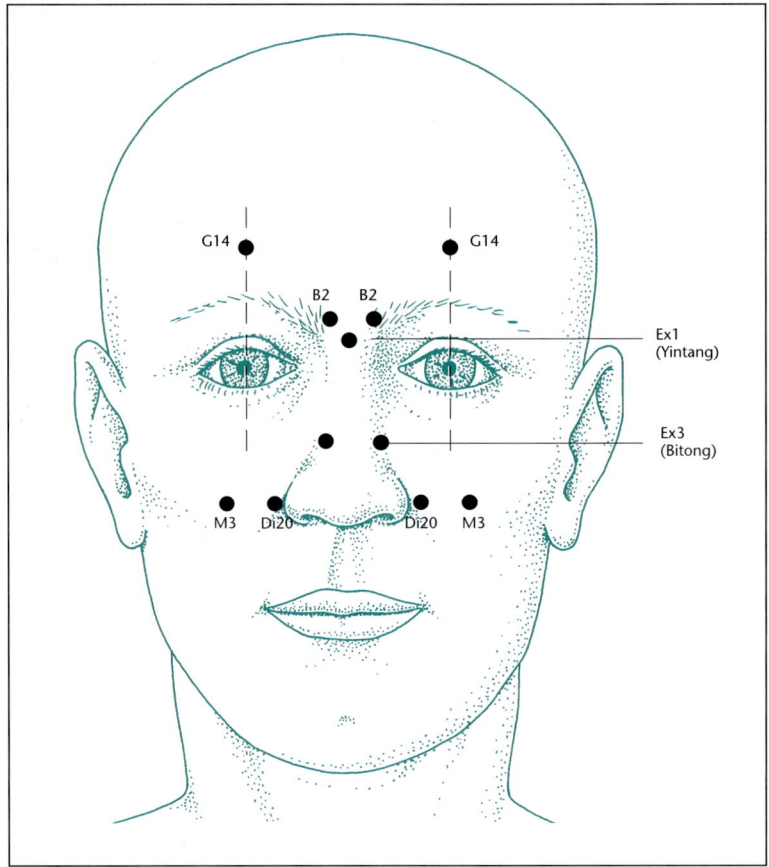

G14   G14

B2   B2

Ex1
(Yintang)

Ex3
(Bitong)

M3   Di20   Di20   M3

Abb. 9.5:

Neuraltherapie bei
chronischer Sinusitis

Eigenblutinjektionen

Durchführung: 0,5 ml Eigenblut mit homöopathischer Injektionslösung, z. B. Influex® mischen und i. m. injizieren. Bei chronischen Beschwerden wird etwa alle 5–7 Tage eine Injektion in ansteigender Dosierung: 0,5 ml – 1,0 ml – 1,5 ml – 2 ml – 2,5 ml – 3 ml durchgeführt, bis eine deutliche Besserung der Symptomatik eingetreten ist.

Eigenblutnosode

Potenziertes Eigenblut ist eine sanfte Methode, die sich besonders bei Kindern gut bewährt. Aber auch bei Patienten, die sehr sensibel sind oder eine Abneigung gegen Spritzen haben, stellt sie eine wirksame Alternative zur Eigenblutinjektion dar.

Behandlungsschema bei Kindern (nach *H. Krebs*)
C5 Potenz   1 × pro Wo. 5 Tr., insgesamt 6 mal
C7 Potenz   1 × pro Wo. 5 Tr., insgesamt 6 mal
C9 Potenz   1 × pro Wo. 5 Tr., insgesamt 6 mal
C10 Potenz 1 × pro Wo. 5 Tr., insgesamt 6 mal
C12 Potenz 1 × pro Wo. 5 Tr., insgesamt 6 mal.

■ Ausleitungs- und Umstimmungsverfahren

Bei der Behandlung der chronischen Sinusitis wird versucht, über ausleitende Verfahren einen reflektorischen Einfluß auf die Nasennebenhöhlen mit einer Verbesserung der Durchblutung sowie eine Lymphdrainage zu erreichen.
- Nasenreflexöl forte oder mild, Wecoton®, 2 × pro Wo. anwenden.

Schröpfen

Bei chronischer Sinusitis finden sich häufig im Bereich der Reflexzone „Schulterdreieck" Gelosen und Verhärtungen, die auf eine Störung der Nasennebenhöhlen hinweisen können. An dieser Zone wird überwiegend blutig geschröpft. Schlecht durchblutete, eingedellte Zonen deuten auf einen energetischen Leere-Zustand hin. Trockenes Schröpfen an diesen Stellen führt zu einer verbesserten Durchblutung und einer reflektorischen Aktivierung des Kopfbereiches.

■ Physikalische Therapie

Die Maßnahmen werden mit dem Ziel eingesetzt, die Durchblutung und Funktion der Schleimhaut zu verbessern sowie zur Steigerung der Abwehr. Folgende Maßnahmen lassen sich ohne großen Aufwand durchführen:
- Inhalationen mit Meer- oder Emser® Salz, 11 g auf 1 l Wasser
- Rotlicht; führt zu einer Durchblutungssteigerung und Schmerzdämpfung im Bereich der Nasennebenhöhlen, 15–20 Min. Augen schützen bei Anwendung. **Cave:** nicht bei akut entzündlichen Prozessen!

Senfmehl

Auflagen mit Senfmehl haben einen starken sekretionsfördernden und reizenden Effekt.

 Senfmehlauflage

1 EL Senfmehl mit lauwarmem Wasser anrühren, auf zwei kleine Kompressen verteilen und als Säckchen auf Stirn- und Kieferhöhlen auflegen. Augen abdecken! Meistens meldet der Patient bereits nach 10–30 Sek. ein deutliches Brenngefühl. Dann werden die Senfpackungen sofort entfernt. **Cave:** Besonders bei hellhäutigen Menschen kann es sehr schnell zu Hautrötungen und Verbrennungen kommen. Bei empfindlicher Haut kann stattdessen der milder wirkende Meerrettich verwendet werden.
Diese Auflagen werden bis Eintritt einer Besserung tgl. oder jeden 2. Tag durchgeführt.

Wechselwarme Fußbäder

Sie haben eine reflektorische Wirkung auf die Nasen-Rachenschleimhaut und einen abhärtenden Effekt.

 Wechselwarmes Fußbad

Je ein Gefäß mit warmem (36–38 °C) und kaltem (15–18 °C) Wasser füllen. Nach einem 5-minütigen warmen Fußbad die Füße für 10–15 Sek. in das kalte Wasser tauchen. Einmal wiederholen, mit kalt enden. Die Gefäße am besten in die Badewanne stellen, das erleichtert die Handhabung.

9

Fälle aus der Praxis

■ Fallbeispiel I

Ein 37jähriger Patient, Handwerker, leidet seit vielen Jahren unter chronischer Sinusitis. Z. n. „Fensterung", keine Besserung. Ansonsten keine Auffälligkeiten. Der Patient wirkt verschlossen.

Therapie

- Nasentropfen: Coldastop® Nasen-Öl, mehrmals tgl. 2 Tr.
- Akupunktur: Di 4, Di 11, Di 20, B 2, G 14, Ex 1, M 3 als Hauptpunkte
- Homöopathie: Sinusitis-Complex, 3 × tgl. 10 Tr.
- Phytotherapie: Umckaloabo®, 3 × tgl. 20 Tr.

Epikrise

Unter dieser Behandlung konnte eine rasche Besserung erzielt werden. Der Patient reagierte sehr gut auf die Akupunktur, die 2 × pro Wo. durchgeführt wurde. Bereits nach der 1. Sitzung konnte der Patient wieder besser durchatmen. Nach 3 Wo. Übergang auf 1 Behandlung pro Wo., insgesamt 10 Sitzungen. Die Nasentropfen wurden mehrere Wo. eingenommen und führten zu einer Regeneration der Schleimhaut. Nach 1 Jahr ist der Patient wieder vorstellig, mit einer akuten Sinusitis. Wiederholung der Behandlung in 4 Sitzungen, danach keine Beschwerden mehr.

■ Fallbeispiel II

Eine 26jährige Studentin, leidet seit ihrer Kindheit unter rezidivierenden Atemwegsinfektionen und chronischer Sinusitis. Hellhäutig, blaue Augen. In der Iris ist eine lymphathische Diathese zu erkennen sowie eine Abdunklung der Darmzone. Die Patientin trinkt zu wenig und legt auch auf ihre Ernährung wenig Wert. Neigung zu Obstipation. Raucherin. Alle bekannten Phytotherapeutika hat die Patientin bereits ausprobiert; jedoch ohne bleibenden Erfolg.

Therapie

- Ernährung: mind. 2 l Flüssigkeit tgl., Vollwertkost, vitaminreich; Acidophilus-Jura®, 3 × tgl. 1 TL; nach 3 Wo. Rephalysin® C, 3 × tgl. 2 Drg.
- Homöopathie: Alymphön, 3 × tgl. 1 TL, für 3 Mon., wegen lymphatischer Konstitution
- Phytotherapie: Lymphdiaral® L Salbe, 2 × tgl. im Bereich von Hals und Schultern einreiben, zur Anregung des Lymphflusses
- physikalische Medizin: Senfmehlauflagen, jeden 2. Tag; Rotlicht, 1 × tgl. 20 Min.

Epikrise

Bei dieser Patientin kam es allmählich zu einer Besserung der Beschwerden. Wichtig war hier eine Umstimmung des Körpers, die erfahrungsgemäß einige Zeit dauert. Die Behandlung wurde über 3 Mon. durchgeführt, anschließend war die Patientin beinahe beschwerdefrei. Sie trinkt nach wie vor zu wenig und konnte auch das Rauchen nicht einschränken.

Eigene Notizen

9

9.3 Tinnitus

Tinnitus (Ohrgeräusche, Ohrensausen): rauschende, pfeifende oder klingelnde Geräusche im erkrankten Ohr, die meist nur vom Patienten wahrnehmbar sind. Bei häufig unbekannter Ätiologie spielen Schädigungen peripherer Sinneszellen und Nervenbahnen, aber auch Prozesse der zentralen „Informations-Verarbeitung" eine Rolle. Prävalenz: ca. 8% der Erwachsenen sind betroffen.

Pathogenese

Mögliche Ursachen sind:
- Wahrnehmung von ohrnahen Muskel- und Gelenkgeräuschen, Sekretknistern (z.B. Flüssigkeitsansammlungen im Mittelohr bei Erkältungskrankheiten), Vibrationen oder weitergeleitete Strömungsgeräusche (pulssynchron, v.a. bei Hypertonie)
- gestörte Schalleitung: Zerumenpropf, Otitis, Otosklerose (erbliche Erkrankung mit Verknöcherung der Labyrinthkapsel und der Gelenke zwischen den Gehörknöchelchen)
- Erkrankungen des Innenohres, z.B. Schädigungen der Sinneszellen durch die zunehmende Lärmbelastung im Beruf und im Alltagsleben
- Durchblutungsstörungen: Hörsturz, M. Menière
- Erkrankungen des Hörnervs bzw. der Hörzentren im Gehirn, z.B. Akustikusneurinom, Glomustumor
- Medikamente: z.B. ASS, Diuretika, Streptomycin, Zytostatika
- Intoxikationen: z.B. Alkohol, Blei, Amalgamunverträglichkeit.

! In vielen Fällen kann keine organische Ursache für den Tinnitus gefunden werden.

Klinik

Charakter und Intensität von Ohrgeräuschen sind sehr variabel. Die Patienten klagen über Brummen, Pfeifen, Zischen, Summen, Rauschen etc. Manchmal sind die Geräusche so stark, daß die Patienten sich im Alltag und beim Schlafen gestört fühlen.

Medizinische Diagnostik

- **Anamnese:** Art und Dauer der Symptomatik, Medikamente, Schwerhörigkeit, Lärmexposition, Hörsturz, Infektionen

- **fachärztliches Konsil:**
  - *HNO:* immer bei erstmaligem Auftreten; Otoskopie, Audiometrie, Vestibularisprüfung, Röntgen, evtl. CT
  - *Psychiatrie/Psychotherapie:* evtl. Exploration.

Medizinische Therapie

Eine kausale Therapie ist in vielen Fällen nicht möglich. Deshalb Kombination verschiedener therapeutischer Ansätze:
- **apparativ:**
  - *Hör- und Maskierungsgeräte:* apparative Geräuschüberlagerung („Maskierung") und/oder Gewöhnung
- **medikamentös:**
  - *durchblutungsfördernde Substanzen:* z.B. Pentoxifyllin (z.B. Trental®). Einsatz evtl. bei beginnender Symptomatik und sofort nach Hörsturz als Inf. *NW:* Flush, Unruhe
  - *Antidepressiva:* z.B. Amitriptylin (z.B. Saroten®), dämpfende und distanzierende Wirkung. *NW:* Mundtrockenheit, Obstipation, Tachykardie, Blutbildschäden
- **psychotherapeutisch:** verhaltenstherapeutische Verfahren häufig Therapie der Wahl, Entspannungsverfahren (z.B. AT, Muskelentspannung nach Jacobsen).

! Bei V.a. Hörsturz sofortige Überweisung zu HNO-Facharzt oder in Klinik.

Komplikationen

Die ständigen Geräusche können die Patienten so belasten, daß als Folge Depressionen und Angstzustände auftreten. Bei einigen Patienten kommt es zur sozialen Vereinsamung.

Prognose

Oft können die Ohrgeräusche trotz intensiver therapeutische Bemühungen nicht entscheidend gebessert werden.

! Hilfreich kann der Kontakt zu Selbsthilfegruppen sein, z.B. Deutsche Tinnitus-Liga.

Tinnitus

Diagnostik

Anamnese

Neben der medizinischen Anamnese in einem ausführlichen Gespräch fragen nach:

- *Belastungen:* Umgang mit Streß, Mangel an „innerer Ruhe", „viel um die Ohren haben"
- *Krankheitsbeginn:* durch Veränderung der Lebenssituation, psychische Probleme
- *Anforderungen:* Tinnitus-Patienten neigen zu hohen Ansprüchen an sich selbst, sind meistens sehr pflichtbewußt und nehmen ihre Beschwerden besonders ernst.
- *hormonelle Situation:* Erfahrungsgemäß kann Tinnitus auch im Zusammenhang mit hormonellen Störungen bzw. jahrelangen Hormongaben auftreten.

Störfelddiagnose

Grundsätzlich sollte bei der Untersuchung abgeklärt werden, ob potentielle Störfelder vorliegen: Zahnstatus, Tonsillen, Nasennebenhöhlen und Narben. In diesem Zusammenhang ist besonders auf Auffälligkeiten im Verlauf der Meridiane zu achten, z.B. Narben, die den Energiefluß im Kopfbereich unterbrechen. Die Schneidezähne scheinen jeweils in einer Wechselbeziehung zum Ohr zu stehen.

Fußreflexzonen

Häufig sind die Reflexzonen von Innenohr, Processus mastoideus, HWS, Nieren, Darm, und Plexus solaris druckschmerzhaft. Auch der Bereich des Endokrinums sollte beachtet werden.

Irisdiagnose

Zu beachten sind die Ohr-Blasen-Linie und die Scheitel-Fuß-Linie, die sogenannte Gleichgewichtslinie, die von 12 Uhr nach 6 Uhr läuft.

Therapeutische Strategie

Erfahrungsgemäß sind bei chronischem Tinnitus mit einer naturheilkundlichen Therapie nicht immer zufriedenstellende Ergebnisse zu erzielen. Dennoch sind die Erfolge manchmal besser als die mit sonstigen Methoden erzielten Ergebnisse. Realistisches Ziel ist es, die Beschwerden zu lindern bzw. zumindest zeitweilig zu beseitigen.

Die naturheilkundliche Behandlung versucht eine Verbesserung der Durchblutung und des Stoffwechsels im Ohrbereich sowie eine Stabilisierung des entgleisten vegetativen Nervensystems zu erreichen. Die Erfahrung zeigt, daß sich die Kombination mehrerer Verfahren bewährt. Therapie der ersten Wahl sind Ausleitungsverfahren, Akupunktur und Homöopathie. Die Phytotherapie kann begleitend eingesetzt werden. Hat sich in der Diagnose ein Hinweis auf eine Störung im HWS-Bereich ergeben, so ist eine manuelle Therapie wie Chiropraktik oder Osteopathie indiziert.

Die psychische Komponente spielt bei Tinnitus eine wichtige Rolle, denn starker Streß führt zu einer Durchblutungsstörung im Ohr. Untersuchungen zufolge leidet etwa jeder zweite Tinnitus-Patient unter psychischen Störungen bzw. Angstzuständen. Eine längerfristige Behandlung zielt daher auch auf eine psychologische Unterstützung des Patienten im Umgang mit seinem Leiden. Entscheidend

9

ist die psychologische Verarbeitung. Als weitergehende Verfahren kommen dann in Frage: Streßbewältigungstraining und Entspannungsverfahren. Gute Erfahrungen gibt es in Einzelfällen auch mit Hypnosetherapie.

Tips zur Lebensführung

- Nikotinverzicht, wegen Verschlechterung der Durchblutung
- sanfte Geräuschkulisse, z.B. Zimmerspringbrunnen, zur Überdeckung der Ohrgeräusche
- Entspannungsverfahren, z.B. AT oder meditative Verfahren
- Streßbewältigungstraining

Spezielle Therapie

▪ Ausleitungs- und Umstimmungsverfahren

Bei der Behandlung des Tinnitus wird versucht, über ausleitende Verfahren einen Einfluß auf die Durchblutung sowie eine Lymphdrainage im Bereich der Ohren zu erreichen. Diese Maßnahmen führen oftmals zu einer Besserung der Beschwerden.

Blutegel

Vorgehensweise: Bezug der Blutegel über die Apotheke. Jeweils 1 Blutegel an den rechten und/oder linken Processus mastoideus ansetzen; die geplante Bißstelle – wenn erforderlich – mit einer Hämolanzette anritzen, die Blutegel mit einem Spatel oder einer stumpfen Pinzette vorsichtig nehmen und an die entsprechende Stelle legen. Die Blutegel fallen nach ca. 15–30 Min. ab, wenn sie sich vollgesogen haben. Anschließend die Wunde mindestens 1 Std. nachbluten lassen bzw. bis sie spontan sistiert und anschließend locker verbinden. Die Egel müssen nach einmaliger Verwendung getötet werden (in Essig oder Chlo-

roform), wegen möglicher Infektionsübertragung, z.B. HIV oder Hepatitis.

Cantharidenpflaster

Alternativ werden briefmarkengroße Cantharidenpflaster jeweils an einem Processus mastoideus oder beidseitig oder auch am Nacken angesetzt. Durch die Blasenbildung kann sich ein unangenehmer Brennschmerz entwickeln. *Hinweis:* Bei dunklen, pigmentreichen Menschen kann es in seltenen Fällen zu Hyperpigmentierungen kommen. Neben dieser kosmetischen Problematik muß der Patient in jedem Fall darauf hingewiesen werden, daß durch die Behandlung eine Wunde entsteht, die entsprechend versorgt werden muß.

Schröpfen

Zunächst erfolgt eine Palpation des Schulter-Nacken-Bereichs. Füllegelosen in der Schulterdreieckszone (auf der Höhe des Akupunkturpunktes 3E 15) kommen häufig vor und stellen eine Indikation für blutiges Schröpfen dar. Dieser Bereich, auch als „Tonsillendreieck" bezeichnet, ist besonders bei vertebragenen Störungen druckschmerzhaft. Er kann außerdem auf ein Störfeld der Nasennebenhöhlen und Tonsillen hinweisen. Bei heißen Gelosen kommt auch eine blutige Schröpfung der Nackenzone im Bereich C3 und C4 in Frage. Trockenes Schröpfen oder eine Schröpfkopfmassage im Schulter-Nacken-Bereich hat eine reflektorisch-hyperämisierende Wirkung. Auf keinen Fall sollte im Bereich der HWS mit stehenden Gläsern trocken geschröpft werden.

Baunscheidtieren

Sind durch die Schröpf-Behandlung keine positiven Änderungen erzielt worden, so kommt eine Baunscheidtierung des Nacken-Bereichs bis zum Processus mastoideus in Frage, die mit einer ausgeprägteren Reizwirkung verbunden ist. Die Anwendung führt zu einer starken

Hyperämisierung und Tonisierung in dem betroffenen Bezirk sowie einer Drainage von Lymphflüssigkeit. *Hinweis:* Wichtig ist die Aufklärung des Patienten über möglicher Nebeneffekte (Narben, Hyperpigmentierungen).

Ohrkerzen

Gelegentlich lindert der Einsatz von Ohrkerzen, z. B. Biosun®, die Tinnitus-Beschwerden. Die Wirkung ist mit einem Kamineffekt zu vergleichen. Ohrkerzen regen den Lymphfluß an und fördern die Durchblutung. Die Patienten empfinden die Maßnahme in der Regel als sehr angenehm.

Ohrkerzen können bei Bedarf wiederholt angewendet werden, z. B. 1 × pro Wo.

▪ Homöopathie

In der Homöopathie gibt es eine Reihe von Mitteln, die eine Beziehung zu Ohrgeräuschen haben. Es empfiehlt sich in jedem Fall eine konstitutionelle Mittelwahl nach ausführlicher Repertorisation.

Homöopathische Mittel

– *Asarum D6*: Ohren wie zugepfropft; extrem lärmempfindlich; Sensibilität gesteigert; nervös
– *China D6, D30:* Klingeln und Brummen, Ohrensausen, geräuschempfindlich, Schwindel, Erschöpfung; Folge von schweren Erkrankungen, nach Grippe; nervöse Reizbarkeit
– *Causticum D6, D30:* Brausen, Klingeln, Dröhnen; mit Taubheit; Widerhallen von Tönen, besonders der eigenen Stimme; chronischer Tubenkatarrh; oft fahles, kränkliches Aussehen; sieht alles von der schwärzesten Seite; starkes Verlangen nach Sympathie
– *Lachesis D12, D30:* Rauschen und Donnern in den Ohren, empfindlich gegen Töne,

Schwerhörigkeit; heißer Kopf und kalte Glieder; aufgeregt und geschwätzig; linksseitig
– *Phosphorus D6, D30:* Widerhallen und Dröhnen der eigenen Stimme; schwerhörig, speziell für die eigene Stimme; Ohren wie verstopft; Schwindelzustände, besonders im Alter; asthenische Patienten; rasche Erschöpfung, aber schnelle Erholung nach kurzem Ruhen
– *Petroleum D12, D30:* klingend, klopfend; Geräusche unerträglich, besonders wenn mehrere Menschen miteinander sprechen; Rauschen wie von Wasser; Schwerhörigkeit; aufbrausend wegen Kleinigkeiten, unentschlossen, vergeßlich
– *Secale cornutum D6:* Ohrensausen mit gleichzeitiger Gefühlsstörung; Kopfschmerzen.

Komplexmittel

Alternativ oder ergänzend steht eine Reihe gut wirksamer homöopathischer Komplexmittel zur Verfügung:
- bei Ohrentzündungen: z. B. Otovowen®, 3 × tgl. 12 Tr.
- Tinnitus mit Schwindel: z. B. Vertigoheel®, 3 × tgl. 2 Tbl.
- bei „nervösen" Beschwerden: z. B. Petroleum Komplex, 3 × tgl. 10 Tr.
- bei Arteriosklerose: z. B. Plügerplex® Cimicifuga 201, 3 × tgl. 15 Tr.
- Injektionen: z. B. Hevertigon®, 1–2 Amp. pro Wo. s. c., i. m.

▪ Neuraltherapie

Zunächst muß abgeklärt werden, ob potentielle Störfelder vorliegen, besonders im Bereich der Tonsillen und der Zähne. Weiterhin sind vertebragene Ursachen auszuschließen, sonst muß in diesem Bereich behandelt werden. Die Lokaltherapie wird mit dem Ziel

9

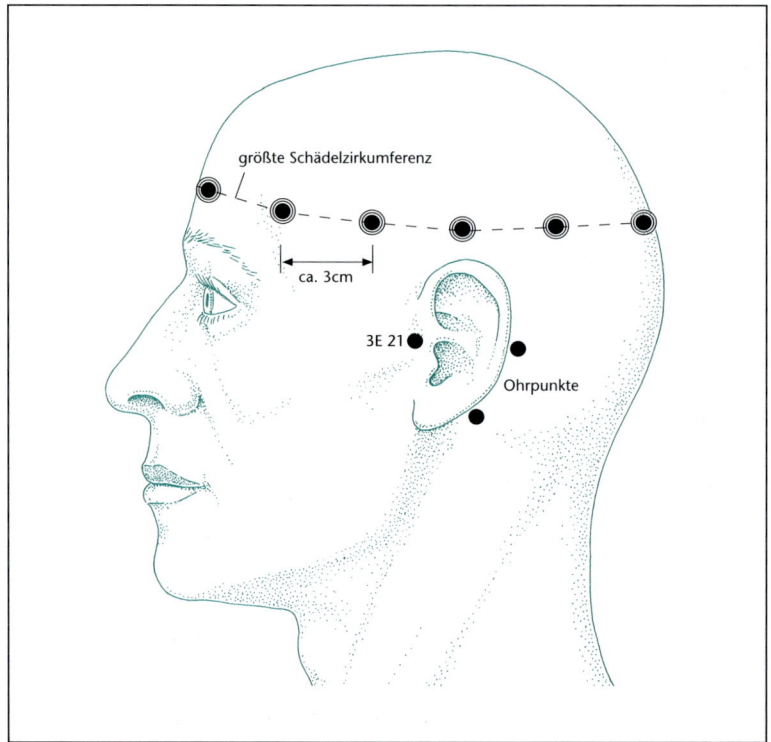

größte Schädelzirkumferenz

ca. 3cm

3E 21

Ohrpunkte

einer reflektorischen Beeinflussung eingesetzt.

Durchführung: 2 Quaddeln im Bereich des Processus mastoideus sowie 1 Quaddel an den Akupunkturpunkt 3E 21 („Tor des Ohres") setzen mit einem Lokalanästhetikum und/ oder einer homöopathischen Injektionslösung, z. B. Hevertigon®.

Bei Tinnitus im Zusammenhang mit zerebralen Durchblutungsstörungen kommt der sogenannte Dornenkranz in Betracht: Dabei wird an der größten Schädelzirkumferenz in Abständen von etwa 3 cm ein Lokalanästhetikum infiltriert.

■ Phytotherapie

Bei Tinnitus im Zusammenhang mit arteriosklerotischen bzw. otosklerotischen Veränderungen können Pflanzen mit durchblutungsfördernden Eigenschaften eingesetzt werden. Der Erfolg ist nicht immer eindeutig.

Heilpflanzen zur innerlichen Anwendung

Ginkgobaum (Ginkgo biloba): verbessert die zerebrale Durchblutung, Steigerung der Gedächtnisleistung, bei Schwindel
Knoblauch (Allium sativum): Steigerung der fibrinolytischen Aktivität, Hemmung der Thrombozytenaggregation
Mistel (Viscum album): gefäßerweiternd, blutdrucksenkend, bei Schwindel.

Fertigpräparate

Ginkgo: z. B. Tebonin®, 3 × tgl. 1 Tbl.
Knoblauch: z. B. Kwai®, 3 × tgl. 3 Drg.

◼ Akupunktur

Nach Auffassung der TCM wird das Ohr als Sinnesorgan dem Funktionskreis Niere zugeordnet. Tinnitus ist demnach auf eine Leere der Nierenenergie zurückzuführen. Häufig liegt auch eine Störung im Funktionskreis Leber-Galle vor. Die Erfolgsaussichten mit Akupunktur sind nicht übermäßig gut. In vielen Fällen läßt sich jedoch eine zeitweilige Linderung der Beschwerden erreichen.

Körperakupunktur

Lokale Punkte
3E 23, 3E 21, Dü 19, 3E 17, G 2

Fernpunkte

B 23	Zustimmungspunkt Nieren-Meridian, tonisiert die Nierenenergie
3E 3	Tonisierungspunkt, Ohrgeräusche, Fernpunkt für das Ohr
3E 5	Luo-Punkt, Ohrensausen, Schwindel
Ni 3	Quellpunkt, energetische Stärkung der Nierenfunktion
KS 6	Luo-Punkt, Einschaltpunkt für Wundermeridian Yin Wei Mo
LG 20	beruhigende, ausgleichende Wirkung, wichtiger Punkt für den Kopfbereich
G 20	fördert die zerebrale Durchblutung; beruhigt das Leber-Yang

Ohrakupunktur

29 – Polster, 33 – Stirn, 35 – Sonne, 9 – Innenohr, 51 – Vegetativum I, Vegetativum II, 95 – Niere, 78 – Allergiepunkt.

Durchführung: Die Behandlung erfolgt zunächst 2 × pro Wo., nach Eintritt einer Besserung 1 × pro Wo. Körper- und Ohrakupunktur lassen sich gut miteinander kombinieren. In der Ohrakupunktur wird häufig die sen-

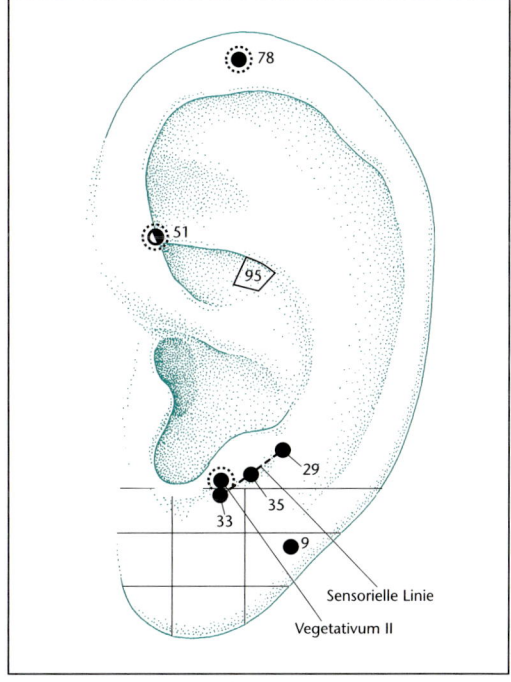

Abb. 9.7: Ohrakupunktur bei Tinnitus

sorielle Linie (Punkte 29–35–33) gestochen. Zeigt sich nach etwa 6 Behandlungen noch keinerlei Besserungstendenz, sollte die Therapie abgesetzt werden.

Fälle aus der Praxis

◼ Fallbeispiel I

Ein 45jähriger Religionslehrer leidet seit 1 1/2 Jahren unter Tinnitus rechtsseitig. Die Beschwerden traten erstmalig bei einem beruflichen Stellenwechsel auf, der mit viel Streß verbunden war. Die Geräusche sind in ihrer Qualität wechselnd: brummend bis pfeifend. Seine eigene Stimme hallt wieder. Eine HNO-ärztliche Untersuchung ergab keinen organischen Befund. Der Patient ist sehr pessimistisch eingestellt. Er sieht kränklich und fahl aus. Akupunktur war bereits ohne Erfolg durchgeführt worden.

Therapie

- Ausleitungsverfahren: Blutegel am rechten Processus mastoideus
- Homöopathie: Causticum LM 6, 5–0–5 Tr., nach Repertorisation
- Lebensführung: Entspannungsverfahren, wie AT und viel Bewegung, z. B. Waldspaziergänge.

Epikrise

Nach der ersten Blutegelbehandlung kam es zu einer Linderung der Beschwerden. Das homöopathische Mittel wurde über 2 Mon. eingenommen, in der der Patient eine leichte psychische Stabilisierung erreichte und umgänglicher wurde. Eine Wiederholung mit Blutegeln wurde nach 6 Mon. vorgenommen. Der Patient war mittlerweile Mitglied in einer Selbsthilfeorganisation geworden, die ihn emotional stärkte.

◼ Fallbeispiel II

Eine 37jährige Patientin, Sachbearbeiterin, leidet unter Tinnitus beidseitig. Z. n. Otitis media. Als diese abgeklungen war, stellte sich ein starkes pfeifendes Geräusch ein. Die Patientin hatte seit einem Jahr durchblutungsfördernde Medikamente und B-Vitamine eingenommen, ohne Erfolg. Die Patientin nahm Ovulationshemmer. obwohl sie unter Migräne litt und rauchte. Wir regten an, über andere Verhütungsmethoden nachzudenken.

Therapie

- Körperakupunktur: 3E 23, 3E 21, Dü 19, 3E 17, G 2, 3E 3
- Ohrakupunktur: 9, 51, 95, 29, 33, 35
- Neuraltherapie: Hevertigon®, 1 Amp. pro Wo. an den Processus mastoideus quaddeln
- Lebensführung: Entspannungsverfahren; Zimmerspringbrunnen als Geräuschkulisse.

Epikrise

Unter der Behandlung kam es zunächst zu einer Linderung der Beschwerden. Die zunächst positiven Therapieeffekte hielten jedoch nur relativ kurz an. So kommt die Patientin etwa alle 3 Wo. zur Behandlung, um zumindest zeitweise eine Besserung zu erreichen.

Eigene Notizen

10.1 Prä- und postoperative Zustände

Zunehmende Relevanz im ambulanten Bereich, da aus Gründen der Kostenersparung und Verkürzung der Liegedauer im Krankenhaus früher stationär erbrachte Leistungen (z.B. Patienteninformation, Diagnostik, Nachbetreuung) in den niedergelassenen Bereich verschoben werden.
Dabei sind Patienten vor und nach Operationen besonderen physischen und psychischen Belastungen ausgesetzt.

> **!** Die Beurteilung der Operations- und Narkosefähigkeit sowie die rechtsverbindliche Aufklärung und Einwilligung des Patienten vor der Operation ist Aufgabe des Operateurs bzw. Anästhesisten.

Präoperative Besonderheiten

- **Operationsrisiko:** Grunderkrankung, Begleiterkrankungen wie z.B. Erkrankungen des Herz-Kreislauf-Systems, der Lunge, Leber und Nieren, schlechter Allgemeinzustand, hohes Alter, intra- und postoperative Blutungen
- **Ängste des Patienten:** z.B. vor der Diagnose, vor der Narkose, vor Schmerzen nach dem Eingriff.

Medizinische Diagnostik

- **Anamnese:** z.B. Vorerkrankungen, Voroperationen, Allergien, Medikamente
- **körperliche Untersuchung**
- **Labor:** Routine-Blutlabor inkl. Gerinnungsfaktoren
- **apparativ:** EKG, evtl. Lungenfunktion (z.B. bei Asthma bronchiale, starkem Raucher), evtl. Röntgen-Thorax (> 40 Jahre)

Operationsvorbereitung

- **Behandlung von Begleiterkrankungen:** z.B. Einstellen eines Diabetes mellitus oder einer Hypertonie
- evtl. *Eigenblutspende:* minimiert Infektionsrisiko durch Fremdblutspende (z.B. Hepatitis, HIV)
- **Aufklärung und Gespräche:** spezielle Fragen und Sorgen des Patienten
- **Befundmitteilung:** an Krankenhaus.

Postoperative Besonderheiten

- Schmerzen
- allgemeine Schwäche, z.B. durch Blutverlust
- Wundheilungsstörungen, überschießende Narbenbildung
- Thrombosegefahr
- Muskelatrophie nach längerer Immobilisation
- psychische Belastung, z.B. durch ungünstige Diagnose.

Medizinische Therapie

- **ausführliches Gespräch:** z.B. über Operationsergebnis, Diagnose, Prognose, evtl. weitere Behandlungsmöglichkeiten, psychische Unterstützung
- **medikamentöse Schmerztherapie:**
  - *Paracetamol* (z.B. ben-u-ron®), keine Verlängerung der Blutgerinnung wie bei ASS. *NW:* z.B. gastrointestinale Störungen, Bronchospasmen, Hypotonie, bei Überdosierung Leber- und Nierenschäden, bei Dauereinnahme Kopfschmerzen
  - *Opioide:* z.B. Tramadolol (z.B. Tramal®) oder Buprenorphin (Temgesic®), starke analgetische Wirkung; Buprenorphin unterliegt BTM (spezielles Rezeptformular). *NW:* Sedierung, Euphorie, Abhängigkeit, Atemdepression, Obstipation, Hypotonie
- **Krankengymnastik:** frühe Mobilisierung, Vermeidung von Muskelverspannungen und -verkürzungen
- **Thromboseprophylaxe:** z.B. mit niedermolekularem Heparin (z.B. Monoembolex® NM) oder Cumarin (z.B. Marcumar®)

- **Wundheilungsstörungen:** Spülungen mit Wasserstoffperoxid, desinfizierende Lösungen (z.B. Betaisodona®), evtl. enzymatische Wundreinigung, z.B. mit Iruxol®- Salbe
- **Eisenpräparate**: evtl. bei postoperativer Anämie (z.B. Lösferron®), die Auffüllung der leeren Eisenspeicher kann Monate dauern; die Resorption wird durch Antazida und z.T. Mahlzeiten gehemmt. *NW:* Obstipation, Übelkeit

- **Keloidbildung:** spezielle Salben (z.B. Kelofibrase®), evtl. chirurgische Narbenkorrektur
- **Anschlußheilbehandlung**: evtl. in speziellen Rehabilitationseinrichtungen.

10

Prä- und postoperative Zustände

Therapeutische Strategie

Erfahrungsgemäß können mit einer naturheilkundlichen prä- und postoperativen Begleittherapie mögliche Operationsfolgen gelindert, der Heilungsprozeß unterstützt und die Wundheilung positiv beeinflußt werden. Bewährt hat sich dabei besonders die Behandlung mit Homöopathie. Gute Erfahrungen gibt es auch mit Bach-Blüten: Häufig ist Star of Bethlehem passend, 4 × tgl. 4 Tr. und nach Bedarf. Bei großer Aufregung und Angst vor der Operation sind Rescue Tropfen oftmals hilfreich: 4 × tgl. 4 Tr., akut: alle 15–30 Min. 4 Tr. Die Tropfen können auch direkt auf die Haut, z. B. Herzregion und Plexus solaris, gegeben werden.

Nach abgeschlossener Wundheilung sollten die Operationsnarben neuraltherapeutisch unterspritzt werden, um Störfelder auszuschalten.

Weiterhin besteht in schweren Fällen die Möglichkeit einer hochdosierten Vit. C-Kur i.-v., insbesondere bei Krebserkrankungen.

Tips zur Lebensführung

- bei Übergewicht Gewichtsreduktion; verringert Komplikationen
- bei geplanten Operationen mentale Vorbereitung, positive Visualisierung
- bei größeren Eingriffen in Absprache mit dem Operateur Eigenblutspende (wenn möglich)

Begleittherapie bei operativen Eingriffen

■ Homöopathie

Es gibt eine Reihe von homöopathischen Mitteln, die eine Beziehung zu Gewebeverletzungen haben, wie sie bei Operationen auftreten. Zum Einsatz kommen bevorzugt Mittel mit bewährten Indikationen, die den Heilungsprozeß beschleunigen.

Normalerweise werden homöopathische Mittel nicht prophylaktisch verabreicht. Ausnahme: vor operativen Eingriffen hat es sich bewährt, die Mittel bereits einige Tage vorher einzusetzen.

Akutmittel

- *Arnika D6:* Prellungen, Quetschungen, Hämatome; Wundheilungsmittel; fördert die Resorption; allgemein zur OP-Vorbereitung 3 Tage vor bis ca. 1 Wo. nach der OP 2 × tgl. 5 Tr. einnehmen
- *Bellis perennis D2:* arnikaähnlich, aber postoperative Schmerzen sind noch ausgeprägter; Wundheits- und Zerschlagenheitsschmerz; bei Verletzungen von tiefliegendem Gewebe, postoperativ 3 × tgl. 5 Tr.
- *Calendula D2:* fördert die Wundheilung und Granulation; gut bei frischen, aber auch alten, schlecht heilenden Wunden, postoperativ 3 × tgl. 5 Tr., bis Zeichen der Besserung eintreten
- *Hypericum D12, D30:* „Arnika der Nerven"; bei Nervenverletzungen, Taubheitsgefühlen; zur Schmerzlinderung; Phantomschmerzen; fördert die Ausbildung neuer Dendriten, postoperativ D12 2 × tgl. 5 Tr. oder 1 Gabe D30 einmalig bzw. in größeren Abständen verabreichen

- *Nux vomica D4:* Übelkeit und Erbrechen nach der Narkose; reizbar; Leberschwäche, 2 Tage vor der OP sowie postoperativ 3 × tgl. 1 Tbl. bzw. 1 Tbl. bei akuten Beschwerden 1/2stdl. bis 1stdl., bis Zeichen der Besserung eintreten
- *Phosphor D30:* kleine Wunden bluten stark; bei Nachblutungen, einmalige Gabe
- *Symphytum D6:* Knochenbruch, Periostschädigungen; zur Kallusbildung, 3 × tgl. 1 Tbl., Einnahme erfahrungsgemäß über einen längeren Zeitraum erforderlich
- *Opium D30:* Darmparalyse nach OP; Folge von Schreck und Aufregung, einmalige Gabe
- *Staphisagria D6, D12:* bei glatten, iatrogenen Schnittwunden, Schmerzen nach Laparotomie; bei atonischer postoperativer Obstipation bzw. atonischem (Sub-)Ileus, postoperativ 3 × tgl. 5 Tr.
- *Graphites D4,D 6:* bei verhärteten Narben, Narbenkeloid, 3 × tgl. 1 Tbl., Einnahme erfahrungsgemäß über einen längeren Zeitraum erforderlich
- Externa: Arnika, Calendula, Bellis perennis, Symphytum.

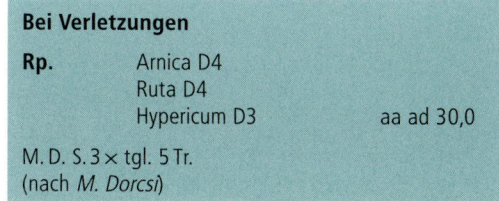

Bei Verletzungen

Rp.	Arnica D4	
	Ruta D4	
	Hypericum D3	aa ad 30,0

M. D. S. 3 × tgl. 5 Tr.
(nach *M. Dorcsi*)

Komplexmittel

Alternativ oder ergänzend steht eine Reihe gut wirksamer homöopathischer Komplexmittel zur Verfügung:
- Verletzungsfolgen: z. B. Traumeel® S, 3 × tgl. 1 Tbl.
- Zur Förderung der Wundheilung: z. B. Arnica-Complex, 4 × tgl. 10 Tr.

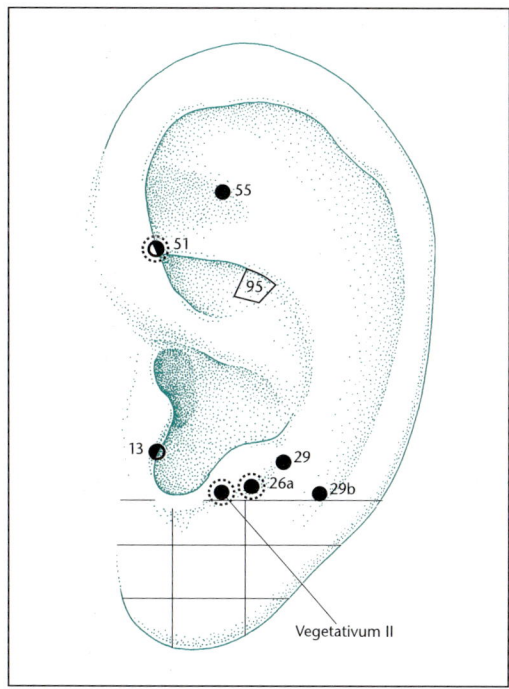

Abb. 10.1: Ohrakupunktur bei postoperativen Zuständen

- Zur Knochenheilung: z. B. Infiossan® N 3 × tgl. 15 Tr.; auch zur äußerlichen Behandlung
- Externa: z. B. Calendmed® Salbe DHU; Traumeel® S Salbe
- Zur Ausleitung: z. B. Lymphdiaral®, 3 × tgl. 10 Tr.
- Zur Rekonvaleszenz; bei Anämie: z. B. Ferrum Pentarkan®, 3 × tgl. 1–2 Tbl.
- Geburtsvorbereitung: z. B. Caulophyllum Pentarkan®, 2–3 × tgl. 10 Tr., einige Wochen vor der Geburt beginnen, zur Erleichterung des Geburtsvorganges.

▪ Akupunktur

Zur postoperativen Nachbehandlung kann Akupunktur begleitend eingesetzt werden. Es kommen vorzugsweise vegetativ beruhigende

10

Punkte sowie lokale Schmerz- und Korrespondenzpunkte im Ohr in Frage.

Ohrakupunktur

26a – Thalamus, 29 – Polster, 13 – Nebenniere, 29b – Point de Jérôme, Vegetativum II, 51 – Vegetativum I, 55 – Shen Men, 95 – Niere.

Durchführung: Die Behandlung erfolgt 2 × pro. Wo., bei akuten Beschwerden auch tgl. (vgl. Abb. 10.1).

Eigene Notizen

10

10.2 Zahnschmerzen

Formen

- **Kariesbefall:** Schmerzen (pochend, ziehend), Empfindlichkeit gegen Kälte und Süßigkeiten
- **überempfindlicher Zahnhals:** Schmerzreaktion auf kalte Reize (z.B. Getränk, Zugluft), z.B. bei Parodontose
- **apikale Parodontitis:** Entzündung des Wurzelkanals, Schmerzen verstärken sich auf Druck von oben (Klopfschmerz). *KO:* Zystenbildung, Weichteilabszesse
- **Pulpitis:** Entzündung des Zahnmarks, häufig ausstrahlende Schmerzen Richtung Kiefergelenk, Ohr
- **Wundschmerzen:** nach operativen Eingriffen
- **psychogen:** sehr selten
- **Sonderform:** erschwerter Zahndurchbruch bei Kindern und Erwachsenen („Weisheitszähne") mit z.B. Schmerzen, Schwellung und Rötung der Schleimhaut, Fieber, Bildung von Schleimhauttaschen.

Differentialdiagnose

- Gingivitis
- Neuralgie (z.B. Trigeminusneuralgie, Glossopharyngeus-Neuralgie)
- Sinusitis.

Medizinische Therapie

Zahnschmerzen gehören in die Behandlung des Zahnarztes! Analgetika sollten nur in Ausnahmefällen verabreicht werden, da sie die Diagnose und Lokalisation des Krankheitsherdes für den Zahnarzt erschweren.

- **medikamentöse Schmerztherapie:** z.B ASS (z.B. Aspirin®) oder NSAR, z.B. Paracetamol (z.B. ben-u-ron®). *NW:* z.B. gastrointestinale Störungen, Bronchospasmen, Hypotonie, bei Überdosierung Leber- und Nierenschäden, bei Dauereinnahme Kopfschmerzen, Blutgerinnungsstörungen (ASS)
- **Kühlung:** bei Schwellungen z.B. mit Eisbeutel.

> **Komplikationen nach operativen Eingriffen**
>
> - **Blutungen:** sehr stark bzw. nach Stunden anhaltend
> - **Wundheilungsstörungen:** meist bakterielle Infektion nach Zahnextraktion; am 2.- 4. Tag Wundschmerzen, foetider Geruch, evtl. Fieber. Sofort in zahnärztliche Behandlung überweisen!

Zahnschmerzen

Spezielle Therapie

- *Zahnschmerzen:* akut 1/2 stdl. Einnahme
  - Belladonna D4, D6: klopfende Zahnschmerzen; rote Wange; trockener Mund; Kälte >
  - Plantago major D2: Zahnschmerzen mit Gesichtsneuralgien
- *vor Zahnextraktion:* 1 Gabe Arnika D 30

- *zur Blutstillung nach Zahnextraktionen:* Calendula Ø 5 Tr. auf die Wunde geben oder mit warmem Wasser verdünnen und im Mund spülen
- *ausleitende Begleittherapie:* bei Schmerzen, z. B. Odonton-Echtroplex®, 3 × tgl. 40 Tr.
- *Zahnungsbeschwerden:* z. B. Zahnungstropfen Escatitona®, 6 × tgl. 5 Tr. in Tee.

Eigene Notizen

10

10.3 Nikotinabusus

Weltweit häufigste Suchterkrankung; ca. 60% der Männer und 40% der Frauen. Ursache von ca. 30% aller Krebstodesfälle. 20 Zigaretten pro Tag erhöhen das Risiko eines Bronchialkarzinoms um das 10 fache.
Das Risiko einer koronaren Herzerkrankung ist bei Rauchern um 60–70% erhöht. Am plötzlichen Herztod sterben 2–3mal mehr Raucher als Nichtraucher.

Tabakinhaltsstoffe

- *Nikotin:* Hauptinhaltsstoff; hochgiftiges Alkaloid, verantwortlich für die meisten Effekte des Rauchens, v. a. für die Suchtentwicklung
- *andere Inhaltsstoffe:* Tabakrauch enthält über 4000 Substanzen mit unterschiedlichen Wirkungen wie Zellzerstörung, Kanzerogenität und Mutagenität.

Wirkung des Nikotin im Körper

Nikotin bewirkt die Freisetzung von Serotonin und Katecholaminen. Dadurch wird die Aktivität des Sympathikus gesteigert. Folgen sind z. B.:
- Erhöhung von Herzfrequenz und Blutdruck
- periphere Vasokonstriktion mit schlechter Durchblutung von Haut und inneren Organen, Plazenta
- Erhöhung der Konzentration an freien Fettsäuren und Cholesterin im Serum.

Klinik

- Gelbverfärbung von Zähnen, Fingern und Fingernägeln
- fahles Hautkolorit, frühes Auftreten von Falten.
- chronischer Husten.

Komplikationen

- **Abhängigkeit:** mit körperlichen und psychischen Entzugssymptomen
- **Gefäße:** Arteriosklerose mit erhöhtem Risiko von koronarer Herzerkrankung, Herzinfarkt, plötzlicher Herztod, zerebrale Durchblutungsstörungen, Apoplex, peripherer arterieller Verschlußkrankheit
- **Neoplasien:** Bronchialkarzinom, maligne Tumoren von Zunge, Mundboden (v. a. bei Pfeifenrauchern) und Kehlkopf, Speiseröhre, Magen, Bauchspeicheldrüse sowie von Nieren und Blase

- **Lunge:** chronisch obstruktive Lungenerkrankung, Lungenemphysem, Cor pulmonale, erhöhte Anfälligkeit für Pneumonie, Bronchitis, Influenza
- **Magen-Darm-Trakt:** Ulcus ventriculi, Ulcus duodeni
- **Mund-Rachen-Raum:** Entzündungen der Mundschleimhaut (Stomatitis) und des Kehlkopfes (Laryngitis). Abnahme des Geruchs- und Geschmackssinnes.

Rauchen während der Schwangerschaft: Das Baby raucht mit! Folgen sind u. a.
- höheres Risiko einer Frühgeburt
- „small for date babies"
- häufiger Mißbildungen
- höhere Anfälligkeit für Allergien
- höheres Risiko für plötzlichen Kindstod

Therapie

Ca. 80% der Raucher möchten mit dem Rauchen aufhören, 10–20% von ihnen bleiben nach primär erfolgreicher Entwöhnung abstinent. Typische Entzugssymptome sind u. a. Nervosität, Gereiztheit, Händezittern, Heißhunger. Eine Gewichtszunahme von durchschnittlich 2–3 kg ist durch kompensatorisch gesteigerte Nahrungsaufnahme zu erwarten.

- **Aufklärung**
- **Nikotin:** als Pflaster (z. B. Nicotinell® 10/-20/-30) oder Kaugummi (Nicorette 2/4 mg) in absteigender Dosierung, Minderung der Entzugssymptomatik, rezeptfrei. **Cave:** Einsatz nur im Rahmen eines Gesamtkonzeptes und auf 2–6 Wo. beschränkt, da sonst Unterstützung der Nikotinabhängigkeit. *NW:* insbesondere bei Pflaster, z. B. Kopfschmerzen, Schwindel, Hypertonie, Hautreaktionen, gastrointestinale Störungen. *KI:* insbesondere bei Pflaster z. B. Z. n. Herzinfarkt, instabile Angina pectoris, Arrhythmien, Apoplex, chronische Hauterkrankungen
- **Psychotherapie:** insbesondere Verhaltenstherapie.

Prognose

Raucherentwöhnung: erhöhte Rückfallquote innerhalb der ersten 3 Mon., nach 1 Jahr sind nur noch 20–30% abstinent, davon haben die meisten aber an keinem therapeutischen Programm mit Gesamtkonzept teilgenommen. Ex-Raucher haben erst nach ca. 10–15 Jahren bezüglich der Folgeerkrankungen wieder das niedrigere Risikoniveau eines Nie-Rauchers.

Nikotinabusus

Diagnostik

Anamnese

Neben der medizinischen Anamnese in einem ausführlichen Gespräch fragen nach:
- *Stellenwert:* Welche Bedeutung hat das Rauchen für den Patienten, z.B. Ersatzbefriedigung, Überdecken von Unsicherheit, Unterdrückung von Hungergefühlen?
- *Gründe:* Welche Gründe hat der Patient für die Raucherentwöhnung? Eigener Entschluß oder von außen aufgedrängte Entscheidung?

Therapeutische Strategie

Erfahrungsgemäß sind bei Nikotinabusus bzw. zur Raucherentwöhnung mit einer naturhcilkundlichen Therapie gute bis befriedigende Ergebnisse zu erzielen. Bewährt hat sich die Behandlung mit Akupunktur zur Linderung der Entzugserscheinungen sowie Phytotherapie und Homöopathie zur Ausleitung von Giftstoffen, die sich im Körper angesammelt haben. Gute Erfahrungen gibt es auch mit Bach-Blüten: Häufig sind Crab Apple und Walnut passend.

Eine erfolgreiche Therapie setzt Eigeninitiative und die Motivation des Patienten voraus, sich mit seinem Suchtverhalten auseinanderzusetzen. Die passive Erwartungshaltung vieler Patienten, durch eine entsprechende Behandlung ohne eigene Anstrengung ihre Nikotinabhängigkeit zu verlieren, muß zwangsläufig korrigiert werden. Im Patientengespräch sollte daher deutlich zum Ausdruck kommen, daß eine Raucherentwöhnung nur durch eine Umstellung der Lebensweise auf längere Sicht erreicht werden kann.

Tips zur Lebensführung

- Raucherentwöhnung in einer streßarmen Periode durchführen, nicht in Zeiten großer Anspannung
- Zigaretten wegwerfen, Aschenbecher entfernen
- in der kritischen Zeit keinen Alkohol trinken; regt zum Rauchen an
- viel Bewegung, die Spaß macht, z.B. Tanzen, Ballspiele, und viel frische Luft
- Kleidung und Gardinen, die nach Rauch riechen, waschen bzw. lüften
- bei Bedarf für (niedrigkalorischen) „Rauchersatz" sorgen, z.B. Möhren „knabbern"

Spezielle Therapie

■ Akupunktur

Eine Behandlung mit Akupunktur kann die Entzugserscheinungen mildern und ist in den ersten Tagen der Raucherentwöhnung als Unterstützung sinnvoll.

Körperakupunktur

B 13	Zustimmungspunkt Lungen-Meridian
LG 20	starke psychisch und vegetativ ausgleichende Wirkung
KG 17	Meisterpunkt des Respirationstraktes
M 36	„Göttlicher Gleichmut", harmonisierende Wirkung
Di 4	Schleimhautbeziehung; reinigende Wirkung
Lu 7	Luo-Punkt, bei Lungenbeschwerden
Lu 9	Tonisierungspunkt, Anregung der Lungenenergie

Ohrakupunktur

29c – Begierdepunkt, Antiaggressionspunkt, 101 – Lunge, Frustrationspunkt, 51 – Vegetativum I, 84 – Mund, 83 – Plexus solaris.

Durchführung: Beginn der Behandlung erst, nachdem der Patient keine Zigarette mehr an-

10

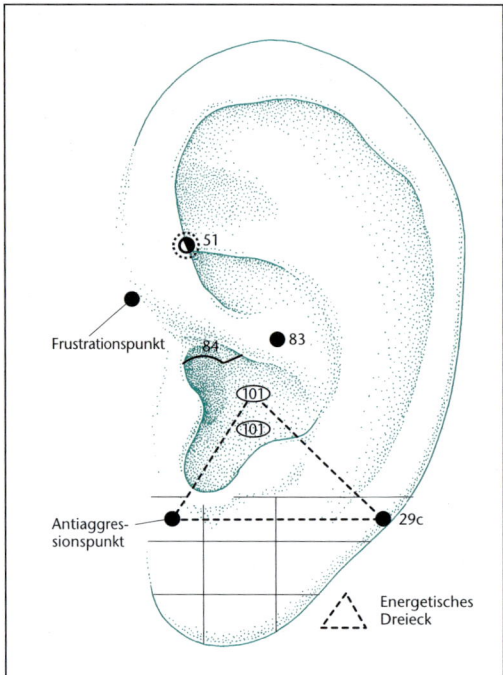

Abb. 10.2: Ohrakupunktur bei Nikotinabusus

rührt! Die Akupunkturbehandlung dämpft das Rauchverlangen, allerdings hält die Wirkung nur einige Tage an. Günstig ist daher die Applikation von Dauernadeln im Ohr für ca. 1 Wo. Außerdem geben sie dem Patienten zusätzliche Sicherheit. Dabei bewährt sich (nach *Lange*) ein energetisches Dreieck, ausgewählt aus 3 der ersten 4 obengenannten Ohrpunkte. Grundsätzlich sollte jedoch kein starres Schema angewendet werden, sondern eine individuelle Punktauswahl erfolgen.

In der Regel sind 1–2 Behandlungen ausreichend. Auf mögliche Komplikationen, z. B. Entzündungen, bei Dauernadeln muß hingewiesen werden; eine gute Alternative sind Samenkörner, z. B. Senfkörner, die mit einem Pflaster im Ohr plaziert werden.

■ Phytotherapie

Heilpflanzen können bei der Raucherentwöhnung unterstützend eingesetzt werden. Bei ausgeprägten nervösen Beschwerden kommen vegetativ stabilisierende Pflanzen zum Einsatz. Traditionell werden auch kurmäßig stoffwechselanregende Mittel und Bitterstoffdrogen eingesetzt, die anregend auf den Gallenfluß und die Verdauungsvorgänge wirken und damit zu einer Entgiftung und Entlastung der Leber beitragen.

Heilpflanzen zur innerlichen Anwendung

Löwenzahn (Taraxacum officinale): bitterstoffhaltig, leberstärkend; „blutreinigend"
Brennessel (Urtica urens, Urtica dioica): zur Aquarese; „blutreinigend"
Bittersüß (Solanum dulcamara): stoffwechselumstimmend
Schafgarbe (Achillea millefolium): choleretisch, krampflösend
Erdrauch (Fumaria officinalis): choleretisch, cholagog; „blutreinigend"
Schachtelhalm (Equisetum arvense): kieselsäurehaltig; zur Aquarese
Melisse (Melissa officinalis): beruhigende Wirkung, vegetativ stabilisierend
Johanniskraut (Hypericum perforatum): bei psychovegetativen Störungen und nervöser Unruhe; antidepressive Wirkung.

Stoffwechselanregender Tee		
Rp.	Herb. Hyperici	30,0
	Stip. Dulcamarae	20,0
	Rad. Taraxaci c. Herb.	30,0
	Herb. Urticae	20,0
M. f. spec. D. S. 1 TL auf 1 Tasse Wasser, 15 Min. ziehen lassen, 3–4 Tassen über den Tag verteilt trinken.		

Fertigpräparate

Johanniskraut: z.B. Hyperforat®, 3 × tgl. 2 Drg.

Bei Unruhezuständen: z.B. Plantival®, 3 × tgl. 2 Drg.

Anregung des Leberstoffwechsels: z.B. Presselin® Hapeka 43 N, 3 × tgl. 30 Tr.

Tee: z.B. Hevert®-Stoffwechsel-Tee S, 3 × tgl. 1 Tasse

■ Homöopathie

Zur unterstützenden Behandlung der Raucherentwöhnung sind mit niedrigen Potenzen gute Ergebnisse zu erzielen.

Akutmittel

– *Lobelia inflata D4:* starke Abneigung gegen Tabakrauch, blasses Gesicht, kalter Schweiß, Dyspnoe, Übelkeit, Magenkrämpfe, häufig dickliche Patienten
– *Tabacum D4:* ähnliche Wirkung wie Lobelia; Schwindel, Elendsgefühl, große Übelkeit, nervöse Herzbeschwerden; Tabakgenuß und -rauch <, Vergiftungen nach Tabakabusus; Rauchergastritis, niedergeschlagen, resigniert

– *Ignatia D4:* trockener Husten, Rauchen oder Tabakrauch <, saurer Mundgeschmack; paßt besonders für stimmungslabile, nervöse und übersensible Patienten
– *Plantago major D3:* Widerwillen gegen Tabak; Schlafstörungen und Verstimmungen durch chronischen Tabakabusus
– *Nux vomica D6:* Beschwerden nach Reizmittelabusus; Heiserkeit; Druck und Völlegefühl im Magen; spastische Diathese; überarbeitet, aufbrausend, ungeduldig, nervös.

Komplexmittel

Alternativ oder ergänzend steht eine Reihe gut wirksamer homöopathischer Komplexmittel zur Verfügung:

• vegetative Beschwerden: z.B. dystophan, 3 × tgl. 20 Tr.
• Raucherentwöhnung: z.B. Robinia-Komplex Wecoton, 3–5 × tgl. 10 Tr.
• Injektion: z.B. Robinia Rö-Plex® (Röwo®-99), in akuten Fällen bis zu 1–2 Amp. tgl.

Eigene Notizen

10

11 Glossar und Anhang

Ableitungsdiät	Heilkost zur Prophylaxe und Heilung verschiedener Erkrankungen durch Entlastung der Verdauungsorgane (entwickelt u. a. von F.-X. Mayr und E. Rauch). Umfaßt Fasten-, Diät- und Darmreinigungskuren sowie eine Dauerernährung mit gut zu verdauender Nahrung (möglichst naturbelassen) und Vermeidung von ballaststoff- und fetthaltigen Lebensmitteln, Rohkost, weißem Zucker, Medikamenten, Koffein und Nikotin.
Aderlaß	Klassisches Ausleitungsverfahren; Entnahme von Blut (in der Regel kleine Mengen von ca. 100–150 ml) durch die Vene. *Anwendung:* Stoffwechselerkrankungen wie z. B. Gicht, Diabetes mellitus, Hyperlipidämie, Adipositas, Hypertonie, rheumatische Erkrankungen, Venenerkrankungen, pulmonale Erkrankungen, Präventivmaßnahme bei erhöhtem Hämatokrit. Vgl. Ausleitungsverfahren.
Akutmittel	Homöopathisches Arzneimittel; häufig auf eine eng umgrenzte Symptomatik beschränkt. *Anwendung:* akute Erkrankungen.
Alarmpunkte	Punkte auf Meridianen; liegen auf der vorderen Rumpfwand; meist mit segmentalem Bezug zu den zugehörigen Organen. Anwendung oft zusammen mit Zustimmungspunkten bei Erkrankungen innerer Organe. Vgl. Meridian, Zustimmungspunkte.
Angesichtsdiagnose	Typische Veränderungen und Merkmale im Gesicht lassen erfahrungsgemäß Rückschlüsse auf die zugrunde liegende Krankheit zu.
Atemtherapie	Physiotherapeutisches Heilverfahren, welches neben Atemschulung und -gymnastik (Dehnungsübungen, Hustentechniken, Atmen gegen Widerstand, „Lippenbremse") auch Massagetechniken und weitere Therapieverfahren (physikalische, apparative usw.) umfaßt. Bewußtes Atmen kann erheblichen Einfluß auf die Psyche haben. Es gibt verschiedene Schulen, wobei die Atemtherapie nach I. Middendorf die verbreitetste ist. Zentraler Inhalt ist das bewußte Erleben und Wahrnehmen des eigenen, sonst meist unbewußten Atems. *Anwendung:* v. a. chronisch-obstruktive Lungenerkrankungen und viele weitere Erkrankungen, bei denen durch die Atemtherapie körperliche und psychische Anspannungen gelockert werden sollen.
Ausleitungsverfahren	Verfahren, um Körpersäfte und -gifte vermehrt zur Ausscheidung zu bringen. Zu den eingesetzten Therapieverfahren gehören: Aderlaß, Schröpfen, Blutegeltherapie, Baunscheidtieren, Canthariden-Pflaster, Förderung der Diurese und der Stuhlausscheidung, Darmspülungen, Schwitzverfahren sowie der Einsatz von Lymph-, Leber- und Nierenmitteln.

Autogenes Training	Entspannungsverfahren mit Hilfe von prägnanten „Übungsformeln". Dabei werden (Körper-)Gefühle von Schwere, Kühle, Wärme und Ruhe erzeugt. Von J. H. Schultz (1884–1970) entwickelt. *Anwendung:* z. B. Unruhezustände, Schlaflosigkeit, Schmerzen, Obstipation, funktionelle Störungen.
Bach-Blütentherapie	E. Bach (1886–1936) postulierte in Anlehnung an C. G. Jung 38, vorwiegend negative seelische Zustände, die er mit 38 speziell aufbereiteten Blüten behandelte. Die Blütenessenzen werden sehr stark in Alkohol verdünnt. Es bestehen Ähnlichkeiten mit der Homöopathie.
Baunscheidtieren	Klassisches Ausleitungsverfahren. Mit Hilfe eines von C. Baunscheidt (1809–1873) entwickelten Apparates wird mit vielen eng beieinanderliegenden Nadeln die Haut geritzt und zur Erzeugung einer Entzündung reizende Substanzen in die Wunden eingerieben. *NW:* Narbenbildung, Hyperpigmentierung, Infektion, allergische Reaktionen. Vgl. Ausleitungsverfahren.
Bioenergetik	Körperorientierte Psychotherapie; in den 1970er Jahren von A. Lowen (geb. 1910) in den USA entwickelt. Im Zentrum steht der Zusammenhang zwischen körperlichen Spannungs- und Haltungszuständen sowie psychischen Störungen bzw. Wohlbefinden. Bewegungsübungen, Massagen und Gefühlsausbrüche sollen äußere und innere „Panzer" auflösen.
Biofeedback	Körperliche Reaktionen (z. B. Schweißsekretion, Muskelanspannungen, Herzschlag) werden mittels entsprechender technischer Apparate erfaßt und über optische oder akustische Signale dargestellt. Durch die Rückmeldung an den Patienten können z. B. muskuläre Verspannungszustände gelockert werden. *Anwendung:* z. B. funktionelle Störungen, Schmerzen, Migräne.
Blutegeltherapie	Klassisches Ausleitungsverfahren. Verwendung des medizinischen Blutegels (Hirudo medicinalis) aus der Ordnung der Ringelwürmer. Mehrere Blutegel werden auf der Haut für bis zu 1 Std. angesetzt. Wirkung ähnlich wie ein Aderlaß, aber sanfter. *Anwendung:* z. B. Stoffwechselerkrankungen, Gefäßerkrankungen, Arthrosen, Durchblutungsstörungen, Hypertonie. Vgl. Aderlaß, Ausleitungsverfahren. Das im Speichel der Egel enthaltene Hirudin wirkt hemmend auf die Blutgerinnung und wird therapeutisch in Salben zur Behandlung z. B. der Thrombophlebitis angewendet.
Cantharidenpflaster	Klassisches Ausleitungsverfahren. Ein mit Cantharidin (aus der getrockneten Spanischen Fliege gewonnen) beschichtetes Pflaster wird auf die Haut geklebt. Dort führt es zur Hautreizung und Blasenbildung. Nach Entstehung einer Blase kann das Blasensekret abpunktiert werden. *Anwendung:* z. B. rheumatische Erkrankungen, Arthrosen. *NW:* Hyperpigmentierung, Narbenbildung. Vgl. Ausleitungsverfahren.

11

Cholagoga	Arzneimittel zur Behandlung von Erkrankungen der Gallenwege. Meist Kombinationen aus verschiedenen Phytotherapeutika (z. B. Kümmel, Pfefferminze, Ingwer, Artischocke, Löwenzahn, Scharfgarbe, Tausendgüldenkraut, Wermut). Im engeren Sinne handelt es sich bei Cholagoga um Phytotherapeutika, die die Gallenproduktion fördern. *Choleretika* dagegen verstärken den Gallenabfluß.
Diagnose, visuelle	Typische Veränderungen und Merkmale am ganzen Körper lassen erfahrungsgemäß Rückschlüsse auf die zugrunde liegende Krankheit zu.
Eigenblut, potenziertes	Sonderform der Eigenbluttherapie. Entsprechend der homöopathischen Vorgehensweise wird eine geringe Menge Blut potenziert und oral eingenommen. Vgl. Eigenbluttherapie.
Eigenbluttherapie	Umstimmungsverfahren. Venöse Entnahme und muskuläre oder intra-/subkutane Injektion von Blut des Patienten, z. T. mit Veränderung (z. B. medikamentöse Zusätze, UV-Bestrahlung) vor der Reinjektion. Durch die lokale Entzündungsreaktion soll es zu einer Umstimmung des Organismus mit Stärkung der Immunabwehr kommen. *Anwendung:* z. B. Abwehrschwäche, Allergien, chronische Entzündungen, Infektionen. Vgl. Umstimmungsverfahren.
Enzymtherapie	Behandlung mit der Gabe von pflanzlichen oder tierischen Enzymen (z. B. Bromelain, Papain, Trypsin). Enzyme werden vom Körper hergestellt und haben wichtige Funktionen in verschiedenen biochemischen Prozessen. Wirkung z. B. auf Verdauungsprozesse, auf den gesamten Stoffwechsel, auf Entzündungen, auf das Gerinnungssystem und auf immunologische Parameter. *Anwendung:* z. B. Gefäßerkrankungen, Krebserkrankungen, Schmerzen, Verdauungsstörungen, Infektionen, rheumatische Erkrankungen. *NW:* Allergische Reaktionen.
Fernpunkte	Akupunkturpunkte, die (meist an Hand oder Fuß) entfernt vom Krankheitsgeschehen liegen. Therapeutischer Bezug zur Krankheitsregion über das Meridiansystem.
Füllezustand	Diagnostisches Leitkriterium der TCM. Kräftiger voller Puls, rote Zunge mit dickem, feuchtem Belag, kräftige Stimme, tiefe Atmung und Gesichtsrötung sprechen für einen Füllezustand.
Fußreflexzonen	Areale an den Fußsohlen, die bestimmten Organsystemen zugeordnet werden. An Veränderungen, Verhärtungen und Schmerzen können Erkrankungen der inneren Organe diagnostiziert werden. Durch eine spezielle Grifftechnik und Massage der entsprechenden Fußsohlenabschnitte können die Organe durch neurophysiologische Wechselbeziehungen beeinflußt werden.

Gelosen	Tastbare, degenerative Veränderungen in Haut, Bindegewebe oder Muskeln (v. a. am Rücken); sie entstehen meist durch Durchblutungsstörungen. Sie können auf eine Erkrankung des der jeweiligen Reflexzone zugeordneten Organs hinweisen. Behandlung mit Massage, Wärme und Ausleitungsverfahren.
Head-Zonen	Bestimmte Hautareale (Dermatome), die reflektorische Verbindungen zu inneren Organen besitzen. Durch deren Manipulation (Massage, Hydrotherapie) kann die Funktion der entsprechenden Organe beeinflußt werden. Umgekehrt können bei Erkrankung der entsprechenden inneren Organe Hyperästhesie und Hyperalgesie auftreten (entsprechend der Größe eines Dermatoms, das aus demselben spinalen Segment wie das erkrankte Organ innerviert wird).
Heilfasten	Verschiedene Formen des Nahrungsverzichtes, denen allgemein entgiftende Wirkungen zugeschrieben werden. Popularisierung in Deutschland durch O. Buchinger (1878–1966), der das Langzeitfasten unter ärztlicher Aufsicht und häufig in spezialisierten Kliniken empfahl.
Homotoxin-Lehre	H. Reckeweg (1905–1985) sah in den sogenannten „Homotoxinen" (auf den Menschen einwirkende Gifte) die Ursache von Erkrankungen. Er verstand Krankheiten als Ausdruck von Abwehrreaktionen gegen Homotoxine. Die Behandlung soll vorwiegend mit Hilfe von Komplexpräparaten und Nosoden das Abwehrsystem stimulieren und die Homotoxine neutralisieren. Es bestehen Verbindungen zur Homöopathie.
Immunmodulation	Die Reaktion des Körpers auf Antigene kann durch verschiedene naturheilkundliche Verfahren verändert werden. Als Immunmodulatoren kommen v. a. das Immunsystem aktivierende Phytotherapeutika in Frage.
Injekto-Akupunktur	Injektion von Neuraltherapeutika und/oder Homöopathika in den Bereich von Akupunkturpunkten.
Irisdiagnose	Beruht auf der Vorstellung, daß sich in der Iris in Farben, Flecken und Linien der gesamte Organismus mit seinen Organsystemen sowie psychische Faktoren widerspiegeln. Es können daran nicht nur aktuelle sondern auch abgelaufene und über die Erkenntnis von Krankheitsanlagen auch mögliche zukünftige Erkrankungen diagnostiziert werden.
Karminativa	Arzneimittel zur Behandlung von Meteorismus; vorwiegend pflanzlichen Ursprungs wie Anis, Fenchel, Koriander und Kümmel.
Kataplasma	Heißer Breiumschlag auf pflanzlicher (z. B. Leinsamen, Eibischwurzel) oder mineralischer Basis (z. B. Fango, Heilerde). Durch Auflegen auf bestimmte Dermatome (vgl. Head-Zonen) sollen auch Erkrankungen innerer Organe beeinflußt werden. *Anwendung:* z. B. Schmer-

11

zen, rheumatische Erkrankungen, Neuralgien und Entzündungen.

Komplexmittel	Homöopathisches Arzneimittel mit mehreren Substanzen.
Konstitution, hämatogene	Syn.: dyskratische Diathese. Die Iris ist durch eine dichte dunkelbraune Pigmentation verschleiert, so daß keine Radiären (Radspeichenmuster) mehr zu erkennen sind. Die eigentliche Augenfarbe kann braun, graubraun oder graugrün sein. Häufig entwickelt sich die hämatogene Konstitution aus anderen Diathesen. Neigung zu Stoffwechselstörungen, Blutkrankheiten (z. B. Leukämie), Durchblutungsstörungen.
Konstitution, harnsaure	Syn.: rheumatisch-gichtige, hydrogenoide Diathese. Blaue, helle Iris; charakteristisch sind die watteähnlichen Flöckchen am Ziliarrand. Neigung zu rheumatischen Erkrankungen, Steinbildung im Urogenitalbereich, Leber-Gallenerkrankungen, Gallensteine. Stoffwechselstörungen wie Diabetes mellitus, Hypercholesterinämie, Gicht usw.
Konstitution, lymphatische	Syn.: Lymphatismus, exudative Diathese. Bevorzugt Menschen mit heller Haut und blauen bzw. blaugrauen Augen. Die Haut ist häufig blaß, pastös und bräunt nur schlecht. Die Iris ist durchzogen von geschlängelten Radiären, die an feuchtes Haar erinnern. Neigung zu Lymphdrüsenschwellungen, Tonsillitis, Ekzemen, Neurodermitis, Atemwegsinfektionen, Nasennebenhöhlenaffektionen und allergischen Reaktionen.
Konstitution, neurogene	Blaugraue Iris mit feinen Radiären. Neigung zu Erkrankungen des vegetativen und zentralen Nervensystems, z. B. Labilität und funktionelle Organstörungen.
Konstitutionsmittel	Homöopathisches Arzneimittel, das nach der Ähnlichkeit seines Arzneimittelbildes zur Konstitution des Patienten paßt. Unter der Konstitution versteht man die Summe der angeborenen und erworbenen körperlichen und geistigen Eigenschaften eines Menschen, die die Neigung zu bestimmten Erkrankungen bestimmt.
Laktovegetabile Kost	Ernährungsform mit Nahrungsmitteln aus Pflanzen und Milchprodukten.
Lebermittel	Arzneimittel, die die Leberfunktion anregen und so die Ausleitung fördern.
Leerezustand	Diagnostisches Leitkriterium der TCM. Leerer, schwacher Puls, blasse Zunge mit wenig trockenem Belag, leise Stimme, oberflächliche Atmung und blasse Gesichtsfarbe sprechen für einen Leerezustand.
Linksmittel	Homöopathische Arzneimittel, die bei linksseitig betonten Symptomen eingesetzt werden.

Luo-Punkte	Syn.: Durchgangspunkte. Meridianpunkte, die proximal der Quellpunkte am Unterarm oder Unterschenkel liegen; haben ausgleichende Wirkung. Vgl. Meridian, Quellpunkte.
Lymphmittel	Homöopathische Arzneimittel, die den Lymphfluß zur Ausleitung anregen.
Mayr-Diät	Ernährungstherapie zur Umstimmung des gesamten Organismus mit Entschlackung und Normalisierung gestörter Körperfunktionen. Entwickelt von F.-X. Mayr (1875–1965). Oft Beginn mit Teefasten, dann Milch-Semmel-Diät bzw. Tee-Semmel-Diät. Wichtig ist das sehr sorgfältige Kauen der Nahrung zur Anregung der Verdauungssäfte. Zusätzliche Bauchmassage, Darmreinigung mit Einläufen und abführenden Maßnahmen. *Anwendung:* z. B. Verdauungsstörungen, Gewichtsreduktion, Erkrankungen von Magen, Darm, Leber, Galle.
Meisterpunkte	Punkte auf Meridianen, die ganze Organsysteme beeinflussen. Vgl. Meridiane
Meridiane	Leitbahnen in der TCM, die als Energiebahnen den gesamten Körper durchziehen und alle Organe mit Qi und Blut versorgen. Es werden v. a. die 12 Hauptmeridiane, der Konzeptionsgefäßmeridian und der Lenkergefäßmeridian sowie die 8 Wundermeridiane unterschieden. Jeder Hauptmeridian hat einen inneren Verlauf im Körper (ausgehend von den Organen) und einen äußeren Verlauf (in Muskeln und an der Haut). Die inneren Organe sind so mit den äußeren Partien des Körpers verbunden. Über das Meridiansystem können äußere pathogenetische Störungen in den Körper eindringen und zu Erkrankungen der inneren Organe führen. Auf den Meridianen befinden sich Punkte, die sowohl zu diagnostischen Zwecken als auch zur Therapie mittels Druck (Akupressur), Nadeln (Akupunktur) und Hitze (Moxibustion) beeinflußt werden können.
Moxibustion	Therapieverfahren der TCM und anderer östlicher Medizinsysteme (z. B. der Tibetischen Medizin). Brenntherapie meist mit getrocknetem, pulverisiertem Beifußkraut (Moxa). Moxa wird meist mittels kleiner Kegel auf bestimmten Meridianpunkten angebracht und angezündet. Alternativ kann eine sogenannte Moxa-Zigarre über der zu behandelnden Region abgebrannt werden. Durch die Wärme wird die Blutzirkulation stimuliert und der blockierte Energiefluß des Meridians reaktiviert. Dadurch kommt es zu einer Wirkung auf die inneren Organe.
Muskelentspannung nach Jacobson	Syn.: Progressive Muskelrelaxation. Durch willkürlich erzeugte Anspannung und Entspannung der Muskulatur wird eine fortschreitende Entspannung des gesamten Körpers erreicht. Wichtig ist die bewußte Wahrnehmung des Unterschieds zwischen Zuständen der Anspannung und Entspannung. *Anwendung:* Unruhezustände, Schlafstörungen, funktionelle Störungen, Schmerzen.

11

Muzilaginosa	Schleimhaltige Arzneimittel (z. B. Gummi arabicum, Eibischkraut, Leinsamen). *Anwendung:* z. B. Entzündungen der Atemwege und des Gastrointestinaltraktes.
Neuraltherapie	Von F. Huneke (1891–1966) entwickeltes Verfahren, in dem meist Lokalanästhetika (Procain, Lidocain) in die Haut injiziert werden. Unterschieden werden die oberflächlichen Quaddeltherapie, die Segment- und Störfeldtherapie sowie tiefere Nerven- und Ganglienblokkaden. U. a. sollen sogenannte Störfelder oder Krankheitsherde (z. B. Narben, Muskelverspannungen, lokale Entzündungen an Zahnwurzeln und Nasennebenhöhlen) ausgeschaltet werden, die häufig selbst keine Beschwerden machen, aber andere Organe negativ beeinflussen. Durch die „Entblockung" der nervalen Informationsübertragung zwischen Störfeld und erkranktem Organ kann es zur Gesundung kommen. Vgl. Störfelder.
Nierenmittel	Arzneimittel, die die Nierenfunktion anregen und so die Ausleitung fördern.
Nosoden	Arzneimittel, die aus Krankheitserregern, deren Teilen oder infektiösen Körperprodukten wie Eiter und Sputum gewonnen und im Sinne der Homöopathie verdünnt und potenziert werden. Sie sollen zu einer Umstimmung des Organismus führen. Vgl. Eigenbluttherapie, Umstimmungsverfahren.
Öle, ätherische	Flüssige Stoffgemische unterschiedlicher chemischer Zusammensetzung mit charakteristisch aromatischem Geruch. Produktion aus Pflanzen (z. B. Pfefferminz- und Eukalyptusblättern, Kamillenblüten und Kiefernnadeln). *Wirkung:* karminativ, cholagog, diuretisch, magensaftsekretionssteigernd.
Organuhr	Beziehung zwischen Tageszeit und Organsystem. Typischerweise zeigen sich bestimmte Erkrankungen häufig zu bestimmten Tageszeiten.
Orthomolekulare Medizin	Behandlung von Erkrankungen mit natürlichen Substanzen; z. B. sehr hohen Vitamindosen (Megavitamintherapie), Mineralien, Aminosäuren und Enzymen. Vgl. Enzymtherapie.
Polychreste	Homöopathische Arzneimittel, welche aufgrund der Vielzahl bekannter Symptome in ihren Arzneimittelbildern nach dem Ähnlichkeitsprinzip bei vielen verschiedenen Erkrankungen verabreicht werden.
Potenzierung	Eine der Grundlagen, der von S. Hahnemann (1755–1843) entwickelten Homöopathie. Eine Substanz wird mit einem Trägerstoff in einem bestimmten Verhältnis verdünnt, um ein spezielles homöopathisches Arzneimittel zu erhalten. Feste Stoffe werden mit Milchzucker verrieben, flüssige oder lösliche Substanzen mit einem Alkoholgemisch verschüttelt. Entscheidend ist die Vorstellung, daß mit zunehmender Verdünnung (Potenzierung) die Wirksamkeit gesteigert wird.

Quellpunkte	Punkte auf Meridianen; 3. oder 4. Punkt von der Peripherie aus; jeweils im Bereich des Hand- oder Sprunggelenks. Ausgleichende Wirkung; verstärkende Wirkung von anderen Punkten. Vgl. Meridiane.
Qi	Zentraler Begriff der TCM. Wird meist mit „Energie" oder „Wirkung" übersetzt. Gemeint ist die „Kraft", die alle Körperfunktionen sowohl in physiologischer als auch in pathologischer Weise ausbildet, steuert und aufrecht erhält. Es werden verschiedene Qi unterschieden: das Qi der Nahrungsessenz, der inneren Organe und Körperstrukturen, das pathogene Qi aus der Umwelt sowie nach Entstehung und Funktion das Ursprungs-, Atmungs-, Sprach-, Nahrungs- und Abwehr-Qi. Alle inneren Organe besitzen ein eigenes Qi.
Rechtsmittel	Homöopathische Arzneimittel, die bei rechtsseitig betonten Symptomen eingesetzt werden.
Reflexzonen	Segmentartige Hautareale am ganzen Körper, die in reflektorischer Weise mit inneren Organen in Verbindung stehen. Schmerzen innerer Organe strahlen in diese Hautareale aus und können so diagnostiziert werden. Umgekehrt können mittels verschiedener Techniken (z. B. Ausleitungsverfahren, Massagen, Hydrotherapie, Injektion von Arzneimitteln) erkrankte Organe über diese Hautareale positiv beeinflußt werden. Vgl. Head-Zonen, Fußreflexzonentherapie, Neuraltherapie.
Rubefazienzien	Salben, Pflaster und Tinkturen, die lokal reizende ätherische Öle (z. B. Rosmarinöl, Kampfer, Terpentinöl, Paprikaextrakt) enthalten. Vgl. Öle, ätherische.
Saponine	Wasserlösliche Naturstoffe, meist pflanzlicher Herkunft, mit unterschiedlichen Wirkungen (z. B. seifenähnliches Schaumvermögen, hämolytische oder antibiotische Aktivität).
Schröpfen	Klassisches Ausleitungsverfahren. Durch das Aufsetzen einer Glocke aus Glas (mit erhitzter Luft) bzw. aus Kunststoff auf die Haut wird ein Unterdruck erzeugt. Dadurch wird örtlich Blut in die Haut angesaugt (trockenes Schröpfen) oder nach Anritzen der Haut nach außen abgeleitet (blutiges Schröpfen). Vgl. Ausleitungsverfahren.
Sedierungspunkte	Akupunkturpunkte zur Sedierung des zugehörigen Organs bzw. Meridians.
Stoffwechselpunkte	Akupunkturpunkte mit einer ausgeprägten Wirkung auf den Stoffwechsel. Sie werden v. a. bei dermatologischen und allergischen Erkrankungen sowie bei Asthma bronchiale empfohlen.
Störfelder	Krankhaft veränderte Körperteile, die selbst in der Regel keine oder nur geringe Beschwerden machen, aber andere, häufig entfernt liegende Organe negativ beeinflussen. Störfelder sind häufig Narben, Muskelverspannungen, lokale Entzündungen an Zahnwurzeln, Tonsillen und Nasennebenhöhlen. Vgl. Neuraltherapie.

11

Tonisierungspunkte	Akupunkturpunkte zur Tonisierung des zugehörigen Organs bzw. Meridians.
Triggerpunkte	Häufig druckschmerzhafte Körperpunkte, durch deren Stimulation Schmerzen und sonstige Störungen in korrespondierenden Bereichen therapeutisch zu beeinflussen sind.
Umstimmungsverfahren	Durch verschiedene naturheilkundliche Verfahren (z.B. Heilfasten, Eigenbluttherapie, Entspannungstechniken, Hydrotherapie, Ausleitungsverfahren, Neuraltherapie) werden im Sinne eines Reiz-Reaktion-Mechanismus körperliche und psychische Funktionen verändert. *Anwendung:* z.B. chronische Krankheiten und erbbedingte Funktionsstörungen, die nicht durch eine spezifische Therapie zu beeinflussen sind.
Visualisierung, positive	Mentale Technik, bei der ein erwünschter Zustand (z.B. Wundheilung) im Geiste immer wieder vollzogen wird. *Anwendung:* z.B. bei chronischen Erkrankungen.
Yin-Yang	Zentrale Begriffe der TCM. Vorstellung, daß alle Phänomene zwei gegensätzliche Aspekte haben bzw. sich komplementär ergänzen.
	Yang: Himmel, Mann, hell, Qi, Körperoberfläche, Rücken, 6 „Hohlorgane" (Gallenblase, Dünndarm, Dickdarm, Blase, Magen und Dreifacher Erwärmer).
	Yin: Erde, Frau, dunkel, Blut, Körperinneres, Bauch, Vorderseite des Thorax, 6 „Speicherorgane" (Leber, Herz, Milz, Lunge, Nieren und „Kreislauf-Sexualität").
Zungendiagnose	Diagnostisches Verfahren der TCM. Inspektion der Zunge hinsichtlich Konsistenz, Farbe und Belag. Daraus werden Rückschlüsse auf Funktionsstörungen innerer Organe gezogen. Auf der Zunge selbst werden typische Areale für die verschiedenen Organe unterschieden.
Zustimmungspunkte	Akupunkturpunkte des Rückens auf dem inneren Ast des Blasenmeridians. Teilweise Entsprechung mit Head-Zonen. Anwendung insbesondere bei chronischen Erkrankungen des entsprechenden Organs. Vgl. Meridian, Head-Zonen.

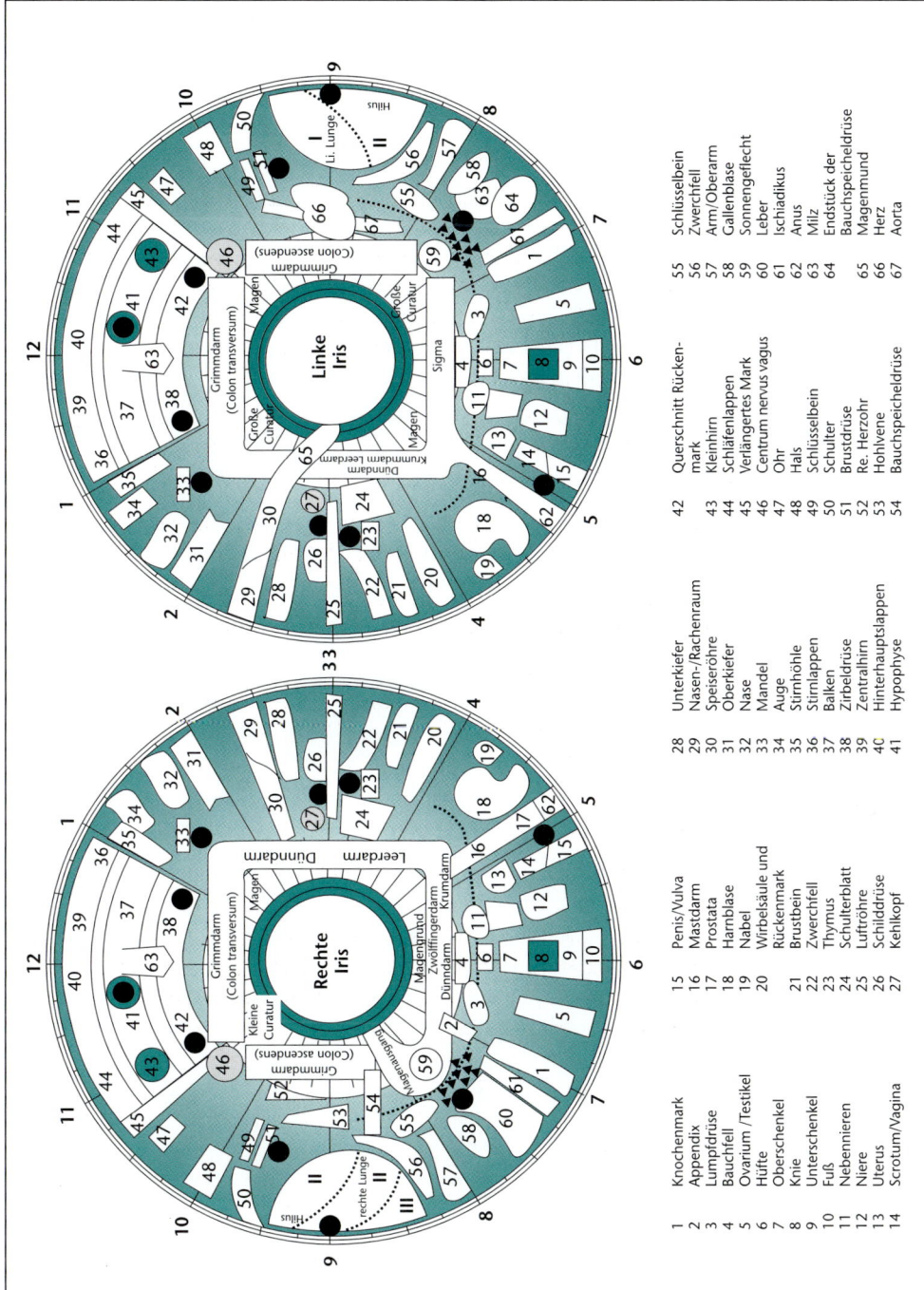

Abb. 11.1: Irisdiagnose

1 Knochenmark
2 Appendix
3 Lumpfdrüse
4 Bauchfell
5 Ovarium / Testikel
6 Hüfte
7 Oberschenkel
8 Knie
9 Unterschenkel
10 Fuß
11 Nebennieren
12 Niere
13 Uterus
14 Scrotum/Vagina

15 Penis/Vulva
16 Mastdarm
17 Prostata
18 Harnblase
19 Nabel
20 Wirbelsäule und Rückenmark
21 Brustbein
22 Zwerchfell
23 Thymus
24 Schulterblatt
25 Luftröhre
26 Schilddrüse
27 Kehlkopf

28 Unterkiefer
29 Nasen-/Rachenraum
30 Speiseröhre
31 Oberkiefer
32 Nase
33 Mandel
34 Auge
35 Stirnhöhle
36 Stirnlappen
37 Balken
38 Zirbeldrüse
39 Zentralhirn
40 Hinterhauptslappen
41 Hypophyse

42 Querschnitt Rückenmark
43 Kleinhirn
44 Schläfenlappen
45 Verlängertes Mark
46 Centrum nervus vagus
47 Ohr
48 Hals
49 Schlüsselbein
50 Schulter
51 Brustdrüse
52 Re. Herzohr
53 Hohlvene
54 Bauchspeicheldrüse

55 Schlüsselbein
56 Zwerchfell
57 Arm/Oberarm
58 Gallenblase
59 Sonnengeflecht
60 Leber
61 Ischiadikus
62 Anus
63 Milz
64 Endstück der Bauchspeicheldrüse
65 Magenmund
66 Herz
67 Aorta

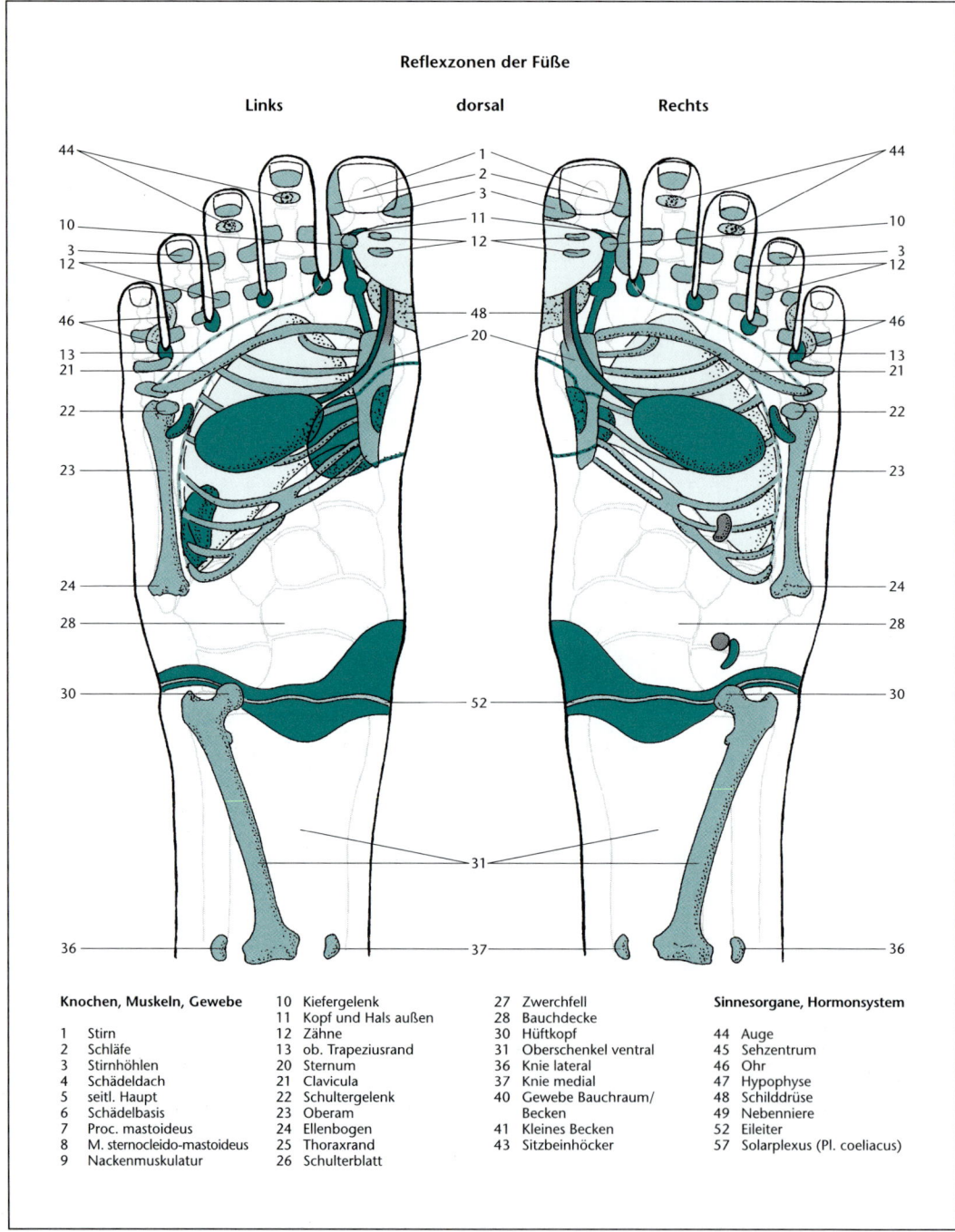

Reflexzonen der Füße

Links   **dorsal**   **Rechts**

Knochen, Muskeln, Gewebe					
1	Stirn	10	Kiefergelenk	27	Zwerchfell
2	Schläfe	11	Kopf und Hals außen	28	Bauchdecke
3	Stirnhöhlen	12	Zähne	30	Hüftkopf
4	Schädeldach	13	ob. Trapeziusrand	31	Oberschenkel ventral
5	seitl. Haupt	20	Sternum	36	Knie lateral
6	Schädelbasis	21	Clavicula	37	Knie medial
7	Proc. mastoideus	22	Schultergelenk	40	Gewebe Bauchraum/Becken
8	M. sternocleido-mastoideus	23	Oberam	41	Kleines Becken
9	Nackenmuskulatur	24	Ellenbogen	43	Sitzbeinhöcker
		25	Thoraxrand		
		26	Schulterblatt		

Sinnesorgane, Hormonsystem

44 Auge
45 Sehzentrum
46 Ohr
47 Hypophyse
48 Schilddrüse
49 Nebenniere
52 Eileiter
57 Solarplexus (Pl. coeliacus)

Abb. 11.2: Fußreflexzonen von dorsal

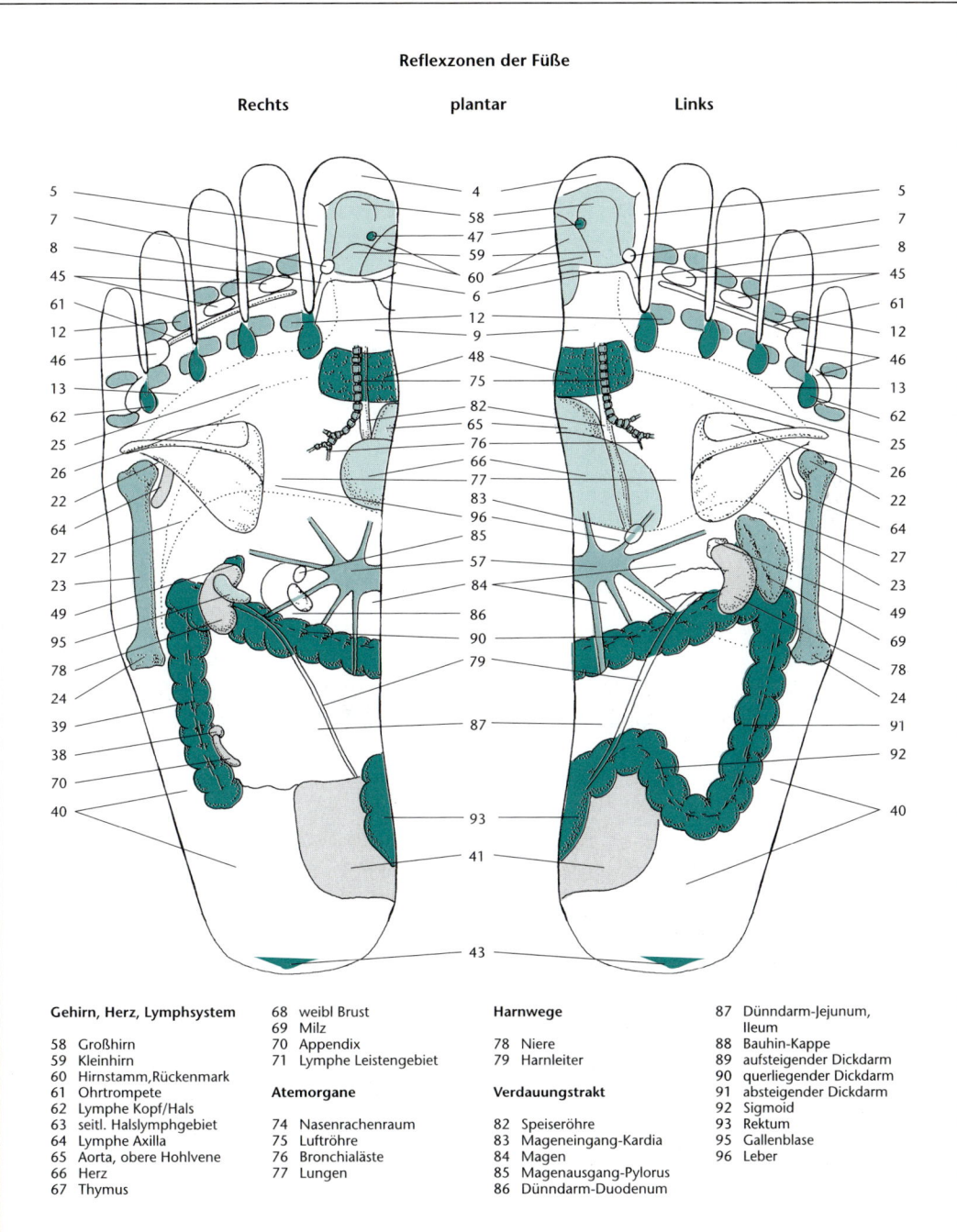

Reflexzonen der Füße

Rechts   plantar   Links

5	4	5
7	58	7
8	47	8
45	59	45
61	60	61
12	6	
46	12	12
13	9	46
62	48	13
25	75	62
26	82	25
22	65	26
64	76	22
27	66	64
23	77	27
49	83	23
95	96	49
78	85	69
24	57	78
39	84	24
38	86	91
70	90	92
40	79	40
	87	
	93	
	41	
	43	

Gehirn, Herz, Lymphsystem

58 Großhirn
59 Kleinhirn
60 Hirnstamm,Rückenmark
61 Ohrtrompete
62 Lymphe Kopf/Hals
63 seitl. Halslymphgebiet
64 Lymphe Axilla
65 Aorta, obere Hohlvene
66 Herz
67 Thymus

68 weibl Brust
69 Milz
70 Appendix
71 Lymphe Leistengebiet

Atemorgane

74 Nasenrachenraum
75 Luftröhre
76 Bronchialäste
77 Lungen

Harnwege

78 Niere
79 Harnleiter

Verdauungstrakt

82 Speiseröhre
83 Mageneingang-Kardia
84 Magen
85 Magenausgang-Pylorus
86 Dünndarm-Duodenum

87 Dünndarm-Jejunum,
   Ileum
88 Bauhin-Kappe
89 aufsteigender Dickdarm
90 querliegender Dickdarm
91 absteigender Dickdarm
92 Sigmoid
93 Rektum
95 Gallenblase
96 Leber

Abb.11.3: Fußreflexzonen von plantar

12 Literaturverzeichnis

Abele, J.: Das Schröpfen, Jungjohann Verlag, Nekkarsulm 1994

Abele, U., Stiefvater, E. W.: Die Aschner-Fibel, Haug Verlag, Heidelberg 1984

Aschner, B.: Technik der Konstitutionstherapie, Haug Verlag, Heidelberg 1995

Augustin, M., Schmiedel V.: Praxisleitfaden Naturheilkunde, Jungjohann Verlag, Neckarsulm 1994

Auteroche, B. et al.: Übungen zur Akupunktur und Moxibustion, Hippokrates Verlag, Stuttgart 1993

Bach, H.-D.: Äußere Kennzeichen innerer Erkrankungen, BIO Verlag, Tutzing 1990

Bachmann, R. M., Schleinkofer, G. M.: Die Kneipp-Wassertherapie, Trias Verlag, Stuttgart 1992

Boericke, W.: Homöopathische Mittel und ihre Wirkungen, Verlag Grundlagen und Wissenschaft, Leer 1992

Bos, N.: Die Kunst der Irisdiagnose, O. W. Barth Verlag, München 1986

Deck, J.: Differenzierung der Iriszeichen, Selbstverlag, Ettlingen 1980

Deck, J.: Grundlagen der Irisdiagnostik, Selbstverlag, Ettlingen 1965

DHU (Hrsg.): Homöopathisches Repetitorium, Karlsruhe 1990

Dosch, P.: Lehrbuch der Neuraltherapie, Haug Verlag, Heidelberg 1983

Eichelberger, O. (Hrsg.): Kent Praktikum, Haug Verlag, Heidelberg 1984

Hempen, C.-H.: Taschenatlas Akupunktur, Thieme Verlag, Stuttgart 1995

Kaiser, J. H. (Hrsg.): Das große Kneippbuch, Ehrenwirth Verlag, München 1993

Karl, J.: Neue Therapiekonzepte für die Praxis der Naturheilkunde, Pflaum Verlag, München 1995

Köhler, G: Lehrbuch der Homöopathie, Band I und II, Hippokrates Verlag, Stuttgart 1982

Kollath, W.: Die Ordnung unserer Nahrung, Haug Verlag, Heidelberg 1992

Krebs, H.: Eigenbluttherapie, Jungjohann Verlag, Neckarsulm 1995

Lange, G.: Akupunktur der Ohrmuschel, WBV Verlag, Schorndorf 1987

Lützner, H.: Wie neugeboren durch Fasten, Gräfe und Unzer, München 1995

Marquardt, H.: Praktisches Lehrbuch der Reflexonentherapie am Fuß, Hippokrates Verlag, Stuttgart 1994

Mezger, J.: Gesichtete Homöopathische Arzneimittellehre, Haug Verlag, Heidelberg 1985

Nash, E. B.: Leitsymptome in der homöopathischen Praxis, Haug Verlag, Heidelberg 1994

Rauch, E., Mayr, P.: Milde Ableitungsdiät, Haug Verlag, Heidelberg 1988

Rauch, E.: Die Darm-Reinigung, Haug Verlag, Heidelberg 1986

Rubach, A.: Propädeutik der Ohr-Akupunktur, Hippokrates Verlag, Stuttgart 1995

Scheffer, M.: Original Bach-Blütentherapie, Jungjohann Verlag, Nekarsulm 1995

Schimmel, H. W.: Konstitution und Disposition aus dem Auge, Pascoe, Gießen 1993

Schrecke, B. D., Wertsch, G. J.: Lehrbuch der modernen und klassischen Akupunktur, WBV Verlag, Schorndorf 1989

Thondup, T.: Die heilende Kraft des Geistes, Delphi bei Droemer Knaur, München 1997

Thüler, M.: Wohltuende Wickel, Maya Thüler Verlag, CH-Worb 1995

Van Nghi, N., Recours-Nguyen, C.: Traditionelle chinesische Medizin, Band I und II, ML Verlag, Uelzen 1989

Von Koerber, K., Männle, T., Leitzmann, C.: Vollwert-Ernährung, Haug Verlag, Heidelberg 1994

Wagner, H., Wiesenauer M.: Phytotherapie, Gustav Fischer Verlag, Stuttgart 1995

Weiß, R. F.: Lehrbuch der Phytotherapie, Hippokrates Verlag, Stuttgart 1991

Zizmann, P. A.: Pflanzliche Tinkturen und Extrakte erfolgreich rezeptieren, Sonntag Verlag, Stuttgart 1996

Abbildungsnachweis

Abb. 11.1 aus: NICO BOS, Die Kunst der Irisdiagnose
© deutsche Rechte by O. W. Barth Verlag Bern und München
Grafiken: Gerda Raichle, Ulm

Index

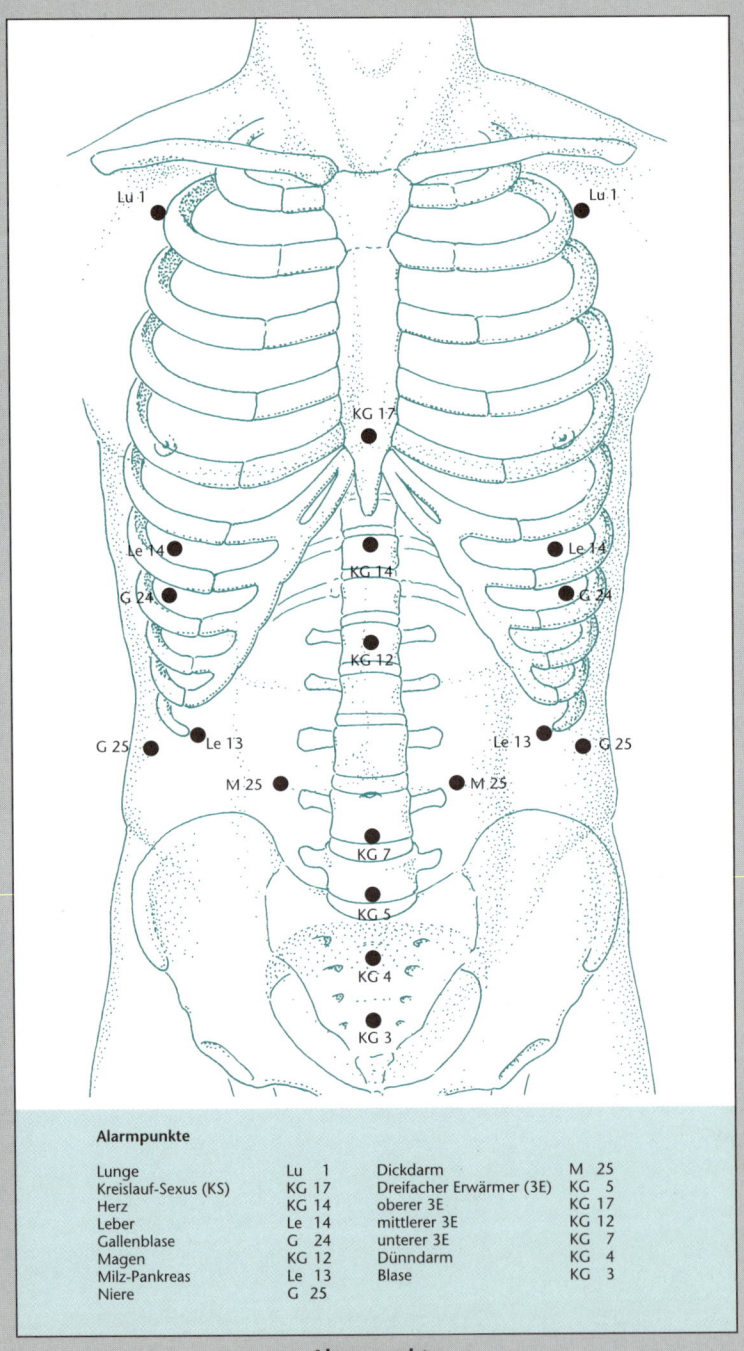

Alarmpunkte

Lunge	Lu 1	Dickdarm	M 25
Kreislauf-Sexus (KS)	KG 17	Dreifacher Erwärmer (3E)	KG 5
Herz	KG 14	oberer 3E	KG 17
Leber	Le 14	mittlerer 3E	KG 12
Gallenblase	G 24	unterer 3E	KG 7
Magen	KG 12	Dünndarm	KG 4
Milz-Pankreas	Le 13	Blase	KG 3
Niere	G 25		

Alarmpunkte